江苏省金陵科技著作出版基金

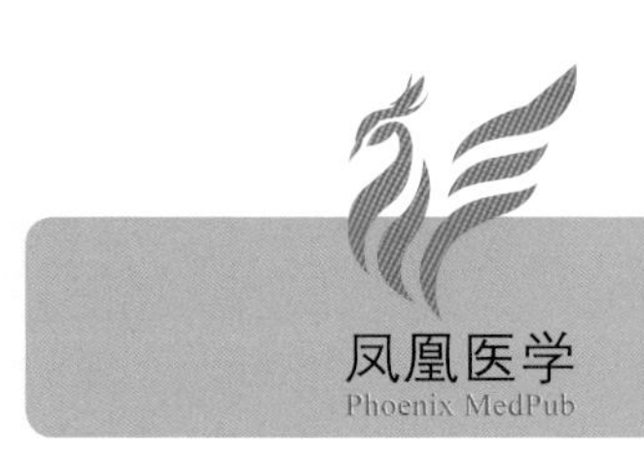

阻生牙的
诊断与正畸治疗

Diagnosis and Orthodontic Treatment of Impacted Teeth

主　　编　张卫兵　严　斌
副 主 编　赵春洋　王震东
编　　者　（以姓氏笔画为序）
王　华　孙　莲　顾郁嘉　曹　丹
程　磊　谢柳萍　潘永初

江苏凤凰科学技术出版社
南　京

图书在版编目（CIP）数据

阻生牙的诊断与正畸治疗 / 张卫兵，严斌主编. -- 南京：江苏凤凰科学技术出版社，2020.12
ISBN 978-7-5537-3889-5

Ⅰ. ①阻… Ⅱ. ①张… ②严… Ⅲ. ①阻生牙－口腔正畸学 Ⅳ. ①R783.5

中国版本图书馆 CIP 数据核字（2019）第 177535 号

阻生牙的诊断与正畸治疗

主　　编	张卫兵　严　斌
责任编辑	杨　淮　程春林　徐娅娴
责任校对	杜秋宁
责任监制	刘文洋
出版发行	江苏凤凰科学技术出版社
出版社地址	南京市湖南路 1 号 A 楼，邮编：210009
出版社网址	http://www.pspress.cn
印　　刷	徐州绪权印刷有限公司
开　　本	889 mm × 1194 mm　1/16
印　　张	15.5
插　　页	4
字　　数	400 000
版　　次	2020 年 12 月第 1 版
印　　次	2020 年 12 月第 1 次印刷
标准书号	ISBN 978-7-5537-3889-5
定　　价	268.00 元（精）

主编简介

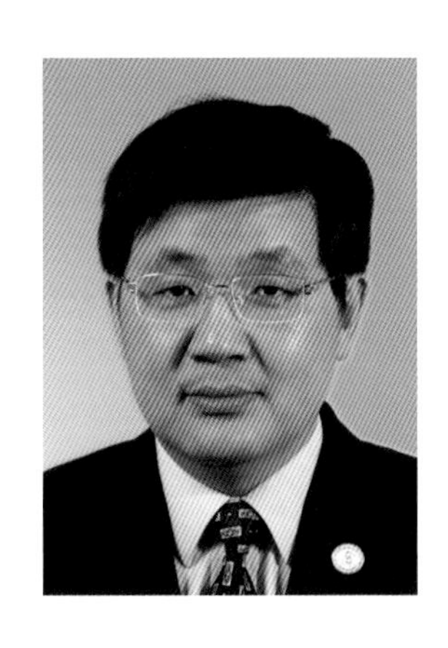

张卫兵

江苏省口腔医院正畸科主任医师

美国哈佛大学牙科学院博士后

教授，主任医师，博士生导师。中华口腔医学会正畸专业委员会常务委员，第三届江苏省口腔医学会正畸专业委员会主任委员。在美国哈佛大学、加州大学洛杉矶分校等学习 3 年。现主持国家自然科学基金面上项目 2 项，曾承担或参与国家省部级课题 12 项。曾获江苏省卫生新技术引进一等奖和江苏省科技进步二等奖及教育部自然科学二等奖等各类奖项 7 项。

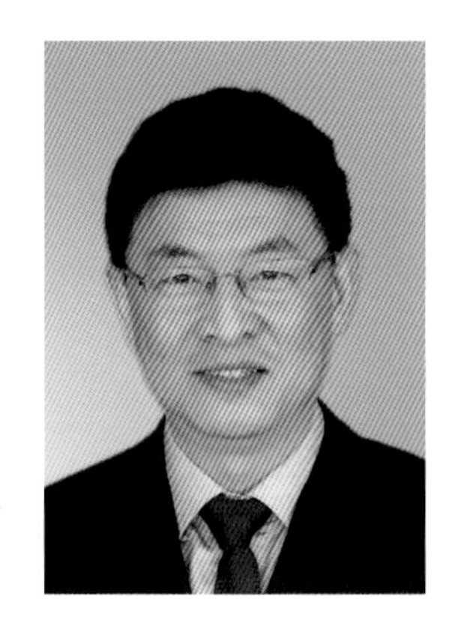

严　斌

江苏省口腔医院副院长

博士，教授，主任医师，博士生导师，现任南京医科大学重点实验室——口腔数字化医疗技术工程中心主任，为江苏省“333 工程”“六大人才高峰”培养对象，国际牙医师学院中国区院士，兼任中华口腔医学会口腔正畸专委会、口腔医学计算机专委会常委，江苏省整形美容协会副会长，江苏省医学会数字医学分会和江苏省口腔医学会口腔正畸专业委员会副主任委员等社会职务。

序 言

由南京医科大学附属口腔医院正畸科张卫兵教授和严斌教授主编的《阻生牙的诊断与正畸治疗》，是一部集口腔正畸阻生牙矫治理论与临床实践于一体的高质量专著。全书系统阐述了阻生牙的概况与诊断，以及如何联合利用外科手术和正畸方法治疗阻生牙。作者们来自临床一线，在阻生牙的正畸临床治疗方面具备丰富的经验,积累了大量病例资料。本书全面总结归纳了编者团队数十年的临床实践经验，为读者提供了关于阻生牙正畸治疗的最佳证据和诊疗规范。

本书详细介绍正畸医生在临床上可能会遇见的各种有关牙齿阻生的情况，囊括了中切牙、侧切牙、尖牙、第一前磨牙、第二前磨牙、第一磨牙、第二磨牙、第三磨牙等阻生的诊断与治疗。本书内容丰富，图文并茂，深入浅出，便于读者理解和掌握，是一本值得推荐给正畸医生、研究生和进修生的学习参考书。

王　林　教授　博士生导师
南京医科大学原副校长
中华口腔医学会副会长
中华口腔医学会正畸专委会副主任委员

前 言

阻生牙是一种常见的牙颌畸形，患病率在12%左右，影响美观、口腔功能及全身健康，其临床治疗已经成为正畸医生的基本工作并具有一定挑战性。本书遵从循证医学的原则，依据许多高质量的病例数据，介绍了上下颌所有牙位阻生的诊断及正畸治疗，有助于读者学习并应用于临床，制订合理的治疗方案。

本书提供了正畸医生临床上可能会遇见的各种有关牙齿阻生的情况。首先全面回顾了牙列的正常发育过程以及阻生牙的诊断，然后介绍了阻生牙的治疗原则，再分别介绍了中切牙、侧切牙、尖牙、第一前磨牙、第二前磨牙、第一磨牙、第二磨牙、第三磨牙等阻生的正畸治疗。

该书编写历时五年，感谢恩师王林教授的教导和督促，勉励我们努力追求卓越，并在百忙之中认真审阅本书，给予许多宝贵的修改意见。

感谢江苏凤凰科学技术出版社的鼎力协助，使该书得以顺利出版。

最后，向给予我们教诲与无私帮助的老师、同学和家人致以诚挚的谢意！

所有的章节都由国家临床重点专科——南京医科大学附属口腔医院（江苏省口腔医院）正畸科专家团队撰写，但难免有不足之处，请各位专家学者和读者们给予批评指正，以期再版时修正。

张卫兵　严　斌

目 录

第 1 章

阻生牙概况

一、阻生牙的概念与流行病学特点

（一）概念

阻生牙是指由于骨、牙齿或软组织等阻挡，只能部分萌出或完全不能萌出到正常位置的牙齿。牙齿严重阻生时埋伏于黏膜或骨内成为埋伏牙。阻生牙是口腔正畸患者中常见的一种牙齿发育障碍。牙齿的阻生可分为萌出延迟、部分阻生和全部埋伏阻生。不同部位阻生牙生长方向和位置存在较大的差异（图 1-1）。

（二）正常牙齿发育、萌出及牙列发育过程

阻生牙的形成与牙齿发育、萌出及牙列发育过程出现异常密切相关，因此了解正常牙齿发育、萌出及牙列发育过程对分析阻生牙的发生和发展具有十分重要的意义。

1. *牙齿发育过程* 牙及其支持组织是从上下颌突和额鼻突的外胚层间充质发育而来，牙的发育是一个长期、复杂的生物学过程，包括细胞与细胞、上皮与间充质的相互作用，细胞分化、形态发生、组织矿化和牙齿萌出。所有牙齿的发育过程都是相似的。乳牙从胚胎第 2 个月开始发生，到 3 岁多牙根完全形成。而恒牙胚的发育晚于乳牙胚。牙齿的发育是一个连续的过程，发生在胚胎生长期，持续到出生之后。牙齿的发育过程如出现异常，会导致阻生牙。

每颗牙齿的发育时间不同，总的规律是按照一定的时间、一定的顺序左右对称性发育。牙胚的

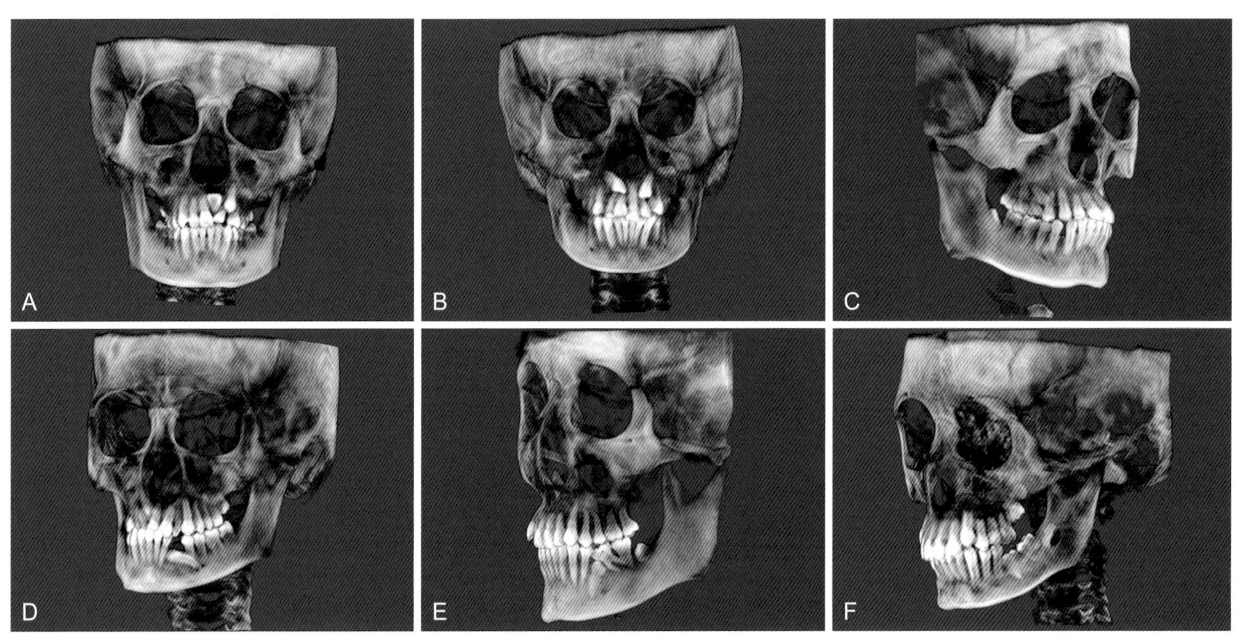

图 1-1 不同牙位阻生牙三维 CT 重建影像。A. 右上中切牙；B. 尖牙；C. 右上第二前磨牙；D. 左下尖牙；E. 左下第二前磨牙；F. 左下第一磨牙

发生和分化包括：成釉器、牙乳头、牙囊的发育。其中成釉器起源于外胚层，形成釉质；牙乳头起源于外胚间叶，形成牙髓和牙本质；牙囊亦起源于外胚间叶，形成牙骨质、牙周膜和固有牙槽骨。在牙胚发育中，成釉器首先形成，成釉器的形成可依次分为蕾状期、帽状期和钟状期。这三个时期是连续的。成釉器下方球形未分化的间充质细胞团称为牙乳头，牙乳头外层细胞分化为成牙本质细胞。包绕成釉器和牙乳头的间充质细胞称为牙囊。牙囊中含有丰富的血管，以保证牙胚组织形成所需的营养。

牙体组织的形成包括牙本质、牙釉质、牙髓、牙根以及牙周组织的形成。牙周组织包括牙骨质的形成、牙周膜的发育和牙槽骨的形成。在这个过程中，釉质和牙本质的形成交替进行，层层沉积。在钟状期晚期，成釉器细胞增殖分化形成釉质。牙本质的形成是由成牙本质细胞完成的，牙本质首先在切缘和牙尖处形成，然后沿着牙尖的斜面向牙颈部扩展，直至整个牙冠部牙本质完全形成。在牙本质不断形成的同时，成牙本质细胞向中心移动，牙乳头的体积逐渐缩小，待原发性牙本质完全形成，在牙髓腔内富含血管的结缔组织即为牙髓。当牙冠发育即将完成时，牙根开始发生。牙颈部的上皮根鞘包绕着牙乳头细胞向根方增长，形成根部牙本质和牙髓。随着牙根的发育，牙囊细胞形成牙周组织。牙根发育异常是切牙和磨牙阻生的常见原因。

2. 牙齿萌出过程 随着颌骨的生长发育，钙化完成的牙胚逐渐穿破牙囊，突破牙龈而显露于口腔，从牙冠出龈至达到咬合接触的全过程称为萌出。牙齿在萌出过程中出现任何障碍，都可能出现阻生。萌出的过程是伴随着牙根的形成而开始的，牙突破口腔黏膜出现在口腔中仅仅是此过程的第一个临床表现，在此之后，牙以最大的速度到达咬合平面，而后随着颌骨的生长以及牙的磨耗而缓慢萌出，这一过程可分为三个时期：萌出前期、萌出期和萌出后期（或功能期）。

（1）萌出前期：主要变化是在牙根形成以前，发育及成长中的牙胚在牙槽骨中移动，在这个时期，发育中的牙胚在颌骨中向各个方向移动，以维持它们在生长发育的颌骨中的正常位置。在萌出前期，发育中的牙胚通过两种方式到达它的萌出位置。

1）牙胚的整体移动：在组织学上表现为骨窝壁的改建，即牙胚移动前方的骨窝壁发生骨吸收，为牙胚移动提供空间。而牙胚移动后方骨窝壁成骨，以保证骨窝的大小与牙胚发育相适应。

2）外向性生长：指牙齿的一部分保持固定，而其余部分在生长，使其中心移位。在牙根发育时，上皮隔相对固定，而牙冠向上方生长。这时冠方的骨窝壁吸收，根方的骨窝壁组织少量沉积。

（2）萌出期：主要是牙齿在萌出移动的过程中，出现明显的组织学变化，包括牙根的形成、牙周膜、龈牙结合以及引导索的形成。

1）牙根的形成：牙根的形成是从 Hertwig 上皮根鞘增生开始的。在牙根形成的同时，牙齿开始萌出，并且萌出的速度大于根形成的速度。

2）牙骨质、牙周膜及固有牙槽骨的形成：钟状期后期的牙囊，分成三层。当牙根形成、牙齿萌出时，牙囊的三层结构分别形成牙骨质、牙周膜及固有牙槽骨。

3）龈牙结合的形成：牙冠发育完成后，牙冠表面覆盖着缩余釉上皮。牙齿萌出时，缩余釉上皮增生，口腔上皮在相应部位也增生，两者之间的结缔组织减少。这个过程导致缩余釉上皮和增生的口腔上皮融合，形成一个实性细胞柱。逐渐地，细胞柱中心的细胞退化，细胞自溶而形成一个有上皮衬里的管道，使牙齿萌出时没有出血，龈牙结合也在牙萌出后马上形成。随着牙齿的萌出，缩余釉上皮逐渐沿牙冠表面向根方退缩。这时与牙釉质相连的上皮还是缩余釉上皮，为原发性结合上皮。当牙齿到达咬合功能位置后，原发性结合上皮逐渐被来自牙龈上皮的继发性结合上皮取代。

4）引导索的形成：在恒牙萌出时，恒牙胚与乳牙骨窝之间有一条引导管，内有引导索。它对恒牙胚的萌出移动起重要作用，具有引导恒牙萌出的功能。

（3）萌出后期：牙齿移动的主要是为了适应颌骨的生长，移动的方向主要是轴向。萌出后移动最活跃的时期是 14～18 岁。牙齿在发生𬌗向移动时，牙周膜随之进行改建，成纤维细胞同时进行合成和降解，这在牙周膜的改建中起重要作用。同时发生的骨改建和牙骨质形成对维持牙周膜的宽度和牙周组织结构的完整性来说是必不可少的。

3. 牙齿萌出机制 引起和决定牙齿萌出和移动的机制目前还不完全清楚。最普遍的解释是受遗传因素制约。尽管对萌出移动机制的了解比对萌出前移动机制的了解要多，并存在多种学说，但它们并不是相互排斥的。现在看来，尚未有充足的证据来解释萌出移动的机制。但是应该承认，在萌出的不同阶段，有不同的力量在起作用。牙齿萌出是各种力量共同作用的结果。在开始移动时，血液和组织液的压力起重要作用；在后来的移动中，牙周膜内的细胞和纤维起主要作用。因此，当牙齿萌出机制发生障碍时会导致阻生牙。

4. **正常牙列发育过程** 牙齿萌出的生理特点：在一定时间内，按一定顺序，左右成对地先后萌出（图 1-2）。恒牙的替换是分组进行的，萌出的顺序比时间更为重要，尤其在混合牙列期。牙齿萌出时间存在着很大的个体差异，产生这些差异的原因有遗传因素的影响，如种族、性别等；也有环境因素的影响，如气温、营养、疾病等。牙齿的萌出时间和萌出顺序紊乱常导致阻生牙的发生，尤其上颌恒尖牙萌出时间晚于上颌侧切牙和第一前磨牙，易发生尖牙阻生。

恒牙的名称、萌出时间和顺序见表 1-1。

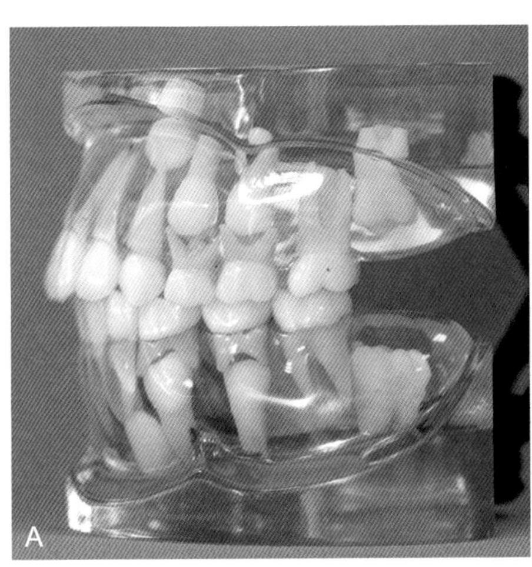

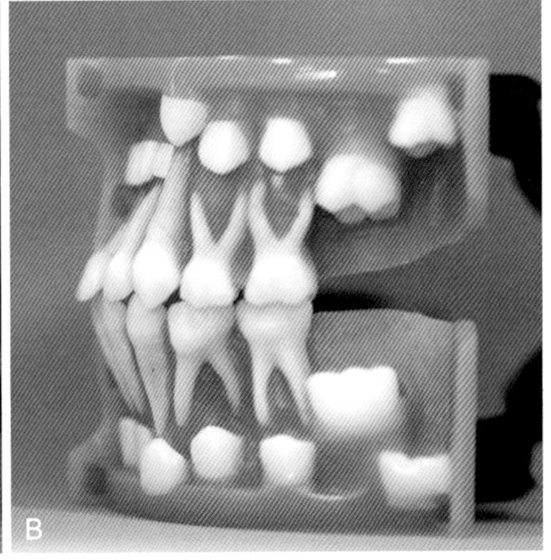

图 1-2 不同年龄段牙齿的萌出过程。A. 3 岁；B. 7 岁

表 1-1 恒牙萌出时间和顺序

名　称	钙化开始	牙冠形成完毕	萌出	根部形成完毕
上　颌				
中切牙	3~4 个月	4 ~ 5 岁	7 ~ 8 岁	10 岁
侧切牙	10~12 个月	4 ~ 5 岁	8 ~ 9 岁	11 岁
尖牙	4 ~ 5 个月	6 ~ 7 岁	11 ~ 12 岁	13 ~ 15 岁
第一前磨牙	18 ~ 21 个月	5 ~ 6 岁	10 ~ 11 岁	12 ~ 13 岁
第二前磨牙	24 ~ 27 个月	6 ~ 7 岁	10 ~ 12 岁	12 ~ 14 岁
第一磨牙	出生时	2.5 ~ 3 岁	6 ~ 7 岁	9 ~ 10 岁
第二磨牙	30 ~ 36 个月	7 ~ 8 岁	12 ~ 13 岁	14 ~ 16 岁
第三磨牙	7 ~ 9 岁	12 ~ 16 岁	17 ~ 21 岁	18 ~ 25 岁
下　颌				
中切牙	3 ~ 4 个月	4 ~ 5 岁	6 ~ 7 岁	9 岁
侧切牙	3 ~ 4 个月	4 ~ 5 岁	7 ~ 8 岁	10 岁
尖牙	4 ~ 5 个月	6 ~ 7 岁	9 ~ 10 岁	12 ~ 14 岁
第一前磨牙	21 ~ 24 个月	5 ~ 6 岁	10 ~ 12 岁	12 ~ 13 岁
第二前磨牙	27 ~ 30 个月	6 ~ 7 岁	11 ~ 12 岁	13 ~ 14 岁
第一磨牙	出生时	2.5 ~ 3 岁	6 岁	9 ~ 10 岁
第二磨牙	30 ~ 36 个月	7 ~ 8 岁	11 ~ 13 岁	14 ~ 15 岁
第三磨牙	8 ~ 10 岁	12 ~ 16 岁	17 ~ 21 岁	18 ~ 25 岁

5. *牙龄与骨龄* 牙齿萌出移动是一个多因素参与的复杂过程，其中包括牙根的形成。恒牙一般在牙根形成2/3左右时开始萌出，萌出后牙根继续发育，于萌出后2～3年内完全形成。因此，可以通过牙根的发育程度判断牙龄，进而诊断此牙是否出现早萌、迟萌甚至埋伏阻生等。牙龄是以萌出牙的数目和种类作为指标，来评价个体所处的发育阶段的。有时通过X线片来观察未萌出牙的牙胚形状、钙化程度和牙冠或牙根形成的程度，并用其作为评价标准（图1-3）。牙龄由3个特征决定，即萌出的牙位、乳牙牙根的吸收和恒牙的牙根发育，其中萌出牙位与乳牙牙根的吸收密切相关。

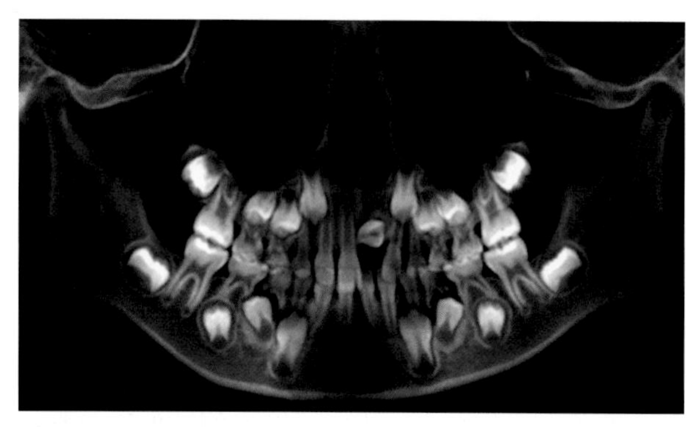

图1-3 全景片

（三）阻生牙流行病学特点

1. *患病率及好发部位*

（1）总体患病率：阻生牙的患病率及好发部位的研究在国内外有诸多报道，由于调查对象、地区和人种的不同，阻生牙的患病率差异较大，大多数研究的调查对象是到口腔各专科门诊就治的患者，以往研究报道患病率为5.6%～18.8%（不计第三磨牙）。

（2）患病率排序／好发部位：任何恒牙均存在阻生可能，牙弓中不同牙位埋伏阻生的发病率不尽相同，上颌较下颌多发。据Moyers报道，牙弓中阻生牙患病率排序依照下颌和上颌第三磨牙、上颌尖牙、下颌和上颌第二前磨牙、上颌中切牙的顺序患病率依次递减。

1）第三磨牙：第三磨牙的阻生率为21%～72%。

2）尖牙：由于上颌尖牙牙胚在牙槽内位置较深、萌出道长而曲折，且在牙列中萌出时间较晚，上颌尖牙好发埋伏。国内外报道显示上颌尖牙阻生率为1%～3%。上颌尖牙阻生有唇、腭侧之分，不同种族的上颌尖牙唇侧阻生和腭侧阻生者的比例不尽相同。国外的报道为腭侧阻生占多数，唇侧阻生和腭侧阻生的比例为1：3；而亚洲人群则唇侧阻生者更多见。严斌等报道的中国东南部地区上颌尖牙阻生患者中，唇侧阻生和腭侧阻生的比例是1.5：1，且唇侧阻生者多伴有上牙弓拥挤，而腭侧阻生者常存在侧切牙异常（锥形牙或缺失）的情况，大多数无拥挤。

下颌尖牙埋伏阻生较为少见，Dachi等研究结果显示其患病率约为0.35%。Rohrer等指出下颌埋伏尖牙患病率仅为上颌尖牙的1/20。

3）前磨牙：有研究报道上颌第一和第二前磨牙阻生率分别为0.05%和0.22%，下颌第一和第二前磨牙阻生率分别为0.11%和0.64%。其中下颌第二前磨牙阻生占前磨牙阻生的55.2%，占阻生牙（除外第三磨牙）的24%。

4）中切牙：上颌中切牙阻生患病率较低，国外文献报道其发病率为0.06%～0.2%，国内学者报道为1.5%～4.22%。张耀国、赵春洋等分析在南京医科大学附属口腔医院口腔正畸门诊患者中，上颌中切牙埋伏阻生者约占1.5%，男性多于女性。

5）第二磨牙：第二磨牙阻生较少见，一般认为发生率为0.05%～2.3%。第二磨牙阻生以单侧阻生为主，男性多于女性，下颌右侧多于下颌左侧。下颌第二磨牙阻生多表现为近中倾斜阻生。

6）第一磨牙：关于第一磨牙阻生的报道较少，曾有调查发现，上颌第一磨牙和下颌第一磨牙阻生的患病率均为0.01%，也有报道上颌第一恒磨牙阻生发病率为0.02%，下颌第一恒磨牙为0.01%。

2. *性别和年龄*

（1）性别：国内外多数研究表明，女性较男性好发阻生牙。Walker等分析认为，男女性别之间颅颌面生长发育的差异造成阻生牙患病率的性别差异。此外，女性的审美要求更高，所以就诊率高，因而可能造成门诊检查发现女性阻生牙患病率高。

但也有一些报道认为男性多见。Witsenburg等报道男女比例为5：3，耿富琴等研究结果表明，男女比例为1.1：1，庞煊奈等统计结果为男女比例为1：0.65，男性阻生牙患病率较高，且差异具有统计学意义。性别分布的差异可能是因为调查对象存在种族和地区不同造成的。

临床常见的上颌尖牙阻生因为所处唇腭侧位置不同，性别比存在差异。Sacerdoti和Baceetti证明上颌尖牙腭侧阻生的女性患者是男性的3倍。钟燕雷等调查分析认为，唇侧阻生的女性：男性为

2.2：1；腭侧阻生的女性：男性为 1.2：1，即当上颌尖牙腭侧阻生埋伏牙时，男女比例基本一致。以上研究者均指出“上颌尖牙埋伏阻生的女性比男性多”的推断只适用正畸门诊，由于正畸门诊中女性患者多于男性，因而不能得出“自然人群中上颌尖牙阻生，特别是唇侧埋伏阻生的患病率女性比男性高”的结论。

（2）年龄：阻生牙多发生于替牙列时期，各牙位阻生好发年龄段与该恒牙正常萌出时间有关。当牙根发育超过最终牙根长度 3/4 时，牙齿即开始萌出。7～15 岁是替牙列时期或恒牙建𬌗初期，阻生牙易在这个时期发现。据张志良对中国上海地区人群调查统计，阻生牙好发于 8～14 岁，切牙阻生患者好发于 8～12 岁，上颌尖牙和下颌第二前磨牙阻生患者好发于 10～14 岁，下颌第三磨牙多于 18～25 岁萌出，其阻生状况几乎可见于 18 岁以后的任何年龄。

二、阻生牙形成的常见病因

阻生牙由于阻生的部位不同，病因存在显著差异。归纳国内外众多学者的研究成果，阻生牙常见病因包括遗传、环境和医源性三个方面因素。其中环境因素还可分为全身和局部两个方面。

（一）遗传因素

一些部位的阻生牙有明显的遗传倾向。Zilberman 等的研究发现，上颌尖牙腭侧阻生患者的家族有很大概率表现出同样的尖牙腭侧埋伏阻生、过小的侧切牙或牙列萌出迟缓。Pirinen 等总结了他们 106 例尖牙阻生患者的一代和二代直系亲属的临床检查情况，发现 19%～20% 的人患有牙发育不全，是正常人群的 2.5 倍，上颌尖牙腭侧埋伏阻生的发病率是 4.9%，也是正常人的 2.5 倍，这也提示了尖牙腭侧埋伏阻生可能具有遗传倾向。

（二）环境因素

1. 全身因素 某些全身系统性疾病或损伤如营养不良、佝偻病、内分泌失调（甲状腺功能减退、甲状旁腺功能减退、垂体功能减退等）、HIV 感染、脑瘫、骨硬化障碍、贫血、腹腔疾病、早产儿／低体重儿、鱼鳞病、肾衰竭、钴／铅或其他重金属中毒等均可导致患者发生阻生牙现象。

某些综合征如颅骨锁骨发育不全综合征、加德纳综合征和唐氏综合征等均会导致阻生牙的发生。

（1）颅骨锁骨发育不全综合征（cleido cranial dysplasia）：颅骨锁骨发育不全综合征是一种先天性全身骨骼发育不全性疾病，常为遗传性疾病，其主要临床特征是全身多发性骨骼发育畸形及面、牙的发育异常。颅骨锁骨发育不全综合征患者牙列异常典型表现为乳牙萌出正常或迟缓，脱落时间迟缓，恒牙的萌出延迟。牙槽骨中常见多颗多生牙占据恒牙的位置，阻碍恒牙的萌出。多生牙多位于上颌前部或下颌前磨牙区，常有牙根畸形、牙釉质和牙本质的发育不良和钙化不良。严重者可出现广泛性继替恒牙萌出障碍。

（2）加德纳综合征（Gardner syndrome）：加德纳综合征是一种以胃、结肠和十二指肠息肉为特征并伴多发性骨瘤、皮肤和软组织肿瘤的常染色体显性遗传病。口腔表现为上下颌骨肿物，牙齿排列紊乱，牙列缺损，上下牙槽突内可见多个阻生牙和多生牙。

（3）唐氏综合征（Down syndrome）：又名 21 三体综合征，是人类的第 21 对染色体发生变异造成的，表现为有明显的智能落后、特殊面容、生长发育障碍和多发畸形。患者具明显的特征性面容，如眼距宽，鼻根低平，眼裂小，眼外侧上斜，外耳小，舌胖等。其骨龄常落后于年龄，牙齿萌出时间延迟且常错位或阻生。这类患者除了面容异常外，口腔内常见牙齿大小、形态和数目的异常。据 Shapira 对以色列唐氏综合征患者的牙列特征调查发现该类患者上颌阻生尖牙的患病率是正常人群的 10 倍。

2. 局部因素

（1）乳牙早失和滞留乳牙：乳牙早失常会导致两侧邻牙的倾斜甚至移位，从而导致继替恒牙的萌出位置不足。例如上颌侧切牙由于乳侧切牙过早脱落而早萌，而恒中切牙长期未萌，则很可能造成恒侧切牙向近中偏移生长，而造成恒中切牙的阻生，甚至埋伏。第二乳磨牙早失以后，常导致第一恒磨牙近中倾斜或移位，占据第二乳磨牙早失的间隙，可能会导致第二前磨牙的阻生。而乳牙的滞留则会导致继承恒牙的阻生甚至异位萌出（图 1-4）。

（2）萌出障碍：恒牙的萌出过程漫长而曲折，在到达萌出位置前通常经过复杂的𬌗向和侧向运动，其间要克服很多障碍，如骨小梁和骨皮质的存在、坚韧而致密的牙龈等。与此同时，还有相邻牙胚的存在，每一个牙胚都有各自的萌出路径和方式。萌出顺序的异常及萌出间隙的不足都会造成相邻牙

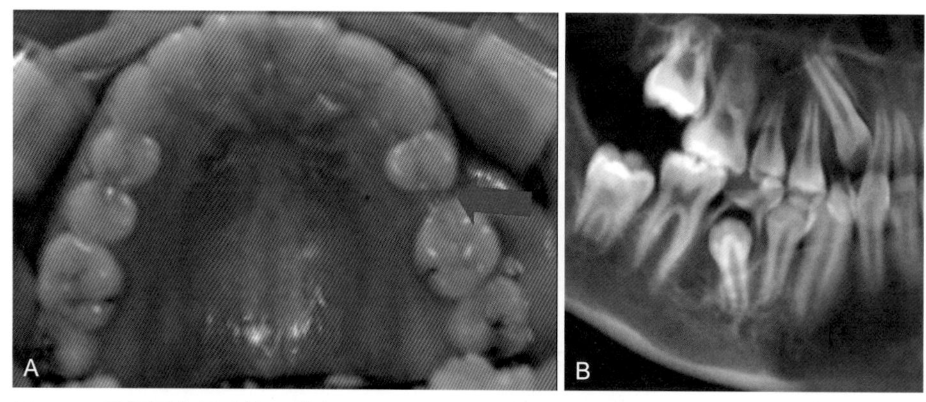

图 1-4 局部因素导致第二前磨牙阻生。A. 乳牙早失；B. 滞留乳牙

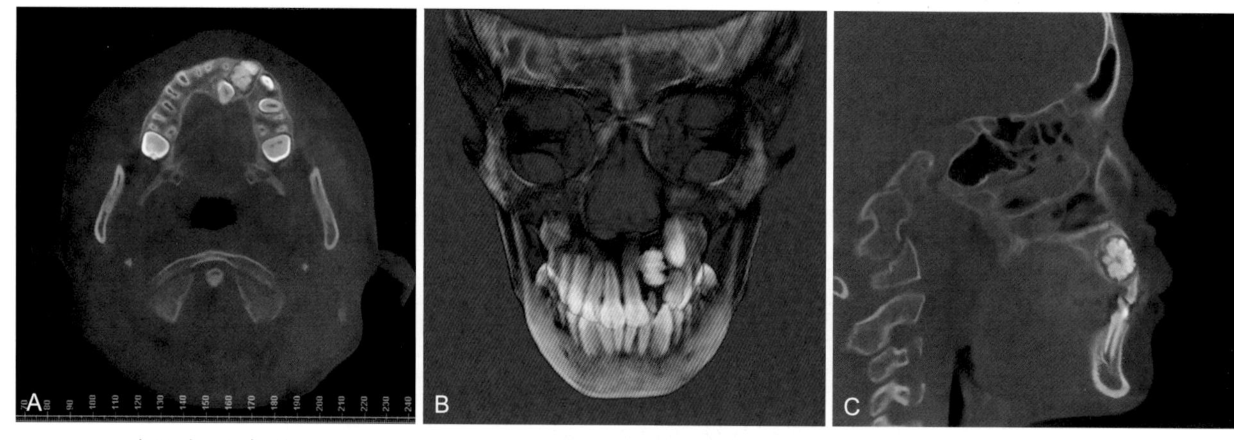

图 1-5 牙瘤导致上颌恒前牙阻生。A. 水平（腭侧）面；B. 冠状面；C. 矢状面

齿阻生。此外，颌骨的发育、牙龈质地的正常与否也都会影响牙齿的正常萌出。因此，在萌出的众多环节中，任意环节出现问题都会造成牙齿的阻生。

（3）多生牙、牙瘤：牙瘤生长于颌骨内，常由多个牙胚组织异常发育增生而形成，当牙瘤生长位置位于恒牙的萌出道上，牙胚的萌出方向受到影响，甚至损伤恒牙牙胚，使其不能萌出，而造成恒牙阻生（图 1-5）。此外，多生牙的存在，也会占据颌骨位置，而造成牙列拥挤，若多生牙位于恒牙萌出道上，则同样可致使恒牙异位萌出，甚至埋伏阻生，最常见于切牙区（图 1-6）。

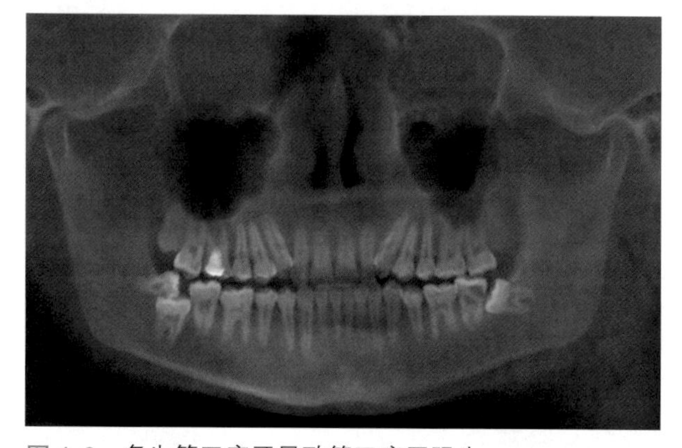
图 1-6 多生第四磨牙导致第三磨牙阻生

（4）牙列拥挤：大多学者认为牙列拥挤是造成阻生的主要原因之一。人类咀嚼器官退行性变的演化背景下，牙齿退化最晚而导致牙量大于骨量，导致间隙不足，出现牙列拥挤，这是造成阻生牙的直接原因。严斌等研究发现，上颌前牙段宽度不足是中国人群上颌尖牙唇侧阻生的主要危险因素。第二磨牙阻生的发生与下颌后段牙列拥挤有关，同时还发现第二磨牙阻生的发生与其近中轴倾角增加有关。研究表明，第二磨牙阻生者同象限内乳牙早失及乳磨牙龋坏率明显增高，但尚未发现第二磨牙阻生与这些因素的直接相关性。如能早期干预提供足够萌出间隙，可有效解除牙齿阻生。

(5) 黏膜软组织异常：由于乳牙期间牙周炎症或是唇系带上移过程异常，造成恒中切牙萌出途径粘骨膜增厚，有可能造成恒中切牙萌出受阻。在上颌尖牙萌出过程中，其牙冠位于乳尖牙牙根的腭侧，由于尖牙腭侧黏骨膜与骨附着紧密，且反复承受咀嚼力的作用，故组织致密，很容易导致尖牙萌出受阻。

(6) 牙胚异常：牙胚生长发育过程中会出现病变，方向偏移，常见的有萌出囊肿或含牙囊肿（图 1-7）。由于乳牙根尖炎或是物理、化学等因素的影响，造成牙囊在发育期的异常表现，牙囊不能自行分化为游离龈而至牙齿被包裹在牙囊中形成含牙囊肿，其后随着骨质的发育和邻牙的萌出造成牙胚位置异常，形成阻生或埋伏的病理表现。

张耀国、赵春洋等提出乳前牙的根尖病变、感染可扩展至恒牙胚的牙囊周围，导致釉上皮化生，有时还可导致牙本质形成障碍，严重者导致恒牙胚发育停止。若乳磨牙根尖周炎累及牙周膜致局部破坏，周围形成纤维性修复或成骨性粘连，也可阻碍继承恒牙萌出，导致萌出异常。

(7) 牙根弯曲：大部分受损伤的恒牙伴有不同程度的根短或弯曲（图 1-8）。此特点可能因外伤，造成乳牙向牙槽骨嵌进，使其上方正在生长发育的恒牙胚，受到向上及其他方向的撞击而致。根据霍宗芳等研究，乳牙外伤所致恒牙畸形的特点是所有受损伤的恒牙均伴有不同程度的扭转。绝大部分受损伤的恒牙会出现阻生或低位萌出。

(8) 上颌骨发育障碍：各种先天性或后天性因素造成的上颌骨发育障碍对尖牙的萌出带来不利影响。首先是上文提及的牙量大于骨量而引起的牙列拥挤，进而导致上颌尖牙的阻生。其次，在尖牙的发育萌出过程中，上颌骨的发育为尖牙的移动提供了间隙，使得尖牙牙胚顺利移动至正确位置。而上颌骨发育障碍则阻碍了这一过程，造成尖牙牙胚位置的异常，从而导致埋伏阻生。

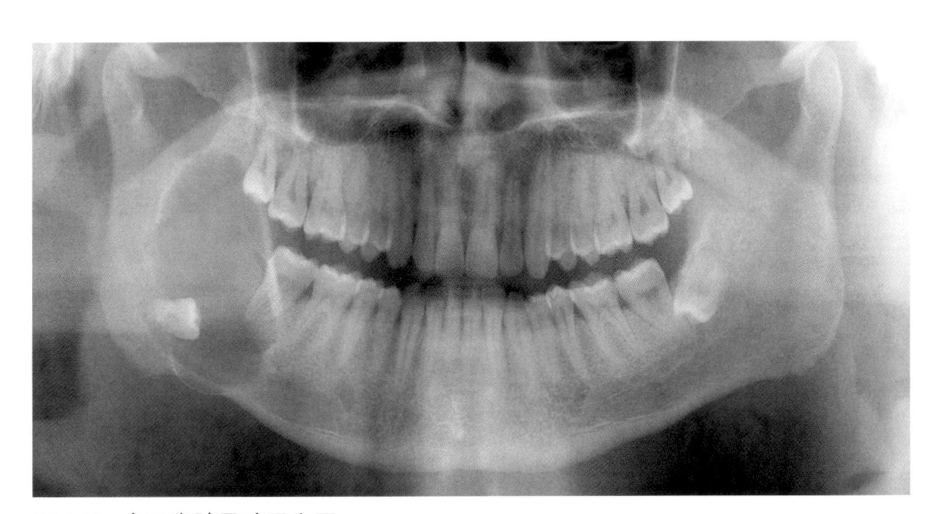

图 1-7　含牙囊肿导致阻生牙

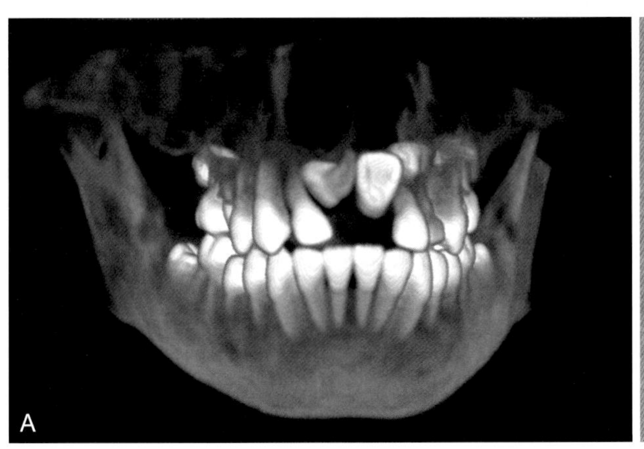

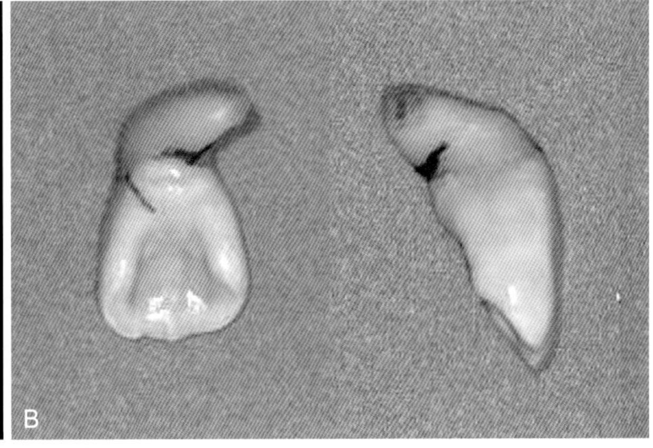

图 1-8　上颌切牙牙根弯曲伴阻生。A. CBCT 片；B. 离体牙

有文献表明，唇腭裂与尖牙埋伏阻生有密切的关系，牙槽嵴裂的患者出现尖牙阻生的概率是正常人的 20 倍。而阻生类型和程度取决于尖牙的位置和牙槽嵴裂的类型和程度（图 1-9）。

（9）上颌侧切牙先天缺失或发育异常：Becker 等研究表明上颌尖牙腭侧阻生的患者中，约有 42% 伴有侧切牙小或呈锥形甚至为先天性缺失；在许多腭侧埋伏阻生的尖牙病例中，牙列一般无拥挤，甚至有散在的间隙。因此，Becker 提出侧切牙引导理论：上颌尖牙萌出分两个阶段，第一阶段在尖牙发育初期，尖牙在牙槽骨中做横向运动，当上颌尖牙移动到侧切牙的牙根远中时，进入第二阶段；第二阶段，上颌尖牙受到侧切牙的引导作用，逐渐改为沿侧切牙牙根的远中向下做纵向运动，最后破龈萌出。当上颌侧切牙发育异常时，改变了尖牙的萌出环境，使之失去了上颌侧切牙的引导作用，无法进入第二阶段，继续第一阶段的近中横向移动，造成上颌尖牙的腭侧阻生。国内外不少研究表明上颌侧切牙先天性缺失或发育异常与上颌尖牙腭侧阻生有关，这与引导理论相符。严斌等基于中国东南部地区上颌尖牙阻生患者的病因学研究，也证实了这一理论（图 1-10）。

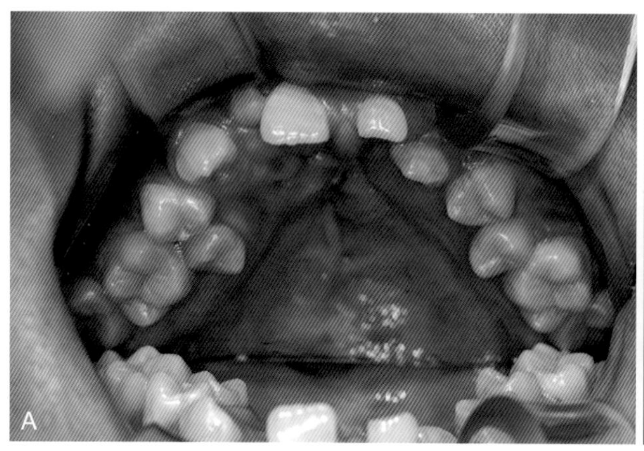

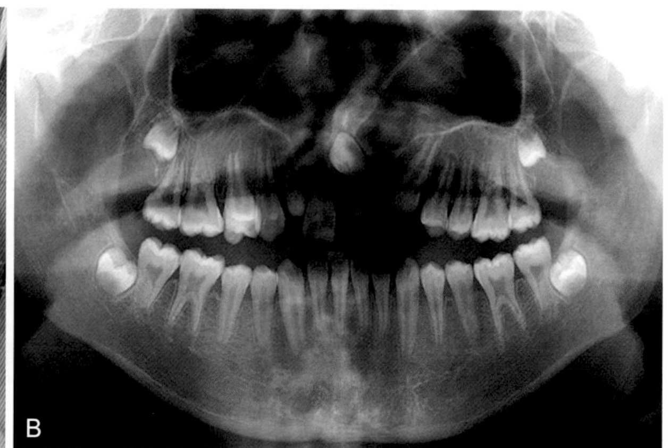

图 1-9　牙槽嵴裂导致上颌尖牙阻生。A. 口内像；B. 全景片

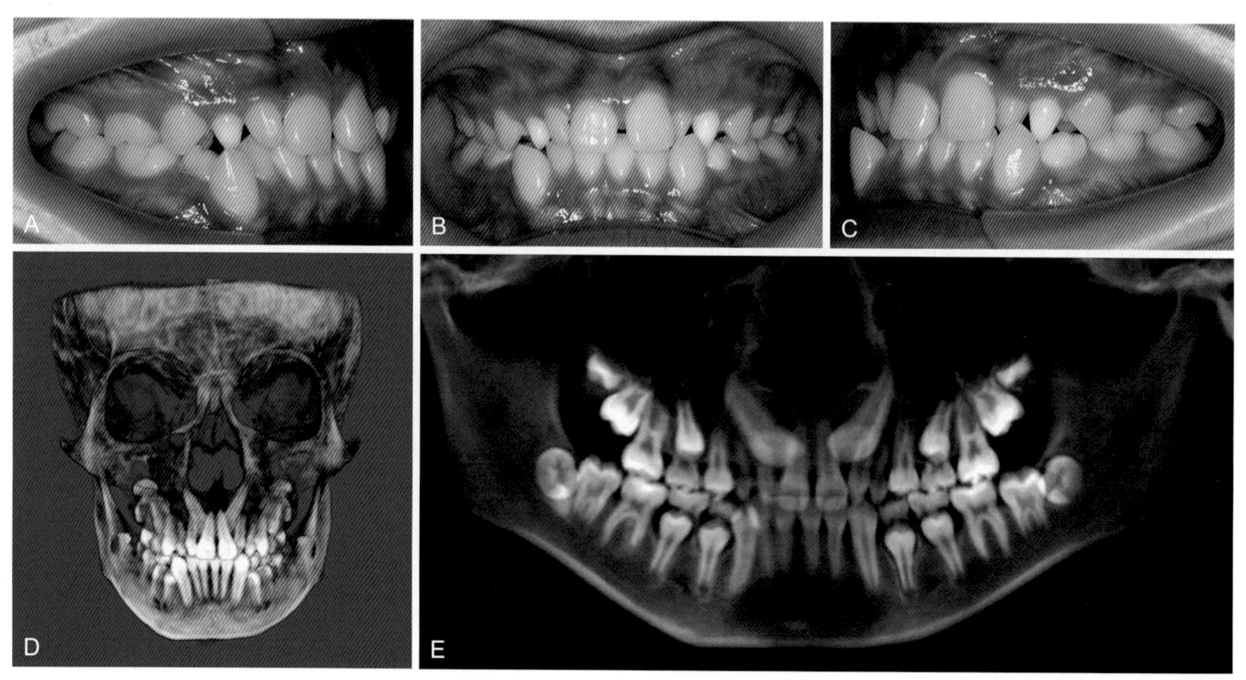

图 1-10　上颌侧切牙发育异常导致上颌尖牙腭侧阻生。A. 右侧𬌗像；B. 正面𬌗像；C. 左侧𬌗像；D. CBCT 三维重建；E. 全景片

(10) 根骨粘连：根骨粘连（ankylosed teeth）是牙槽骨与牙骨质（或牙本质）发生粘连，牙齿缺乏基本生理动度的一种现象。此病病因尚不明确，临床很少发生，可发生在乳牙（发生率为 1.5%~9.9%），恒牙的发生率为乳牙的 1/10，大多都发生在后牙区。第一恒磨牙根骨粘连往往是在牙齿生长发育过程中局部发生障碍，导致根骨粘连，或因为阻生时间长，继发根骨粘连，一旦根骨粘连将难以牵引（图 1-11）。根骨粘连的诊断较困难，目前只能依据临床症状及 X 线检查进行诊断，包括牙齿动度及叩诊音是否正常，牙周膜界限是否清楚等。

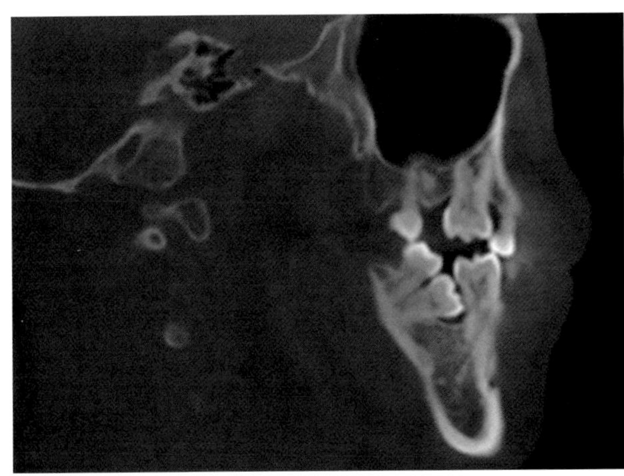

图 1-11 根骨粘连。患者为 29 岁的成年男性，右上第一恒磨牙有足够间隙，根骨粘连，故阻生

（三）医源性因素

1. **根管治疗因素** 对患有根尖周炎的乳牙行根管治疗，是维持乳牙在位的常用方法。目前，临床上常用根充糊剂有氧化锌丁香油（ZOE）类制剂、氢氧化钙制剂、抗生素类制剂、生物材料制剂等，但 Coll 和 Sdarina 指出有 2% 用 ZOE 糊剂根充的病例出现恒牙异位萌出的现象，严重者则可能出现阻生。目前研究证实，抗生素糊剂可有效抑菌，消除炎症，促进根尖周组织愈合，还可有效抑制由乳牙根尖周炎所致的乳牙滞留，使继替恒牙尽可能接近正常萌出，有利于口颌系统健康发育。

2. **正畸治疗因素** Merrifield 经多年临床研究，提出"牙列容积"概念。他认为牙齿所存在的空间是一个三维立体空间，在这个空间中，牙齿可做近中、远中、唇（颊）向、舌（腭）向、压低、升高等移动，但所有这些移动应限于牙槽骨、口周肌群及其他软组织所能承受的范围内。牙列的后方是有界限的，下颌后牙的界限为升支前缘，上颌后牙的界限为上颌结节。Sable 等指出，现代正畸治疗手段，包括磨牙远移机制、维持牙弓剩余间隙以及牙弓扩大等，根据牙列及面部因素可对各类错𬌗畸形实施正确治疗。然而，这些技术并不能获得足够间隙以容纳所有的牙齿。反而更类似于从牙列中借用间隙，即所谓的非拔牙矫治仅仅是把牙列拥挤后移而已。白宇明等对 28 例推磨牙远移病例进行研究发现，远移上颌第一磨牙的同时，根据其加力方式的不同可以使上颌第二磨牙产生颊向移位和近远中的旋转移位，同时伴有第二磨牙牙体的远中移动和牙体长轴的远中倾斜。Kinzinger 等对 36 例青少年患者以钟摆矫治器远移上颌第一磨牙，矫治结束后发现未上带环的第二磨牙除远中向移位外，均有颊向漂移。因此，过度远移第一恒磨牙会导致第二和第三恒磨牙异位甚至阻生。

3. **唇腭裂手术因素** 25%~60% 的单侧完全性唇腭裂患者需接受上颌骨前移手术矫正上颌发育不足，改善面型。唇腭裂术后所带来的颌骨发育不足，可对上颌恒前牙的正常萌出造成一定的影响，使其没有足够的位置萌出，常发生错位、扭转、异位或埋伏阻生（图 1-12）。

三、阻生牙的危害

阻生牙的不良影响可以分为局部危害和全身危害。大量的文献报道，阻生牙可能造成的后果如下。

（一）全身危害

1. **心理影响** 颜面畸形可造成患者社会心理障碍，位于前牙区的阻生牙给颜面美观、语音发音以及患者的心理会带来不良的影响。口腔颌面部是人类心理活动的镜子，现代心理学研究结果表明：对"喜"类情绪的判断，眼睛的重要性显著低于以口唇区为代表的面下部表情；另一方面，人体残疾部位距离人用以交流的器官（唇、齿、眼）越近，则对个体在社会交往中的影响越大。这是因为人们在交流中需要互相注视，而牙齿形态和面部表情是人们相互交流中最易被注视的部位，因此牙颌畸形比肢体残疾甚至更易影响个体心理。牙齿特别是前牙，恰处于被注视的面部"焦点区"，前牙埋伏阻生对患者的心理影响重大。

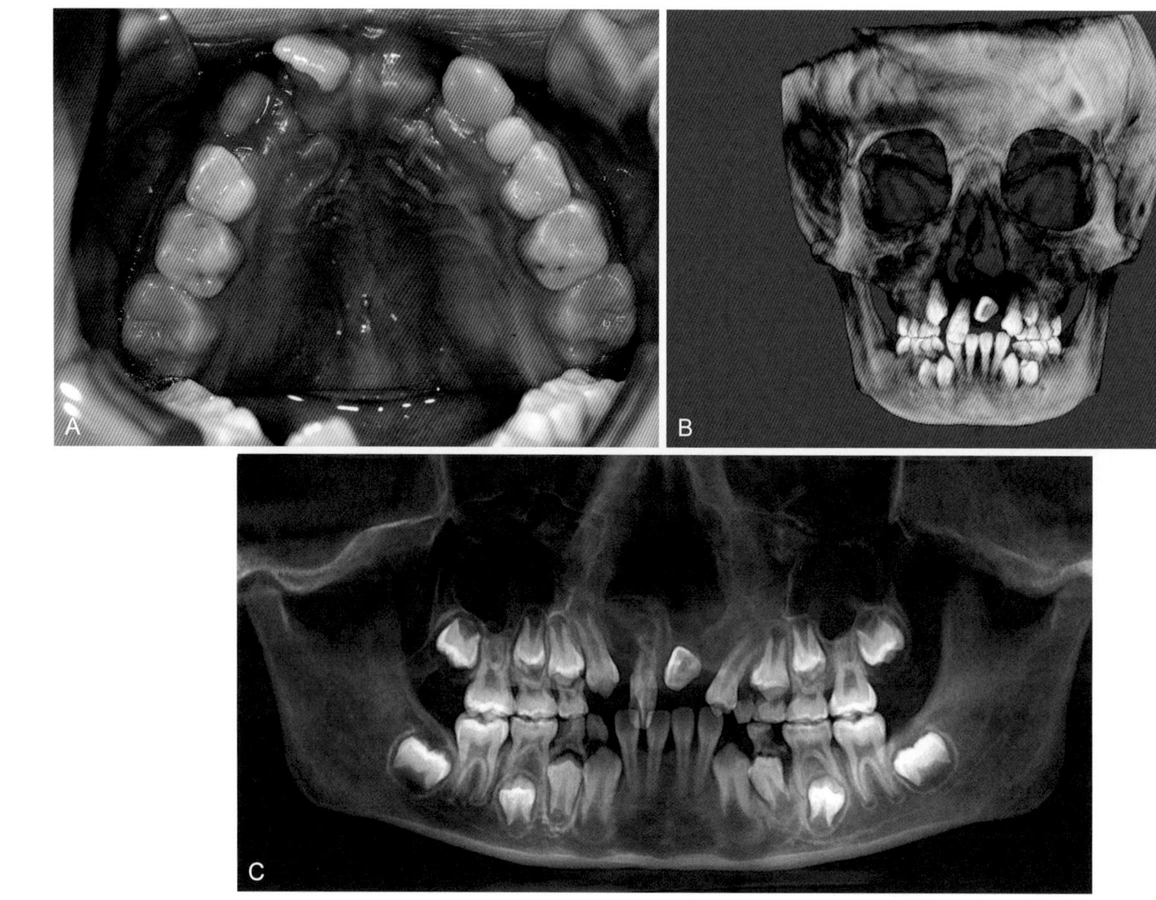

图 1-12 唇腭裂术后上颌恒前牙阻生。A. 口内𬌗面；B. CBCT 三维成像；C. 全景片

2. **消化功能影响** 众所周知，第三磨牙阻生常会引起冠周炎，而冠周炎常导致张口受限。一般患者在炎症消退后张口受限的症状会完全缓解。但有些患者，尤其是尚未得到有效治疗的，导致炎症持续较久者，可于急性期后，因渗出物的机化及纤维组织形成，使张口困难及牙关紧闭继续存在。这种仅有咀嚼肌病变，关节本身无异常所致的关节不能运动，称之为假性关节强直。长期张口受限可致患者咀嚼功能显著下降。此外，牙齿阻生尤其是多个牙同时阻生也会严重影响牙颌功能。由此导致的咀嚼功能的降低将引起消化不良及胃肠疾病。

3. **其他影响** 颌面部间隙感染对于成年人来说大多为牙源性的，但老年患者往往无典型智齿冠周炎急性表现，甚至没有冠周炎临床表现；且老年患者对疼痛不敏感，往往出现颌面部明显肿胀、张口明显受限时才就诊，这时已无法彻底进行口内检查。老年人常伴有高血压、冠心病等，阻生牙导致的炎性肿胀以及疼痛的刺激甚至会导致他们全身症状的加重。

（二）局部危害

1. **面部美观** 前牙对维持面部形态非常重要。尤其是上颌前牙埋伏阻生导致牙弓形态不完整、牙弓不对称、牙列中线偏移。上颌尖牙位于口角处，如果埋伏阻生将丧失其支持口角作用，会导致面貌苍老，影响颜面美观（图 1-13）。

2. **咬合紊乱** 阻生牙的存在破坏了牙弓的连续性，导致对颌牙伸长或者邻牙移位，咬合关系紊乱，从而影响咬合功能。尖牙位于牙弓的过渡处，连接着前牙和后牙，并起着很重要的咬合引导作用，即尖牙保护𬌗。尖牙的阻生使牙颌系统失去尖牙保护𬌗并使上下颌关系不协调，易造成创伤𬌗、咬合紊乱。下颌第二磨牙近中阻生的危害更大。由于𬌗平面过低，易使对颌牙伸长，形成𬌗干扰，影响咀嚼。

3. **邻牙牙根吸收及龋坏** 在正畸治疗过程中，阻生牙的存在给治疗增加了难度，常常阻碍邻牙的移动，造成邻牙牙根吸收，严重时导致牙齿缺失。临床常见阻生尖牙导致侧切牙的牙根吸收、松动甚至脱落，有的甚至引起中切牙的牙根吸收。研究

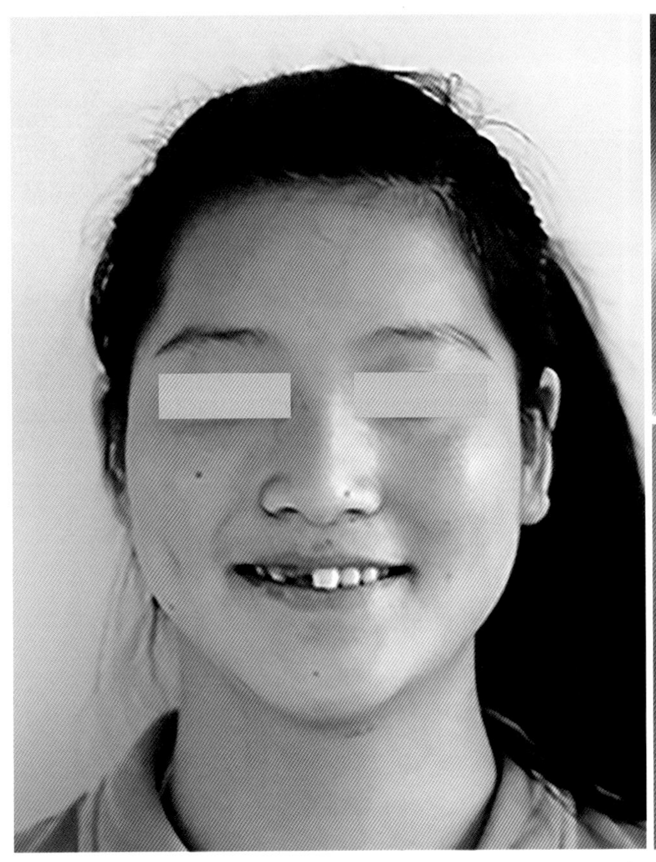
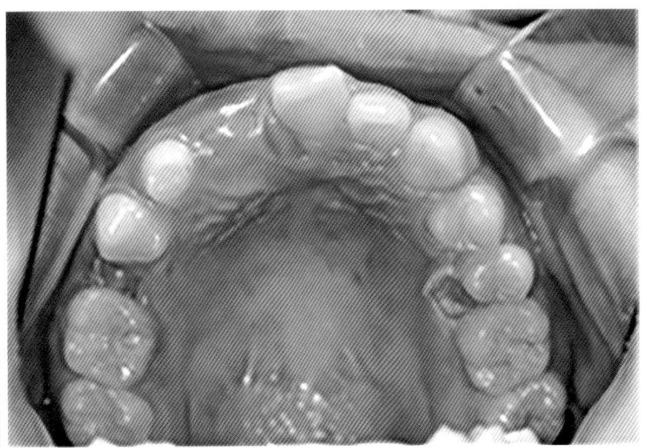
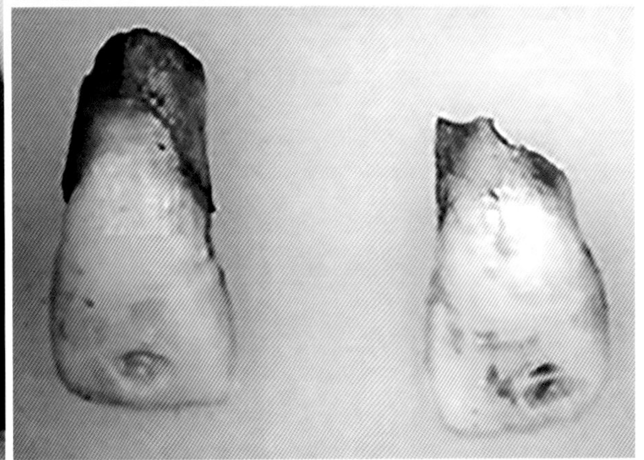

图 1-13　上颌前牙埋伏阻生对外貌影响极大并导致牙根吸收

发现，患阻生尖牙的高加索人中有 40% 的相邻切牙发生牙根吸收，而亚洲人相邻切牙牙根吸收的发生概率则为 23%～50%。有研究表明，尖牙在二维 X 线影像上表现为特定的位置（接近侧切牙根的中轴）和角度（尖牙长轴与矢状面呈 >25° 角）会使邻牙牙根吸收的概率增加 50%。严斌等利用锥形束 CT 三维重建影像技术研究发现，阻生尖牙比正常萌出的尖牙更易引起邻牙牙根吸收，且发生率在唇侧阻生尖牙和腭侧阻生尖牙两类患者中不具有显著差异。同时，阻生尖牙和邻牙的距离（<1mm）是邻牙牙根吸收的重要因素，与欧美人群类似（图 1-14）。王东苗等同样利用锥形束 CT 研究阻生下颌第三磨牙和邻牙（第二磨牙）牙根吸收的关系，发现近中水平阻生的第三磨牙易出现第二磨牙的牙根吸收，提示临床上应早期拔除此类阻生第三磨牙。

除此之外，阻生牙还会导致邻牙的龋坏。由于智齿近中或者远中错位，使其与第二磨牙无法形成正常的邻接关系，易使食物残渣嵌塞于第二磨牙及第三磨牙之间，不易清洁。在长期的食物及细菌的作用下，使第二磨牙远中颈部形成龋坏，而该处较隐蔽，龋坏不易被发现，一旦发生疼痛，牙齿已严重破坏，这不仅增加了治疗的难度，而且疗效也难保证。

4. 邻牙的移动、拥挤、易位　颌骨骨量与牙量间的不平衡退化使智齿萌出的空间很有限，智齿萌出运动的推动力常造成牙列拥挤，排列不齐。在正畸治疗中，由于阻生牙的存在，妨碍了邻牙正畸治疗，影响牙齿的移动，增加了正畸治疗的难度（图 1-15）。

5. 颌骨发育障碍及损伤　牙齿埋伏阻生导致该牙齿的咀嚼功能丧失，使得该牙齿基骨或颌骨得不到生理刺激，从而影响其发育，造成基骨不连续、牙弓长度不足。骨内埋伏阻生尖牙发生病变可引起骨粘连。同时埋伏牙在骨内，导致埋伏牙区的牙槽骨缺失及牙龈组织的退缩，在外伤时易导致该区域的牙槽突的骨折。下颌第三磨牙阻生致下颌骨角部易发骨折。下颌角区是下颌骨的一个薄弱区，下颌第三磨牙是其中的危险因素，下颌第三磨牙角度越小越易骨折，下颌第三磨牙的阻生程度越大越易发生角区骨折。

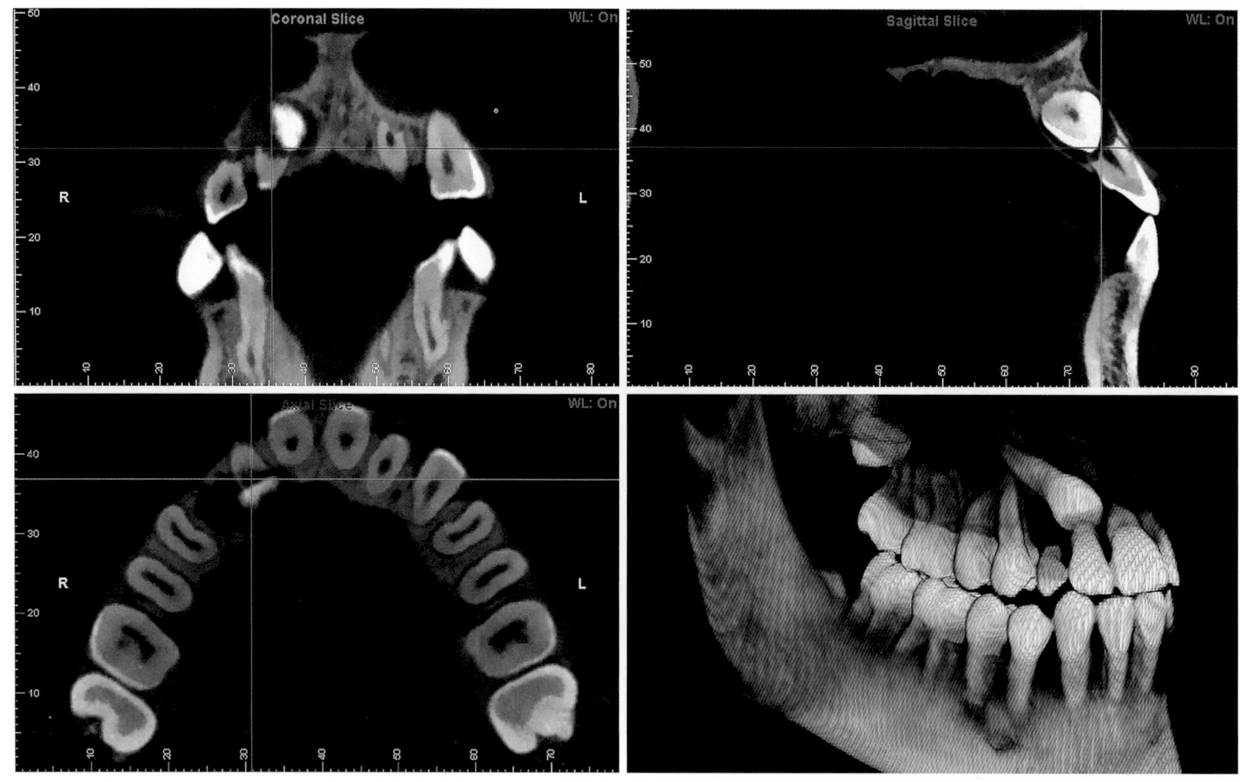

图 1-14 上颌阻生尖牙导致邻牙牙根吸收

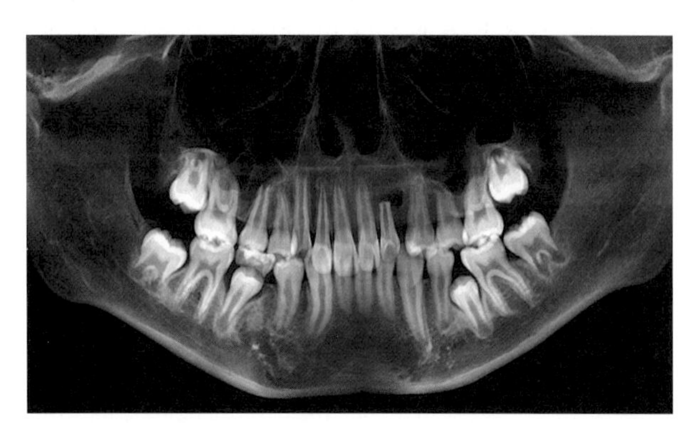

图 1-15 阻生第二前磨牙限制邻牙的移动

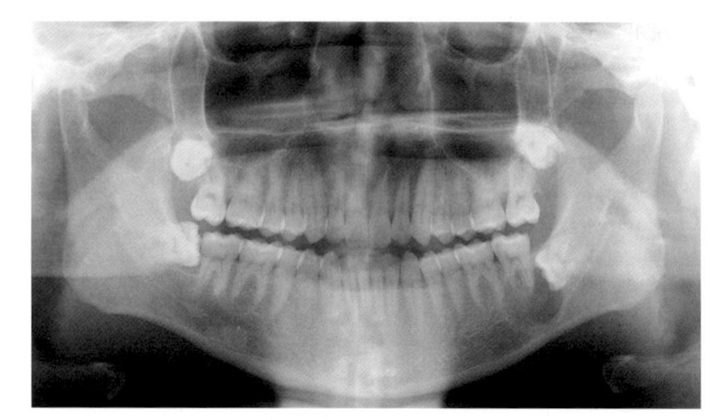

图 1-16 阻生牙导致颌骨囊肿

6. *局部感染* 阻生牙可能成为感染的病灶，继发炎症、囊肿（图 1-16）。第三磨牙因阻生常不能完全外露，牙冠周围被牙龈组织不同程度地覆盖，形成盲袋，极易积存食物及细菌，加之冠部牙龈常因咀嚼食物而损伤形成溃疡，当机体因抵抗力下降，局部细菌毒力增强时，就易发展成急慢性冠周炎。

7. *牙周组织损伤* 对于第二磨牙近中倾斜或阻生者，将导致邻近第一磨牙牙周组织破坏。由于磨牙近中阻生可形成假性牙周袋，有利于菌斑附着，从而增加了牙周炎的发病率。阻生的第三磨牙还有可能导致第二磨牙远中牙槽骨吸收及远中根损坏（图 1-17，图 1-18）。由于第二磨牙的牙根受到阻生第

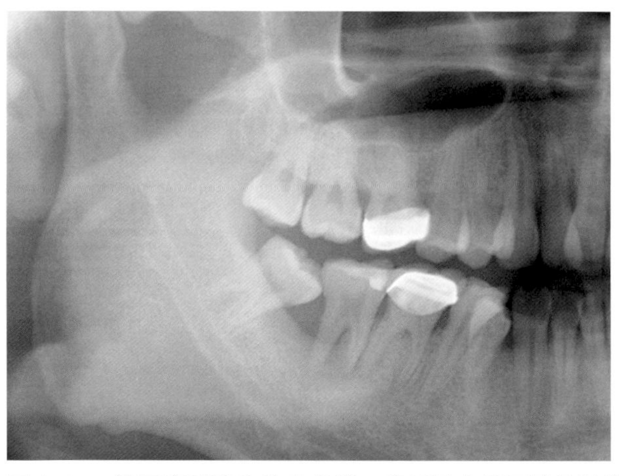

图 1-17 第三磨牙阻生的患者第二磨牙远中见牙槽骨吸收

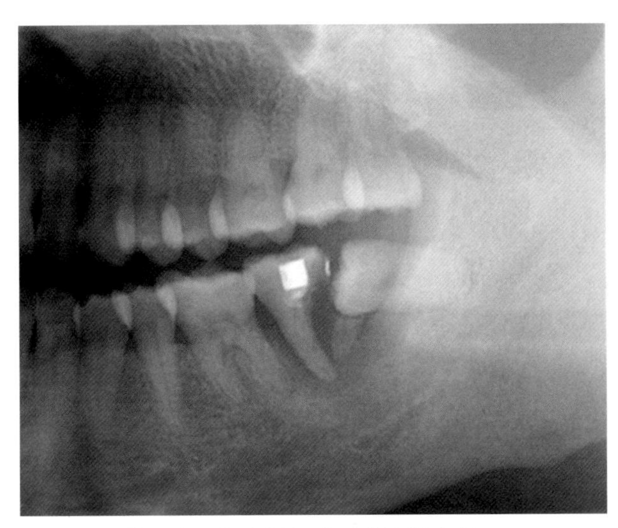

图 1-18 第三磨牙阻生损坏第二磨牙远中根

三磨牙向前压迫的力量，随着牙根的吸收，第三磨牙进一步压迫；加之牙根的远中面与第三磨牙牙冠间实际上形成了很深的牙周袋，其中必然存在微生物的定植和繁殖。

8. **神经症状** 阻生牙可压迫神经引起相应的神经症状。下颌第三磨牙因为阻生使其在颌骨内的正常位置发生改变，可以造成对三叉神经分支的刺激和压力，引起感觉支神经反射，可能引发偏头疼、耳痛、口唇麻木或面部隐痛等症状。

9. **颞下颌关节紊乱综合征** 下颌第三磨牙的阻生常会导致上颌第二磨牙发生咬合干扰，造成咬合关系紊乱。而殆关系和颞下颌关节功能在复杂的下颌运动中是互相联系的，咬合关系紊乱可引起关节周围肌群的痉挛，还可改变髁突在关节窝内的正常位置，使髁突移位，致使破坏了关节内部的正常结构，结果也易导致颞下颌关节紊乱综合征。

（严 斌 曹 丹）

参考文献

[1] 步捷，王旭霞，张君，等．恒牙埋伏阻生的临床分析[J]．临床口腔医学杂志，2007, 23(6): 363-366.

[2] 耿富琴，高雪梅．上颌中切牙阻生的诊断与矫治．口腔正畸学，1995, 2(1): 25-27.

[3] 侯锐，孔亮，敖建华，等．阻生恒牙的影像学调查分析［J］．中国口腔颌面外科杂志，2010, 8(4): 304-308.

[4] 于世凤．口腔组织病理学［M］．5 版．北京：人民卫生出版社，2003.

[5] 张耀国，赵春洋，姚维群．上颌中切牙埋伏阻生的病因与诊断［J］．广东牙病防治，2001, 9(1): 34-35.

[6] 仲伟洁，潘永初，张卫兵，等．Dolphin 三维影像处理技术实现埋伏牙可视化的临床应用研究［J］．口腔医学，2014(6): 441-443.

[7] 钟燕雷，曾祥龙，贾绮林，等．上颌尖牙埋伏阻生的临床分析［J］．中华口腔医学杂志，2006, 41(8): 483-485.

[8] ALLING C, HELFRICK JF, ROCKLIN D. Impacted teeth[M]. Philadelphia: Saunders, 1993.

[9] BEREKET C, ÇAKIR-ÖZKAN N, ŞENER I, et al. Retrospective analysis of impacted first and second permanent molars in the Turkish population: A multicenter study[J]. Med Oral Patol Oral Cir Bucal, 2011, 16(7): 874-878.

[10] BISHARA S E. Impacted maxillary canines: a review[J]. Am J OrthodDentofacial Orthop, 1992, 101(2): 159-171.

[11] COULTER J, RICHARDSON A, Moyers R E. Normal eruption of the maxillary canine quantified in three dimensions[J]. Eur J Orthod, 1997, 19(2): 171-183.

[12] Moyers R E. Handbook of Orthodontics[M]. 4th ed. Chicago: Year Book Medical, 1998.

[13] RUSSELL K A, MCLEOD C E. Canine eruption in patients with complete cleft lip and palate[J]. Cleft Palate Craniofac J, 2008, 45(1): 73-80.

[14] SABLE D L, WOODS M G. Growth and treatment changes distal to the mandibular first molar：a lateral cephalometric study[J]. Angle Orthod, 2004, 74(3): 367-374.

[15] SHAPIRA J, CHAUSHU S, BECKER A. Prevalence of tooth Transposition, third molar agenesis, and maxillary canine impaction in individuals with Down syndrome[J]. Angle Orthod, 2000, 70(4): 290-296.

[16] YAN B, SUN Z, FIELDS H, et al. Etiologic factors for buccal and palatal maxillary canine impaction: A perspective based on cone-beam computed tomography analyses[J]. Amer J Orthod Dentofac Orthop, 2013, 143(4): 527-534.

[17] YAN B, SUN Z Y, FIELDS H, et al. Maxillary canine impaction increases root resorption risk of adjacent teeth: A problem of physical proximity[J]. Amer J Orthod Dentofac Orthop, 2012, 142(6): 750-757.

第 2 章

阻生牙的诊断

一、阻生牙的分类

阻生牙的存在部位和生长方向差异很大。为了准确描述阻生牙定位，方便诊断和交流，许多学者提出了不同的阻生牙分类方法，临床常用的包括以下三种：

（一）以阻生牙的牙冠位于唇腭侧为标准

1. **唇侧阻生**　当尖牙的牙冠位于邻近侧切牙（牙冠或牙根）的唇侧，或者靠近牙槽骨的唇侧骨壁时判断为唇侧阻生。

2. **腭侧阻生**　当尖牙的牙冠位于邻近侧切牙（牙冠或牙根）的腭侧或者靠近牙槽骨的腭侧骨壁时判断为腭侧阻生。

（二）以阻生牙是否破骨为标准

1. **骨外阻生**　埋伏牙已经突破骨面于黏膜下形成膨隆，牙根基本发育完成，无萌出能力。

2. **骨内阻生**　埋伏牙阻生于牙槽骨内没有突破骨面，牙根基本发育完成，无萌出能力。

（三）以阻生牙的牙长轴与正常牙长轴的关系为标准

1. **水平位阻生牙**　长轴与正常牙长轴的方向约成直角。

2. **平行位阻生牙**　长轴与正常牙长轴的方向相同或稍有倾斜。

3. **倒置位阻生牙**　长轴与正常牙长轴方向相反。

4. **倾斜位阻生牙**　长轴与正常牙长轴形成一定角度。

不同牙位的阻生牙还存在各自不同且更为详细的分类方法，将在治疗篇中详细介绍。

二、临床检查

对阻生牙进行诊断时，医生应先依据经验对患者阻生牙的情况进行判断，超过正常萌出时间还未萌出的牙齿，如尖牙在 14～15 岁还未萌出应考虑阻生的可能。对于有埋伏阻生可能的牙齿，医生应首先对患者进行仔细的临床检查，对其阻生牙的情况做初步判断。

（一）问诊

了解病史对判断患者有无阻生牙尤为重要。由于一些部位的阻生牙（如上颌尖牙）有明显的遗传倾向，因此对有可能存在阻生牙的患者，要详细询问有无家族遗传史。此外，一些全身系统性疾病也常伴发阻生牙（见第 1 章），如果在问诊中发现此类病史，则需高度重视。

（二）视诊

口腔临床检查定位阻生牙的第一步是进行视诊，检查牙弓中是否有未萌出的牙齿，可结合患者年龄及对侧牙或邻牙来判断。当超过正常萌出年龄牙齿还未萌出、乳牙滞留且对侧同名牙已完全萌出时，应高度怀疑该牙存在阻生。

阻生牙长期存在时可见邻近牙齿有移位，如倾斜、旋转和伸长。某些阻生牙的病例，临床可见牙齿阻生区黏膜膨隆。而阻生较深的牙齿邻近区牙槽嵴往往较窄，无明显牙冠的膨隆，应同时考虑先天性缺失或阻生。

阻生牙患者口内常可见滞留未脱落的乳牙，尤其在已过正常替换年龄但乳牙牙根仍未吸收松动的情况下应该高度重视。同时，要注意区分乳牙与恒牙。

患者单侧牙发生阻生，可能导致牙列中线偏斜。在单侧阻生前牙的病例，上颌中线的移动可在阻生侧被观察到。需观察正中关系和正中颌位，通过临床检查和牙颌模型上确定中线与覆殆覆盖关系、评估牙弓形态和对称性。而对于双侧阻生的情况，应当观察上前牙间隙，可能由于邻牙异位，侧切牙和第一前磨牙的间隙减小。

因为替牙期尖牙最易发生阻生，故应对任何尖牙错位或阻生的指征保持警惕，仔细检查唇腭侧黏膜、乳尖牙长轴、邻牙以及比较左右两侧牙弓对称性。唇侧阻生尖牙会压迫相邻侧切牙牙根使其牙冠唇向错位，而腭侧阻生牙会使侧切牙牙冠腭向错位。此外，也要注意检查相邻侧切牙的大小和形态。在替牙列早期（平均年龄 8 岁），患者口腔内出现的上颌侧切牙缺失或锥形牙、牙釉质发育不全、第二前磨牙缺失和乳磨牙下沉等牙列异常可作为判断上颌尖牙发生移位或潜在性阻生的重要因素。对于阻生的第三磨牙，有时可见第二磨牙远中牙龈发白，或可见牙体部分露出于牙龈边缘。

（三）触诊

口腔临床检查定位阻生牙的第二步是触诊，在未萌出牙位置进行细致地触诊（图 2-1）。水平或倒置阻生的切牙有时可触及其切缘（图 2-2）。在正常发育的情况下，恒尖牙早于其萌出 2～3 年可以在乳尖牙的颊侧被触及。在附着龈上触诊牙槽骨的颊侧面直到映出一个宽而凸的骨轮廓就表示尖牙紧密贴于其下。注意不要和乳尖牙牙根的狭窄轮廓混淆，且要区分尖牙骨突和尖牙。

大多数触诊可及的尖牙都能正常萌出，但正畸医生不能仅仅因为能够摸到尖牙膨隆就认定尖牙正在萌出，尤其如果牙冠在上颌骨中位置较高，位于侧切牙根尖 1/3 处。只有 X 线片才能够精确地定位尖牙牙冠，而且经常发现是侧切牙位置不正而不是尖牙。

此外，如果在怀疑有牙阻生的区域存在滞留乳牙，应注意检查其是否松动。如果松动，表明有可能牙根被吸收，后继恒牙正在萌出，但不能以此作为判断恒牙正在萌出的唯一依据。

（四）探诊

临床上还可结合探诊，在龈下探及阻生牙，作为诊断的依据之一，如某些阻生第三磨牙可用探诊检查（图 2-3）。

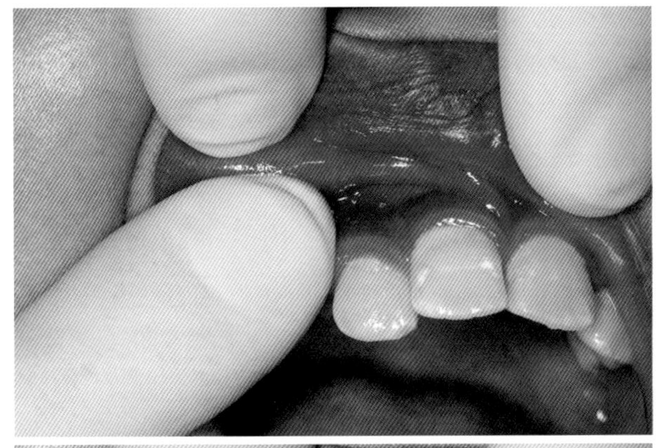
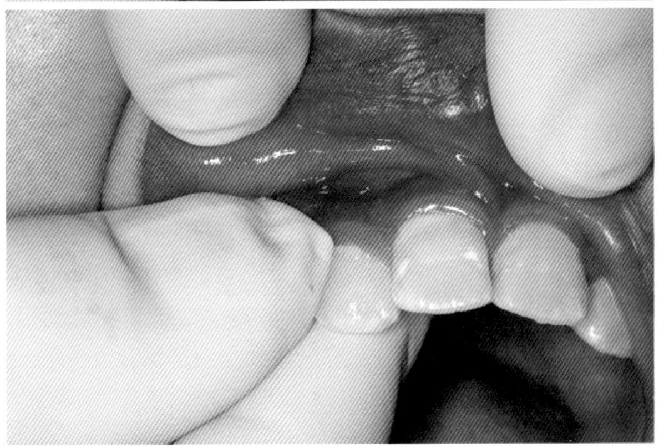

图 2-1　仔细触诊疑似阻生牙区

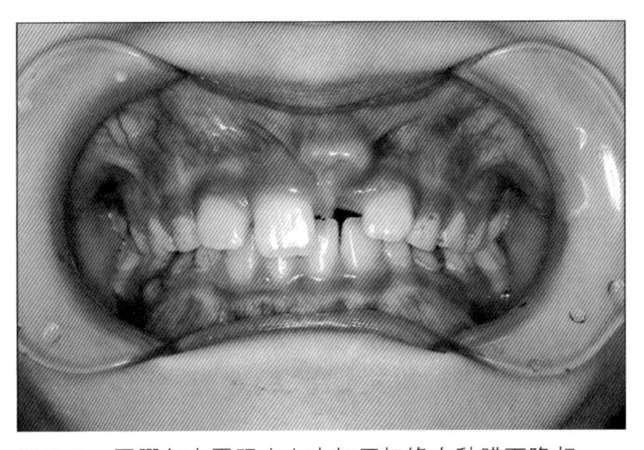

图 2-2　唇腭向水平阻生上中切牙切缘在黏膜下隆起

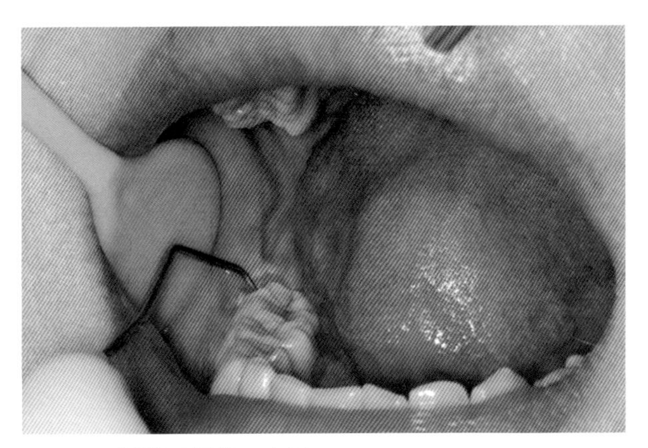

图 2-3　探诊下颌第三磨牙

三、影像学诊断

表浅的阻生牙位于黏膜下，可通过临床检查进行初步诊断。深部的阻生牙则需要借助放射影像学诊断方法。影像学诊断方法根据 X 线投照原理及成像效果可以分为二维 X 线影像诊断方法和三维 X 线影像诊断方法。二维 X 线影像可确定阻生牙是否存在或判断阻生牙的大致位置。三维 X 线影像因其强大的三维重建功能，可精确显示阻生牙的解剖形态及三维空间位置，提供更全面可靠的诊断信息。临床常用的放射影像诊断方法介绍如下。

（一）二维 X 线影像学诊断

二维 X 线影像学诊断方法总体可归纳为三类，即单张影像定位法、互为直角 X 线定位法和球管移动定位法。

1. **单张影像定位法** 通过单次 X 线投照所得二维影像进行阻生牙的诊断，常用方法如下：

(1) 根尖定位片：临床主要采用根尖片分角线投照技术，常用于观察牙齿根尖周结构，也可用于筛查定位阻生牙（图 2-4）。根尖片分角线技术操作简便，但所摄图像往往存在失真、变形，且对牙轴垂直于分角线的阻生牙无法确定其冠根方向。

(2) 咬合片：咬合片比根尖片所覆盖范围广，更能完整地显示埋伏牙的位置，可更好地判断阻生牙的唇腭侧位置、与牙弓中线及邻牙的关系(图 2-5)。

(3) 全口牙位曲面体层 X 线片（俗称全景片）：全景片可发现颌骨内的阻生牙，初步判断阻生牙大概位置、生长方向（水平或近中、远中向倾斜）、与邻牙的关系、是否易位、邻牙是否存在牙根吸收（图 2-6）。

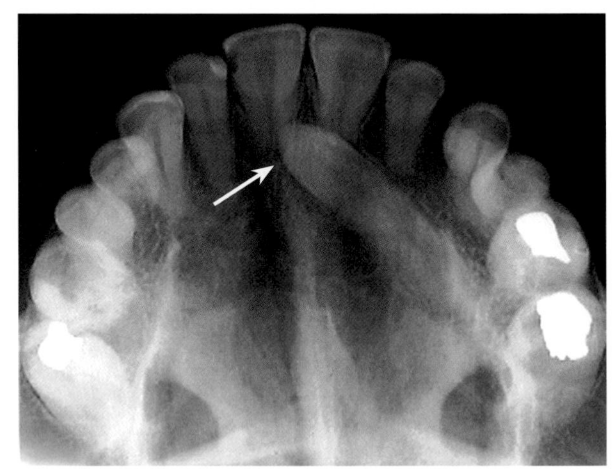

图 2-5　上颌轴向咬合片显示单侧上颌尖牙阻生

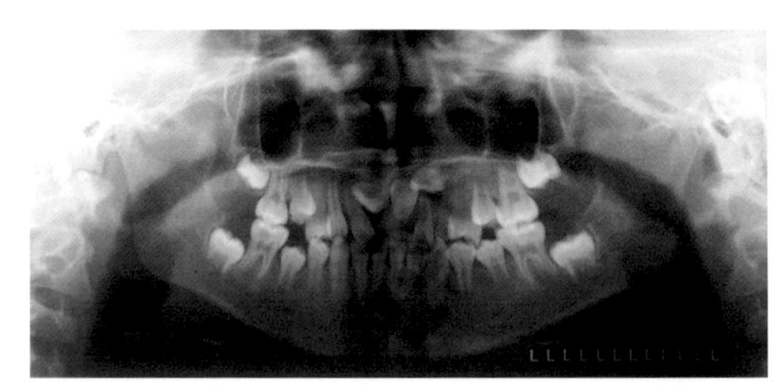

图 2-6　全景片

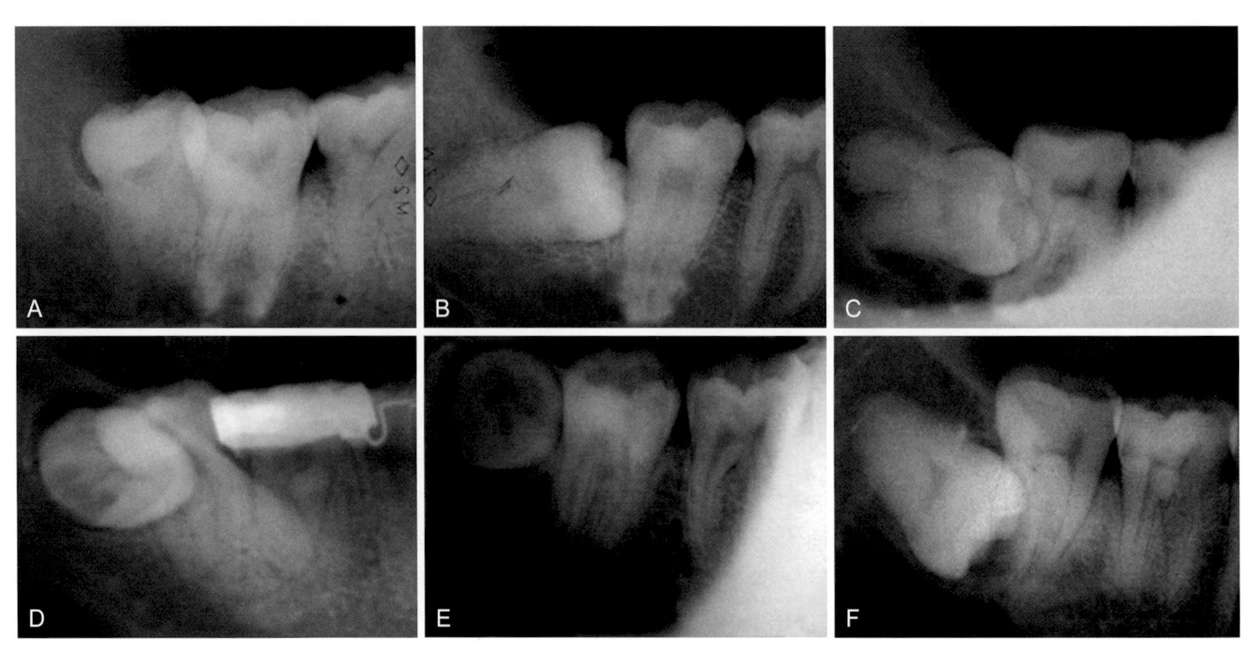

图 2-4　根尖片。A. 远中阻生；B. 近中阻生；C. 水平阻生；D. 颊向阻生；E. 舌向阻生；F. 倒置阻生

物体离胶片越远（离放射线越近），其所成影像放大率越高。因此，通过阻生牙的放大率即可判断与正常牙列的位置关系。由于全口曲面断层的投照 X 线从腭侧投照到胶片上，因此腭向位的牙离球管较近，其影像将被放大。利用全景片上错位牙影像的放大或缩小来判断阻生的位置，腭向错位牙被放大，唇向错位牙被缩小，定位准确率可达 80%～90%。区别方法要用同侧邻牙作对照而不宜用对侧同名牙作参照。此外，还有牙周间隙观察法，即若阻生牙牙周间隙相对邻牙牙周间隙清晰者阻生牙偏向舌腭侧，反之则偏唇颊侧。

全景片作为常规初检，其低照射量的优点是首选颌骨内阻生牙定位的 X 线检查方法。它可通过牙齿及牙周间隙的失真情况初步判断被检埋伏阻生牙的唇腭向位置。此外，它对于颌骨的形态结构、牙的生长发育情况、颌骨病变、畸形和全口牙周病时牙槽骨吸收程度的观察等有较好的效果。全景片有一定的局限性，一些解剖结构影像的变形和重叠使得其定位阻生牙不够准确，而且也不能真实反映牙齿的倾斜度。

（4）头颅侧位片：头颅侧位片可用来观察阻生牙在颌骨内的矢状向和垂直向位置关系，特别对于判断冠根方向和冠根是否存在弯曲占有优势（图 2-7）。Orton 等指出头颅侧位片可用来测量上颌阻生尖牙牙尖与𬌗平面的距离、与邻近切牙的矢状向位置关系，还可测量阻生牙的倾斜度（与腭平面、眶耳平面、邻牙长轴等所成角度）。Novak 等利用头颅侧位片对上颌阻生尖牙进行定位，指出当上颌埋伏阻生尖牙牙体长轴与腭平面所成角度小于 102° 时，其埋伏位置为腭侧埋伏。

（5）头颅正位片：头颅正位片可用来观察阻生牙的近远中向和垂直向位置，特别对于测量上颌骨前段阻生牙与鼻腔和上颌窦的垂直距离占有优势（图 2-8）。

2. *互为直角 X 线定位法*　将摄片方向成直角的 2 张 X 线投照片结合起来定位阻生牙的方法。常用组合方式有以下几种：

（1）结合头颅正位和头颅侧位片：头颅后前位片反映阻生牙的近远中向和垂直向位置，而头颅侧位片可直接反映阻生牙的唇腭侧位置。该方法对于唇侧埋伏牙的定位较容易，但腭侧埋伏牙受重叠影像干扰难以定位，并且牙根、牙周情况仍需拍摄根尖片获得。

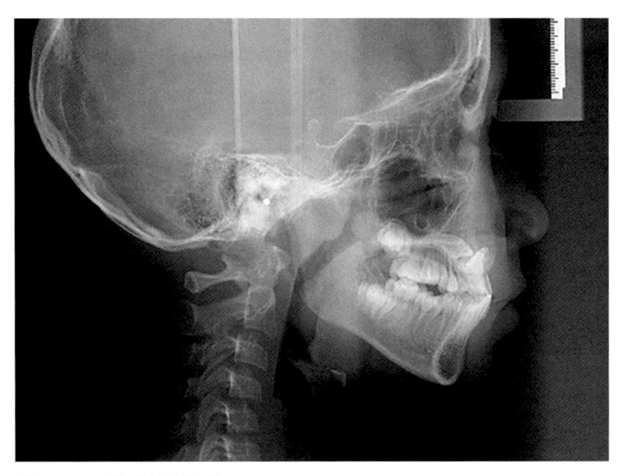

图 2-7　头颅侧位片

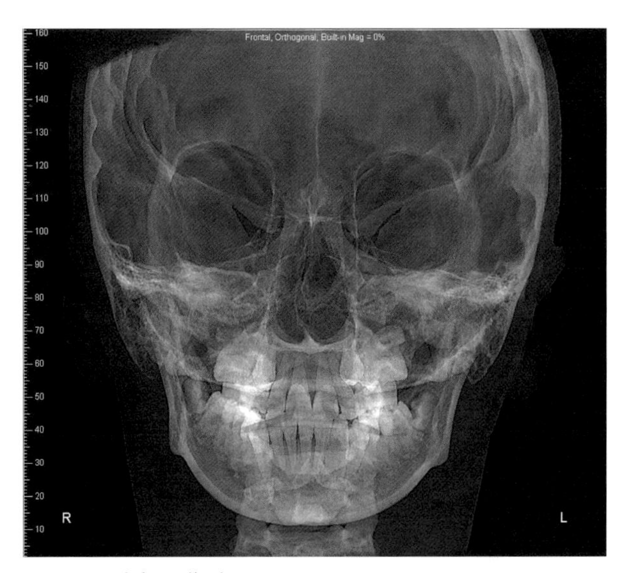

图 2-8　头颅正位片

（2）结合全景片和咬合片：全景片反映出阻生牙的近远中方向和垂直位置，而上颌轴向咬合片可直接反映出阻生牙的唇腭侧位置，故可用于难度较大的上颌埋伏阻生牙定位。

（3）结合根尖片与改良颏顶位片：根尖片反映阻生牙的近远中向、垂直向位置，结合改良颏顶位片反映的阻生牙的唇腭侧位置来对阻生牙进行三维定位。

3. *球管移动定位法*

（1）水平球管移位法：又称视差定位法（Clark 法则），1910 年 Clark 首次将 2 张根尖片结合球管水平向改变角度来定位埋伏阻生牙的方法引入牙科邻域。主要原理是通过球管的移动引起目标牙与参照牙间距离的增减来判断阻生牙位于牙弓唇侧、腭侧或者横位于牙弓中。具体操作方法是先拍摄第一张标准根尖片：以阻生牙列上附近一牙齿作标记牙，胶片的长轴置于标记牙舌侧长轴上，X 中心线向足侧倾斜 42°，对准标记牙长轴射入中心。拍第二张 X 线片时条件同上，只是 X 线球管水平角向标记牙的近中或者远中倾斜 20°，X 线方向朝何方向倾斜应作标记，以便读片。贾淑娟等通过研究认为球管移动角度 15°～35° 是可取的，在 25° 倾斜时投照成功率高，此时照片图像位移适合且失真度小，最清晰和利于结果分析。

比较 2 张根尖片，以参照牙的牙根、牙髓外形作参照，阅片的原则：远离球管的牙齿影像位移方向与球管移动方向相同；反之，靠近球管的牙齿影像位移方向与球管移动方向相反，即球管同方向位移为腭侧阻生，反方向移位为唇侧阻生。此外，如果阻生牙牙冠影像与球管移动方向相同，而牙根影像与球管移动方向相反，则阻生牙位于牙弓内，再者如果阻生牙影像在球管移动的情况下什么也没移动或者移动非常小，则表明位于牙弓内或者靠近牙弓。

利用 2 张根尖片球管水平移动定位方法简单易行，成本低廉，患者 X 线吸收剂量小，适用面较广，参照点明确，容易辨别等优点；但是也有不足，牙片尺寸较小，覆盖面积小，有时难以反映出阻生牙及其周围组织的整个轮廓；按照 20° 的投照角度相应的影像位移小，往往还要借助临床医生的临床经验辨别，同时根尖片放置时为贴合腭侧组织而发生变形也影响了其精确度。

（2）垂直球管位移法：鉴于水平球管位移法的不足，Keur 报道了利用一张全景片和一张咬合片判断阻生尖牙的位置。拍摄全景片时，X 线球管实际上位于颅后与殆平面成 −7° 角，胶片位于头颅前部。咬合片拍摄时的投照角度为 60°～75°。因此，两张胶片的垂直向角度差在 53° 以上，由此而产生的胶片影像的位移。咬合片上阻生牙同向上移（根尖方）则为腭侧阻生，反之则为唇侧阻生，位移幅度越大，说明阻生牙与牙弓中线距离越远。

垂直球管位移法优点是更易于医生辨别定位阻生牙，全景片常作为首选的最初常规摄片，在此基础上，加摄低剂量的咬合片，即能准确定位，减少患者暴露于 X 线的机会。咬合片既能清晰反映牙根、牙周组织，又有足够的覆盖面积，同时反映阻生牙的牙冠和牙根各自唇腭侧阻生的位置。但是垂直球管位移法的参照点难于明确标记，相关邻牙牙根的吸收仍不能很好地反映。

（二）三维 X 线影像学诊断

对于阻生牙的定位诊断，传统的二维 X 线影像学诊断方法（如根尖片、咬合片、全景片等）操作简便、价格低廉、放射剂量小，在临床上应用较多。但是由于投照视野内各种组织结构的影像相互重叠、放大变形、分辨率低等缺陷，使其无法准确显示阻生牙及周围组织的三维解剖结构信息。随着影像学检查手段的进步，三维 X 线影像诊断方法（如螺旋 CT、锥体束 CT）通过三维图像重建功能可以清晰显示颌骨结构，且没有解剖结构的重叠，可从任意角度观察阻生牙数目及形态，生长方向、唇腭侧位置、埋伏深度、与周围组织的解剖关系等，并且可以直接在三维图像上测量各种线距和角度，提供准确丰富的诊断信息，因而越来越受到口腔正畸医师的重视。

1. 三维 X 线影像学诊断技术

（1）螺旋 CT 三维重建技术（computed tomography）：即计算机体层摄影，是 1971 年由英国人 Hounsfield 首先研制成功并应用于人体结构成像的。CT 问世之初是以逐层扫描方式进行的，而目前应用最为广泛的是采取螺旋扫描方式的多层螺旋 CT（multi-slice spiral CT）。螺旋 CT 三维重建技术是指运用特殊的计算机软件系统，在 x 轴、y 轴上的二维连续图像上对 z 轴进行投影转换和负影处理，重建为直观、精确的立体图像。检查者可以任意回顾性地重建图像，并且可以利用计算机软件对灰阶的控制，根据诊断需要调节适合人眼的观察范围（图 2-9）。

螺旋 CT 三维重建技术观察阻生牙相对于二维 X 线投照影像有如下优势：①准确直观地观察阻生牙的位置、大小、形态、在颌骨内的深度及唇腭侧位置；②观察阻生牙与邻牙牙根关系，是否压迫邻牙，邻牙有无移位；③明确阻生牙的萌出方向，帮助临床医生确定阻生牙能否自行萌出或牵引导萌至正常位置；④了解阻生牙导致恒牙间隙增大情况；⑤观察牙列的整体情况。

螺旋 CT 是精确性很高的阻生牙检测方法，但其放射剂量相对较高，且设备相对昂贵，患者所需费用较高，不利于作为一种常规的检测手段。

（2）锥形束 CT 三维重建技术（cone beam computed tomography，CBCT）：即锥形束 CT，首先由意大利工程师 Mozzo 研制成功，并于 1998 年报道了由意大利 Quantitative Radiology 公

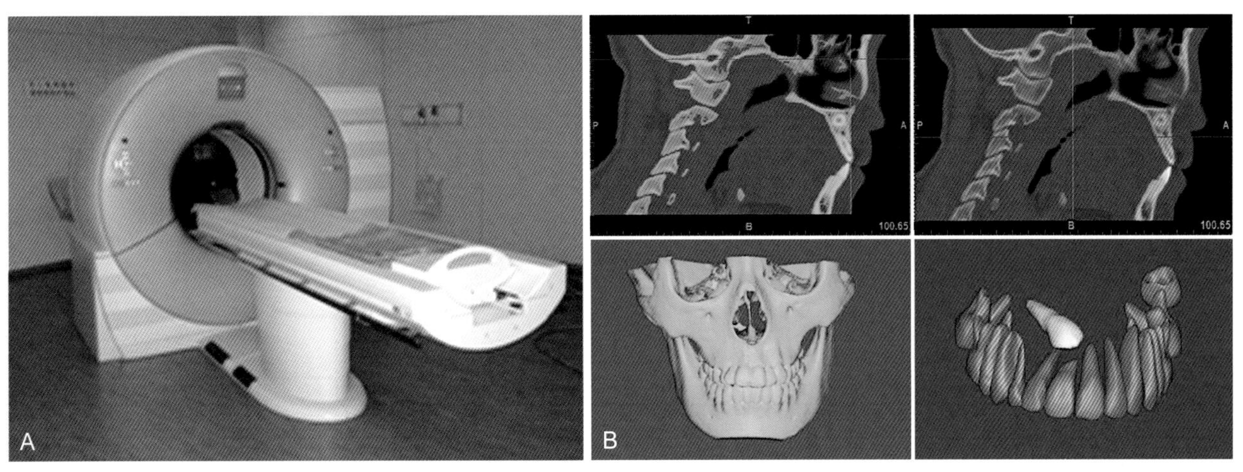

图 2-9　螺旋 CT 机（A）和螺旋 CT 三维重建上颌尖牙阻生患者牙颌影像（B）

司生产的第一台商用口腔颌面锥形束 CT 机——NewTom 9000。几乎同时，日本口腔颌面放射学家 Arai 教授也进行了相关研究，也于 1998 年报道了命名为“Ortho-CT”的口腔颌面锥形束 CT 机。CBCT 以较低的 X 线量围绕投照体做环形数字式投照，然后将获得的数据在计算机中重组，进而获得三维图像，从冠状位、水平位和矢状位三个方向直观显示阻生牙及其周围组织情况。CBCT 的出现极大地促进了口腔临床医学的发展，在很大程度上提高了诊断的精确性和口腔医生的评估疗效的能力（图 2-10）。

CBCT 具有诸多优点：①扫描速度快：锥体束 CT 扫描整个头部约需 10 秒，远低于螺旋 CT，甚至比全景片时间还短；②分辨率高：CBCT 可以提供各向同性的体素分辨率，达亚毫米级，范围为 0.07～0.25mm，明显提高了图像的分辨率和精确度；③放射剂量低：不同的 CBCT 系统放射剂量略有不同，范围为 33～84μSV，与传统的螺旋 CT 相比，放射量减少了近 98%。其放射剂量相当于全口牙片（13～100μSV）或全景片（2.9～11μSV）的 4～15 倍。但是在拍摄 CBCT 过程中，患者头颅若发生移动或者患者口腔内有金属充填物和金属义齿的时候，就会产生放射或条带状的伪影，导致图像不清晰。

多层螺旋 CT 与锥形束 CT 在口腔颌面部疾病的诊断中均有着十分重要的应用价值。多层螺旋 CT 在口腔颌面部肿瘤、创伤、炎症、发育畸形等疾病中有广泛的应用，而锥形束 CT 由于其在牙体、牙周组织、颌骨骨小梁等细微硬组织结构显示中的优势，逐渐成为口腔颌面部多种疾病不可缺少的影

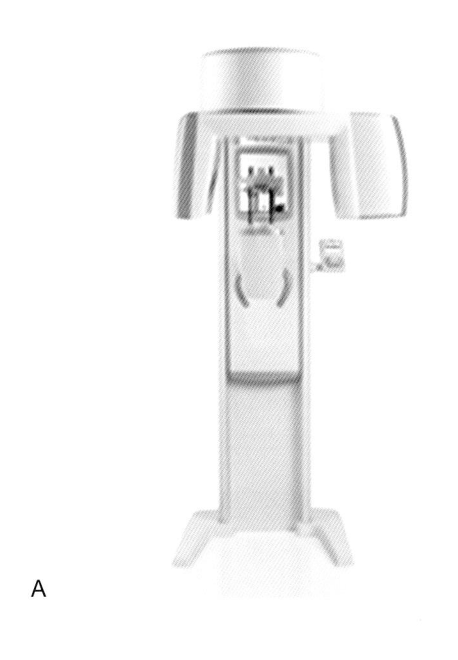

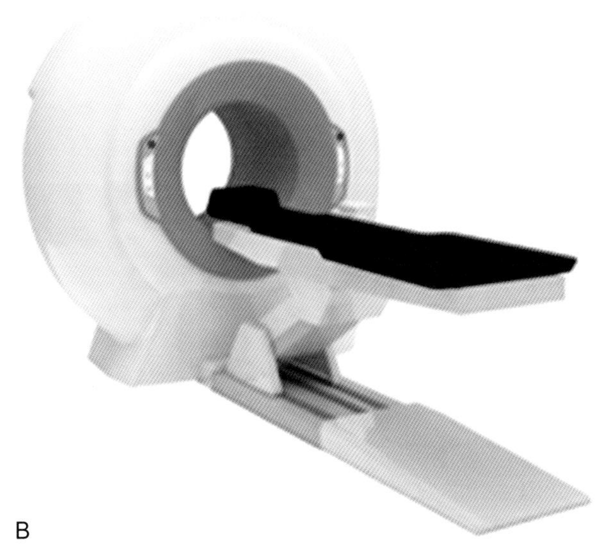

图 2-10　常见 CBCT 机型。A. 立式 CBCT；B. 卧式 CBCT

像学检查手段。这两种 CT 在设备构造、技术原理、图像质量及辐射剂量等方面存在较多差异，所以其适应证也不同，详见表 2-1。

2. *应用锥形束 CT 检查阻生牙的规范* 首先，医生需要通过主诉、病史及临床检查来判断患者是否需要拍摄 CBCT，如果需要拍摄 CBCT，则需进一步决定拍摄的视野（field of view，FOV）大小。选择最适 FOV 可以帮助医生决定是否需要加拍传统的二维影像。如果拍摄 CBCT 的唯一理由就是阻生牙，那选择小视野的 CBCT 即可，其足以观察阻生牙、邻牙及周围骨组织结构。如果临床检查提示阻生牙存在于不同象限，那么就需要加大视野。如果患者还需要重建全景片，则需拍摄中等或大范围视野的 CBCT，重建头颅侧位片只能拍摄大范围视野的 CBCT。总之，阻生牙的 CBCT 影像学检查应遵循个性化的而非固定模式的检查规则。

表 2-1 锥形束 CT 与多层螺旋 CT 适应证比较

锥形束 CT	多层螺旋 CT
牙体疾病	软组织疾病
牙周疾病	颌骨肿瘤、瘤样病变
正畸二维及三维测量	颌面部炎症
颌骨与颞下颌关节病变	颌面部创伤、骨折
牙种植	颌面部发育异常性疾病

3. *锥形束 CT 在阻生牙诊断中的应用* 利用锥形束 CT 重建影像可以准确诊断阻生牙的存在位置、生长方向、牙根形态、与邻近解剖结构的位置关系以及一些并发症。

（1）阻生牙定位诊断：CBCT 成像能清楚直观的定位阻生牙，包括唇腭向、近远中及冠根向，观察邻近解剖结构，分辨相关的病理情况，帮助制订开窗牵引阻生牙的计划（图 2-11）。研究表明 CBCT 对异位上颌尖牙的定位优于传统的水平向或垂直向定位（图 2-12）。使用 CBCT 提高了阻生牙定位的准确性和对牙弓位置条件评估的可靠性，使得阻生牙诊断和治疗计划以临床为本。

（2）阻生牙牙根形态的诊断：CBCT 对根尖区评估具有极大的优越性，可显示阻生牙牙根数目、形态及根尖周骨质情况。有些阻生牙的牙根弯曲，影响预后，利用 CBCT 可以观察到牙根弯曲的具体情况，有助于制订阻生牙的矫治方案（图 2-13）。另外，也有学者利用 CBCT 研究了阻生牙的邻牙牙根形态情况，对临床也有一定指导意义。曹丹等利用 CBCT 研究中国人群中上颌阻生尖牙患者双尖牙形态，发现中国人群中唇侧阻生尖牙患者相邻

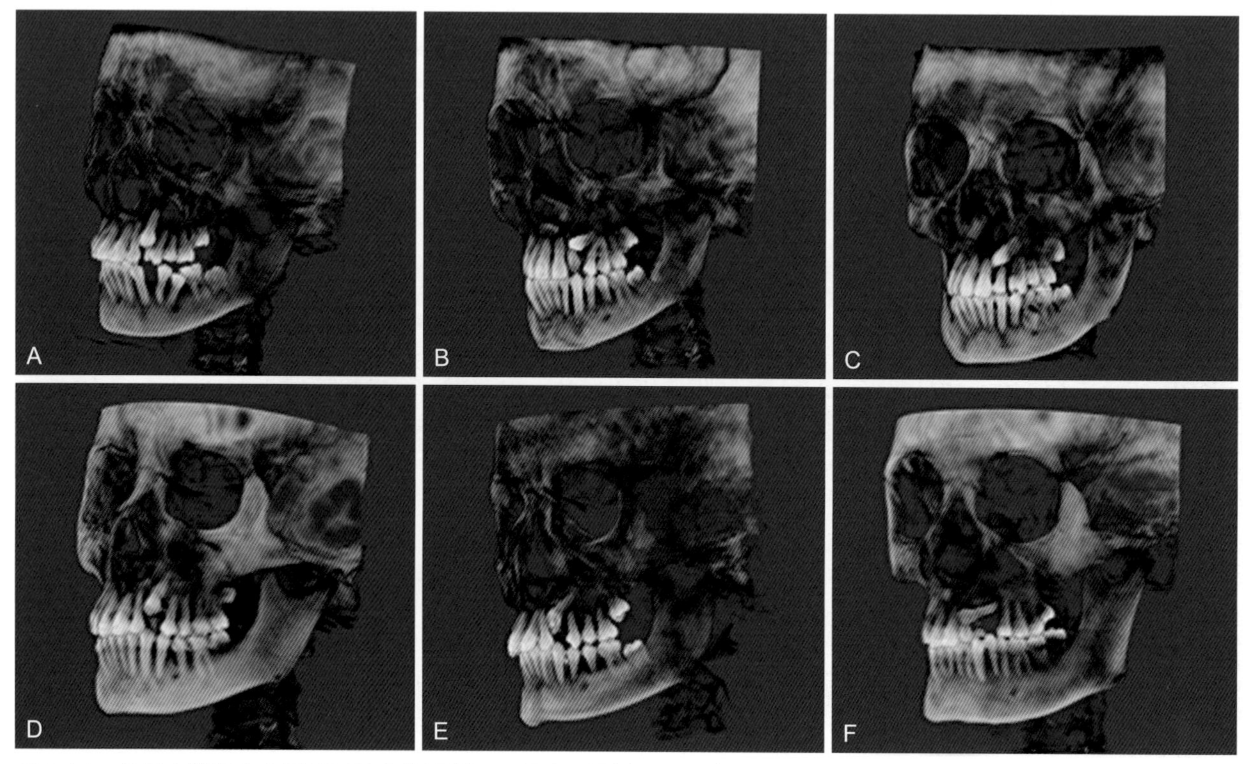

图 2-11 各类上颌阻生尖牙 CBCT 定位诊断。A. 远中 - 唇侧；B. 正中 - 唇侧；C. 近中 - 唇侧；D. 远中 - 腭侧；E. 正中 - 腭侧；F. 近中 - 腭侧

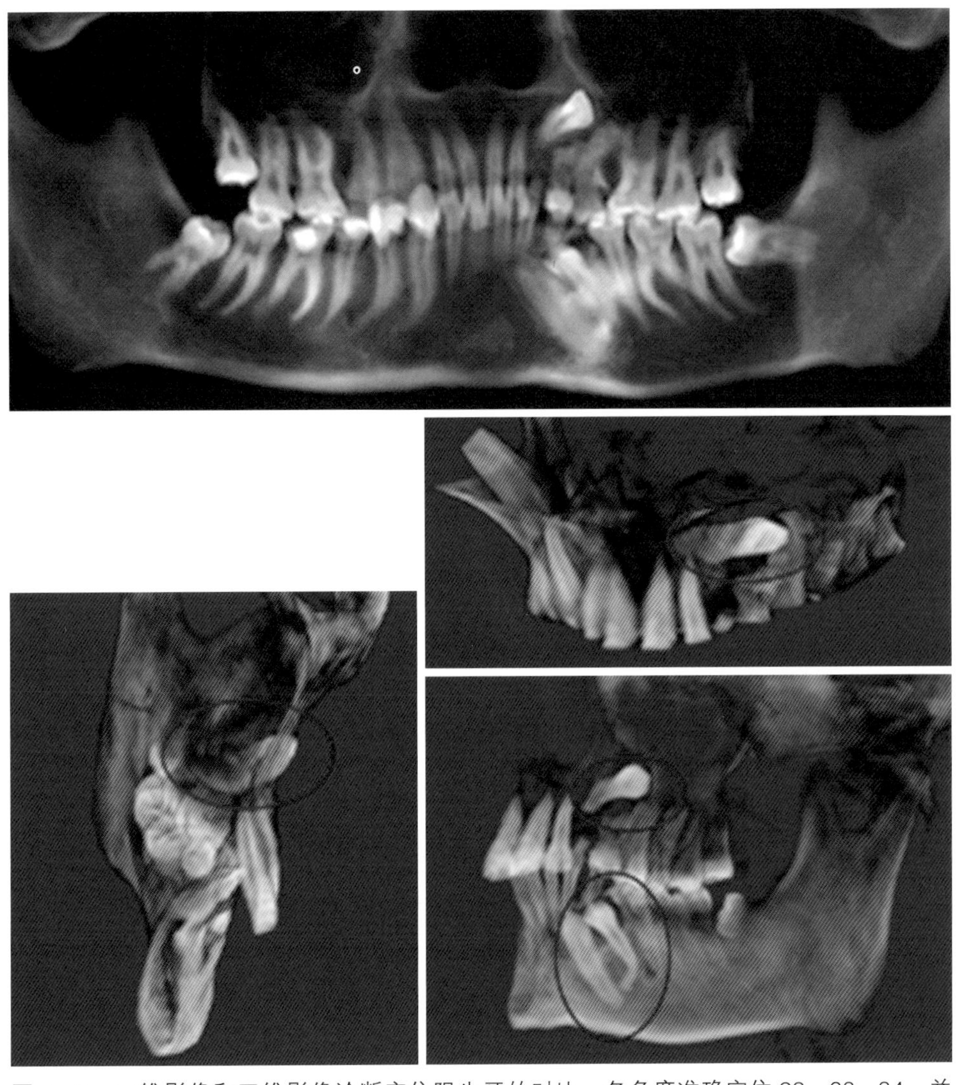

图 2-12　二维影像和三维影像诊断定位阻生牙的对比。各角度准确定位 23、33、34，并观察埋伏牙形态

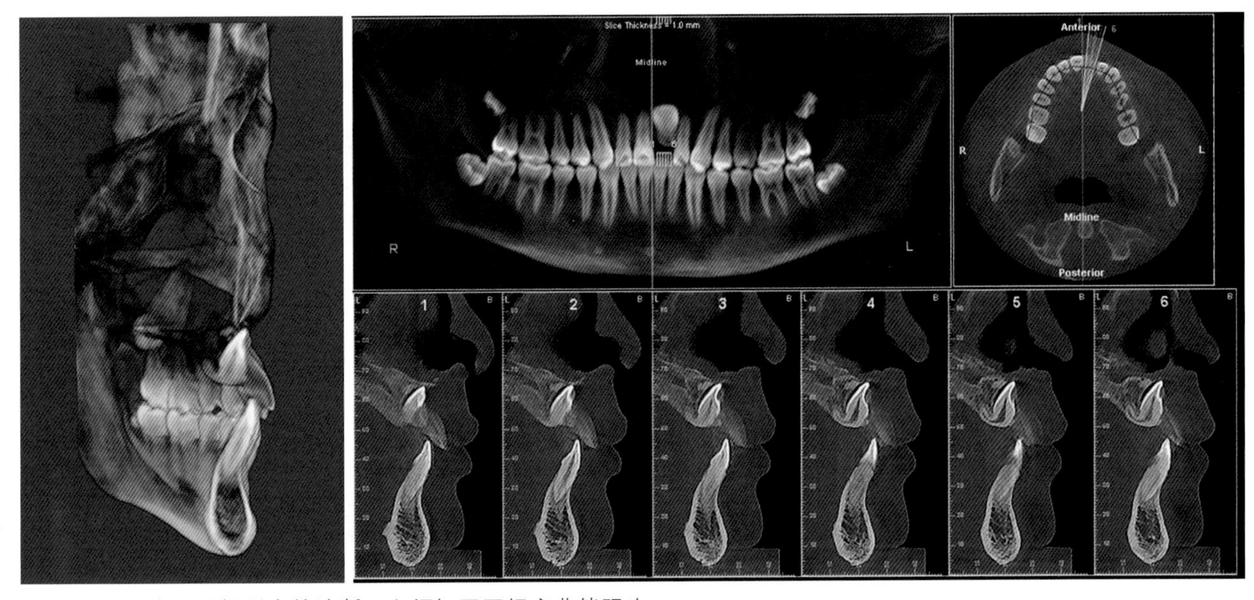

图 2-13　阻生牙牙根形态的诊断。上颌切牙牙根弯曲伴阻生

的上颌第一前磨牙牙根易发生分叉（图 2-14）。

（3）阻生牙与邻近解剖结构位置的诊断：CBCT 可显示阻生牙与邻牙、下颌神经管，上颌窦，鼻腔等解剖结构的位置关系（图 2-15），有助于制订矫治方案。

在全景片上经常可以发现下颌阻生第三磨牙牙根同下颌神经管关系密切，而 CBCT 通过三维影像能排除影像重叠的干扰，进一步明确阻生第三磨牙牙根同下颌神经管在三维空间上的相互关系，有助于评估拔牙风险（图 2-16）。

（4）阻生牙并发症诊断：阻生牙可能并发邻牙牙根外吸收、龋病、牙周病、含牙囊肿、𬌗关系紊乱、等问题，影响口腔功能和美观（见第 1 章）。对于阻生牙来说，最大的风险就是造成邻牙牙根吸收，因诊断相对复杂，常常引起临床医生的关注。

全景片对阻生牙造成的邻牙牙根吸收的阴性诊断有一定的参考价值，但阳性诊断准确性较低。曾有报道称，上颌阻生尖牙牙冠和邻牙牙根在二维影像上的重叠能使 45% 病例的牙根形态不清晰；且有 37% 的侧切牙牙根吸收在二维影像上显示正常。不能依靠全景片上阻生牙牙冠与邻牙牙根的重叠范围来判断是否存在邻牙牙根吸收及吸收程度。事实上，二维和三维影像在诊断阻生牙造成邻牙牙根吸收时不仅有 22%～36% 的不一致，而且对阻生牙相关牙根吸收的严重程度判断也存在很大差异，三维影像明显优于二维影像（图 2-17）。此外，在阻生尖牙患者中，二维影像能发现 30%～50% 的侧切牙牙根吸收，而 CBCT 至少能发现 65% 的牙根吸收。

CBCT 比传统的 X 线检查更灵敏，极大地提高了牙根吸收诊断的敏感性和精确性，并且可以准确分析牙根吸收程度，且放射剂量远远小于螺旋 CT。有研究者支持对迟萌的未萌牙或位置异常、根尖片或全景片诊断有严重根吸收、严重骨性异常者，在正畸诊断和制订治疗方案前采取 CBCT 扫描。

通过 CBCT 不仅可以观察到阻生牙的邻牙牙根吸收，也可观察到邻牙龋坏。临床上可见近中阻

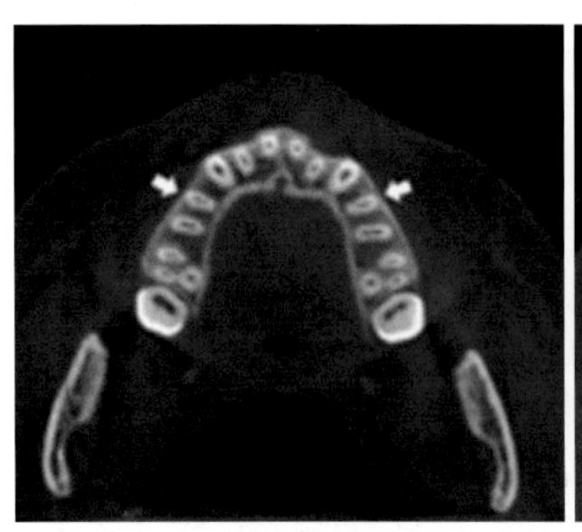
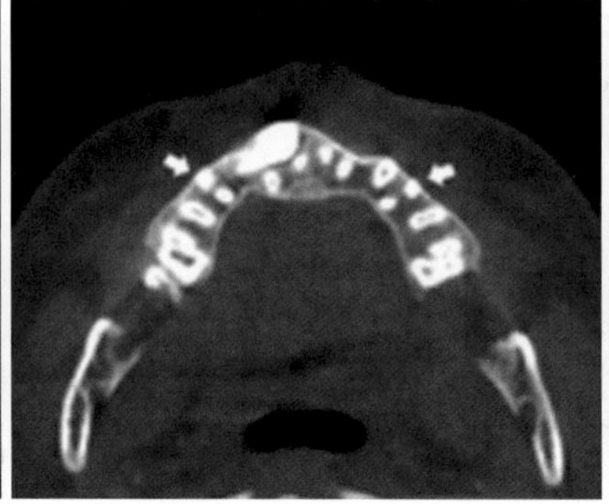
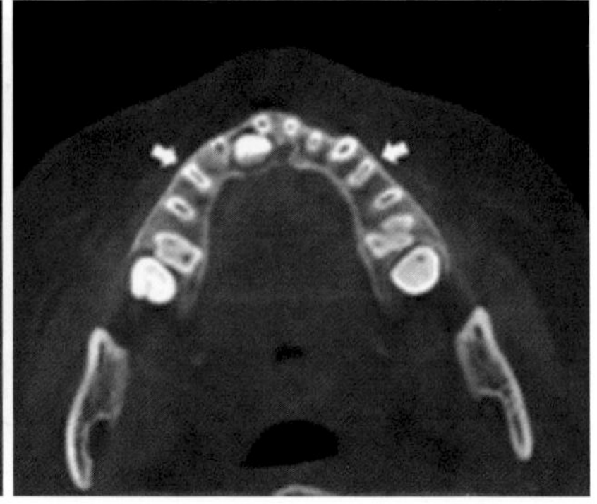

图 2-14 上颌尖牙阻生患者相邻前磨牙牙根形态诊断

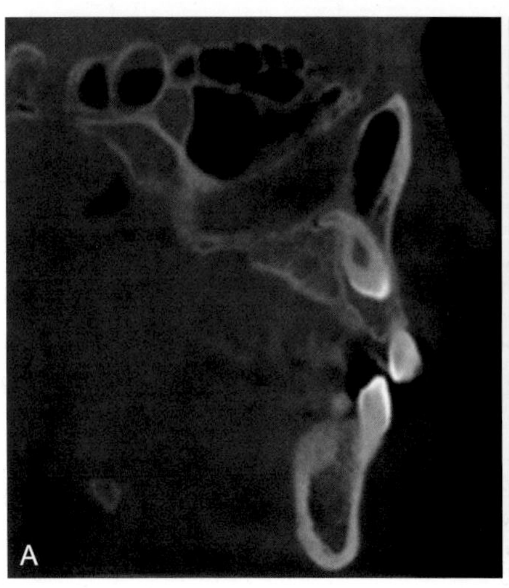

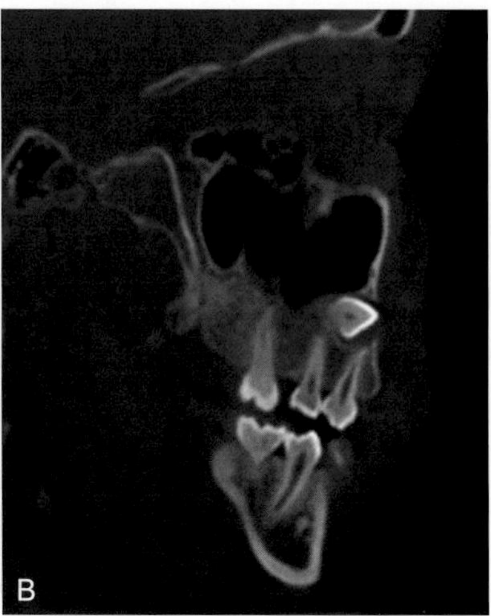

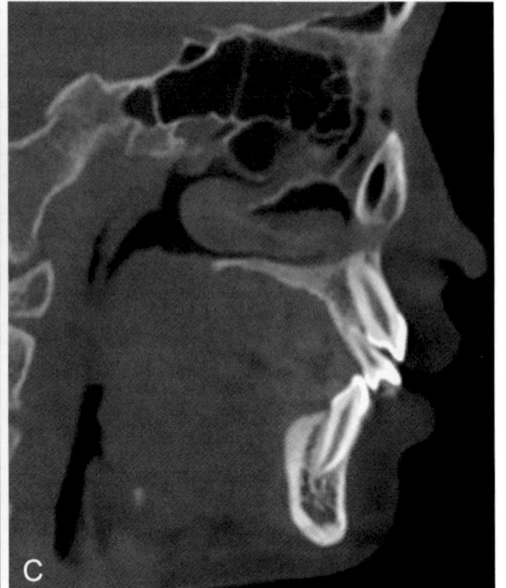

图 2-15 阻生牙与邻近解剖结构位置的诊断。A. 23 阻生，弯根，根尖近鼻腔；B. 23 高位阻生，近上颌窦底；C. 13、14 邻接关系

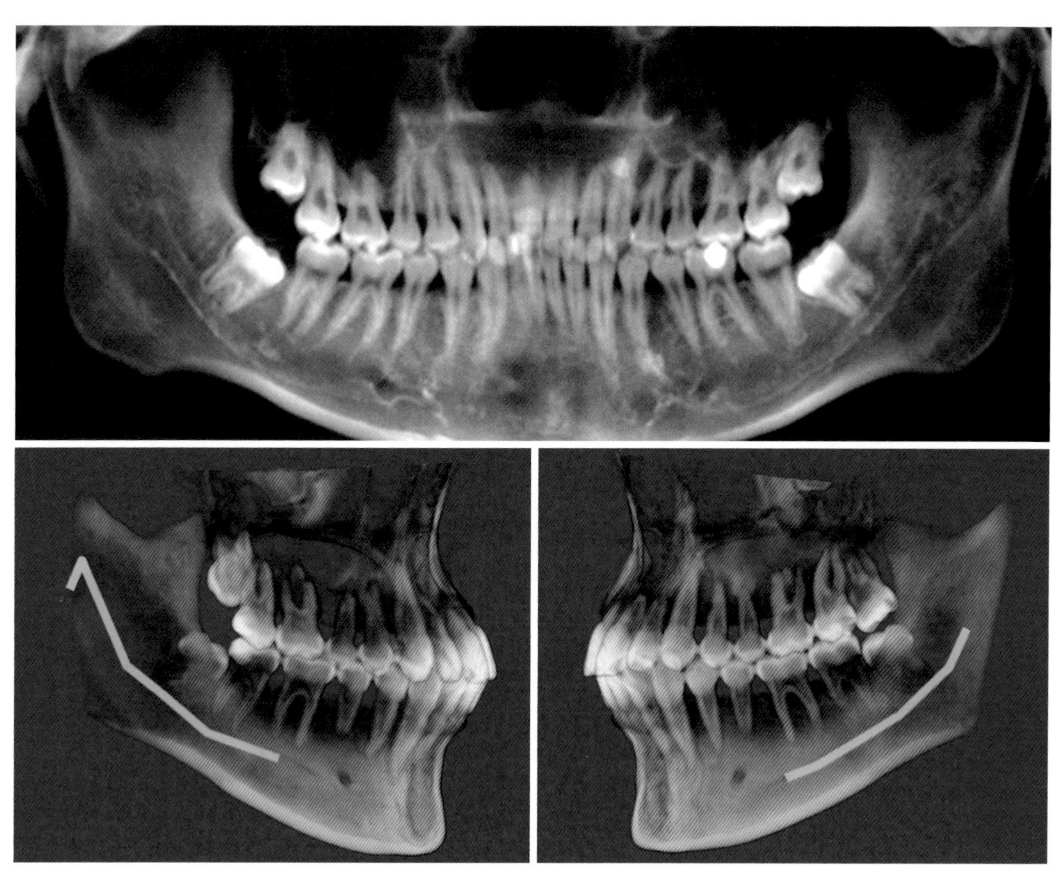

图 2-16　下颌第三磨牙距离下颌神经管较近

生的第三磨牙导致第二磨牙远中发生龋坏。

4．基于锥形束 CT 三维影像的阻生牙虚拟治疗设计　正畸医生分析 CBCT 三维影像的目标包括：①进行最终的诊断；②确定已经存在的或潜在的邻牙牙根的损伤；③进一步细化和改进矫治方案，包括拔牙病例中拔牙的牙位、手术入口以及附件粘接位置；④定义牙齿移动过程中牙槽骨边界条件，包括已存在的和潜在的限制；⑤从三维角度制订详尽、全面的生物力学计划。当这些目标都达成时，正畸医生根据不同病例特点设计个性化的虚拟治疗方案，在三维空间上描绘牙移动的最短路径，同时避免邻近组织结构的损伤。通过虚拟治疗方案的设计，可以找到尽量安全的阻生牙牵引的方法，并确定牵引力的最佳方向和最佳力值（图 2-18），甚至可以利用计算机红外导航技术辅助阻生牙外科开窗及定位矫治器（图 2-19），这些将提高牵引的成功率和治疗效果，将邻近组织结构如牙根和骨组织的损伤尽可能降低到最小。

总之，CBCT 可以提高阻生牙诊断水平，优化矫治方案，最终提高矫治效果。目前，已有大量的研究支持将 CBCT 常规用于阻生牙的诊断和治疗方案的制订。有学者指出对于绝大数的上颌尖牙阻生患者，使用二维影像和三维影像所得到的诊断和治疗方案是不同的。由于 CBCT 影像可以提高阻生牙定位的精确性、准确评估与其他牙齿的邻接关系、发现邻牙的牙根吸收、判断牙囊的大小以及是否存在病理性情况、预估萌出需要的空间，因此大大增强了医生诊断和制订阻生牙治疗方案的信心。

四、原发性萌出障碍

原发性萌出障碍是一种罕见的由于萌出机制本身的异常所导致牙齿的萌出障碍，常累及多个后牙导致单个或多个象限的后牙开䝼，且正畸治疗对其完全无效。因此，必须与一般阻生牙鉴别。

牙萌出是牙齿从颌骨内发育的位置䝼向移动到䝼平面的功能位置的过程，中间任何环节异常都可导致牙齿萌出障碍或阻生。牙齿萌出障碍的病因包括全身因素和局部因素。除此之外，还有一类萌出障碍是不伴有系统综合征且无明显物理阻碍的，病因尚不明确。以往的文献将此类萌出障碍根据破龈前或破龈后停止萌出分类命名为原发性滞留

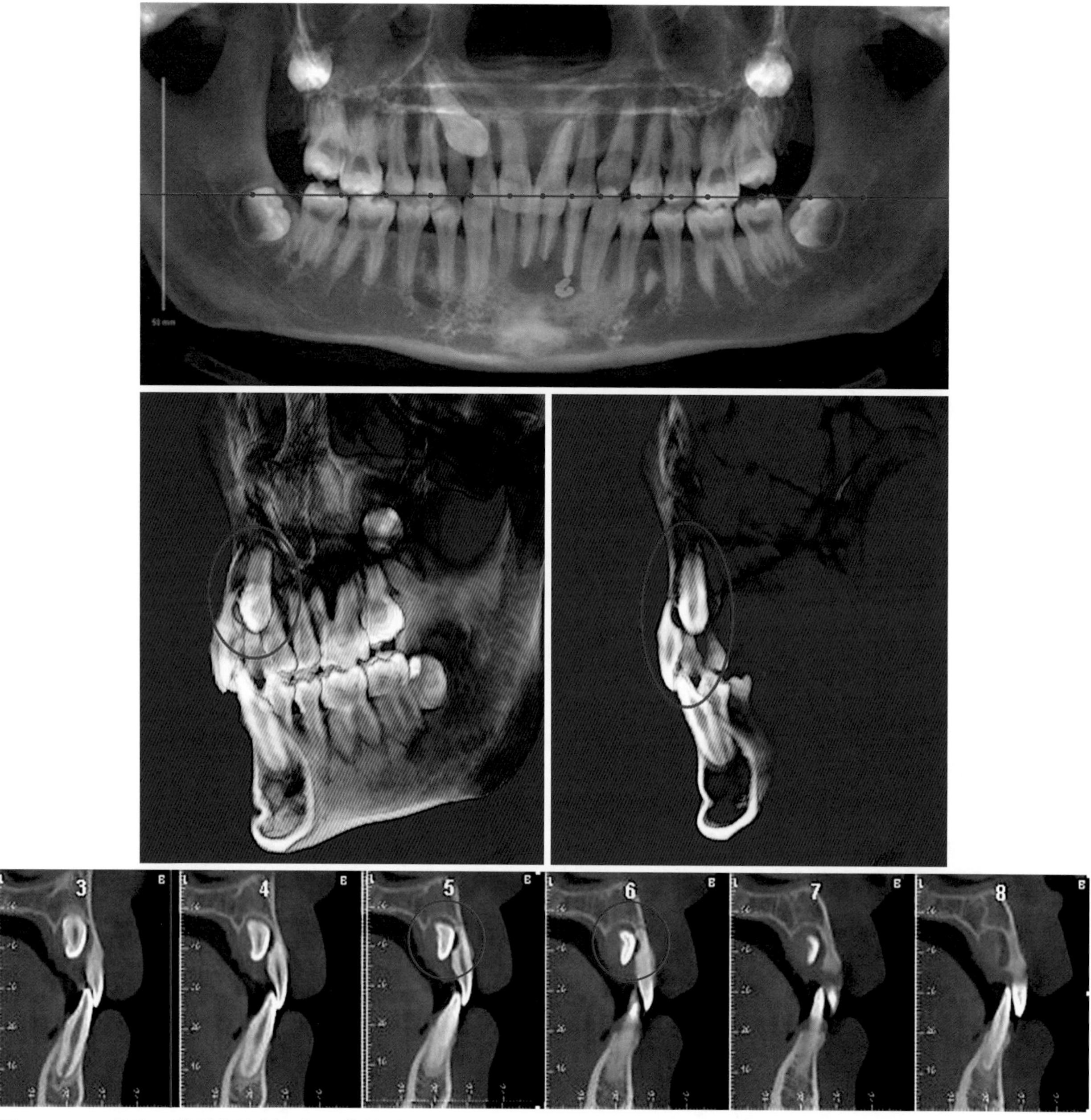

图 2-17 二维和三维影像诊断牙根吸收的对比

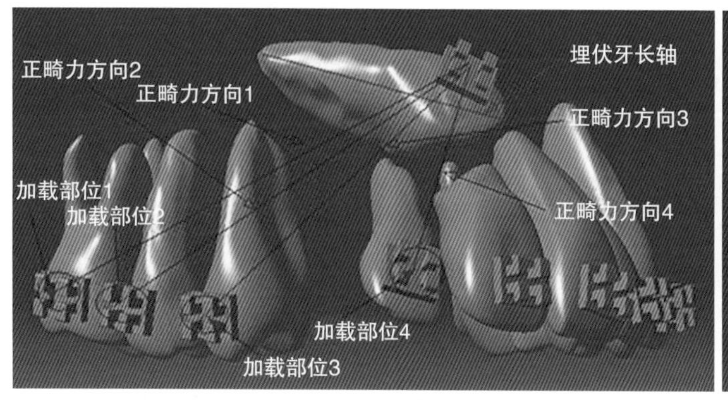

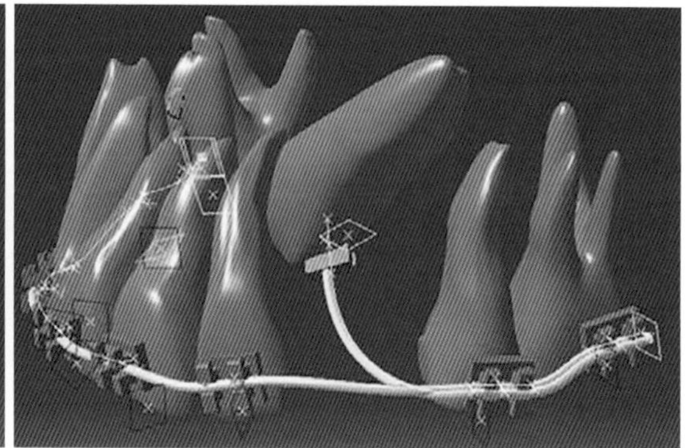

图 2-18 阻生牙虚拟正畸牵引矫治方案的设计

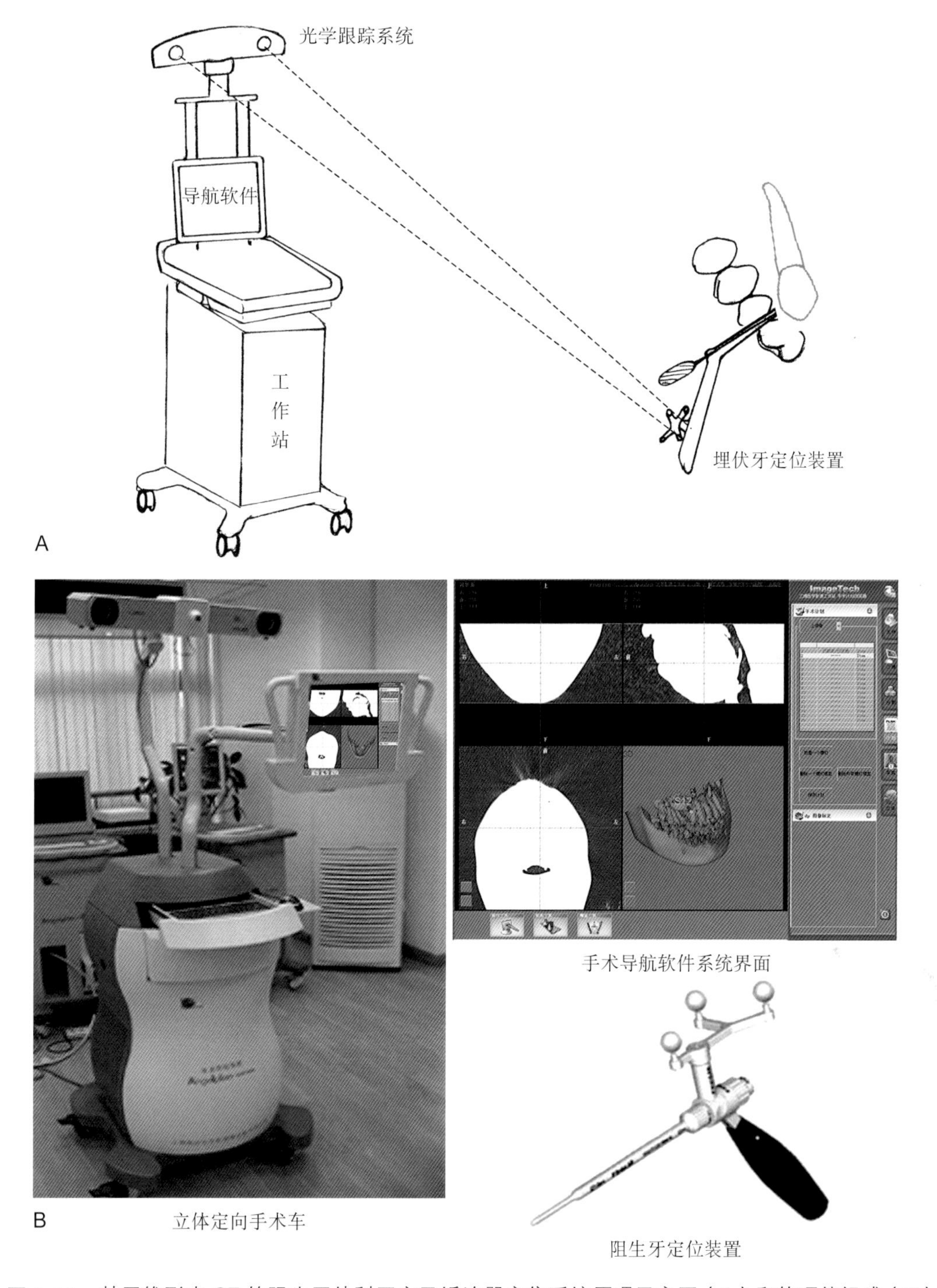

图 2-19　基于锥形束 CT 的阻生牙外科开窗及矫治器定位系统原理示意图（A）和软硬件组成（B）

（primary retention）和继发性滞留（secondary retention）。Proffit 等在 1981 年对这一疾病进行了系统性研究，发现此类特殊患者受累的后牙萌出运动停止可发生在破龈前和破龈后的任何时间，故将其归为一类并命名为原发性萌出障碍。

（一）原发性萌出障碍的临床特征

原发性萌出障碍的临床特征包括：①常累及恒牙的后牙，以第一恒磨牙最常见，恒前磨牙和恒尖牙也可受累，恒切牙受累则极少；当某 1 颗牙受累时其远中的牙全部受累，但萌出程度可有差异，表现为严重的后牙开𬌗。例如，尖牙患原发性萌出障碍，则同一象限的前磨牙和磨牙皆会发生原发性萌出障碍。②患牙有时可观察到患牙冠方有正常骨吸收形成的萌出道，甚至是广泛的垂直骨缺损，有时可见有增大的牙囊包绕患牙牙冠。部分表现为完全不发生萌出运动，而多数表现未萌出至一定程度甚至建𬌗后突然停止继续萌出，相对于正常萌出的牙齿逐渐低于𬌗平面。在生长发育高峰期前的患者，随着颌骨发育，受累牙可逐渐下沉甚至再次被软硬组织覆盖。③乳牙中乳磨牙易受累，但乳牙萌出障碍多源于乳牙根骨粘连。④可单侧或双侧同时发生，但通常不对称，以单侧居多。⑤受累恒牙有产生固连的倾向。⑥正畸牵引通常对患牙无效且易导致患牙固连。⑦通常是散发的，没有家族史。临床检查找不到明确病因。但之后更多的研究显示，原发性萌出障碍具有家族聚集性。通过对原发性萌出障碍家系进行系谱分析后发现原发性萌出障碍系常染色体显性遗传，有完全外显性，但表现度可不一（图2-20）。

（二）原发性萌出障碍的临床分型

Sylvia 等根据收集的约 40 例确定为原发性萌出障碍的病例及文献中的病例报道，将其分为两种基本分型。

1. **第一型** 所有累及的牙齿似乎在同一时间停止萌出，各个后牙低𬌗程度基本相同，导致自近中向远中程度较为一致的侧方开𬌗。

2. **第二型** 受累牙在同一个牙根发育阶段停止萌出，由于各个牙齿牙根发育时间不同，导致受累牙的低𬌗程度各不相同，相对于颌骨生长发育，牙根发育最早的第一恒磨牙萌出障碍常最严重，而最晚发育的第二、第三恒磨牙则低𬌗程度相对较轻。

多数患者表现为以上两种之一，也有少数患者在不同的象限表现为不同的表型。

（三）原发性萌出障碍的诊断

原发性萌出障碍的诊断和治疗都相对困难。原发性萌出障碍的诊断首先是一种排他性诊断，诊断的第一步是排除所有局部阻碍因素和系统性因素导致的萌出障碍。Stellzig-Eisenhauer 等提出原发性萌出障碍的诊断标准：①超出正常萌出时间后，单颗牙或多颗牙完全未萌出或只部分萌出，而且没有固连或其他萌出障碍的征象。②患牙冠方有正常骨吸收形成的萌出道。③患牙远中的牙齿全部受累。④后牙开𬌗。⑤正畸牵引无效。和原发性萌出障碍较难鉴别的是临床上更常见的一种萌出障碍——个别磨牙根骨粘连，这类疾病最常累及第一恒磨牙，表现为第一恒磨牙根骨粘连、下沉，预后及治疗与原发性萌出障碍不同。在 8~9 岁时发现患者第一恒磨牙萌出障碍常常是原发性萌出障碍的首发表现，真正与其他个别牙阻生鉴别诊断以及原发性萌出障碍的分型诊断需要观察至 14 岁左右（正常个体前磨牙及第二磨牙完全萌出时），多个后牙的受累以及较为明确的家族史对诊断有指导意义。

一旦诊断为原发性萌出障碍，治疗将是十分有限和困难的。尝试牵引受累牙建立咬合的正畸治疗将完全无效，通常会导致固连，并且连续弓丝对于此类患者将导致其他牙齿压低、开𬌗。若患牙部分萌出，可以使用高嵌体或者全冠进行修复，但精确修复必须在颌骨垂直生长完成后。对于单纯冠修复不能使患牙到达𬌗平面或者患牙完全埋伏的患者，可以考虑拔除患牙，进行种植修复，或者可以选择行根尖下截骨术。对于牙槽骨垂直高度严重丧失的

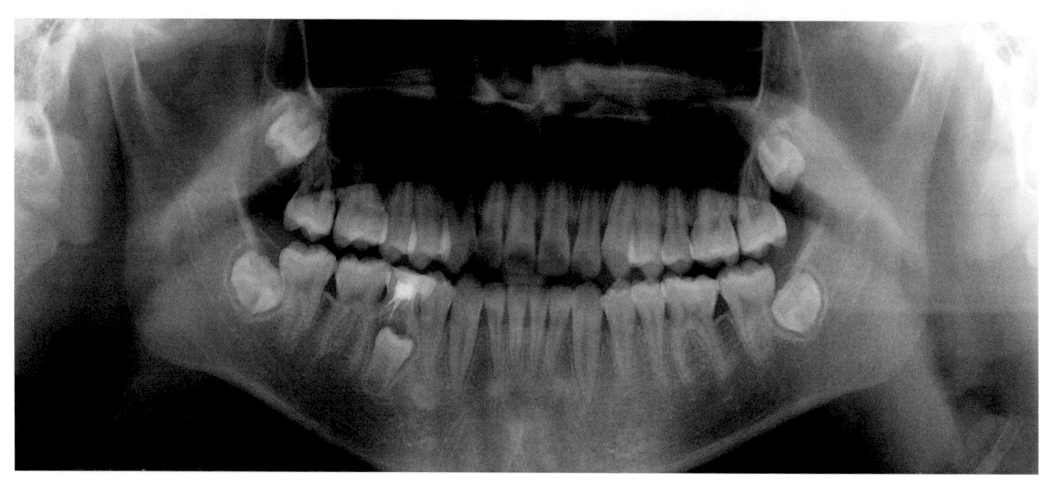

图 2-20 45 原发性萌出障碍

患者，如不具备行种植或截骨术的条件，可摘修复或许是唯一的选择。此外，还有使用颌骨牵张成骨技术治疗后牙开殆的报道，或许可以成为原发性萌出障碍治疗的新思路。

（曹 丹 严 斌）

参考文献

[1] 马绪臣．口腔颌面锥形束 CT 的临床应用 [M]．人民卫生出版社，2011.

[2] 汪隼，樊林峰．颌骨牙列曲面体层技术和根尖定位片在阻生牙定位中的应用评价 [J]．上海口腔医学，2005, 14(2): 134-136.

[3] 温泉，赵玉鸣．原发性牙齿萌出障碍的研究进展 [J]．国际口腔医学杂志，2014, 41(6): 735-737.

[4] 吴爱琴，郑文龙，许崇永，等．螺旋 CT 三维重建在正畸治疗阻生多生牙中的应用 [J]．中国临床医学影像杂志，2005, 16(11): 645-647.

[5] ALQERBAN A, JACOBS R, FIEUWS S, et al. Comparison of two cone beam computed tomographic systems versus panoramic imaging for localization of impacted maxillary canines and detection of root resorption[J]. Eur J Orthod, 2011, 33(1): 93-102.

[6] BOTTICELLI S, VERNA C, CATTANEO P M, et al. Two-versus three-dimensional imaging in subjects with unerupted maxillary canines[J]. Eur J Orthods, 2011, 33(4): 344-349.

[7] CAO D, ZHU L, CHEN Y, et al. Buccally impacted maxillary canines increase the likelihood of root separation in adjacent first premolars[J]. Oral Dis, 2017, 23(1): 36-41.

[8] ERICSON S, KUROL J. Radiographic examination of ectopically erupting maxillary canines[J]. Am J Orthod Dentofac Orthop, 1987, 91(6): 483-492.

[9] KEUR J J. Radiographic localization techniques[J]. Aust Dent J, 1986, 31(2): 86-90.

[10] JACOBS S G. Localization of the unerupted maxillary canine: How to and when to[J]. Am J Orthod Dentofac Orthop, 1999, 115(3): 314-322.

[11] LITSAS G, ACAR A. A review of early displaced maxillary canines: etiology, diagnosis and interceptive treatment[J]. Open Dent J, 2011, 5(1): 39-47.

[12] ROBERTS-HARRY D, SANDY J. Orthodontics. Part 10: Impacted teeth[J]. Br Dent J, 2004, 196(6): 319-327.

[13] SERRANT P S, MCINTYRE G T, THOMSON D J. Localization of ectopic maxillary canines — is CBCT more accurate than conventional horizontal or vertical parallax?[J]. J Orthod, 2014, 41(1): 13-18.

第3章

阻生牙的早期预测与矫治难度评估

一、阻生牙的早期预测

阻生牙的病因比较复杂，阻生牙会导致邻牙牙根吸收、龋病、牙周病、含牙囊肿、𬌗关系紊乱等问题，影响患者口腔的美观和功能。阻生牙的治疗一直也是正畸临床的难题。对于牙齿存在阻生可能的患者采取有效的早期干预措施，可以减轻其阻生程度，甚至可以使其正常萌出。有文献报道对于可能存在腭侧阻生尖牙患者在10~11岁早期拔除乳尖牙，维持间隙，尖牙萌出的成功率明显提高。因此，阻生牙的早期预测和诊断就至关重要。以往有研究通过观察阻生牙患者的临床特征来总结其特点，也有不少学者基于二维及三维X线影像的测量分析来探讨预测阻生牙的方法。

临床上最常接受矫治的阻生牙是上颌尖牙，其发病率仅次于第三磨牙，而且具有重要的美观和功能，上颌尖牙阻生的早期预测一直是学者的研究热点。上颌切牙阻生在临床上也较为常见，有学者介绍了上颌切牙阻生早期预测与诊断的重要性。另外，阻生牙发病率最高的是第三磨牙，阻生第三磨牙的处理一般是外科拔除，但有些阻生第三磨牙会导致第二磨牙的牙根吸收或龋坏等，低位的下颌第三磨牙还会影响下颌神经管，所以也有研究对第三磨牙阻生进行早期预测。

（一）上颌尖牙阻生的早期预测

1. **定性特征** 上颌尖牙一般在11岁左右萌出，但若要等到11岁再诊断，则无法进行早期的干预，有学者提出8岁左右即可进行尖牙阻生的早期预测与诊断。不少研究也发现了阻生尖牙的早期特征。Ericson和Kurol认为未萌出恒尖牙牙冠越偏向近中，其阻生可能性越大，萌出的可能性越低。当乳尖牙早失时，也应早期筛查后继恒尖牙是否会阻生。以往调查表明上颌腭侧阻生尖牙常与一些牙颌面畸形有关，如侧切牙缺失或过小（图3-1）、牙内陷、牙根或牙冠弯曲、安氏Ⅱ类2分类、第三磨牙缺失、第一磨牙的异位萌出及其他牙阻生等。Mercuri研究发现存在其他牙阻生、先天性缺牙、过小侧切牙及牙齿易位患者其发生上颌尖牙腭侧阻生的可能性分别要高3、2、8和6倍。结合临床上早期无法扪及尖牙和家族史可以来预测腭侧阻生尖牙。上颌唇侧阻生尖牙常与上颌前部骨性和牙性宽度不足有关，所以替牙期存在严重牙列拥挤患者应警惕阻生

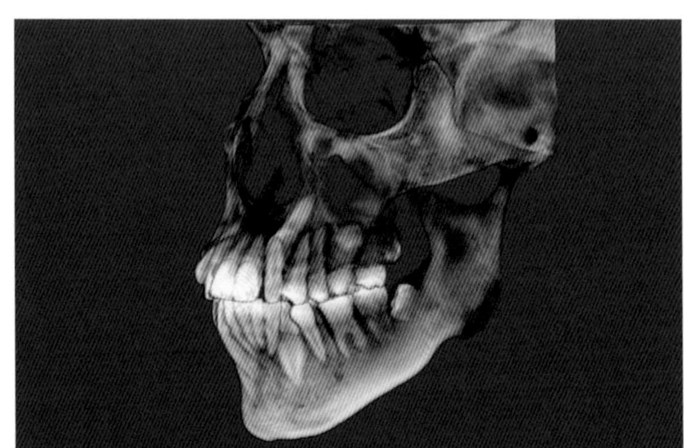

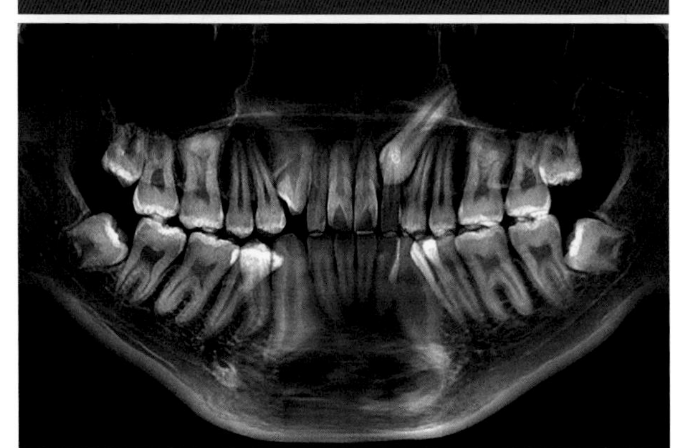

图3-1 锥形侧切牙导致上颌尖牙腭侧阻生

牙的发生。近期也有研究表明，上颌腭侧阻生尖牙相邻第一前磨牙的牙根更倾向于单根，而上颌唇侧阻生尖牙相邻第一前磨牙牙根更倾向于双根。这些特征无法准确早期预测阻生牙，其特异性和敏感性均不高，但可以用于临床上早期筛查阻生尖牙。

2. 定量特征

(1) 二维 X 线影像学研究：Baccetti 认为在全景片上尖牙与中线的夹角、尖牙与侧切牙的重叠程度是预测尖牙阻生的有效指标（图 3-2）。Powers 和 Short 也发现当恒尖牙和中线的角度大于 31° 时，恒尖牙萌出的可能性降低，易形成阻生牙。全景片上显示切牙发育完成时，未萌出尖牙与侧切牙发生重叠时尖牙容易发生阻生。Lindauer 等依据 Ericson 和 Kurol 分区法，将未萌上颌尖牙按照尖牙牙尖与邻近侧切牙的位置关系分为 4 区，来预测是否会发生阻生尖牙（图 3-3）。此分析法也得到 Warford 等的支持，其研究发现相较于尖牙与中线的角度而言，尖牙牙尖位置分区是更有效的早期预测尖牙阻生的指标。此分析法准确率高达 78%，大多数尖牙发生阻生的患者，其尖牙牙尖都位于Ⅱ、Ⅲ、Ⅳ区，位于Ⅲ和Ⅳ区患者很有可能尖牙发生阻生。但后期 Sajnani 等的研究结论与之不同，其发现在全景片上的所有指标中，未萌尖牙到𬌗平面的垂直向距离是一个更有效预测尖牙阻生的指标（图 3-2）。研究同时表明通过全景片上指标来早期诊断阻生尖牙的时间可以提早至 8 岁前后，因此阻生尖牙的筛查也可在此时就进行。不过此调查不是一个完全的纵向研究，其结论还需要更大样本量的完全纵向研究来证实。另外，有学者对腭侧阻生尖牙组和对照组的全景片和头颅侧位片同时进行测量分析，来探究尖牙发生阻生的可能因素。全景片可用来确定近中倾斜尖牙长轴与中线的交角以及尖牙牙尖到𬌗平面的距离（图 3-2）。尖牙牙尖与侧切牙及中切牙的相对位置关系可以进行分区测量（图 3-3）。结果发现腭侧阻生尖牙与中线的交角（27.5°）要明显大于正常尖牙（7.6°）。几乎所有（92%）正常尖牙的牙尖都位于Ⅰ区，与其不同的是，腭侧阻生尖牙只有 23% 位于这个区。全景片上发现腭侧阻生尖牙与正常尖牙牙尖到𬌗平面的距离没有显著差异。在头颅侧位片上，可以评估尖牙长轴在垂直方向上与 Frankfort 平面、腭平面以及与中切牙长轴的角度，同时也可以测量尖牙牙尖到𬌗平面的距离等。与正常萌出的尖牙相比，腭侧阻生尖牙的角度测量值要更小，相反线距测量值更大。

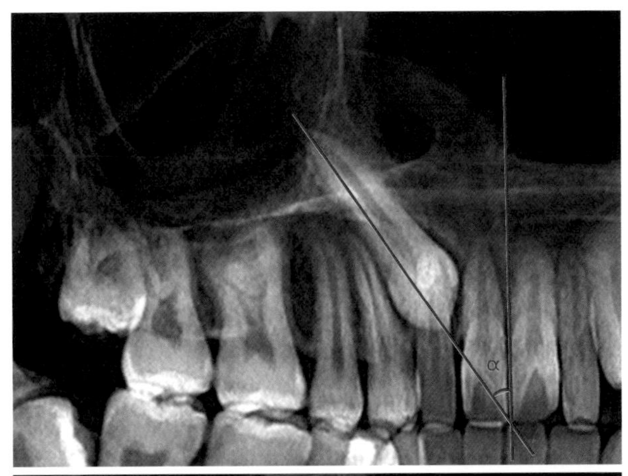

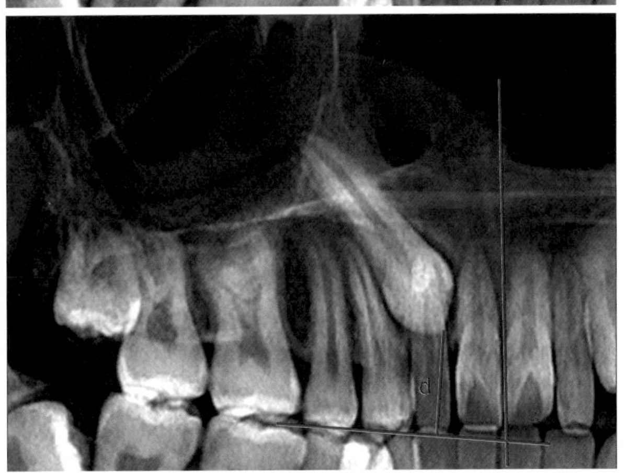

图 3-2　阻生尖牙的二维定量指标

α. 阻生尖牙与中线的夹角；d. 阻生尖牙牙尖到𬌗平面的距离

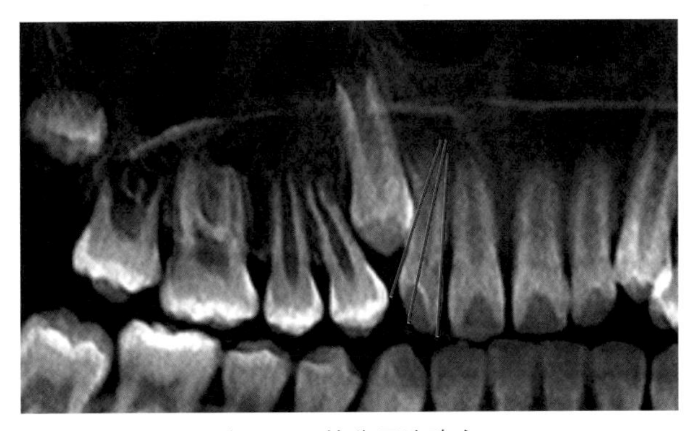

图 3-3　Ericson 和 Kurol 的分区法改良

Ⅰ区：阻生尖牙未与侧切牙重叠；Ⅱ区：阻生尖牙与侧切牙重叠，但未及一半；Ⅲ区：阻生尖牙与侧切牙重叠超过一半，但未及中切牙；Ⅳ区：阻生尖牙与中切牙重叠

此外，Sambataro 曾通过头颅正位片预测上颌尖牙发生阻生的可能性。结果表明，上颌尖牙牙冠中心越靠近中线和上颌后段骨越宽，上颌尖牙发生埋伏的可能性越大。

（2）三维 X 线影像学研究：前述的早期预测指标都是基于二维 X 线影像，二维影像技术存在影像重叠、放大等缺点，而 CBCT 则克服了这些缺点，可以更好地观察解剖结构，提高预测的准确性。目前已有学者基于三维影像来探讨早期预测指标。Alqerban 等研究包括了阻生尖牙相关的定性指标、阻生尖牙与邻牙三维方向的距离及角度。经筛查发现在冠状向尖牙与侧切牙的角度、在矢状向上尖牙牙尖到䪼平面的距离及尖牙牙冠的唇腭侧位置是最有效早期预测指标，并基于此结果建立了上颌尖牙阻生的预测模型，且此预测模型的区分度较高。

Alqerban 总结了上颌尖牙阻生的可能性计算公式为 exp（μ）/［1+exp（μ）］，其中 $\mu=-5.66+2.11^{*}{}_{x_1}+3.28^{**}{}_{x_2}+0.27^{*}{}_{x_3}+0.11^{*}{}_{x_4}$。当尖牙牙冠在唇侧时 $x_1=1$，否则 $x_1=0$；当尖牙牙冠在腭侧时 $x_2=1$，否则 $x_2=0$；x_3 是在矢状向尖牙牙尖到䪼平面的距离（单位：mm）；x_4 是在冠状向尖牙与侧切牙的角度（单位：°）。根据此公式，可计算出尖牙阻生的可能性，以便早诊断、早干预。

（二）上颌切牙阻生的早期预测

上颌切牙一般 7~8 岁萌出，由于其重要的美观和功能作用，所以常需要临床医生早期预测与诊断。上颌切牙阻生的常见病因是多生牙、牙瘤、牙囊等。在乳牙期和替牙期早期临床和影像学检查是注意筛查这些危险因素，尽早去除上颌切牙萌出道上的障碍（图 3-4），有利于上颌切牙萌出，避免阻生切牙的发生。切牙发育异常或者牙根弯曲也常常导致切牙阻生，如果在乳牙期患者有上前牙外伤史需注意恒牙牙胚有无受损。因为恒牙牙胚邻近乳牙牙根，所以易损伤恒牙牙胚，应注意筛查。恒牙受损伤程度与外伤的类型和方向以及外伤时恒牙发育阶段。乳切牙早失时，应注意维持间隙，否则也易导致阻生。对于乳切牙早失已出现间隙丧失患者应尽早行影像学检查，早期诊断与干预。一些学者基于二维 X 线影像的研究结果表明未萌出切牙和正中矢状面的夹角大小及未萌出切牙牙冠相对于对侧萌出切牙牙根的垂直向位置可能对切牙阻生有影响（图 3-5）。目前关于上颌切牙阻生三维 X 线影像的预测研究并不多。

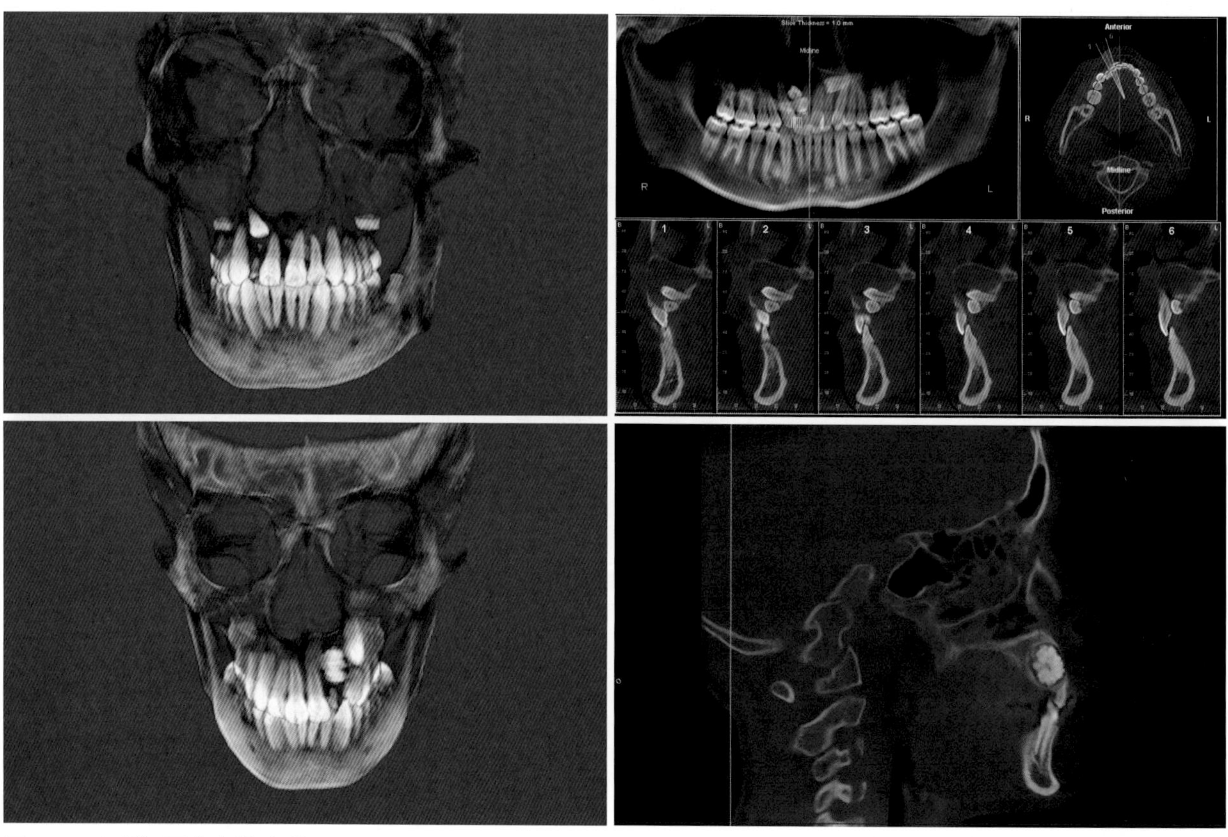

图 3-4 上颌切牙萌出道障碍

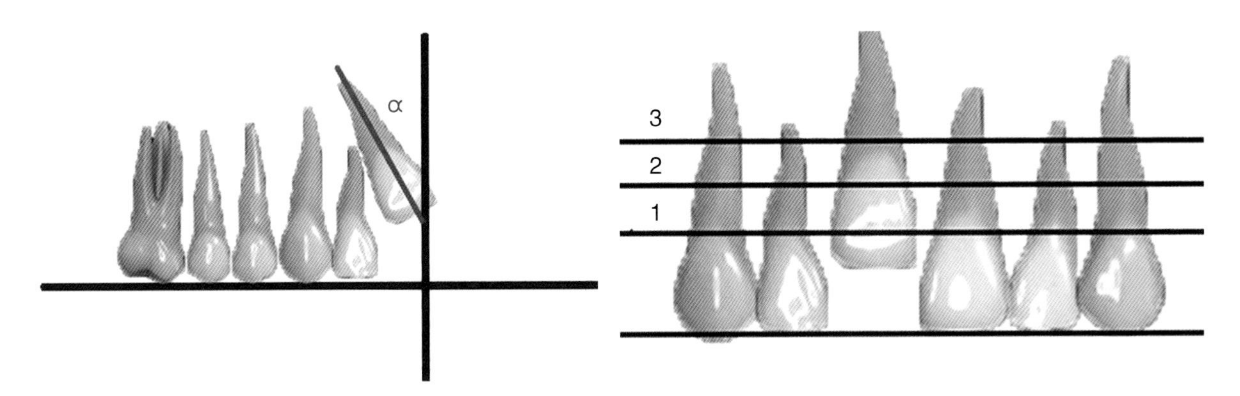

图 3-5 未萌出切牙和正中矢状面的夹角大小及未萌出切牙牙冠相对于对侧萌出切牙牙根的垂直向位置对切牙阻生有影响

（三）第三磨牙阻生的早期预测

第三磨牙阻生的发生率高，也有学者根据全景片上测量的数据建立了预测下颌第三磨牙萌出的模型。所测变量为第三磨牙牙倾角及倾斜度、第三磨牙牙冠近远中宽度、下颌升支前缘和第二磨牙远中的间隙，牙倾角为第三磨牙与第一或第二磨牙殆面间的夹角。4 年后根据第三磨牙的临床转归，验证第三磨牙的萌出预测模型。研究发现 89% 的阻生牙与最终预测相符。但由于此研究所选患者年龄均为 20 岁左右，所以对于 20 岁以下人群是否适用尚需进一步研究。

二、阻生牙的矫治难度评估

阻生牙的矫治一直是正畸医生面临的一大挑战，其治疗的难度和疗程会受到多种因素如年龄、错殆畸形类型、患者的配合、矫治器的脱落率及矫治设计等复杂因素的影响。因此，对阻生牙的矫治难度评价只有综合考虑这些因素才能获得较为准确的结果。

患者的年龄对阻生牙的导萌疗程有显著影响。成年患者的治疗成功率低于青少年，且治疗时间长。Becker 等以 19 例成年上颌埋伏尖牙患者（年龄 20~47 岁）与 19 例未成年上颌埋伏尖牙患者（年龄 12~16 岁）为研究对象，两组上颌尖牙埋伏位置大体相同，比较分析其导萌成功率和导萌疗程。结果表明，成年患者成功率为 69.5%，导萌疗程为 12.1 个月；未成年患者成功率为 100%，导萌疗程为 5.5 个月，其差异均具有统计学意义。在该研究中导萌未成功的患者年龄均大于 30 岁。

除年龄因素以外，以往多数研究结果表明，4 个影像学检查指标是预测阻生牙矫治难度的关键因素（图 3-6），包括：①阻生牙体长轴的倾斜度；②阻生牙冠根距殆平面的垂直距离；③阻生牙冠根的近远中向位置；④阻生牙冠根与邻牙的重叠程度。近年来，一些学者对阻生牙特别是上颌阻生尖牙的导萌疗程与以上这些因素之间的联系进行了研究分析。下文以上颌阻生尖牙为重点介绍评估阻生牙正畸治疗难度的二维和三维 X 线影像评价方法与指标。

（一）二维 X 线影像评价

目前的研究表明，二维 X 线影像评价指标主要是阻生牙相对于邻牙的近远中位置、阻生牙切缘或牙尖到殆平面的垂直距离及阻生牙相对于中线的倾斜度（图 3-2，图 3-3）。一般当阻生牙近远中错位明显，阻生牙到殆平面的垂直距离大，阻生牙相对于中线倾斜角度大的患者矫治难度大。

Ericson 和 Kurol 提出，阻生尖牙位于侧切牙长轴远中患者比位于近中患者的治疗难度相对容易些。后来也有学者证实当阻生尖牙牙尖到殆平面垂直距离大于 14mm 时，需要更长的时间来牵引阻生牙。Crescini 等发现阻生牙和中线的交角每增加 5° 则需要增加约 1 周的牵引时间。

Becker 根据其牙冠与牙弓弧线间的横向关系即靠近或远离关系和牙冠与殆平面的高度关系即高位或低位关系两个因素将上颌腭侧阻生尖牙进行分类，来阐述其各自治疗要点，也说明这两个因素影响着矫治难度。Becker 将腭侧阻生尖牙分成六类。第一类：阻生尖牙靠近牙弓弧线，处于低位；第二类：阻生尖牙靠近牙弓弧线，处于低位且位于侧切牙牙根的近中；第三类：阻生尖牙靠近牙弓线，处于高位；第四类：阻生尖牙远离牙弓弧线，处于高位；第五类：阻生尖牙的牙根位于侧切牙的近中或

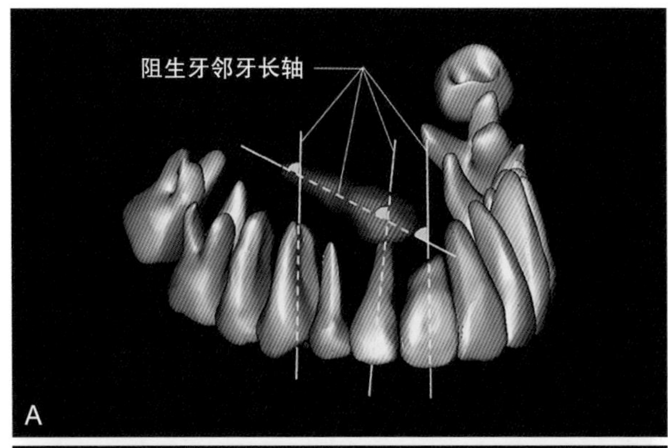

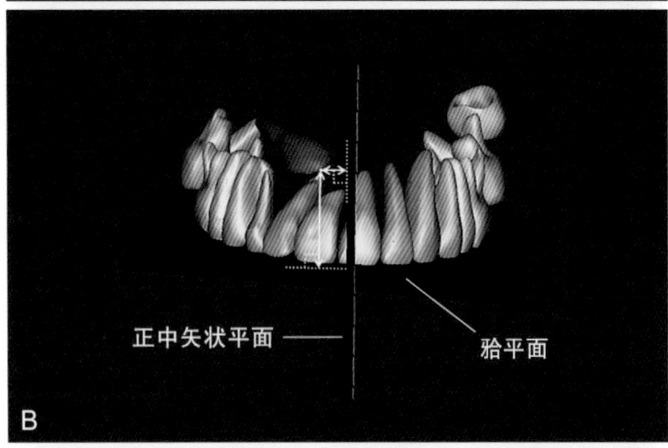

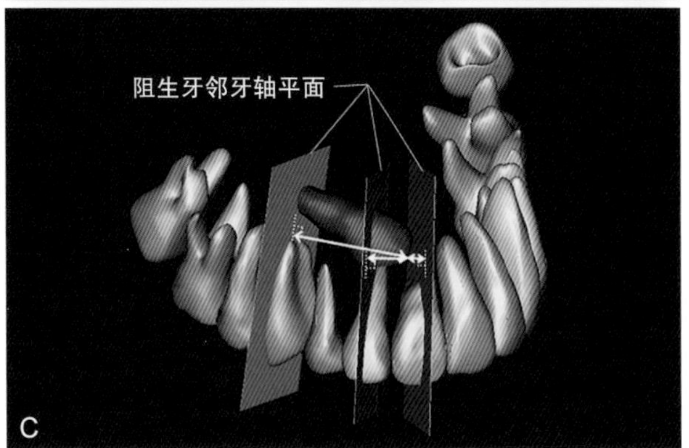

图 3-6 预测阻生牙矫治难度的关键影像学检查指标。A. 阻生牙体长轴的倾斜度；B. 阻生牙冠根距殆平面的垂直距离和阻生牙冠根的近远中向位置；C. 阻生牙冠根与邻牙的重叠程度

第一前磨牙的远中；第六类：尖牙代替吸收切牙牙根后从牙弓弧线上萌出。

（二）三维评价指标

随着锥形束 CT 在口腔中的广泛应用，也有学者建立了基于 CBCT 三维重建影像的上颌阻生尖牙难度评价系统。

1. **KPG 指数** 最早由 Kau、Pan 和 Gallerano 于 2009 年提出。KPG 指数由三部分即冠状向（x 轴），垂直向（y 轴）及矢状向（z 轴）分类组成，具体分类方法如下：

（1）冠状向：在全景片上根据阻生尖牙的牙尖和牙根与邻牙位置来进行分类评分（图 3-7）。0 分——阻生尖牙牙尖或根尖在正常的萌出位置。1 分——阻生尖牙牙尖或根尖区域 1，即未及邻牙。2 分——阻生尖牙牙尖或根尖区域 2，即不超过邻牙的一半。3 分——阻生尖牙牙尖或根尖在区域 3，即超过邻牙的一半，未及第二颗邻牙。4 分——阻生尖牙牙尖或根尖在区域 4，即超过第二颗邻牙但未及其一半。5 分——阻生尖牙牙尖或根尖在区域 5，即超过第二颗邻牙一半以上。

（2）垂直向：在全景片上根据阻生尖牙的牙尖和根尖距离正常萌出位置的高度来分类评分（图 3-8）。

1）牙冠位置：0 分——阻生尖牙牙冠在正常萌出位置。1 分——阻生尖牙牙冠在区域 1，即切牙牙冠位置。2 分——阻生尖牙牙冠在区域 2，即切牙牙根颈 1/3 位置。3 分——阻生尖牙牙冠在区域 3，即切牙牙根中 1/3 位置。4 分——阻生尖牙牙冠在区域 4，即切牙牙根尖 1/3 位置。5 分——阻生尖牙牙冠在区域 5，即切牙牙根尖以上。

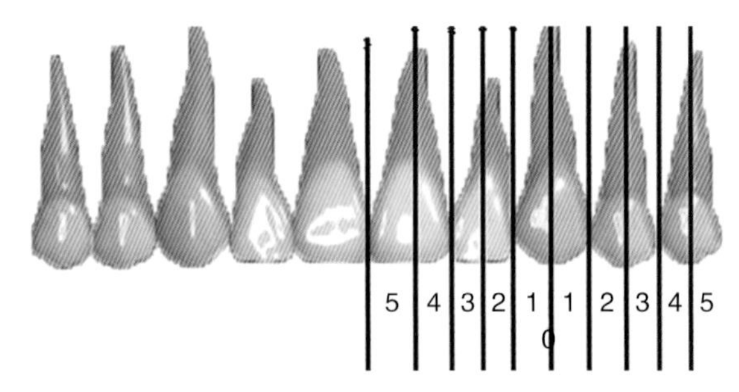

图 3-7 冠状向在全景片上根据阻生尖牙的牙尖和牙根与邻牙位置来进行分类评分

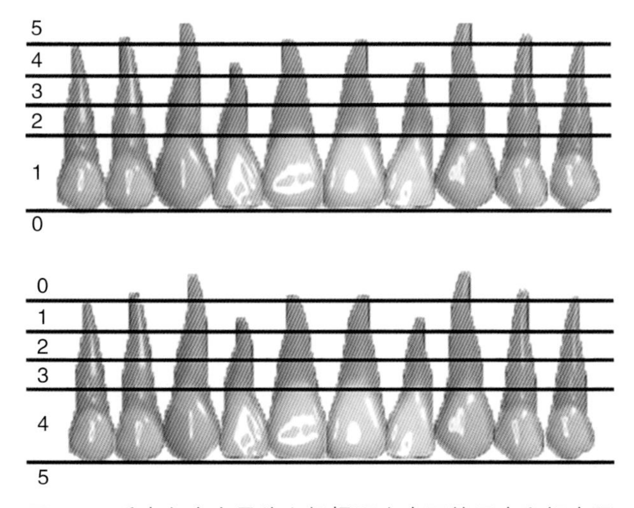

图 3-8 垂直向在全景片上根据阻生尖牙的牙尖和根尖距离正常萌出位置的高度来分类评分

2）牙根位置：0分——阻生尖牙根尖在正常萌出位置。1分——阻生尖牙根尖在区域1，即切牙牙根尖1/3位置。2分——阻生尖牙根尖在区域2，即切牙牙根中1/3位置。3分——阻生尖牙根尖在区域3，即切牙牙根颈1/3位置。4分——阻生尖牙根尖在区域4，即切牙牙冠位置。5分——阻生尖牙根尖高出𬌗平面。

（3）矢状向：在CBCT三维影像的矢状向视图上根据阻生尖牙的牙尖或根尖到上颌牙弓咬合连线的距离来分类评分。0分——阻生尖牙的牙尖或根尖在上颌牙弓咬合连线上，即正常萌出位置。1分——阻生尖牙的牙尖或根尖到上颌牙弓咬合连线的距离小于2mm。2分——阻生尖牙的牙尖或根尖到上颌牙弓咬合连线的距离在2~4mm。3分——阻生尖牙的牙尖或根尖到上颌牙弓咬合连线的距离在4~6mm。4分——阻生尖牙的牙尖或根尖到上颌牙弓咬合连线的距离在6~8mm。5分——阻生尖牙的牙尖或根尖到上颌牙弓咬合连线的距离在8mm以上。

根据此分类进行评分后，Chung等将0~9分定义为简单类，10~14分为中等复杂类，15~19分为重度复杂类，20分及以上则为极度复杂类。此分型的可重复性也在后期研究中得到证实。结果表明，熟练掌握此分型的医生评估的可靠性很高，而且此分型结果在体素大小和断层厚度相同条件下不受所使用CBCT系统的影响，可靠性均较高。2014年，有学者对比了二维影像和三维影像评价指标的可靠性发现，二维评价指标如阻生牙相对于邻牙的近远中位置和阻生牙牙尖到𬌗平面的垂直距离在预测矫治难度时存在互相矛盾的地方，而KPG指数一方面其可重复性较高，另一方面其考虑了阻生牙三个方向的位置，可以更全面地分析阻生牙的位置。但阻生牙矫治难度还会受到其他复杂因素的影响，所以KPG指数预测阻生牙矫治难度的准确性还需要设计合理的前瞻性临床试验来证实。

2．上颌尖牙阻生生物力学分型及矫治难度评估体系 严斌在KPG指数的基础上，通过对上颌阻生尖牙CT三维影像和导萌过程的生物力学分析，提出了上颌尖牙阻生生物力学分型及矫治难度评估体系。

该评估体系基于不同方位埋伏尖牙矫治过程中的生物力学特点和不同类型牙移动的牙周组织变化特征来评价各类上颌埋伏尖牙的矫治困难程度。根据上颌阻生尖牙CBCT影像在x、y、z轴三维方向上予以分型，每个方向分为三型，x、z轴的第二分型还根据其牙尖和根尖的不同位置及牙移动的难易程度可分为3个亚型。对各个分型矫治难度进行评分，从而建立上颌尖牙阻生生物力学分型及矫治难度评估体系（表3-1）。

在x、y、z轴各个方向上由第Ⅰ分型至第Ⅲ分型矫治难度系数逐级增大。亚型中，由第1至第3亚型矫治难度系数逐级加大。根据患者上颌阻生尖牙的生物力学分型即可确定其各方向的矫治难度系数，累加后就能获得该个体阻生尖牙的综合矫治难度系数。最小综合难度系数为3，最大为10，难度系数越高，治疗难度越大。

利用此评估体系实现了上颌阻生尖牙的个性化诊断，有助于正畸医生分析矫治难点，为制订更加细致、准确，有针对性的个体化治疗方案提供了依据。

表3-1 上颌尖牙阻生生物力学分型及矫治难度评估体系

生物力学分型	三维CT影像分型	矫治难度系数
	x轴方向（近远中向）	
Ⅰ	牙尖正常伴根尖正常	1
Ⅱ[1]	根尖正常伴牙尖近中或远中	1.5
Ⅱ[2]	牙尖正常伴根尖近中或远中	2
Ⅱ[3]	牙尖近中伴根尖远中或牙尖远中伴根尖近中	2.5
Ⅲ	牙尖近中伴根尖近中或牙尖远中伴根尖远中	3
	y轴方向（垂直向）	
Ⅰ	牙尖低位伴根尖高位	1
Ⅱ	牙尖中位，根尖高位	2
Ⅲ	牙尖高位，根尖高位	3

表 3-1（续）

生物力学分型	三维 CT 影像分型	矫治难度系数
	z 轴方向（唇腭向）	
I	牙尖正常伴根尖正常	1
II[1]	根尖正常伴牙尖唇侧或腭侧	1.5
II[2]	牙尖正常伴根尖唇侧或腭侧	2
II[3]	牙尖唇侧伴根尖腭侧或牙尖腭侧伴根尖唇侧	2.5
III	牙尖唇侧伴根尖唇侧或牙尖腭侧伴根尖腭侧	3
	其　他	
	上述分型未涵盖之情况	1

（曹　丹　严　斌　张卫兵）

参考文献

[1] 严斌．上颌尖牙埋伏的生物力学分型与个体化诊疗[J]．南京：南京医科大学，2010.

[2] ALQERBAN A, JACOBS R, FIEUWS S, et al. Radiographic predictors for maxillary canine impaction[J]. Am J Orthod Dentofacial Orthop, 2015, 147(3): 345-354.

[3] BAZARGANI F, MAGNUSON A, LENNARTSSON B. Effect of interceptive extraction of deciduous canine on palatally displaced maxillary canine: A prospective randomized controlled study[J]. Angle Orthod, 2014, 84(1): 3-10.

[4] DALESSANDRI D, MIGLIORATI M, RUBIANO R, et al. Reliability of a novel CBCT-based 3D classification system for maxillary canine impactions in orthodontics: the KPG index[J]. Scientific World Journal, 2013(4): 1-7.

[5] DALESSANDRI D, MIGLIORATI M, VISCONTI L, et al. KPG index versus OPG measurements: a comparison between 3D and 2D methods in predicting treatment duration and difficulty level for patients with impacted maxillary canines[J]. Biomed Res Int, 2014(6): 1-8.

[6] LINDAUER S J, RUBENSTEIN L K, HANG W M, et al. Canine impaction identified early with panoramic radiographs[J]. J Am Dent Assoc, 1992, 123(3): 91-97.

[7] PITT S, HAMDAN A, ROCK P. A treatment difficulty index for unerupted maxillary canines[J]. Eur J Orthod, 2006, 28(2): 141-144.

[8] SABOUR S, VAHID DASTJERDI E. Early prediction of maxillary canine impaction from panoramic radiographs[J]. Am J Orthod Dentofacial Orthop. 2012, 142(4): 428; author reply 428-429.

[9] SAJNANI A K, KING N M. Early prediction of maxillary canine impaction from panoramic radiographs[J]. Am J Orthod Dentofacial Orthop. 2012, 142(1): 45-51.

[10] SAN MARTIN D E, ENGLISH J D, KAU C H, et al. The KPG index—a novel 3D classification system for maxillary canine impactions[J]. Tex Dent J, 2012, 129(3): 265-274.

[11] WARFORD J H, GRANDHI R K, TIRA D E. Prediction of maxillary canine impaction using sectors and angular measurement[J]. Am J Orthod Dentofacial Orthop, 2003, 124(6): 651-655.

第 4 章

阻生牙的治疗原则与外科暴露

一、治疗原则

（一）多学科的合作

阻生牙是指由于牙齿、颌骨或软组织的影响而无法萌出到正常位置而建𬌗的牙齿。以往，阻生牙的治疗以正畸医生为中心，有多种选择，包括干预治疗，扩展间隙，自体移植以及牙齿拔除等。然而，成功地治疗阻生牙可能需要正畸科、口腔颌面外科、牙周科、修复科、放射科等医生共同参与。在制订治疗计划时，多学科联合是非常重要的，这将影响阻生牙治疗方案的选择、治疗周期的长短、正畸治疗的舒适度、长期稳定性以及最终的美学效果。

（二）整体治疗设计

任何阻生牙都会伴发不同的错𬌗畸形，因此如何将阻生牙的治疗与整体矫治结合在一起是正畸医生需要仔细考虑的问题。阻生牙的治疗需要考虑牙齿到𬌗平面的距离、特殊牙的发育阶段、患者的年龄和软硬组织恢复的方式，可以有以下多种选择：

1. **观察** 如果患者满意自己现有牙列的状态，没有其他错𬌗畸形，且阻生牙与邻牙根有一定距离，无牙根吸收，可考虑不做治疗。但阻生牙的存在易导致邻牙根吸收或牙囊变异等。应行长期、间断地 X 线摄像观察。如果滞留的乳牙可保留至自动脱落，再对阻生牙做移植或其他治疗。

2. **阻断性治疗** 如果因为乳牙滞留或乳牙根吸收不足造成恒牙阻生，可采用阻断性治疗，即拔除乳牙，使恒牙自然萌出。经 X 线片证实尖牙移位阻生是由于乳尖牙根吸收不足所致，应及时拔除滞留的乳尖牙，这样可使 78% 的腭侧位尖牙正常萌出。但如果恒牙长轴（与垂直平面）倾斜过大，自然萌出的可能性极小时，在后期考虑做移植或进行牵引之前，应保留乳牙以维持牙槽形态。如果阻生牙压迫邻牙牙根，造成邻牙牙根过度吸收，可考虑拔除邻牙，将阻生牙移入其位，然后对其外形做必要磨改，以取代邻牙。

3. **拔除阻生牙** 这是一种简化问题的办法，阻生牙的拔除避免了牵引的长期过程，可以大大缩短治疗时间。在决定是否拔除阻生牙时，应综合考虑各种因素：①阻生牙位置极度异常（图 4-1）。例如高位且横置的埋伏上尖牙，或者严重的异位，尖牙埋伏于中、侧切牙之间，牵引路线被邻牙阻挡易造成邻牙移位松动的危险；②阻生牙形态极度异常。例如严重的弯根牙，与正常牙形态差异太大等（图 4-2，图 4-3）；③病理性原因。例如根骨粘连，牙根存在内吸收或外吸收，或形成含牙囊肿、感染等（图 4-4）；④预防性因素。为避免邻牙牙根吸收而拔除阻生牙，如果阻生牙压迫邻牙牙根，造成邻牙牙根吸收或这种可能性极大，同时牙齿排列已令人满意或患者不愿意接受正畸治疗时，可考虑拔除阻生牙；⑤患者不愿花更多的时间和费用。

4. **外科手术暴露阻生牙的时机** 外科治疗的时间和种类取决于初次诊断时相关牙的发育程度。暴露未发育完全的牙冠是不合适的。只有牙根达到合适的长度（1/2~2/3），才可促进牙的萌出。在发育早期，牙齿还不能称为阻生，而且，在适当的条件下可能会萌出。过早暴露对牙冠损伤和牙根的发育有危险。阻生恒牙外科治疗的目标有两个：第一，排除影响恒牙萌出的病理因素如多生牙、牙瘤、囊肿和良性肿瘤等；第二，为迟萌的恒牙创造最佳的萌出条件。这通常涉及牙冠的暴露。处于生长发育期的儿童，牙根未发育完成，在没有严重错位而牙列中容纳阻生牙的间隙足够时，阻生牙未发生或很少发生移动，去除其覆盖组织就可解除阻生而正

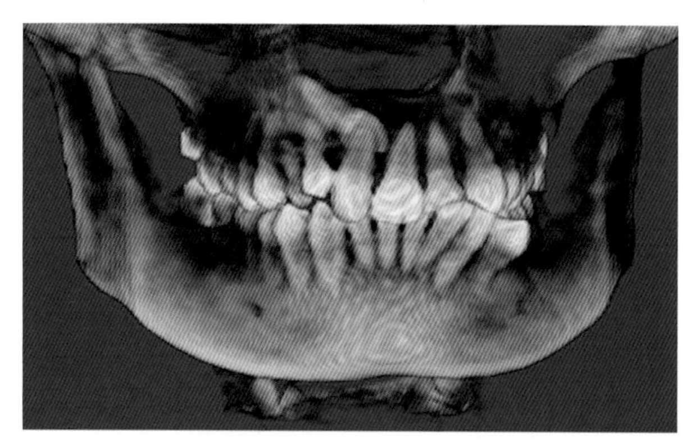

图 4-1　阻生尖牙位置极度异常

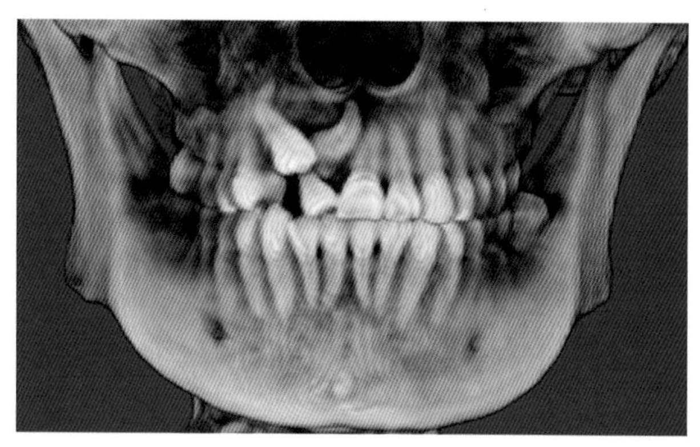

图 4-2　阻生切牙冠根形态弯曲（正面）

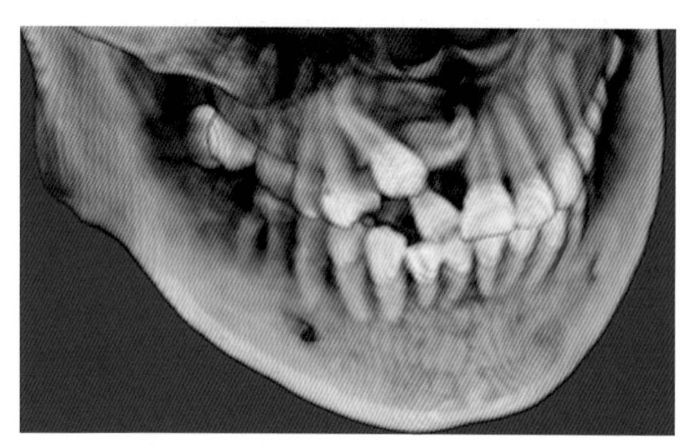

图 4-3　阻生切牙冠根形态弯曲（侧斜面观）

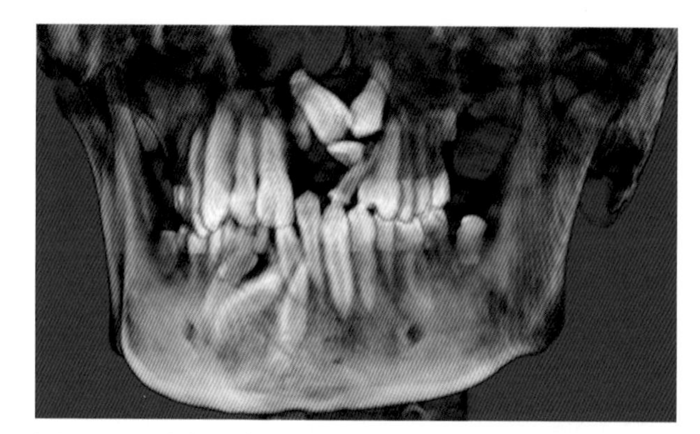

图 4-4　阻生切牙含牙囊肿

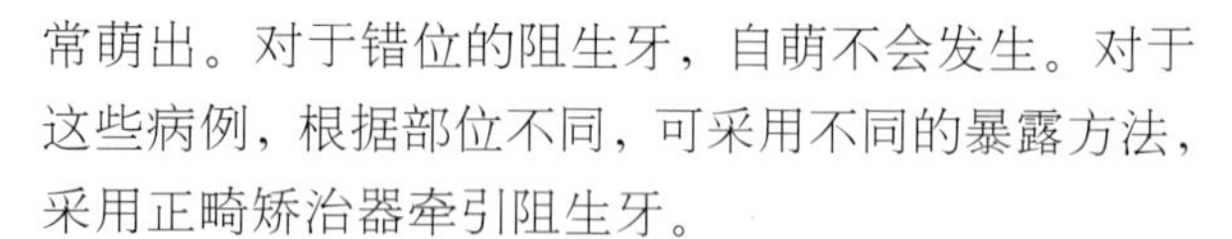

常萌出。对于错位的阻生牙，自萌不会发生。对于这些病例，根据部位不同，可采用不同的暴露方法，采用正畸矫治器牵引阻生牙。

5. **保留阻生牙牵引入牙弓**　这是正畸医生处理阻生牙的常用办法，包括外科手术、正畸牵引、后期保持、前部牙龈的健康美观等一系列工作（图 4-5）。对于非拔牙病例，需要尽可能将阻生牙牵引入牙弓建立咬合关系。对于需要减数的病例，出于美观效果及建立功能𬌗的考虑，临床中常拔除健康的第一前磨牙而为阻生的尖牙提供间隙，虽然这样做会加大治疗难度并且延长治疗时间。在实际操作时，应尽可能在手术后、开始牵引后再拔除需要减数的前磨牙。如果是严重拥挤，就不得不先减数前磨牙为阻生尖牙提供间隙。

6. **阻生牙的移植**　自体牙移植术是将自体牙完整取出，移植于自身其他的缺牙部位。阻生牙离𬌗平面越远，牙齿倾斜度越大，用正畸方法矫治就越困难。此外，如成年患者不愿意接受较长时间的正畸矫治，可采用外科移植法。

移植阻生牙应具备以下几个条件：①阻生牙可完整摘除；②对颌牙无过萌；③牙弓内间隙足；④受牙区有足够的牙槽骨支持，由于长期缺牙或严重牙周病史往往会导致受牙区牙槽骨破坏而无法实施移植术。

提高自体牙移植术成功率的要点：①选择移植牙需要特别注意其形态及牙根发育状况，一般认为移植的最佳时机是牙根已发育 2/3~3/4；②根据移植牙牙根形态对受区作适当的手术制备；③无菌操作及合理的手术使牙齿对软组织得到妥善保护；④适当的固定方法有利于细胞增殖，减少破骨活动；⑤减少对移植牙的咬合力。在摘除阻生牙时，应尽量减小对牙齿的损伤，从阻生区到受牙区的操作过程在最短时间内完成，以利于牙髓存活。有报道称移植牙术后 2 年活髓率为 80%。移植后可用夹板固定；也可用固定矫治器，将移植牙与其他牙齿用弓丝结扎在一起。一般情况下，手术时移植牙位置保持不动，术后可正畸移动。有时对阻生牙需要做“二期移植”。即术前需扩展间隙，但阻生尖牙妨碍其扩展时，可先将阻生牙拔除并在颊沟中凿窝储藏，此窝可在骨膜下或在黏膜下骨膜上，等间隙扩展足够后再将牙齿移植至正确位。

移植术最常见并发症是移植牙根吸收。吸收有两种模式：炎性吸收和替代性吸收，替代性吸收与牙槽骨粘连有关，可妨碍术后正畸牙齿移动。

7. **阻生牙的直接复位** 若阻生牙牙体倾斜严重，但根尖位置基本正常，且牙弓内容纳阻生牙的间隙足够（也可术前先扩展间隙），此时，可采用直接复位法。直接复位法与移植法不同，阻生牙从牙槽骨中没有脱位，根尖部的神经血管束始终与牙槽骨相连。直接复位先去除妨碍阻生牙进入正确位置通道上的软硬组织，之后使阻生牙绕根尖部的神经血管束做倾斜移动进入其在牙弓内的正确位置并固定。采用此法，阻生牙基本都能保持牙髓活性。

（三）牙周健康与美学的设计

牙齿的正常萌出要通过附着龈而不是牙槽龈黏膜，否则龈缘很不美观并可能造成牙周问题。阻生前牙牵引到牙弓建立咬合后，最常见的问题就是龈缘形态的美观。通常情况下，阻生牙龈缘较健侧有更多的吸收，甚至有牙根暴露，有研究对比牵引阻生尖牙与健侧尖牙的龈附着水平发现，健侧平均比牵引侧附着多 1mm。所以，外科手术暴露阻生牙时，皮瓣的设计及手术切口非常重要。对唇侧阻生的情况，手术时应当尽可能设计保留足够宽度的附着龈，通常采用根向复位翻瓣术，手术从牙槽嵴顶入路。如果附着龈缺失或宽度不足，就不能抵抗进食与功能运动时的组织压力，从而造成牙龈萎缩、附着丧失（图 4-6）。

外科手术前通常需要正畸扩展间隙，在可能的情况下，间隙应当尽可能扩展，因为这样可以创造足够的附着龈宽度，在手术时可以作为半厚瓣、侧向转瓣、根尖复位瓣的供体。一般情况下，附着龈

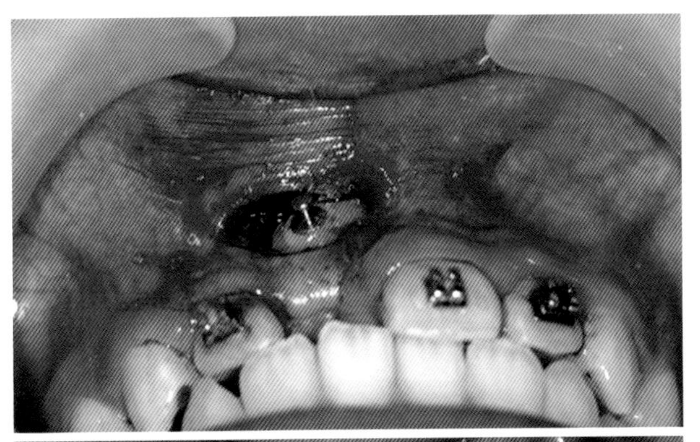
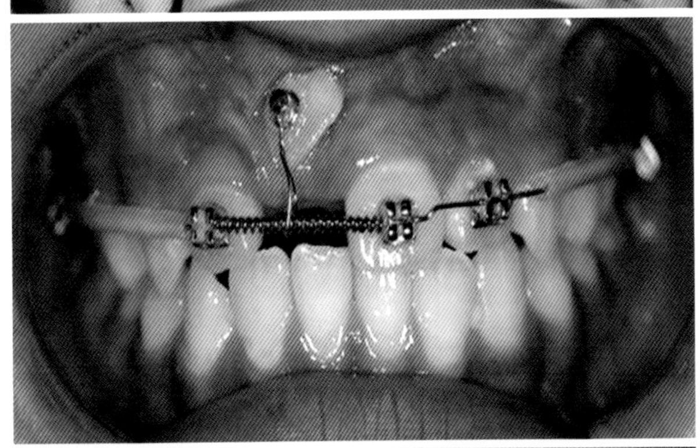
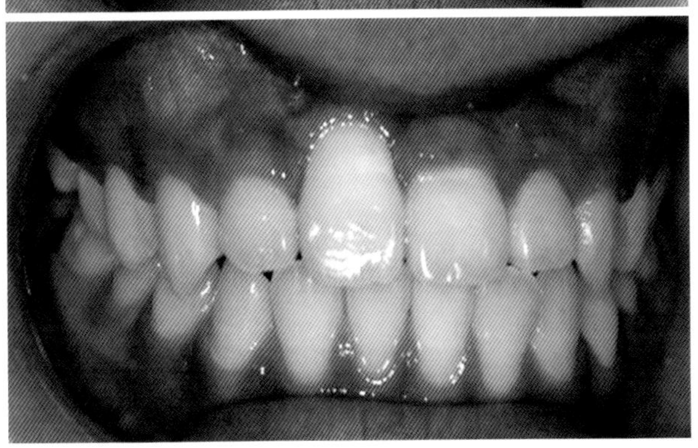

图 4-5 左侧开窗牵引阻生切牙

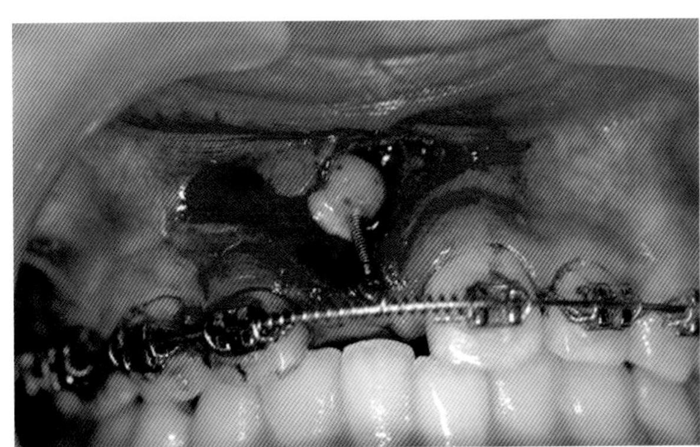
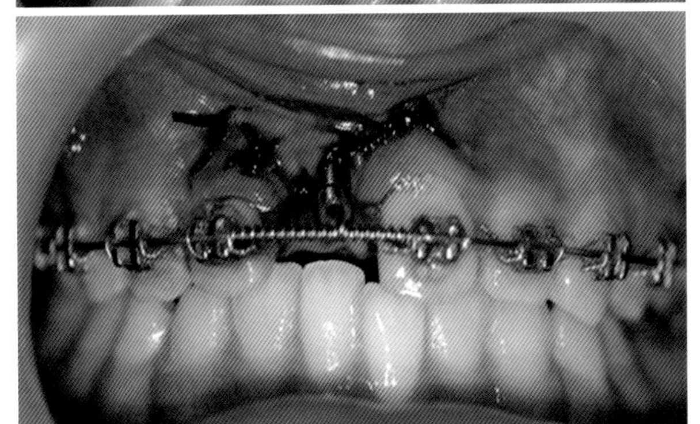
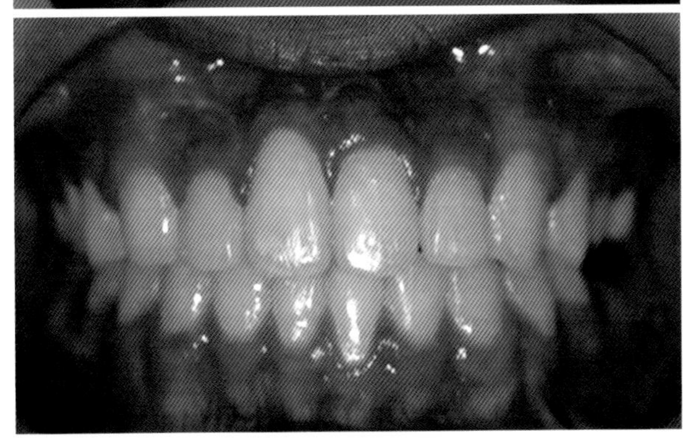

图 4-6 右侧翻瓣闭合式牵引阻生切牙

瓣需要复位于釉牙骨质界之上 2~3mm 处。这样做可以减小边缘龈退缩及骨吸收的可能，减小龈组织张力，允许牙龈远距离移动至正常位置。有研究表明，闭合助萌术与根向复位两种手术相比，两者在临床中都是较理想的手术方式，但后者有更宽的附着龈宽度，牵引力可以直接加载于阻生牙上，也更易控制方向。

在牵引过程中，应当尽可能使用轻力，牵引速度要慢，以利于龈组织的恢复。在合理的手术和牵引之后，附着龈的宽度可以达到 3mm 以上，能够保持生理健康，但从美观的角度，可能仍会存在明显的差距，尤其是上颌中切牙或侧切牙。因此，前牙阻生牵引后，牙龈瓣移植术是一种恢复美观效果的可行性选择。

（四）牵引装置选择及支抗设计

阻生牙的正畸治疗包括两部分，术前准备工作与术后牵引。术前准备工作包括矫治器的选择、牵引装置及支抗设计。

固定矫治器可以在三维方向上控制牙齿，是大多数情况下的首选；可摘矫治器在某些情况下也不失为一种选择，比如缺失牙较多时或使用活动矫治器利用腭穹隆及齿槽嵴顶作为支抗。阻生牙正畸治疗时大多数需要进行双颌治疗，但对颌的治疗多是为了整体咬合关系的调整，很少用对颌作为牵引阻生牙的支抗，因为这样不容易控制牵引力的大小及方向。因此，在牙列整齐、牙弓关系良好的情况下，有时也可以仅进行单颌治疗。

牵引装置分为无弹性和弹性两种。如用弹性牵引线则主弓丝刚性必须要强；用无弹性的牵引线要求主弓丝弹性要好。也可应用辅弓，如 NiTi 丝或垂直曲，这种技术有活动范围大且力量持久的优点。当阻生牙接近𬌗平面时，可用匣形曲来排齐，这种曲能使弹性集中在一点，使阻生牙更好地移动。另外，还可用磁力来移动牙齿。其优点在于阻生牙和主弓丝之间不用机械连接。只要在阻生牙的牙冠部粘着磁体，利于其与矫治器上的磁体之间的磁力，使阻生牙移动。磁力由磁体之间的距离而定，磁体可设计在矫治器的任何部位，故可以控制磁力的方向。无论用哪一种装置，都应用弱而持久的力牵引牙入牙列。

支抗最直接的来源就是牙弓中的健康牙，牵引之前通常需要将牙弓整平排齐，尽可能换为方钢丝，将牙弓连续成一个整体，利用全部牙弓作支抗牵引阻生牙（图 4-7，图 4-8）。此外，传统的支抗方式，如 TPA、Nance 弓或者其改良的装置也可以作为支抗的来源（图 4-9）。种植体也是一种很好的支抗选择，而且在治疗阻生牙这种复杂病例时，患者也更易接受。对水平阻生或有根骨粘连的阻生牙，在牵引前很难判断所需要的牵引力大小，支抗不足常会产生牙齿牙弓不良的移动，造成邻牙的压低和唇舌向移位，在患者覆𬌗较浅时形成前牙开𬌗或是后牙局部小开𬌗，因此治疗中应加强支抗。

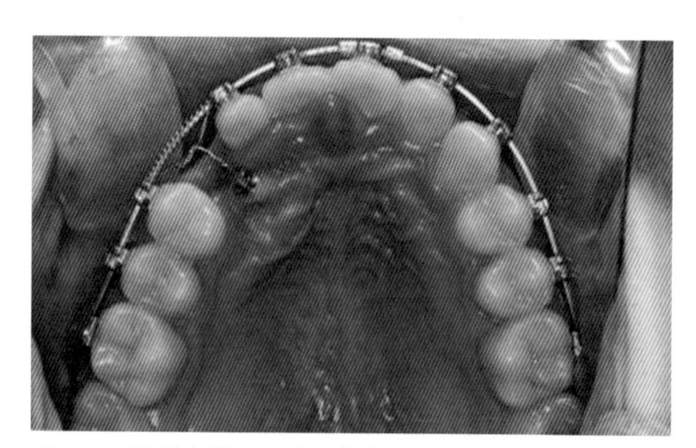

图 4-7 利用上颌牙弓作支抗牵引阻生尖牙

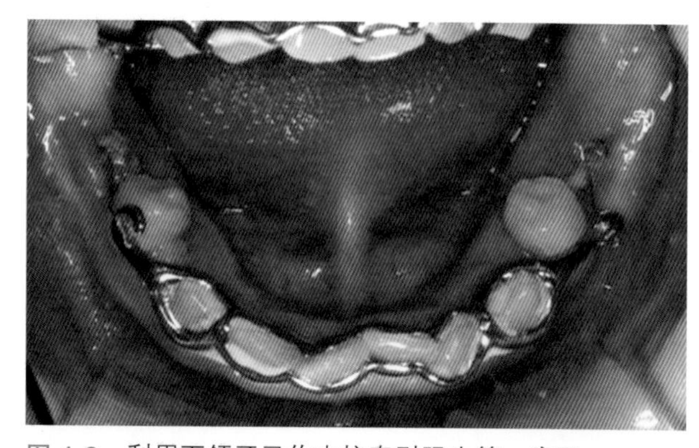

图 4-8 利用下颌牙弓作支抗牵引阻生第一磨牙

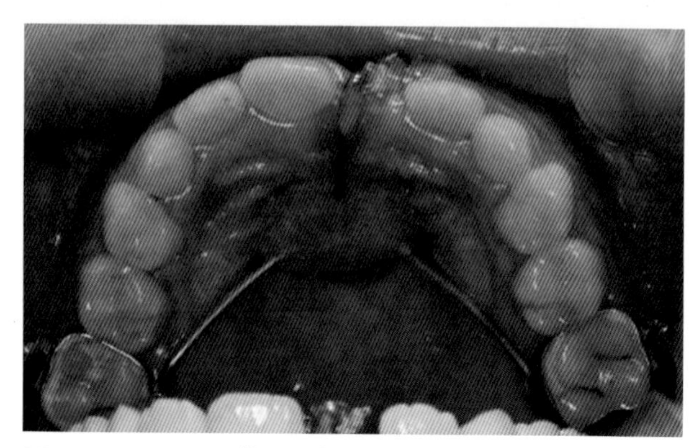

图 4-9 Nance 弓作为支抗的来源

（五）矫治的牵引力方向和大小

阻生牙正畸治疗术后牵引最主要的是牵引力的控制，正畸医生在设计牵引力的大小时应同样重视力的方向的选择。一个大小和方向都适宜的牵引力可以保持阻生牙的牙周组织的健康，否则就会损害牙周组织并延长治疗时间。在正畸临床中，对于阻生牙的牵引方案设计要尽量避免正畸力方向与阻生牙牙体长轴夹角过大，正畸力能够与其长轴方向一致为最佳，但同时还要注意避免伤及邻牙。一般情况下，牵引力方向向着阻生牙在牙列内的最后位置。但如果阻生牙与邻牙的牙根紧密接触，应先将阻生牙牵引至与邻牙分开，绕过邻牙的牙根，解除萌出道的障碍后，再向其正常位置牵引，不能强行牵引，否则可能会造成邻牙牙根的吸收或使支抗牙压低、倾斜。最理想的方向是牵引阻生牙，使其牙尖通过牙槽嵴顶萌出。如处置不当，牙齿通过黏膜萌出，或太接近膜龈联合处，结果将导致附着龈丧失和牙龈外形不良。此外，随着阻生牙的萌出移动，其牙体长轴方向也不断变化，这就要求其正畸力方向也能够相应的变化，即矫治器的设计要能满足正畸力的方向变化要求，而且由于口腔范围狭小，为减轻患者的痛苦，这种正畸力的调节要便于临床操作。为了达到理想的牵引方向，常需要设计个性化的牵引装置。

外科手术暴露阻生牙后，应尽可能早地开始牵引，最迟不得超过 2～3 周。正畸医生要根据临床条件进行生物力学评估，选择合适的力学机制，应用轻力使牙齿有效地移动至牙弓中。无效的往返移动不仅可能造成牙根吸收还可能造成与邻牙的摩擦接触。牵引阻生牙的力量应该轻而持续，不要因为过快地移动造成附着龈丧失、龈退缩或牙槽边缘支持骨丧失。建议力的大小为垂直向伸长移动，30g；水平向移动，50g。

最简单的牵引方式是将阻生牙直接与矫治弓丝相连，但对于较深的阻生牙就不现实了。在弓丝上焊接牵引辅弓或直接弯制曲是比较简单的方法，可以同时实现理想的牵引方向；也可以使用现成的正畸材料，如弹力链状圈、弹力线、镍钛拉簧等。牵引过程中应当注意保持牙弓间隙，可以将阻生牙近远中牙段连扎，也可以利于镍钛螺簧保持间隙。

二、外科暴露

无明显的发育畸形的阻生牙可以通过外科－正畸联合治疗的方法牵引阻生牙萌出到牙弓，本章节主要介绍了不同位置埋伏阻生牙的外科暴露方式。

（一）常用的龈瓣切口

1. **直接翻瓣** 适用于阻生牙表面没有骨质覆盖，临床扪诊可触及，且位置接近牙弓预留间隙的情况。

2. **根向转移瓣** 适用于阻生牙牙尖表面没有或仅有菲薄的骨质覆盖，位置靠近邻牙膜龈联合附近，因为龈瓣的移动距离不宜过大。龈瓣包括三个部分：①龈瓣蒂部与骨相连位置的部分层厚瓣；②龈瓣中间区域的全厚瓣；③牙龈部分。这种手术方法的优点是手术暴露帮助阻生牙建立生理萌出过程，且萌出速度通常快于复位瓣；阻生牙移动和长轴容易控制，可在嵴上纤维附着前解除扭转；而且再次粘接附件无需手术。

3. **黏骨膜复位瓣** 手术适合于暴露阻生位置较高的阻生牙，较大的龈瓣适合于粘接附件时止血。将黏骨膜瓣原位缝合可以最大程度地保护阻生牙和邻牙的牙周组织，模拟牙齿正常萌出过程，一般可以获得美观的龈缘和健康的牙周。当闭合式牵引在牵引过程中若发生附件脱落或需要更换附件位置时，需要二次开窗。

（二）牙冠暴露方式

位置表浅的阻生牙翻瓣之后即可见到骨开窗的牙冠，直接粘接附件牵引即可；但对于骨埋伏的阻生牙，在翻瓣之后还需要去牙冠表面的骨质，骨质较薄时只需用骨剥去除菲薄的骨质，表面覆盖骨质较厚的可以用慢速球钻仔细去除牙冠周围骨质，暴露牙冠的过程中要注意：

1. 骨开窗的位置远离牙颈部，当阻生牙牙冠靠近邻牙牙根时要特别注意，去骨质时防止邻牙牙根的暴露。

2. 骨开窗的范围尽量小，只要能粘接附件即可，尽量保留分隔牙齿和骨骼的牙囊组织，避免骨粘连的风险。

3. 粘接附件后，去除冠方到牙槽嵴顶的部分骨，减少牙齿的萌出阻力。

4. 浅表的阻生牙，复位瓣上做黏膜开窗，去除黏膜阻力，加速萌出。

（三）常用的助萌方式

1. **简单切开助萌** 乳牙早失后，牙龈过角化，若未萌出恒压就位于角化组织下方，维持或扩展间隙后，简单切开助萌即可。当阻生牙位于邻牙膜龈联合上方5mm以内，阻生牙表面没有骨质覆盖的情况下，可以做简单的半月形切口防止其自行从牙槽黏膜萌出。

2. **正畸牵引助萌** 阻生恒牙位置很深，需要外科翻瓣暴露牙冠并粘接附件，进行正畸牵引。正常牙齿经由附着龈萌出至口腔，当牙齿从黏膜萌出时容易引起牙周疾病，且龈缘很不美观。因此，手术暴露阻生牙时，皮瓣的设计和手术切口应充分考虑牙周情况，尽量不影响萌出后阻生牙的牙周健康和龈缘美观。

（1）根据阻生牙在牙槽骨内的位置可选择不同的手术方法。三种手术翻瓣方式的优缺点见表4-1。

（2）根据阻生的唇舌侧位置不同，一般建议选择如下的手术暴露方式：

1）腭侧错位：腭侧骨板和黏膜较厚，很少能自行萌出，由于腭侧的黏膜为角化黏膜，一般采用直接暴露法即可获得较为满意的牙周附着。

2）唇颊侧错位：Michael等研究了闭合式助萌法和根尖向黏骨膜暴露法对牙冠表面骨开窗的唇侧阻生上前牙美观度和牙周健康的影响，长期随访结果表明闭合助萌法能较好地维护唇侧阻生尖牙的牙周健康和牙龈美观。

（四）埋伏牙牵引附件粘接

在使用带状弓行固定正畸矫治的年代，埋伏牙的治疗通常是将结扎丝缠绕在埋伏牙的牙颈部进行牵引，但是这种牵引方式会引起明显的根骨粘连，牙根外吸收以及牙周附着的降低。随着粘接技术的出现及粘接材料的改进，目前埋伏牙的正畸牵引都是通过在外科暴露的牙面上粘接附件实现的。

1. **粘接前准备**

（1）阻生牙周围软硬组织处理：Wisth等人在闭合式牵引上颌阻生尖牙过程中，比较了外科去除阻生牙周围软硬组织的量的大小对矫正时间和阻生牙牙周预后的影响。研究表明，去除牙冠表面少量骨质的手术方法较去除阻生牙牙冠周围广泛的软硬组织的手术方法牵引时间约5个月，但是固定矫治结束后2年，使用少量去骨的方法矫治阻生牙腭侧牙周袋深度小、纤维附着减少量小、牙槽嵴顶高度下降少的情况。简而言之，尽量少地去除埋伏牙周围软硬组织能较好地维持阻生牙牙周组织完整性。

（2）牙冠的暴露：手术暴露时，尽可能少地去除软硬组织，以去除外牵阻力，并能暴露牙冠粘接牵引装置为宜。牙冠暴露量宜在2/3以内，避免暴露釉牙本质界，否则会造成严重的牙龈退缩和骨质丧失。阻生牙表面骨质较薄者直接用骨膜剥离器开窗，表面骨质较厚者使用慢速球钻开窗。

1）牙囊的处理：牙囊包膜对钙化的牙胚的两极进行初期的调控，牙囊冠方的一极附着于牙冠，募集破骨细胞，在骨隐窝顶部形成萌出开口同时诱发乳牙牙根吸收，牙齿出龈后，牙囊与牙龈上皮融合。牙囊根方的一极则形成牙周支持组织，牙骨质，牙周韧带和牙槽骨。因此，在手术过程中，要保护根方的牙囊组织。另外，牙囊的冠方组织能够激发骨吸收，但由于手术去除了这一部分牙囊，因此去除足够的软组织并粘接上附件后，还要去除阻碍牙齿萌出的部分骨质。

表4-1 三种手术翻瓣方式的优缺点

术式	龈瓣选择	方法	优点	缺点
闭合式助萌	复位瓣：接骨膜瓣	切开黏骨膜暴露牙冠，粘接附件留牵引金属丝，缝合切口做闭合牵引	患者舒适，龈缘外形佳	附件脱落需重新手术
开放式助萌	腭侧复位瓣	平齐牙冠部位水平切开，去除软硬组织阻力，粘接附件直接牵引	切口愈合快	萌出道丧失致附着龈不美观
根尖向接骨膜暴露法（改良开放式）	转移瓣（全厚瓣或部分瓣）	牙槽嵴顶或至少包括3mm附着龈的位置做手术切口，切口对着切牙切缘或者尖牙牙尖，向根尖方向翻瓣，暴露牙冠	牵引方向可控	患者舒适感差

2）止血：

• 物理止血：棉球压迫翻瓣的表面，起到压迫止血的作用。

• 药物止血：将蘸有肾上腺素的棉球用力按压在暴露面周围的软组织上，较大的压力压迫止血作用，肾上腺素收缩小血管，同时起到止血的作用。

• 热凝止血：高频电刀是一种取代机械手术刀进行组织切割的电外科器械。它通过有效电极尖端产生的高频高压电流与肌体接触时对组织进行加热，实现对肌体组织的分离和凝固，从而起到切割和止血的目的。起搏器植入的患者禁用，术前取出口内的金属义齿，电刀避免接触金属、骨、牙齿。电刀上的残余物质及时用乙醇去除。根据需要选择切割、凝血档。电波输出强度应遵循最低有效原则。

3）阻生牙釉质面处理：必须暴露 5~6mm 的牙冠表面以便粘接直径 4mm 的附件。刚暴露的牙齿表面尚未形成获得性薄膜，因此不需要表面研磨，清洁粘接面后，防止唾液和血液污染牙面，小心干燥牙面。

（3）粘接剂和粘接附件的选择：

1）常用粘接剂性能对比：正畸粘接按照粘接材料分为四类：传统疏水型，亲水型，自酸蚀，树脂改良型玻璃离子粘接剂（表 4-2）。

2）常用粘接附件的选择：根据暴露的牙冠面积大小选择舌侧扣或者普通托槽。

2. 粘接过程

（1）酸蚀剂使用：磷酸酸蚀牙面 30 秒，湿棉球擦去酸蚀剂，将吸唾管放置于牙面直至牙面变成白垩色，切忌用气枪冲洗吹干，因为气枪容易导致周围组织出血污染酸蚀面。若为自酸蚀粘接剂，清洁干燥牙面（图 4-10，图 4-11）。

（2）附件的位置：根据进路的不同，选择最适的粘接位置，颊面是最理想的位置，腭面容易导致阻生牙的扭转，牵引的同时要采取其他措施控制扭转。附件应尽量放置在膜龈联合水平。

（3）附件粘接：大量树脂包裹（图 4-12）。

表 4-2 常用粘接剂性能对比

粘接材料	操作步骤	代表产品	优缺点
传统型粘接材料（亲水或疏水）	清洁，酸蚀 30 秒，干燥，粘接	3M 早期产品	釉质脱矿
复合树脂粘接材料（亲水型）	清洁，酸蚀 30 秒，干燥（不是很严格），涂布粘接剂，安放带复合树脂的附件，全方位光固化	3M Unitek, transbond, ortho solo	较好，临床常使用
自酸蚀粘接材料	清洁，干燥，自酸蚀粘接剂 15 秒，轻干燥，安放带树脂的附件，聚合树脂	Fuji Ortho, GC	省略酸蚀所需的冲洗步骤，增加了机械粘接强度

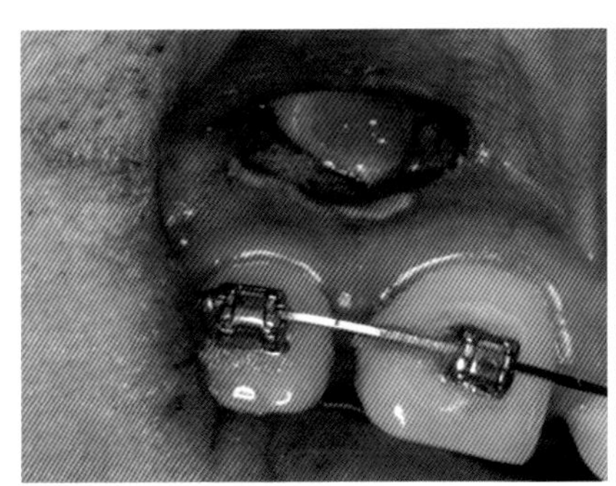
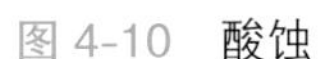
图 4-10 酸蚀

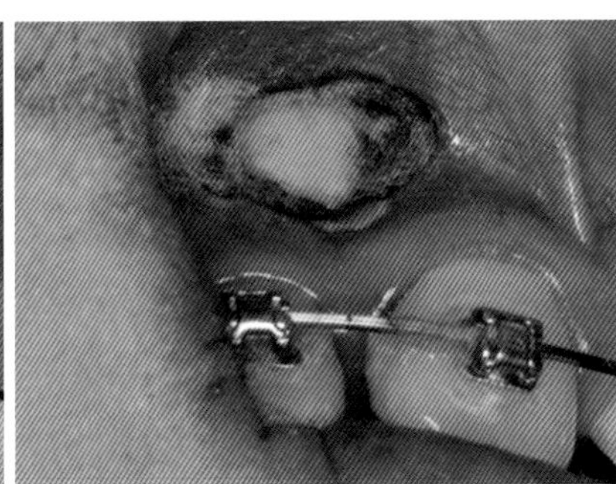
图 4-11 干燥牙面

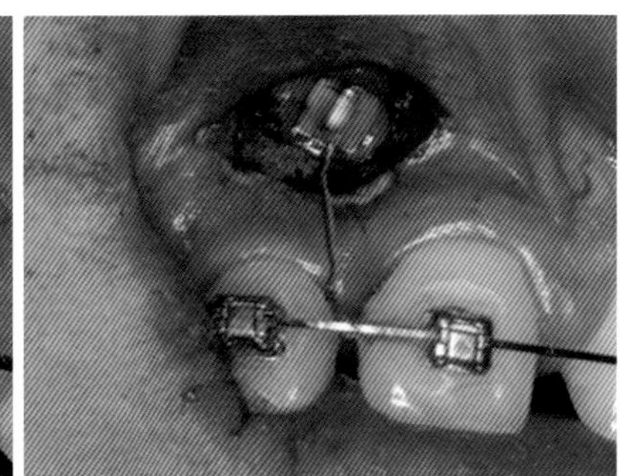
图 4-12 附件粘接

（张卫兵 孙 莲 谢柳萍）

参考文献

[1] 傅民魁. 口腔正畸专科教程 [M]. 北京：人民卫生出版社，2017.

[2] BECKER A. The Orthodontic Treatment of Impacted Teeth[M]. Hoboken: Wiley-Blackwell, 2012.

[3] 仲伟洁，潘永初，张卫兵，等. Dolphin 三维影像处理技术实现埋伏牙可视化的临床应用研究 [J]. 口腔医学，2014, (6): 441-443.

[4] 陈扬熙. 口腔正畸学 —— 基础，临床与技术 [M]. 北京：人民卫生出版社，2012.

[5] JEAN-MARIE KORBENDAU. A patt: Clinical success in surgical and orthodontic treatment of impacted teeth[J]. Quintessence International, 2008:136.

[6] BOURZGUI F. SEBBAR M, ABIDINE I, et al. Management of Dental Impaction[M]. InTECH Open Access Publisher, 2012.

[7] KOHAVI D, BECKER A, ZILBERMAN Y. Surgical exposure, orthodontic movement, and final tooth position as factors inperiodontal breakdown of treated palatally impacted canines[J]. Am J Orthod, 1984, 85(1): 72-77.

[8] VERMETTE M E, KOKICH V G, KENNEDY D B. Uncovering labially impacted teeth: apically positioned flap and closed-eruption techniques[J]. Angle Orthod, 1995, 65(1): 23-33.

[9] WISTH P J, NORDERVAL K, BØOE O E. Comparison of two surgical methods in combined surgical-orthodontic correction of impacted maxillary canines[J]. Acta Odontol Scand, 1976, 34(1): 53-57.

[10] BOYD R L. Clinical assessment of injuries in orthodontic movement of impacted teeth. I. Methods of attachment[J]. Am J Orthod. 1982, 82(6): 478-486.

[11] CAHILL D R, MARKS S C. Tooth eruption: evidence for the central role of the dental follicle[J]. J Oral Pathol, 1980, 9(4): 189-200.

[12] 于剑南，王林，王震东，等. 上颌腭侧埋伏阻生尖牙 CBCT 导引下的牵引治疗 [J]. 实用口腔医学杂志，2015, 31(1): 36-40.

第 5 章

中切牙阻生的矫治

上颌中切牙（maxillary central incisor）是切牙体积中最大、近远中径最宽的牙齿，位于中线两侧，其萌出时间一般在 6~8 岁，在颜面部美观、发音、切割撕裂方面发挥着重要作用。上颌中切牙由于某些原因发生阻生而不能正常萌出时，会严重影响患儿的正常牙列替换、咬𬌗建立，导致牙列甚至颌面畸形，对患儿的身心健康造成巨大的影响。因此，如果发生上颌中切牙阻生，需要及时治疗和纠正。本章节内容将阐述阻生中切牙的概况和治疗方法。

一、概述

（一）病因

引起中切牙埋伏阻生的因素包括局部因素和全身因素。

1. *局部因素*　中切牙埋伏阻生的局部因素包括萌出道障碍、乳牙外伤或根尖周病以及牙胚的发育异常。

（1）萌出道障碍：牙瘤或多生牙的阻挡、上下颌骨的发育不足、邻牙的旋转倾斜和软组织质地异常会造成中切牙萌出道障碍。

1）牙瘤或多生牙阻挡：很多研究显示牙瘤或多生牙阻挡是导致中切牙阻生最常见的原因。牙瘤由多个牙胚组织异常发育与增生造成，如牙瘤刚好存在于中切牙的萌出道，便可能引起中切牙的埋伏阻生。多生牙引起中切牙阻生时，常与多生牙的形态位置密切相关。锥形多生牙常导致中切牙的移位，而结节型垂直位的多生牙更易引起中切牙的阻生。牙瘤或多生牙引起中切牙阻生时，常表现为无根尖周病变的单侧乳牙滞留。

2）上下颌骨发育不足：部分唇腭裂患者在接受上颌骨前移手术矫正后造成颌骨发育不足，上颌中切牙没有足够的位置萌出，造成埋伏阻生（图 5-1A、B）。

3）邻牙旋转倾斜：乳侧切牙的早失常会造成恒侧切牙的早萌，恒侧切牙如发生近中移动则会造成恒中切牙的阻生甚至完全埋伏（图 5-1C、D、E）。

4）软组织质地异常：坚韧而致密的牙龈，或是乳牙期牙周炎症、唇系带上移过程异常而造成的黏骨膜增厚也会阻碍中切牙的萌出。

（2）乳牙根尖周病、滞留或外伤：乳中切牙根尖周病、感染可扩展至恒牙胚牙囊周围，导致釉上皮化生、牙本质发育障碍、根弯曲，严重时甚至会使牙胚发育停止，造成中切牙阻生；另一方面，乳牙牙髓活力丧失后，破骨细胞活力降低，乳牙牙根无法正常吸收，导致乳牙滞留，阻碍后继恒中切牙的萌出（图 5-2）。

此外，儿童由于牙槽骨疏松，乳切牙受到外伤时易发生移位性损伤。由于乳切牙与恒牙胚的解剖关系较近，当乳中切牙发生移位性损伤尤其是挫入伤时，常会造成继承恒牙形态异常、釉质发育不全、萌出时间和萌出位置的异常，从而发生恒中切牙的阻生。

（3）牙胚发育异常：包括牙胚的位置、方向和形态的发育异常（图 5-3）。牙胚的发育异常可能是中切牙阻生的原发病因，也可能是由其他原因所诱发。牙胚生长发育过程中出现病变，发生形态异常改变、方向偏移而造成中切牙阻生埋伏。

2. *全身因素*　引起中切牙阻生的全身因素包括内分泌缺陷、营养障碍、纤维性疾病、遗传因素及某些综合征，如唐氏综合征、颅骨锁骨发育不全综合征和加德纳综合征。由全身因素造成的中切牙阻生一般不会孤立存在，多为全口多数牙阻生，同时伴有牙根发育迟缓、颌骨畸形或是其他错𬌗畸形。

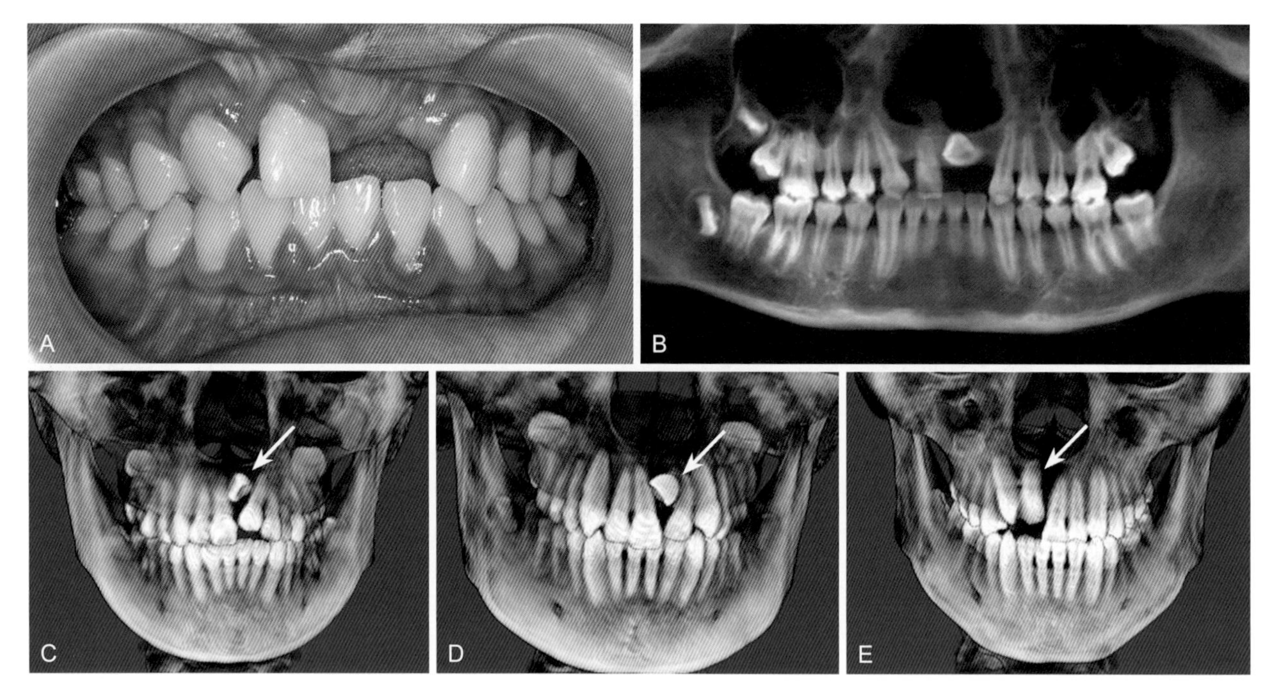

图 5-1 萌出道障碍引起上颌中切牙阻生。A、B. 唇腭裂患者左上中切牙阻生；C~E. 邻牙倾斜移动导致的中切牙阻生，箭头示阻生的中切牙

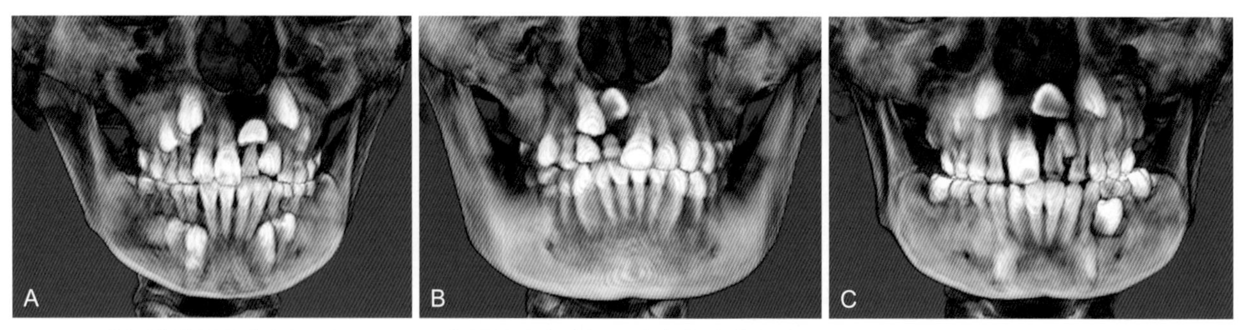

图 5-2 乳牙滞留后上中切牙阻生。A~C. 均可见阻生中切牙殆方存在滞留乳牙

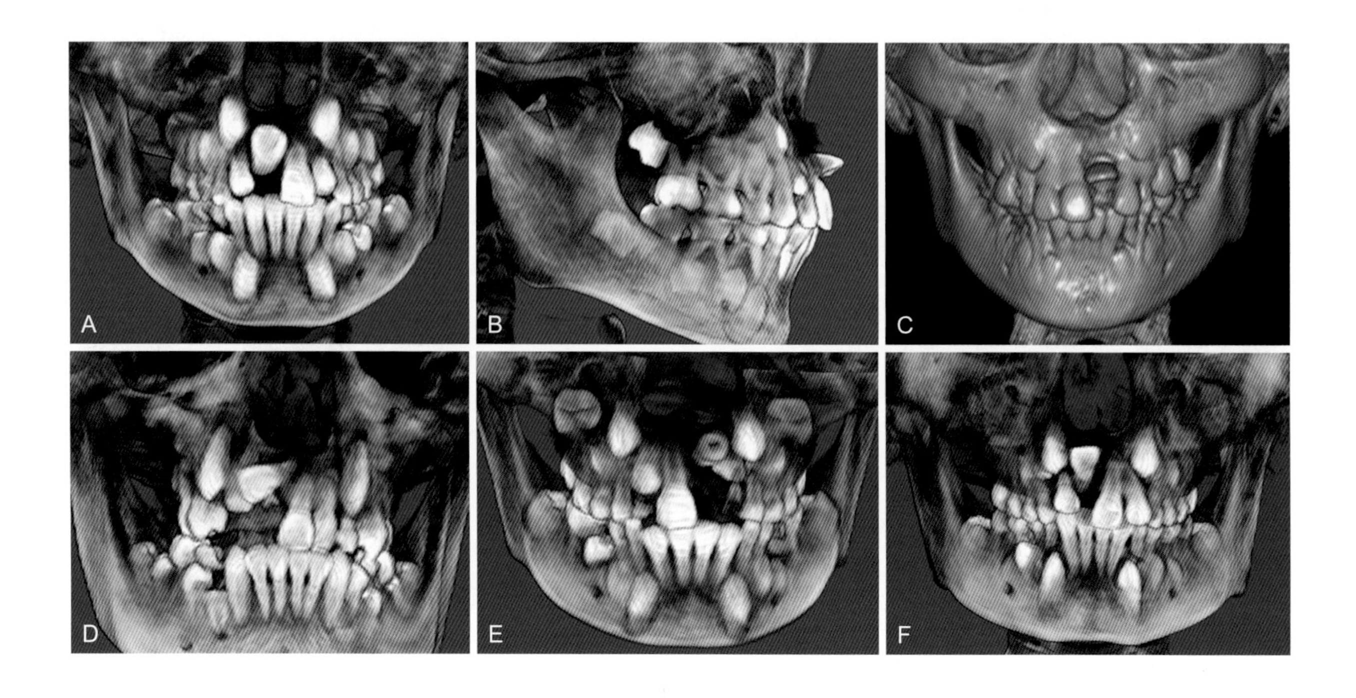

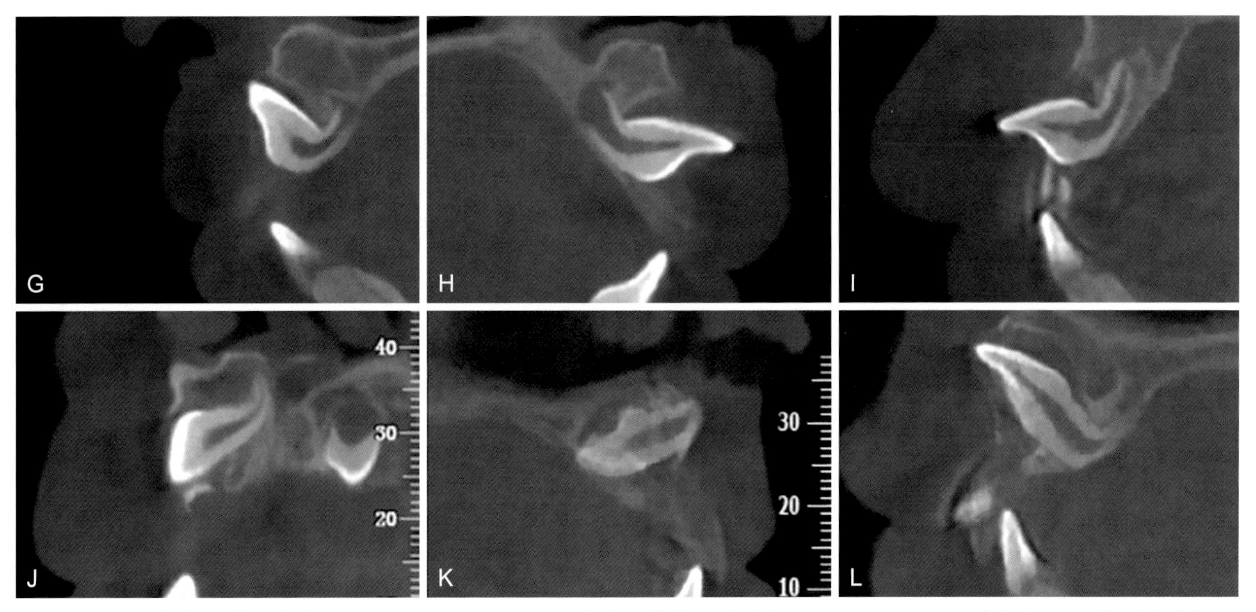

图 5-3　牙胚发育异常致中切牙阻生。A~F. 6 例牙胚发育异常的阻生中切牙 CBCT；G~L. 对应于 A~F 的阻生中切牙矢状面 X 线片。图中可见牙胚的形态、位置和方向三种发育异常可单独在阻生牙中表现，也可在某颗阻生中切牙中同时发生

（二）中切牙阻生的危害性

中切牙因位于前牙区，对颜面部美观、发音以及食物的撕裂切割发挥着重要的功能。中切牙阻生的危害主要有以下几点：

1. 中切牙的阻生直接影响患者的发音和美观，导致中线偏斜（图 5-4A）、牙弓不对称（图 5-4B）、咬合紊乱，影响咀嚼功能和颞下颌关节的健康。

2. 阻生的中切牙会使牙弓的完整性受到破坏，进而影响颌骨的正常发育，造成牙弓长度的不足。长期的牙列缺损还会造成对颌牙的伸长（图 5-4C）以及邻牙的偏斜（图 5-4D）。

3. 阻生的中切牙自身会在颌骨内发生牙根的吸收、骨质粘连、牙槽骨吸收，在受到外力时易发生牙槽骨的骨折，邻牙牙根的吸收（图 5-4E）也是常见并发症，严重时会导致邻牙发生脱落。

4. 阻生的中切牙还会成为感染的病灶，继发炎症或囊肿（图 5-4F）。

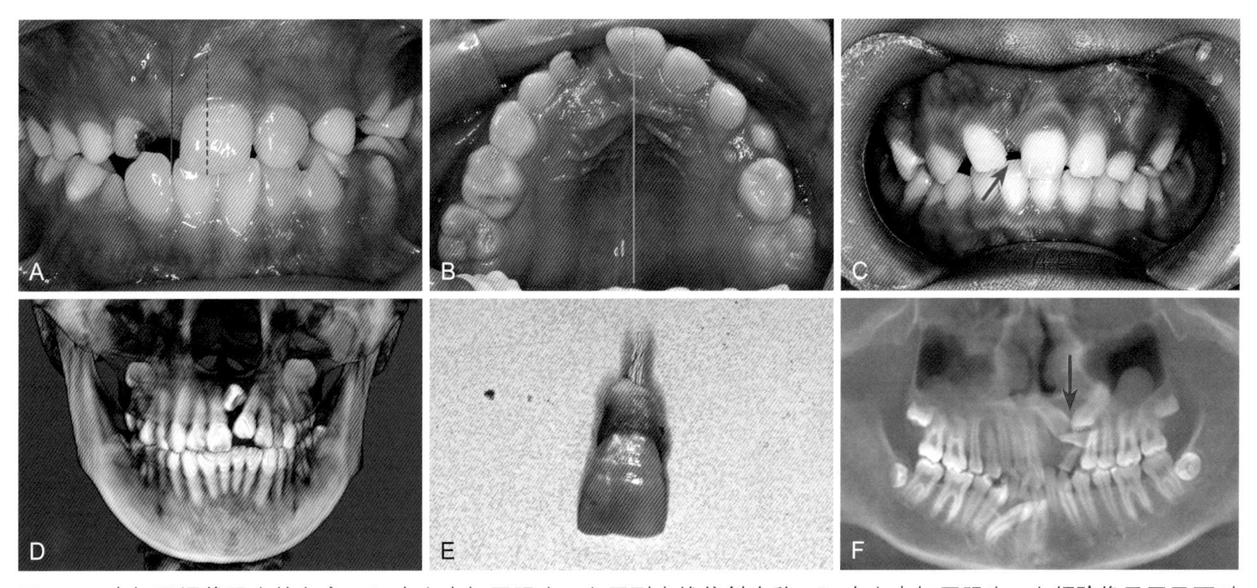

图 5-4　中切牙埋伏阻生的危害。A. 右上中切牙阻生，上牙列中线偏斜右移；B. 右上中切牙阻生，上颌𬌗像示牙弓不对称；C. 右上中切牙阻生，右下侧切牙伸长；D. 左上中切牙阻生，相邻侧切牙倾斜；E. 埋伏中切牙造成相邻中切牙牙根吸收；F. 左上中切牙阻生，形成囊肿

（三）上颌阻生中切牙的分类

由于上颌阻生中切牙的位置和形态较为复杂，为了便于临床诊治和交流，临床上一般通过影像学资料对其进行分类。根据埋伏牙形态、冠朝向以及与牙列的基本位置关系，大致可以分为五类。

1. **后翻型** 阻生的上中切牙沿长轴方向向后上方旋转，致使牙冠及部分牙根舌侧面朝前方或前上方。高低位置均位于牙列内。多数伴有根弯曲畸形，且伴有牙根细小，甚至未发育；有的还伴有旋转、外翻或近远中方向倾斜。此类型牙体均偏向唇侧（图 5-5）。

2. **后钩型** 阻生中切牙均为弯曲畸形牙，牙冠钩向后下方使舌侧窝朝后上方，冠根大部分位于牙列舌侧，弯曲部略偏唇侧。高低位置均位于牙列内。牙根细小、冠侧翻（图 5-6）。

3. **水平型** 阻生的上中切牙长轴和牙列形成钝角，冠根横穿牙列；高低位置均位于牙列内。可伴有侧向旋转，形态大部正常，少有牙根弯曲，也可见根未发育（图 5-7）。

4. **高位型** 分为高位垂直阻生或高位倾斜阻生。阻生的上中切长轴与牙列平行。位置较高，多与牙列重叠，有的位于根尖下方；大多偏唇侧，个别牙冠位于邻牙舌侧。形态大多正常，个别可见锥形过小牙（图 5-8）。

5. **其他类型** 除以上四种类型外，还有其他一些的埋伏阻生类型（图 5-9）。

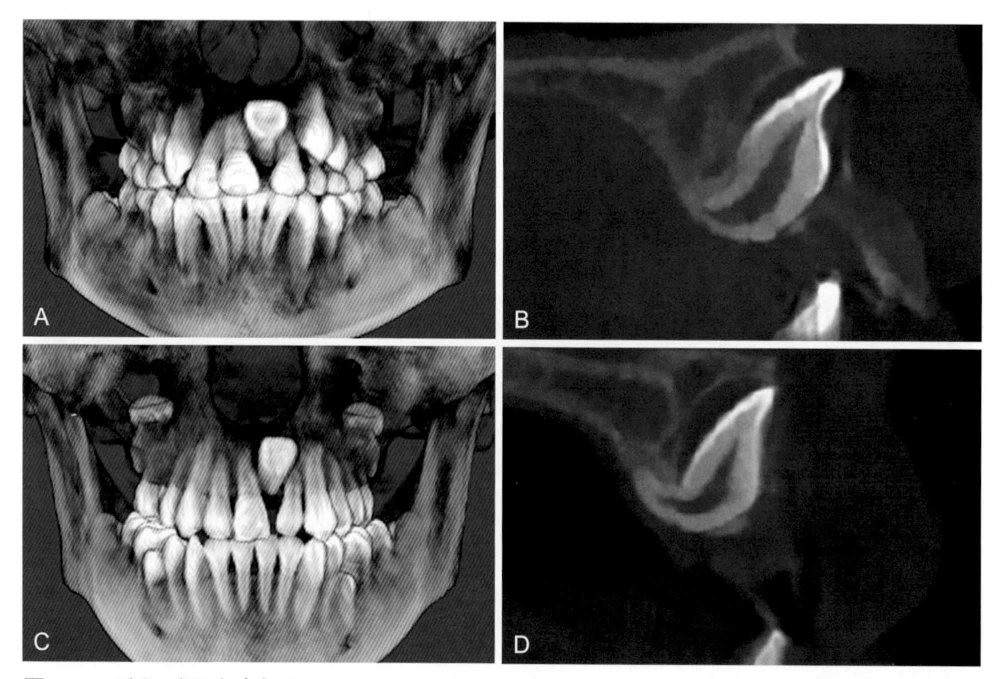

图 5-5 后翻型阻生中切牙。A、B. 左上后翻型阻生中切牙正面及矢状面 CBCT；C、D. 另一患者左上后翻型阻生中切牙正面及矢状面 CBCT

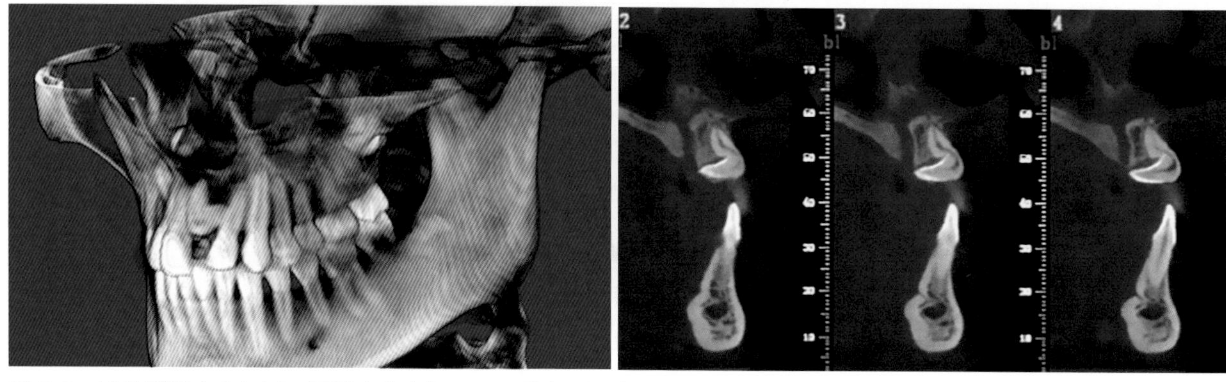

图 5-6 后钩型阻生中切牙。可见左上中切牙牙冠钩向后下方，牙齿弯曲畸形

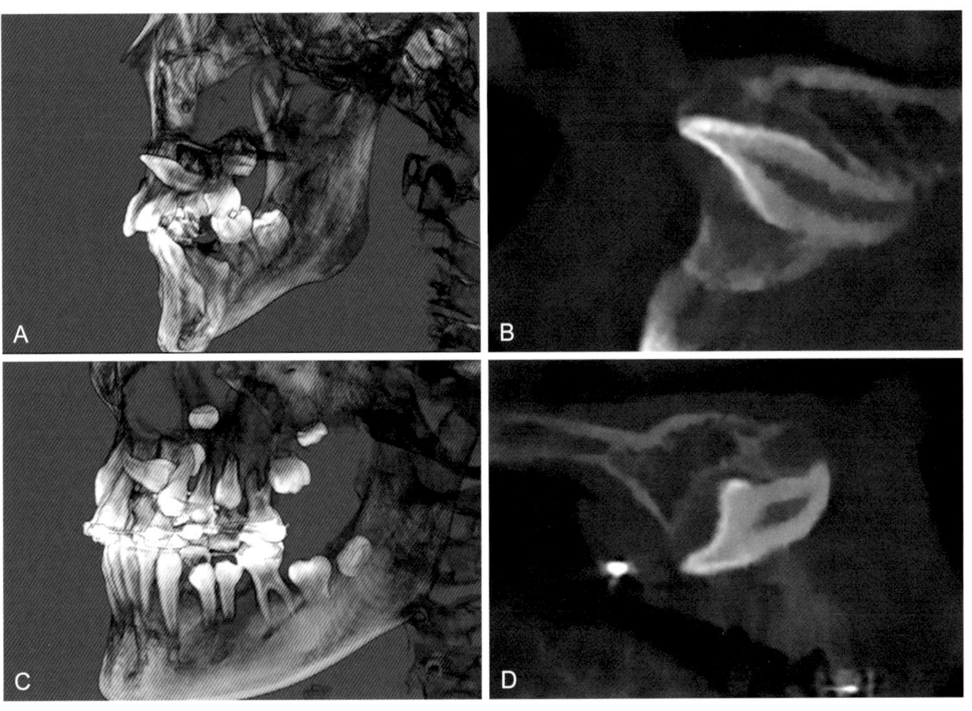

图 5-7　水平型阻生中切牙。A、B. 水平型阻生中切牙矢状面 CBCT，可见牙冠位于唇侧，根位于腭侧，冠根横穿牙列；C、D. 水平型阻生中切牙矢状面 CBCT，可见牙冠位于腭侧，根位于唇侧，冠根横穿牙列

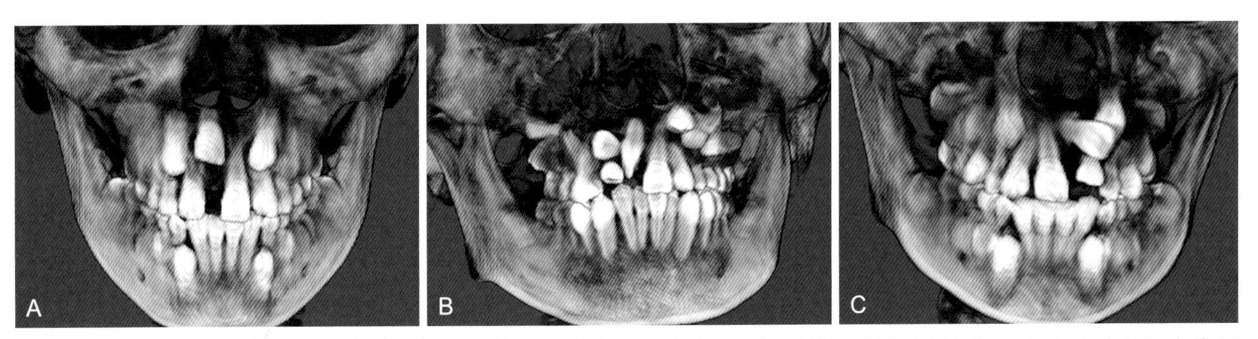

图 5-8　高位型阻生中切牙。A. 右上中切牙高位垂直阻生；B. 右上中切牙高位垂直阻生伴扭转；C. 左上中切牙高位倾斜阻生

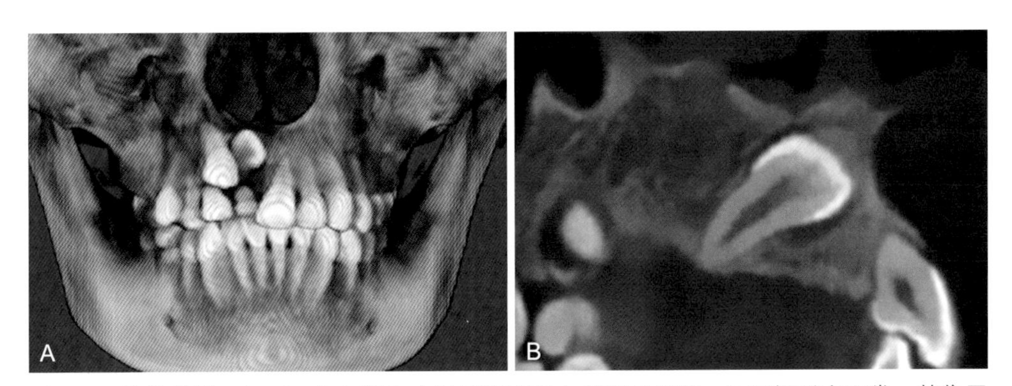

图 5-9　其他类型。A、B. 右上阻生中切牙正面及矢状面 CBCT，见牙根形态正常，其位置形态均不同于以上四种类型

二、中切牙阻生的治疗

中切牙由于发生埋伏阻生的概率高，发生早，对牙弓的形态、咬合功能以及美观影响较大，常造成患儿和家长较大的心理压力。阻生情况的各异，治疗方法也不同。因此，早期通过临床和影像学对阻生的中切牙进行准确诊断、根据临床分类选择适应证，是治疗成功的关键。对于一些矫治难度较大的牙，如果没有抓准时机进行早期矫治或是没能进行严密复杂的治疗，则会导致治疗时间延长，疗效下降甚至治疗失败。

对阻生的中切牙临床上可有多种选择，包括保留阻生中切牙牵引入牙弓法、拔除法以及特殊情况下的观察随访。

（一）治疗原则

1. 拔除乳中切牙或多生牙、解除软组织阻力，防止邻牙牙根吸收。

2. 外科导萌，正畸牵引排齐中切牙。

3. 必要时拔除阻生的中切牙。

（二）治疗方法

1. **减阻助萌法** 由于乳中切牙滞留或牙瘤与多生牙阻挡而形成的正位埋伏中切牙，在早期拔除滞留乳牙或多生牙后，多可自行萌出。如阻力来自周围软组织，可在牙槽嵴上做切口，解除软组织阻力使其萌出（图 5-10）。该方法适用于具有足够萌出间隙，且为软组织阻生的正位埋伏中切牙。同时，对埋伏牙萌出潜力的评估是助萌法成功的关键，一般认为根尖呈喇叭口状，牙根长度小于最终牙根长度的 3/4 时，具有一定的萌出潜力。当牙根已发育完成时则需结合其他治疗手段。

减阻助萌法操作简单、疗程短，切除组织少，且牙齿萌出后不会出现牙龈退缩、附着丧失等不良反应，具有较好的牙龈形态。

2. **外科手术暴露联合正畸牵引法**

（1）适应证：X 线检查为低位埋伏阻生，牙根已发育完全或不完全的正位、倾斜位和倒置位的中切牙，若该牙的解剖形态基本正常，手术翻瓣导萌联合正畸牵引是目前最常用的治疗方法。

（2）术前准备：与患者充分交流并评估患者全

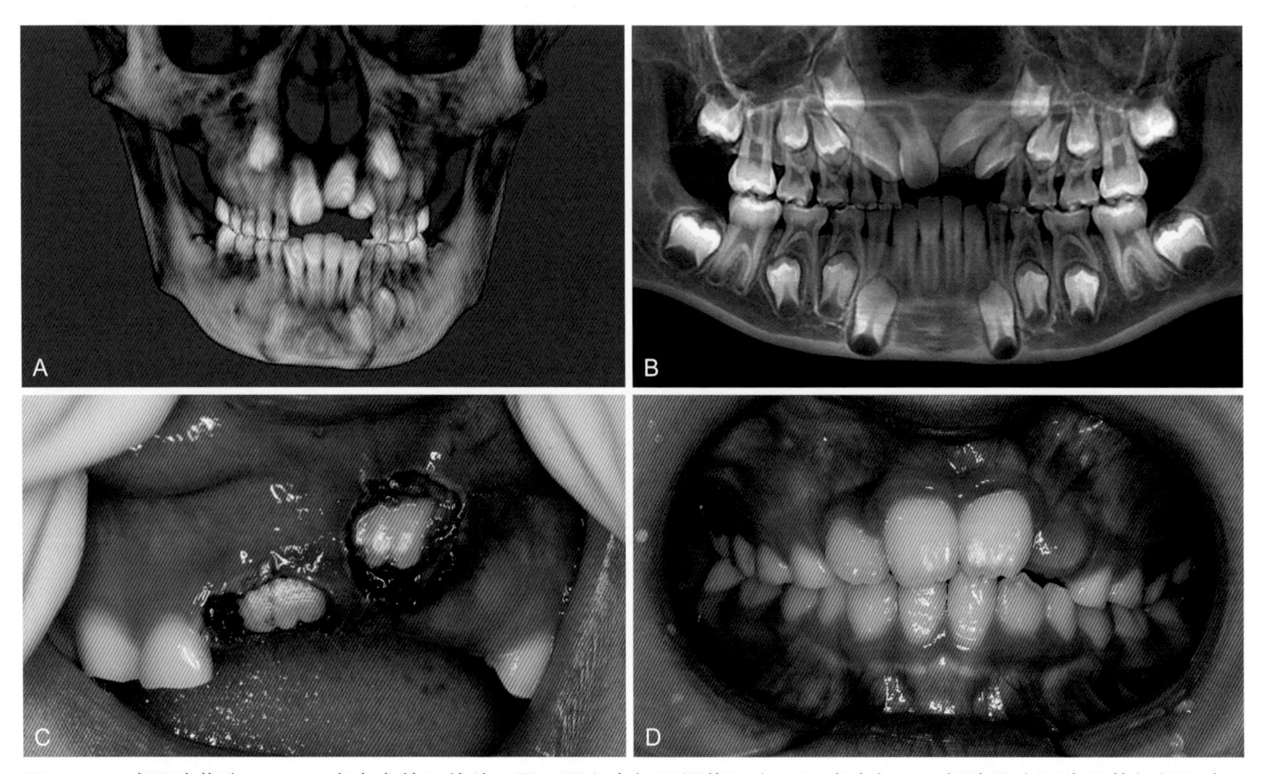

图 5-10 减阻助萌法。A、B. 患者术前 X 线片，见 2 颗上中切牙埋伏阻生；C. 术中切口，解除阻生牙表面软组织阻力；D. 术后照，见中切牙已萌出

身状况能否耐受外科手术。在确定进行外科治疗后，正确判断阻生中切牙在颌骨中的位置是外科导萌与正畸联合治疗的第一步。术前应常规进行影像学检查，明确患牙阻生情况，牙冠、牙根发育有无异常以及与邻牙牙根的关系，以便决定手术的进路方向、暴露范围及确定正畸附件附着点和牵引方向，同时提示治疗预期效果，避免手术及牵引的盲目性。如埋伏中切牙区有牙瘤或多生牙，先拔除牙瘤或多生牙，术中应注意保护牙胚，术后 3 个月再行导萌术。

(3) 牵引治疗的时机：牙根未完全形成的阻生中切牙，仍具有一定萌出潜力，多数学者认为不必急于牵引导萌，可在扩展萌出间隙后观察其是否能够自然萌出。若仍不能自然萌出到位，需结合外科手术翻瓣暴露者，此时牵引也可以降低治疗难度。

若等到牙根发育完全后进行牵引，可能会延误最佳的治疗时期。对于牙根弯曲严重或萌出方向异常的埋伏阻生中切牙，若待其牙根完全发育后进行牵引，很容易造成牙根的吸收、牙根变短，影响其在口内的存留时间及功能发挥。一般认为在对侧同名牙萌出 2~3 年后，埋伏牙根尖部也已完全形成。

很多研究显示，在牙齿未发育完全时进行牵引便于牙齿的移动，可早期纠正中切牙的萌出方向，同时减少根吸收的情况。

阻生中切牙尤其是埋伏阻生的中切牙，由于其埋伏位置以及牙根发育方向，易造成牙根发育弯曲甚至生长停滞。通过牵引治疗后的牙根在牙槽骨中有足够的空间发育，因而新形成的牙根便可按照牙长轴原来的方向继续生长，牙根弯曲程度会有很大改善。因此，有学者认为，上中切牙埋伏阻生治疗的最佳时机是牙根形成 2/3 左右，若此时开始牵引牙根弯曲的埋伏牙，会改变牙根原来的生长方向，不致出现牙根外露。

(4) 外科手术的暴露：目前外科手术结合正畸治疗的方法主要有两种，即开放式导萌法（open eruption exposure）和封闭式导萌法（closed eruption exposure）。封闭式导萌法是目前临床常用的导萌方式。

1）开放式导萌法：开放式导萌法是指通过外科手术去除埋伏牙表面牙槽骨、黏骨膜及周围的牙囊，暴露出牙冠，使创口处于开放状态，通过表面形成上皮达到创面二期愈合。待创面愈合后再粘接托槽等牵引装置，可以有效降低因出血、渗出及术中视野不清晰、隔湿不彻底对粘接环境造成的影响。其不足之处是创口愈合过程中牙龈可能再次覆盖暴露出的牙冠，导致患者需要进行二次手术；同时开放式导萌术后会出现附着龈宽度降低，牵引后的龈缘线过高的并发症。

2）封闭式导萌法：又称闭合式导萌法。封闭式导萌法是指局部麻醉下翻开黏骨膜瓣（图 5-11A），暴露牙冠后，即刻在牙冠表面上粘接牵引装置，如牵引钩或舌侧扣，同时将结扎丝固定于牵引装置上，使其伸出创面，最后原位缝合黏骨膜瓣（图 5-11B），在术后可即刻加轻力进行牵引（图 5-11C）。

封闭式导萌法适应证广泛，无论是软硬组织或是唇、腭侧的阻生牙均可适用。与开放式导萌法相比，封闭式导萌法有利于牙周组织的恢复，确保附着龈的宽度，牵引后的牙齿龈缘形态更加美观。封闭式导萌法的不足之处主要在于由于术中出血多，创面小，牙冠暴露少，隔湿困难，不利于牵引装置

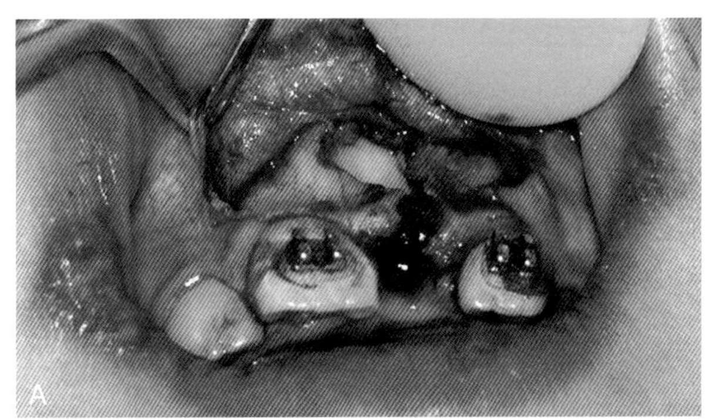

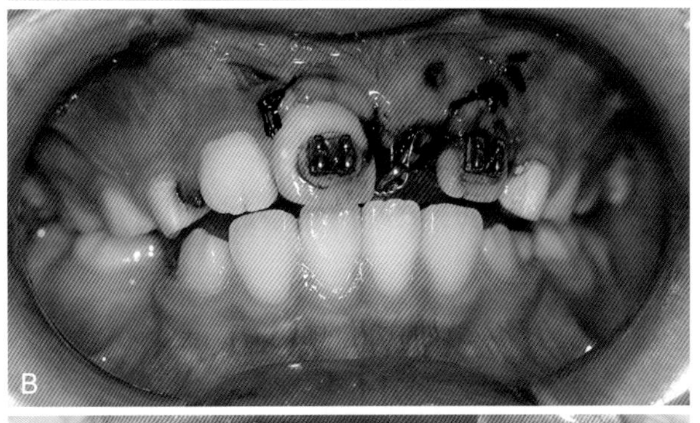

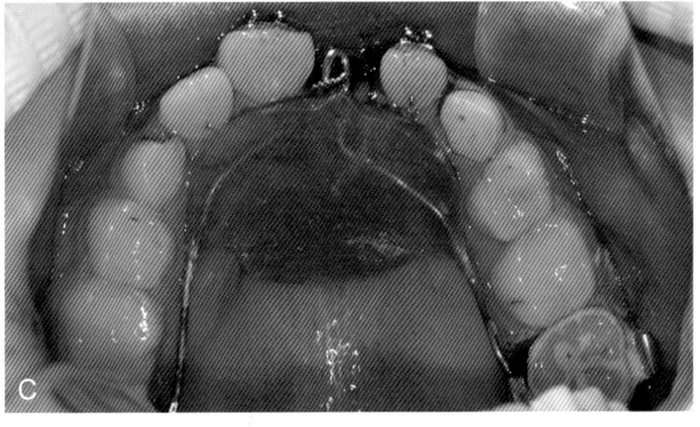

图 5-11 封闭式导萌法。A. 局部麻醉下翻开黏骨膜瓣；B. 粘接牵引装置固定结扎丝后伸出创面，原位缝合黏骨膜瓣；C. 佩戴 Nance 弓进行牵引

的粘接，如正畸附件脱落，可能需行二次手术。

对于乳中切牙未脱的病例，可在拔除乳中切牙后，由拔牙窝向上打通隧道至恒中切牙牙冠，牵引丝由隧道进入乳中切牙牙槽窝。此法创伤小，便于阻生牙由牙槽嵴顶萌出。

3）术式的选择：上颌唇颊侧软组织由游离龈、附着龈及牙周膜组成；而腭侧的软组织主要由角化龈构成。对唇颊侧埋伏牙进行导萌牵引时，开放式导萌法牵引后的附着龈宽度比自然萌出的牙齿附着龈宽度较低；而对腭侧的埋伏牙进行开放式和封闭式导萌治疗时，二者的牙周袋深度无明显差异。因此，建议治疗对唇颊侧的中切牙牵引时，使用封闭式导萌法。

同时，为了减少附着龈宽度的降低，在开窗助萌术时，可选闭合式根向复位瓣法，结合牵引方向的调整，可以有效改善萌出后的牙龈退缩。

4）去骨量的要求：开窗导萌通过外科手术去除埋伏牙表面牙槽骨时，与没有超出釉牙骨质界的小范围去骨相比，超出釉牙骨质界的大范围去骨后骨吸收量高出 5.4%。因此，为了使牵引后的中切牙具有良好的附着龈以及稳定健康的牙周状况，建议术中去骨时不超过釉牙骨质界。

（5）正畸治疗：埋伏牙开窗暴露后，需要依靠正畸装置扩展足够的萌出间隙、牵引阻生的中切牙到正常的位置。正畸牵引过程中应注意支抗的设计、牵引的位置和方向以及牵引力的大小。

1）扩展间隙：中切牙阻生时，常伴有邻牙的移位倾斜，造成萌出间隙不同程度减少。而足够的萌出间隙，是使阻生牙自然萌出或牵引萌出的必要条件。同时也便于为阻生牙的萌出提供合适的牵引方向以及良好的附着龈区。

扩展间隙时可参考同名牙的大小预估萌出所需间隙，结合缺牙间隙大小、患者年龄、牙齿排列情况、颌骨的发育情况来选择合适的间隙开拓方式。如前颌骨发育不足可采用上颌扩弓；远中磨牙关系的患者可通过推上颌磨牙向后；严重的牙量骨量不调则须通过减数拔牙来开拓间隙。

2）支抗的设计：中切牙阻生的患者就诊时多为替牙列期，支抗牙多为未发育完全的年轻恒牙和乳牙，口内可以用来作为支抗牙的极少，牙槽骨容易发生改建，矫治中易发生支抗牙的倾斜、压低或扭转。因此，对于萌出道较长、牙轴不正等对支抗要求较高的病例，牵引过程中必须有足够、可靠的支抗。

常用的支抗设计有在粗弓丝上使用牵引力（图 5-12A）或是使用可摘矫治器如舌弓、Nance 弓（图 5-12B）等，也可以利用口外力和片段弓技术。

3）牵引的位置和方向：有学者研究了埋伏倒置上中切牙导萌正畸中旋转中心的变化规律，根据其试验所得出的结论，认为手术中粘接舌侧扣时应尽量靠近切端，且导萌初期正畸治疗必须施以间断轻力，方向需结合临床及影像学资料具体设计或调整。

4）牵引的力值大小：牵引力值的大小影响着牙髓、牙周和附着龈的状况。国内外学者建议牵引过程中采用 30~60g 的持续轻力，利于牙周膜纤维组织产生合适的张力及骨组织的改建，以免刺激牙髓和损伤牙周，导致附着龈丧失和牙龈退缩，有助于牵引后的阻生牙具有良好的龈缘形态。

（6）牵引术中注意事项及后期修复：牵引矫治过程中，应嘱患者定期复诊行 X 线检查，观察牙冠与周围组织情况，及时调整治疗方案。阻生牙出龈后，由于其锐利的边缘，常会造成周围唇部软组织、肌肉等的炎性反应与增生，造成慢性创伤性溃疡；同时唇部和肌肉的张力也会对牙齿的正常牵引造成影响，可用保护罩来避免此类情况的发生。如炎症

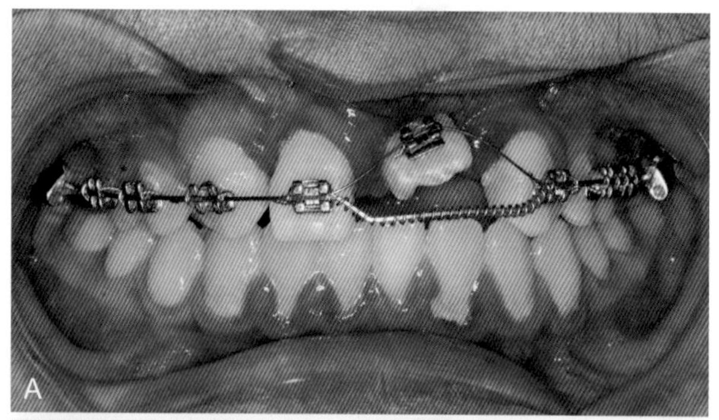

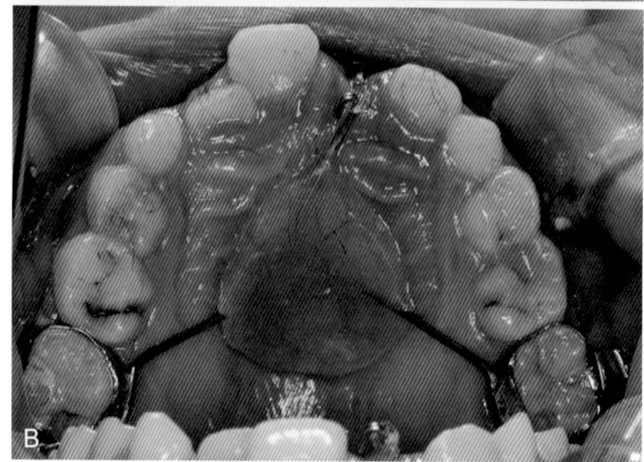

图 5-12 支抗的设计。A. 在粗弓丝上使用牵引力；B. 利用 Nance 弓提供支抗

长期存在，可导致牙根吸收与粘连以及牙龈退缩、边缘骨丧失等不良后果，因此治疗过程中对炎症的控制极为重要。矫治过程中应嘱患者注意口腔卫生，勤刷牙漱口。对牙周状况较差的患者，必要时可行龈下刮治术，去除龈下菌斑以防止附着丧失。

部分倒置埋伏阻生牙牙根弯曲角度较大，排入牙列时牙根弯向唇侧，为避免根尖突出唇侧骨皮质，允许临床牙冠适当唇倾，后期通过光固化树脂或烤瓷冠改形修复。如果不慎将根尖突出唇侧骨皮质，则需行预防性根管治疗和根尖切除术。

在外科手术暴露联合正畸牵引这一方法中，如能同时结合内科与修复等多学科的综合序列治疗，上颌埋伏阻生中切牙可获得较好的矫治效果，极大地拓宽正畸治疗的适应证。

3. **拔除法** 一般不主张拔除埋伏阻生中切牙，因为早期缺失中切牙会导致中线偏移、邻牙移位和上颌前牙区牙槽嵴高度降低等一系列并发症。一般牙根发育完全的弯根、短根或已对邻牙造成根吸收等不良影响的埋伏中切牙才考虑直接拔除（图 5-13）。

但有研究显示，矫治后的埋伏牙其牙槽骨相对于直接拔牙病例，由于牙根在牙槽骨内的存在，保留了更多的骨质，有利于将来种植修复的要求。因此，即使阻生的中切牙因弯根、短根等问题导致牵引萌出后长期保留率较低，临床医生仍应尝试保留治疗，并尽可能延长患牙存留时间，为后期种植修复创造良好的骨质条件。

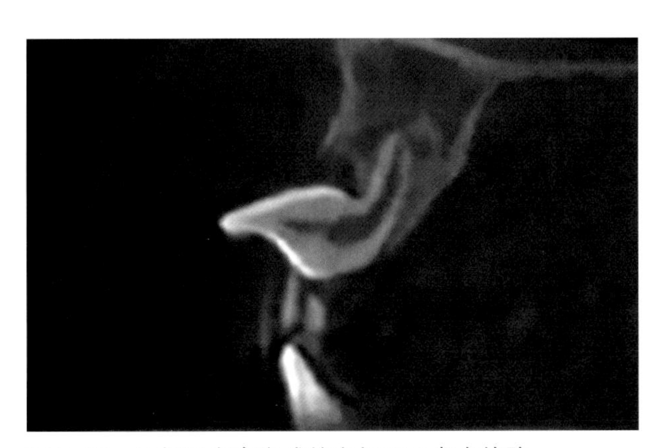

图 5-13 牙根近发育完成的弯根牙可考虑拔除

拔除患牙后，可通过正畸治疗来关闭间隙，以侧切牙代替中切牙；或保持拔牙间隙，成年后修复。

4. **其他方法** 自体移植术、自体异质移植术和外科复位术也是埋伏阻生中切牙常用的治疗方法。

自体移植术即拔除埋伏弯根的中切牙，将其他牙齿常见的如前磨牙或是多生牙移入中切牙区代替中切牙。但此法可行性并不高，因为弯根中切牙拔出后，其牙槽嵴高度较低，不足以为供牙提供足够的空间，因此治疗后的美观性及功能均会受到影响。因此，有学者提出了自体异质移植术，即拔除埋伏弯根中切牙后，冠方留下约 3mm 的牙周膜，剥离畸形的牙根，把陶瓷材料粘接到根管口，然后再将异质牙移植到正常的位置。

外科复位术是指将埋伏弯根中切牙与骨膜剥离并复位到正确的位置，然后采用正畸装置将埋伏牙固定，直到移植牙完全愈合。这一方法可简化疗程，即刻改善患者美观性及牙龈形态，因此目前很多研究都采用了外科复位术来治疗埋伏中切牙。外科复位术的成功率取决于埋伏牙牙根的弯曲程度以及牙根的位置和形态，一般认为牙根发育 1/2~2/3 是比较适宜的时机。

5. **观察随访** 患者对治疗的恐惧，不能配合长期的治疗，只想排齐牙列改善外观的意愿，都会导致患者不愿治疗阻生牙。在这种情况下，临床医生应对埋伏阻生中切牙的健康状况给予评价，对长期可能产生的影响也应向患者说明。

病例介绍：病例一

患者，女性，13岁。

主诉 前牙未萌。

口内检查 替牙㓥。左侧上颌中切牙未萌。左侧磨牙近中关系，右侧磨牙中性关系。

X线检查 左侧上颌中切牙埋伏阻生。

诊断 安氏Ⅲ类错㓥。

治疗方案 因患者要求，仅上颌固定矫治器扩展间隙，牵引出左上中切牙后采用常规固定矫治排齐。

矫治过程 上颌固定矫治器扩展间隙后维持间歇，主弓丝0.019×0.025不锈钢方丝稳定牙弓弓形，开窗粘接牵引附件，牵引出左上中切牙后，常规排齐。

矫治过程见图5-14～图5-15。

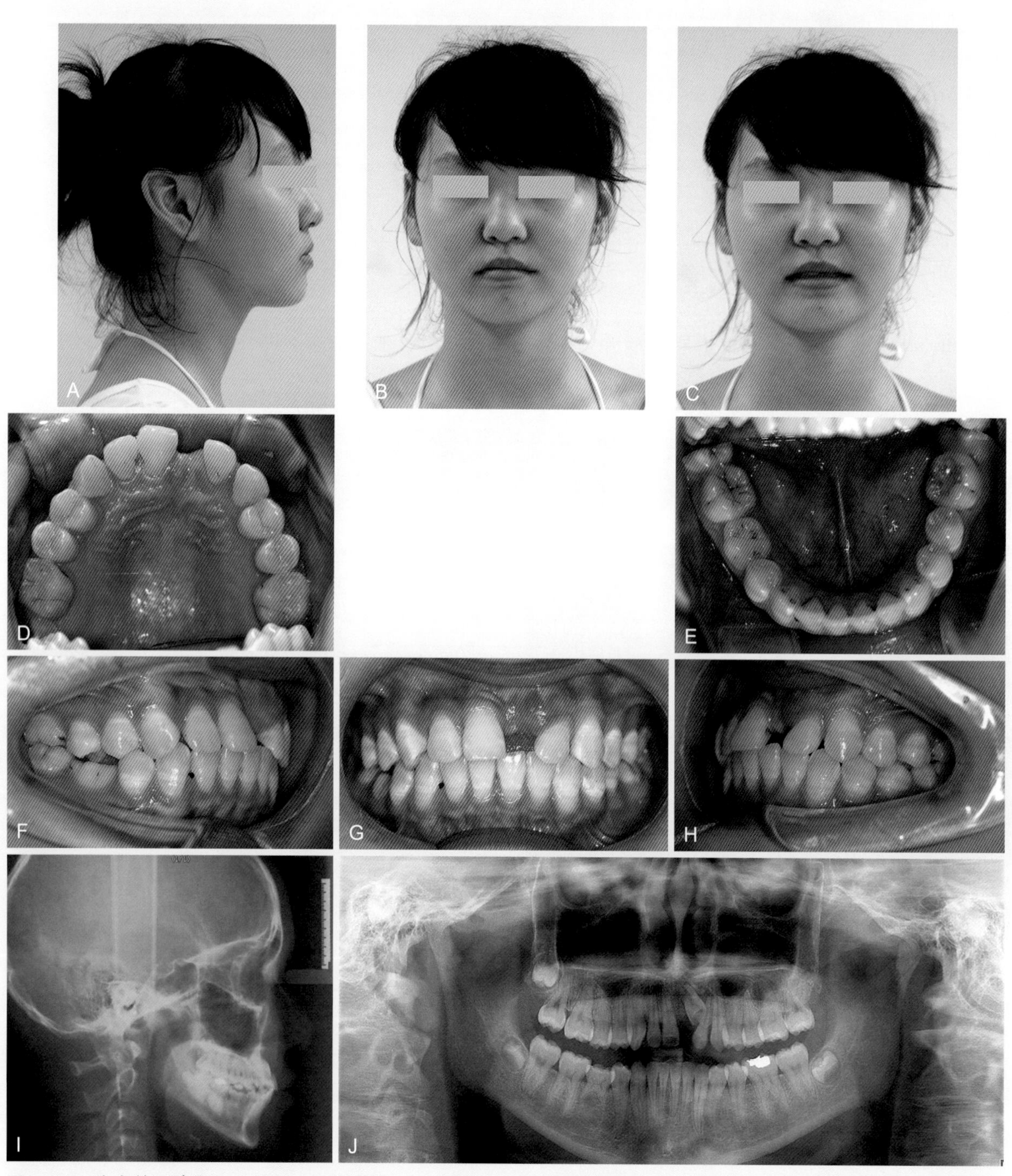

图5-14 治疗前面㓥像及X线片。A. 侧面像；B. 正面像；C. 正面微笑像；D. 上颌㓥像；E. 下颌㓥像；F. 右侧㓥像；G. 正面㓥像；H. 左侧㓥像；I. 侧位片；J. 全景片

病例介绍：病例一（续）

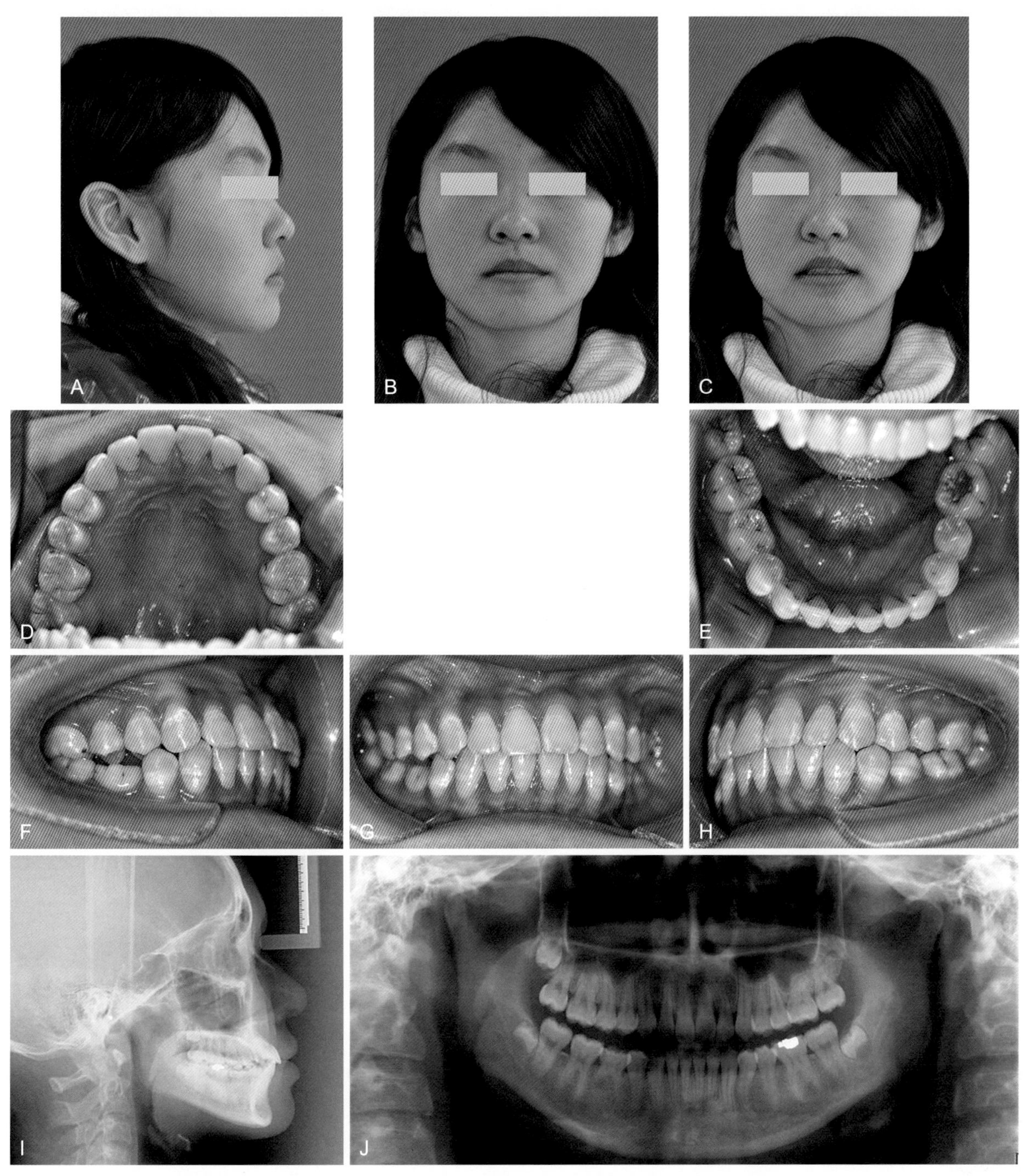

图 5-15　治疗结束面殆像及 X 线片。A. 侧面像；B. 正面像；C. 正面微笑像；D. 上颌殆像；E. 下颌殆像；F. 右侧殆像；G. 正面殆像；H. 左侧殆像；I. 侧位片；J. 全景片

病例介绍：病例二

患者，女性，8 岁。

主诉 前牙未萌。

口内检查 替牙𬌗。左上中切牙未萌。左侧磨牙远中关系，右侧磨牙中性关系。

X 线检查 左上中切牙埋伏阻生。

诊断 安氏 I 类错𬌗。

治疗方案 采用封闭式导萌法，利用 Nance 托牵引出左上中切牙。后采用常规固定矫治方法进一步排齐。

矫治过程 Nance 托牵引左上中切牙，再采用常规固定矫治方法进一步排齐。

矫治过程见图 5-16～图 5-18。

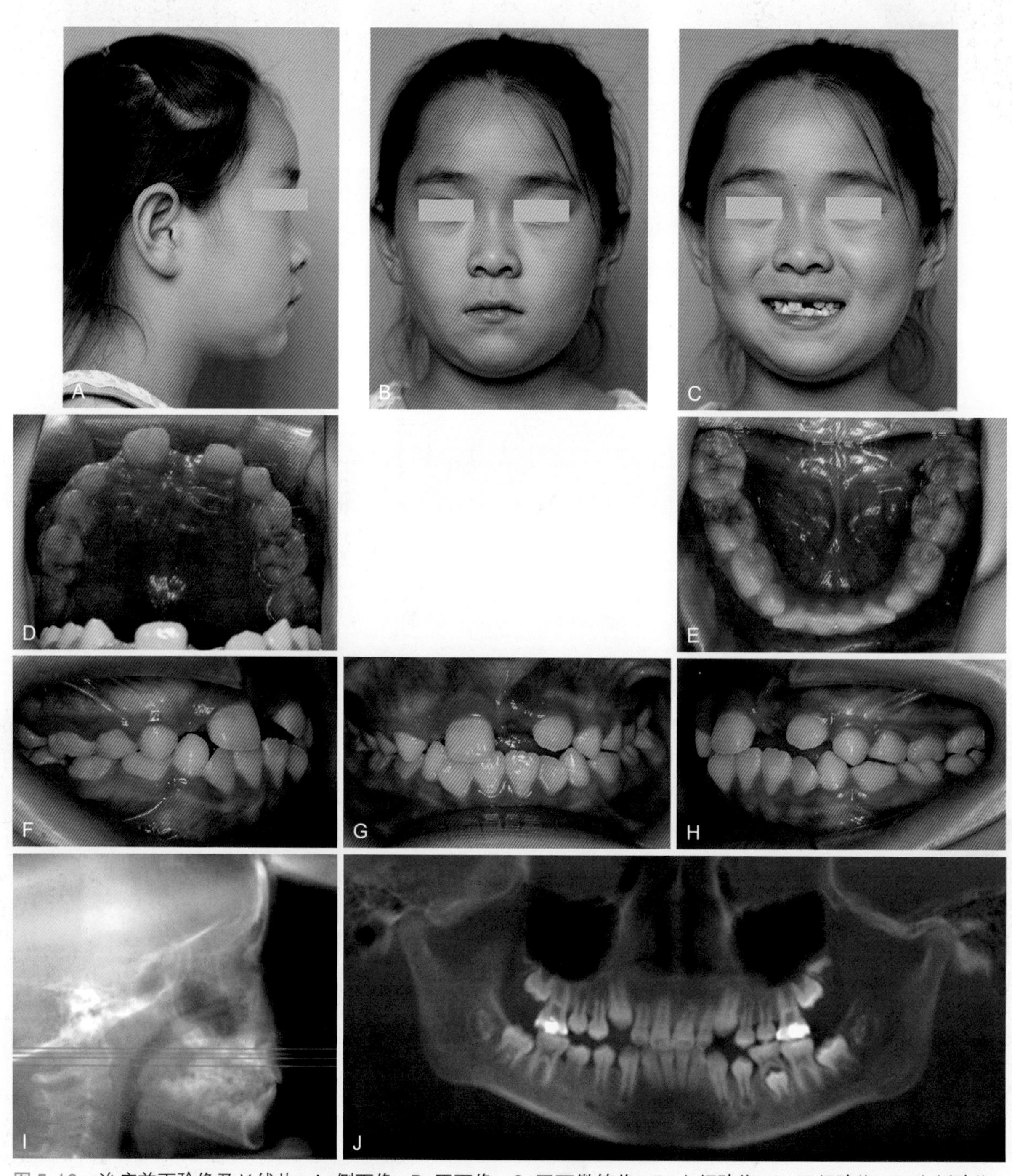

图 5-16 治疗前面𬌗像及 X 线片。A. 侧面像；B. 正面像；C. 正面微笑像；D. 上颌𬌗像；E. 下颌𬌗像；F. 右侧𬌗像；G. 正面𬌗像；H. 左侧𬌗像；I. 侧位片；J. 全景片

病例介绍：病例二（续）

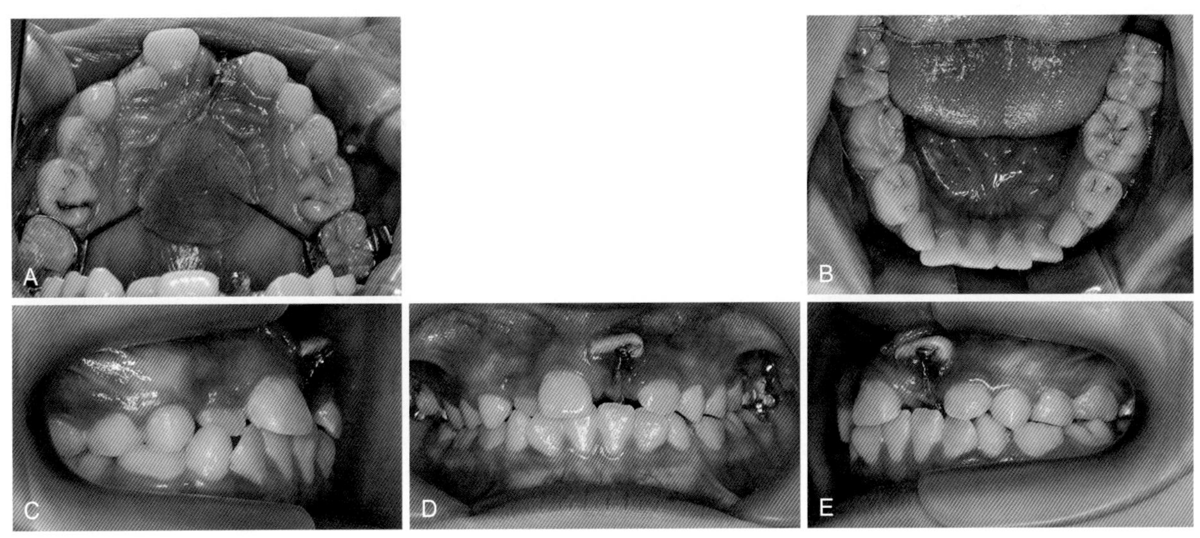

图 5-17　治疗 11 个月后𬌗像。A. 上颌𬌗像；B. 下颌𬌗像；C. 右侧𬌗像；D. 正面𬌗像；E. 左侧𬌗像

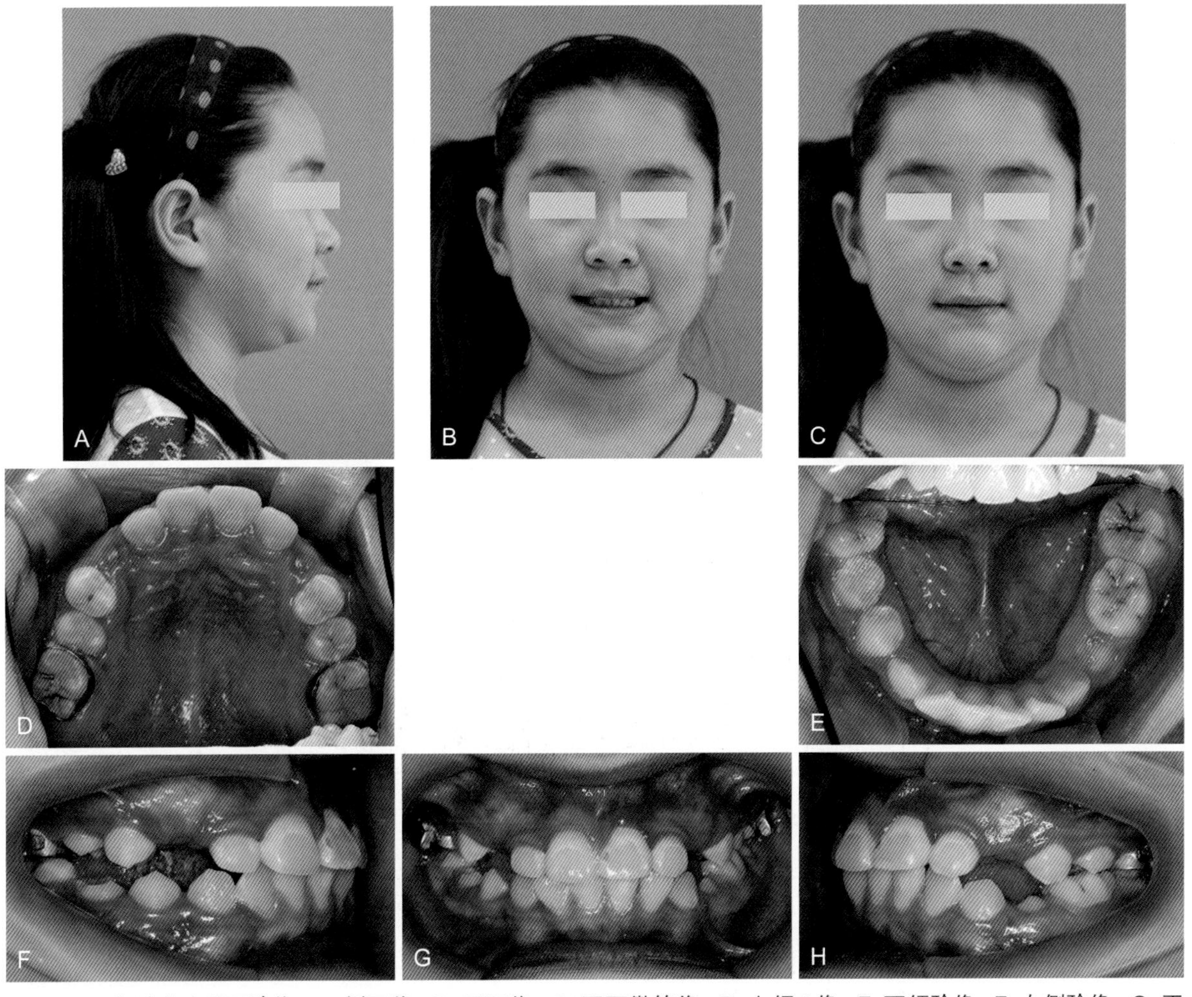

图 5-18　牵引成功后面𬌗像。A. 侧面像；B. 正面像；C. 正面微笑像；D. 上颌𬌗像；E. 下颌𬌗像；F. 右侧𬌗像；G. 正面𬌗像；H. 左侧𬌗像

病例介绍：病例二（续）

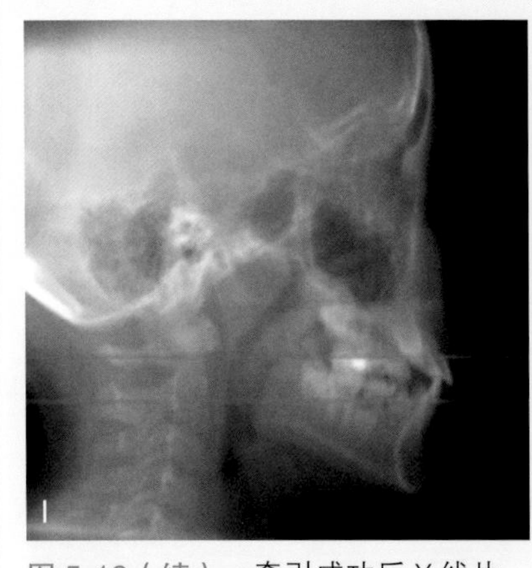

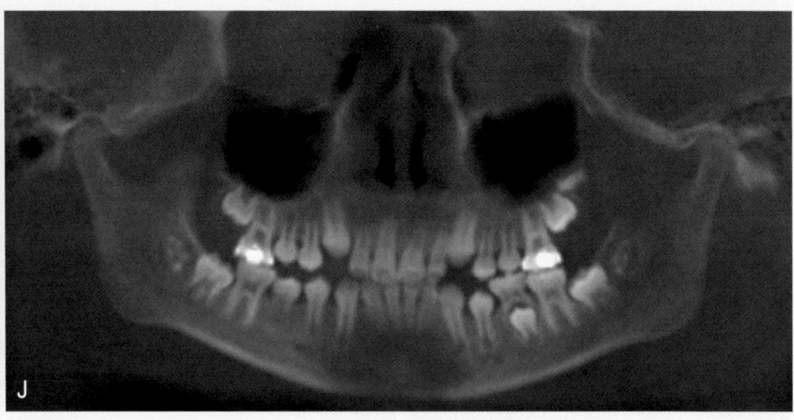

图 5-18（续） 牵引成功后 X 线片。I. 侧位片；J. 全景片

病例介绍：病例三

患者，女性，11 岁。

主诉 前牙未萌。

口内检查 替牙𬌗。右上中切牙埋伏阻生。双侧磨牙中性关系。

诊断 安氏 I 类错𬌗。

治疗方案 固定矫治器扩展并维持间隙，封闭式导萌法开窗、牵引出右上中切牙，固定矫治器进一步排齐牙列。

矫治过程 固定矫治器扩展间隙后，开窗，右上中切牙粘接附件，牵引出右上中切牙，固定矫治器排齐牙列。

矫治过程见图 5-19～图 5-21。

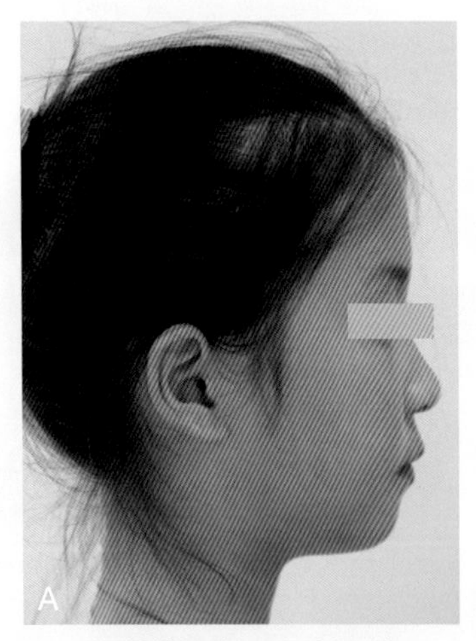

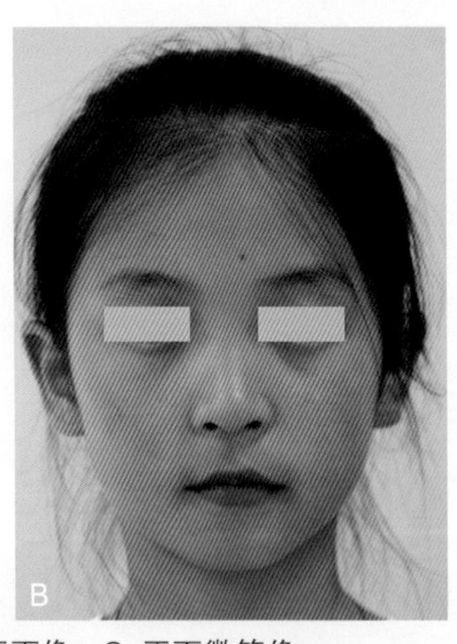

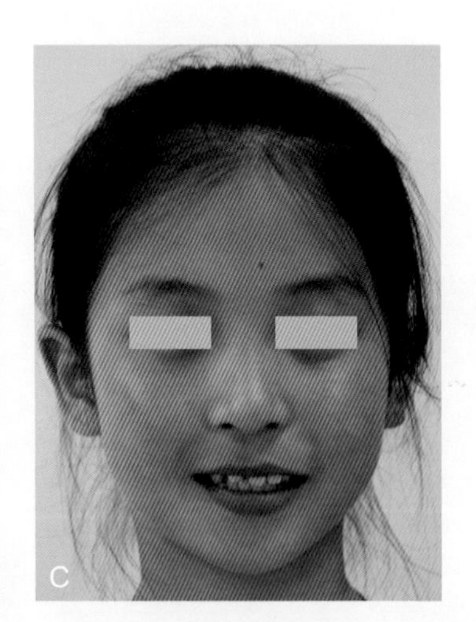

图 5-19 治疗前面像。A. 侧面像；B. 正面像；C. 正面微笑像

病例介绍：病例三（续）

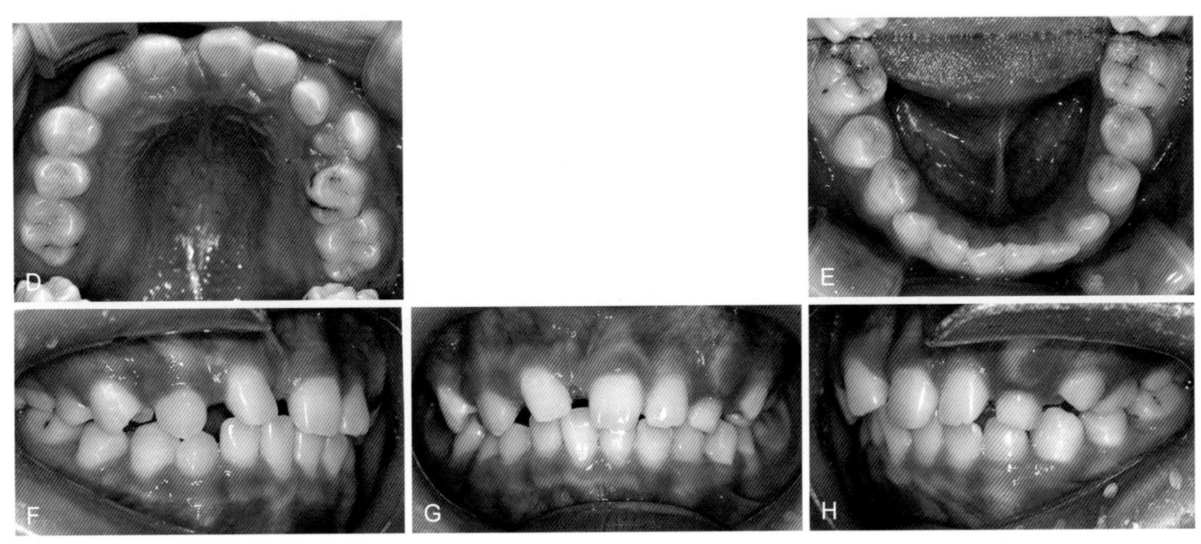

图 5-19（续） 治疗前殆像。D. 上颌殆像；E. 下颌殆像；F. 右侧殆像；G. 正面殆像；H. 左侧殆像

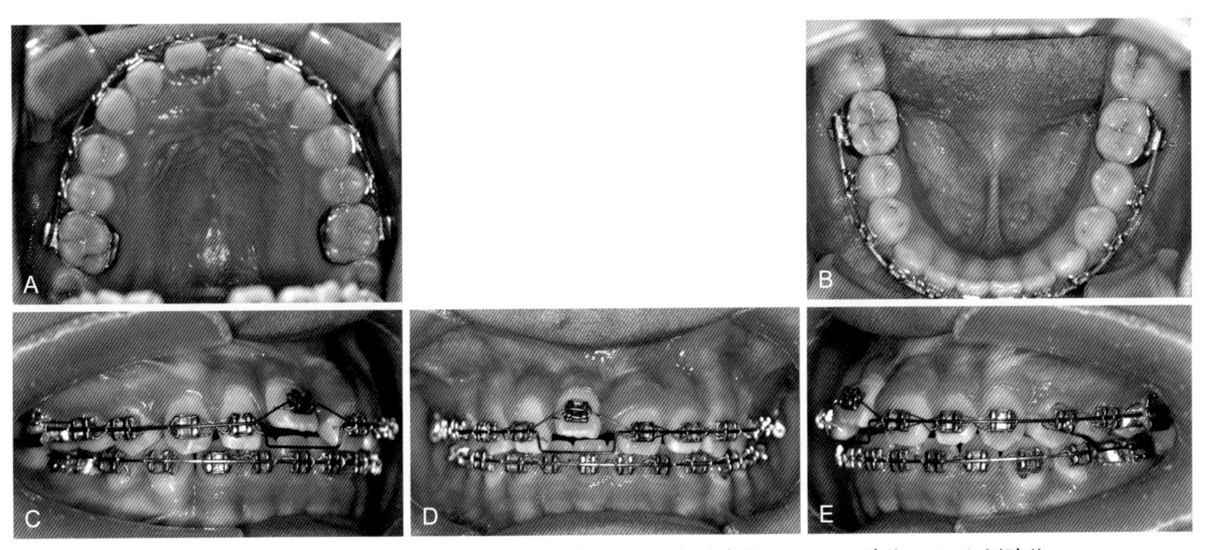

图 5-20 治疗 33 个月后殆像。A. 上颌殆像；B. 下颌殆像；C. 右侧殆像；D. 正面殆像；E. 左侧殆像

病例介绍：病例三（续）

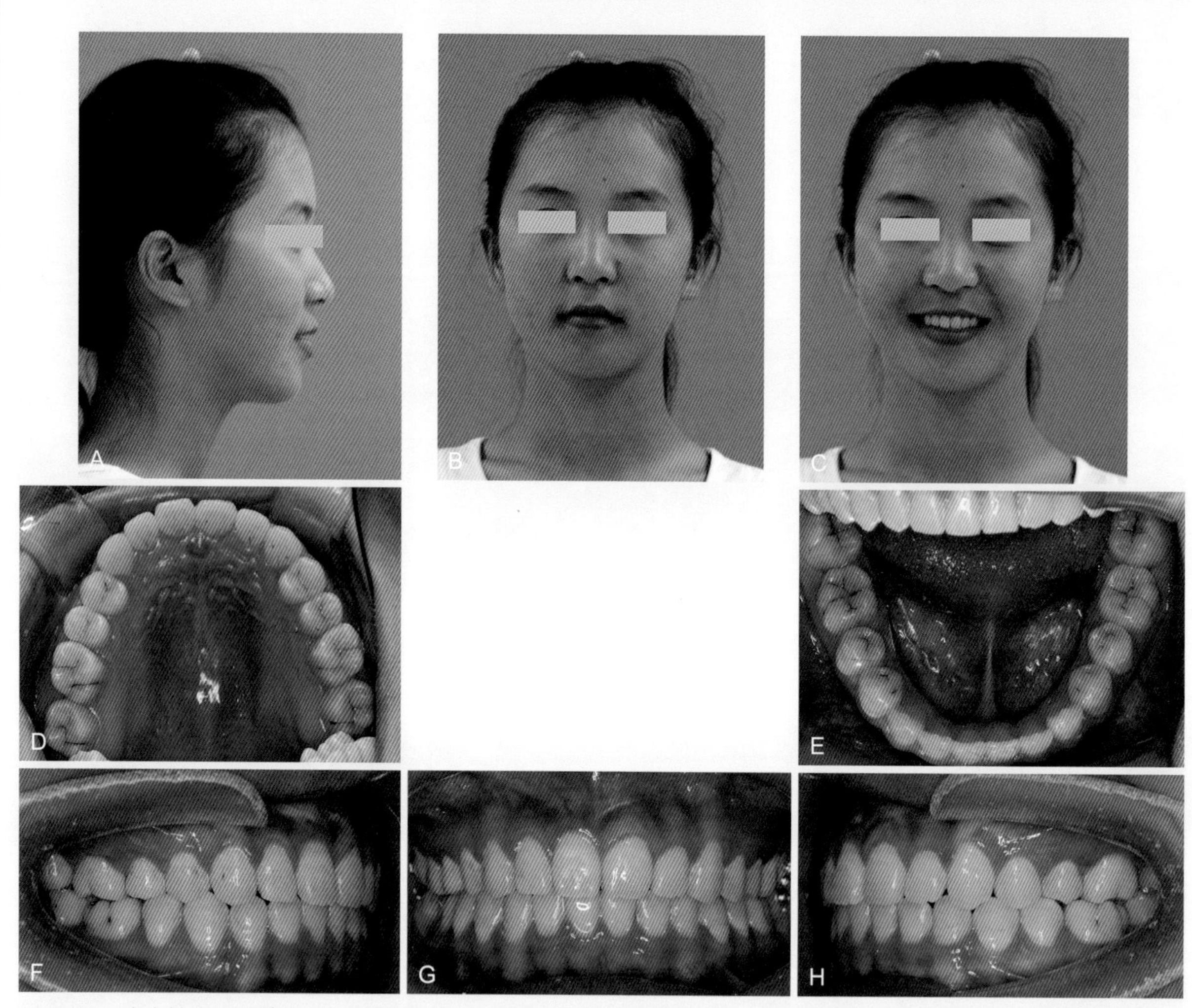

图 5-21　治疗结束后面骀像。A. 侧面像；B. 正面像；C. 正面微笑像；D. 上颌骀像；E. 下颌骀像；F. 右侧骀像；G. 正面骀像；H. 左侧骀像

病例介绍：病例四

患者，男性，11岁。

主诉 前牙未萌。

口内检查 替牙殆。右上中切牙埋伏阻生。双侧磨牙中性关系。

诊断 安氏Ⅰ类错殆。

治疗方案 封闭式导萌法，开窗、牵引右上中切牙，固定矫治器排齐牙列。

矫治过程 封闭式导萌法开窗、粘接附件、牵引出右上中切牙，固定矫治器进一步排齐牙列。

矫治过程见图5-22～图5-24。

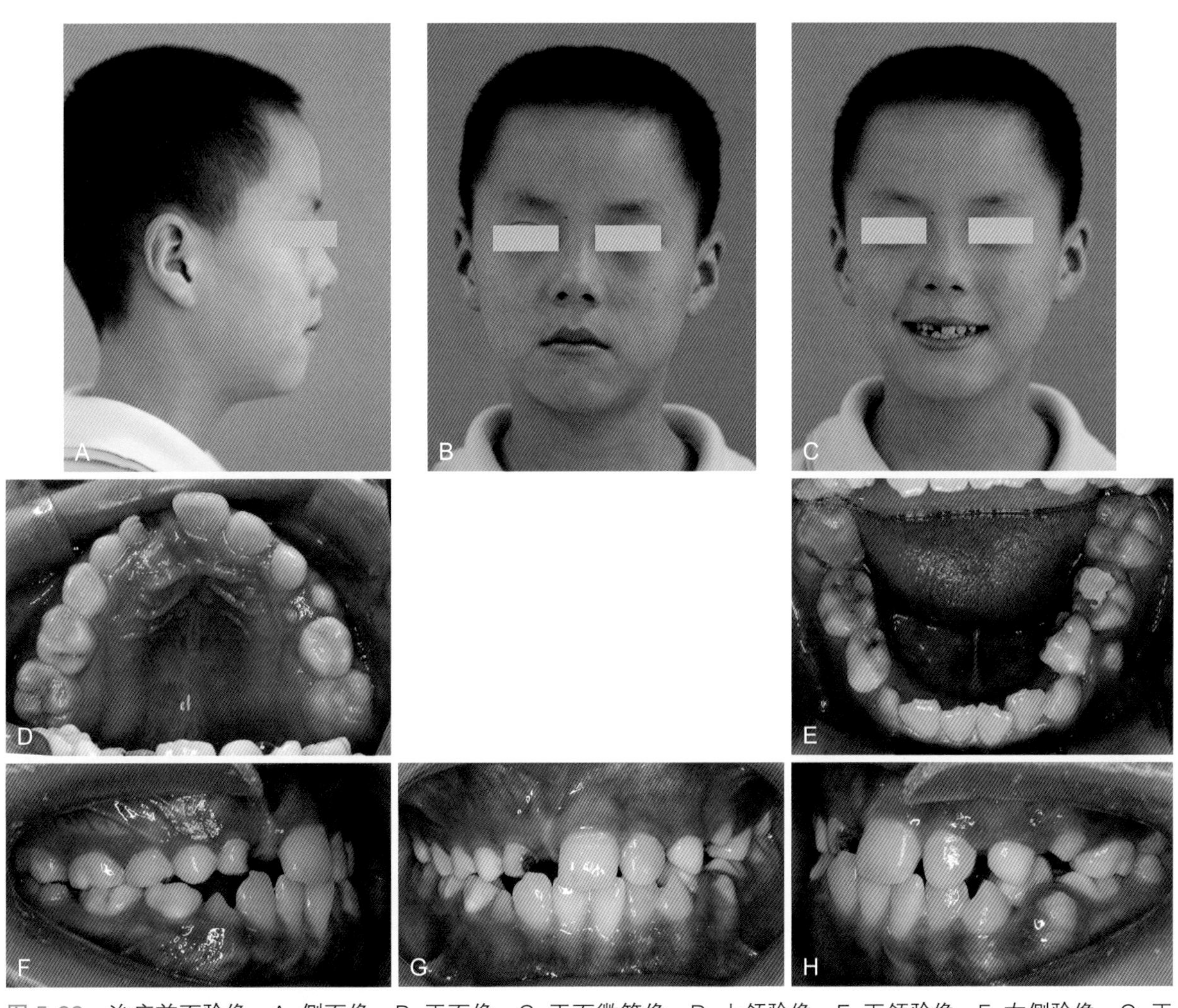

图5-22 治疗前面殆像。A. 侧面像；B. 正面像；C. 正面微笑像；D. 上颌殆像；E. 下颌殆像；F. 右侧殆像；G. 正面殆像；H. 左侧殆像

病例介绍：病例四（续）

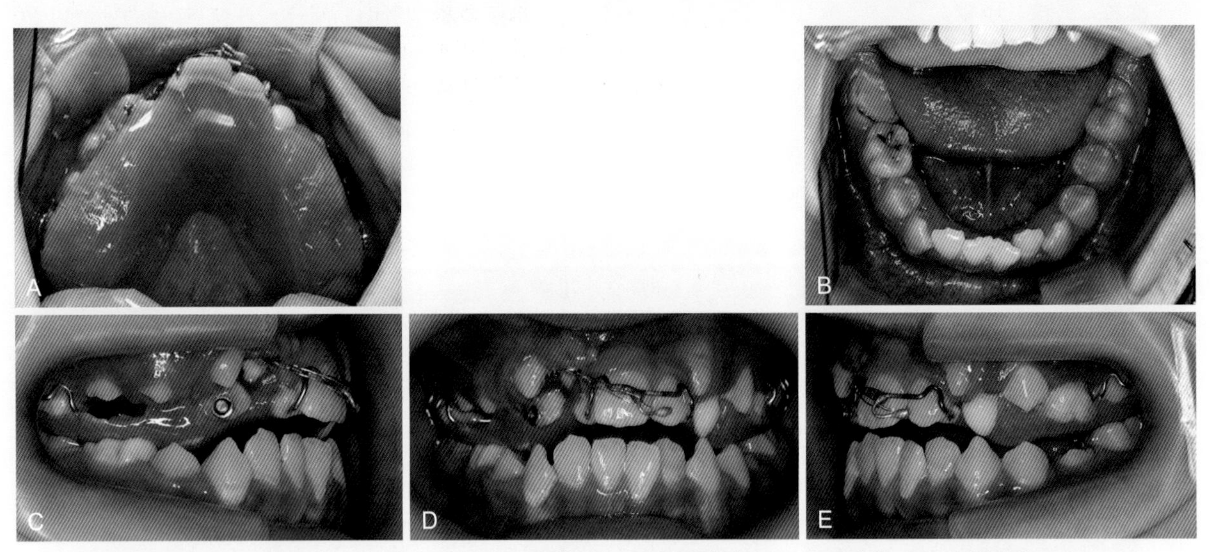

图 5-23 治疗后 9 个月殆像。A. 上颌殆像；B. 下颌殆像；C. 右侧殆像；D. 正面殆像；E. 左侧殆像

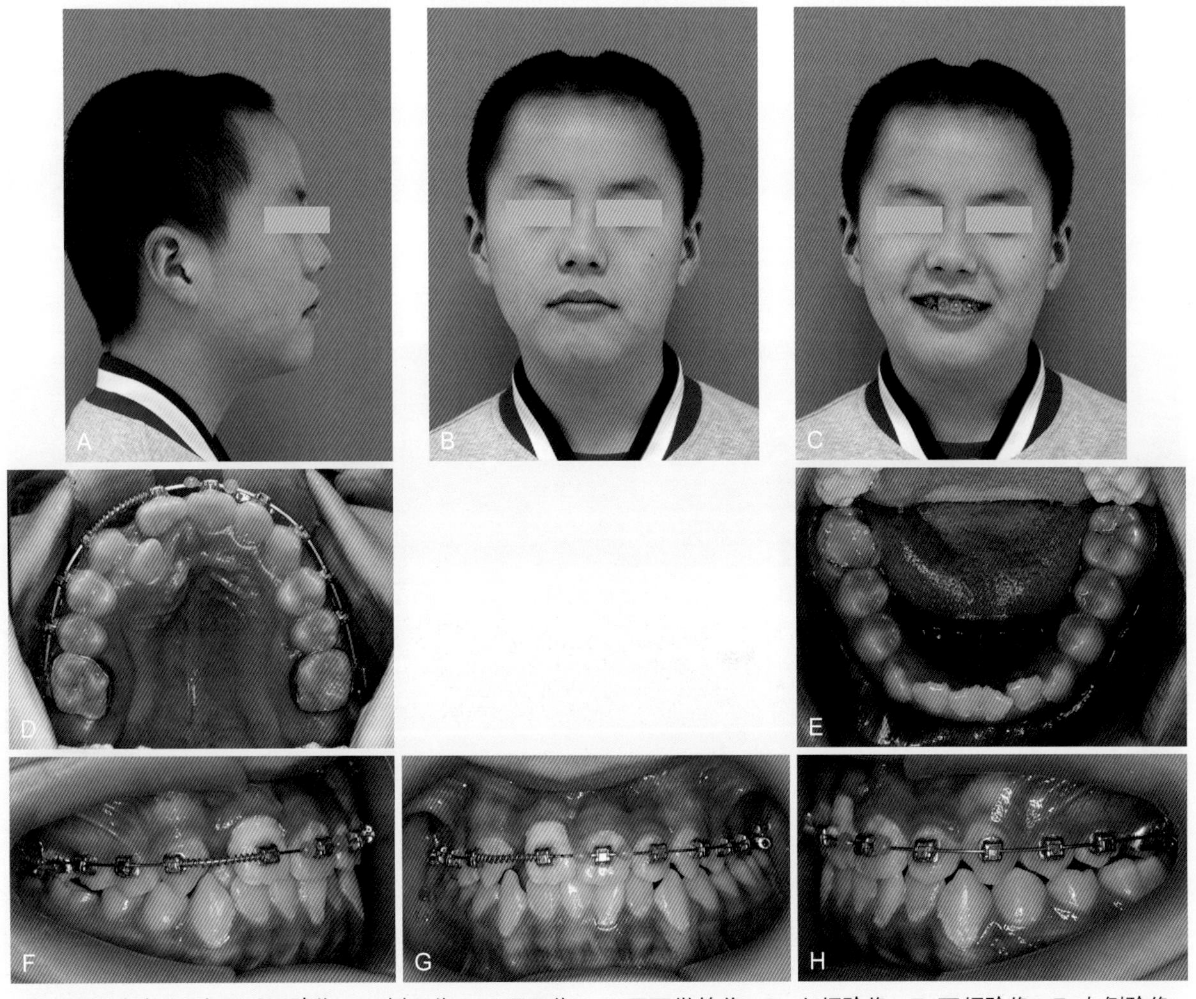

图 5-24 治疗 22 个月后面殆像。A. 侧面像；B. 正面像；C. 正面微笑像；D. 上颌殆像；E. 下颌殆像；F. 右侧殆像；G. 正面殆像；H. 左侧殆像

病例介绍：病例五

患者，男性，15 岁。

主诉　前牙长期未萌。

口内检查　恒牙䝁。有唇腭裂术史，左上中切牙未萌。双侧磨牙远中关系。

X 线检查　左上中切牙埋伏阻生。

诊断　安氏Ⅱ类错䝁。

治疗方案　封闭式导萌法，开窗、扩展间歇，牵引左上中切牙，固定矫治器排齐牙列。

矫治过程　封闭式导萌法开窗、粘接附件、推簧扩展间隙，牵引左上中切牙，固定矫治器进一步排齐牙列。

矫治过程见图 5-25～图 5-27。

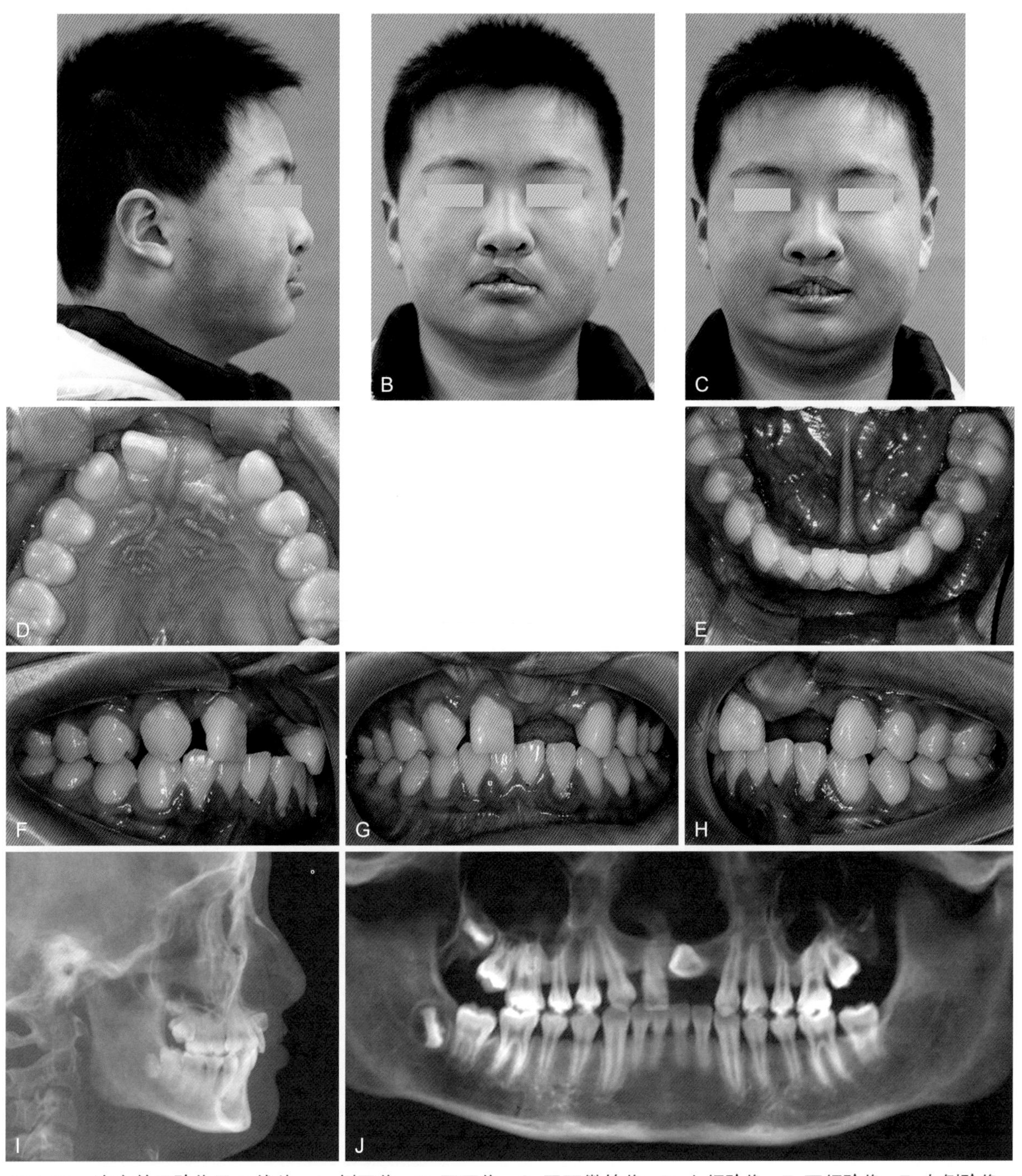

图 5-25　治疗前面䝁像及 X 线片。A. 侧面像；B. 正面像；C. 正面微笑像；D. 上颌䝁像；E. 下颌䝁像；F. 右侧䝁像；G. 正面䝁像；H. 左侧䝁像；I. 侧位片；J. 全景片

病例介绍：病例五（续）

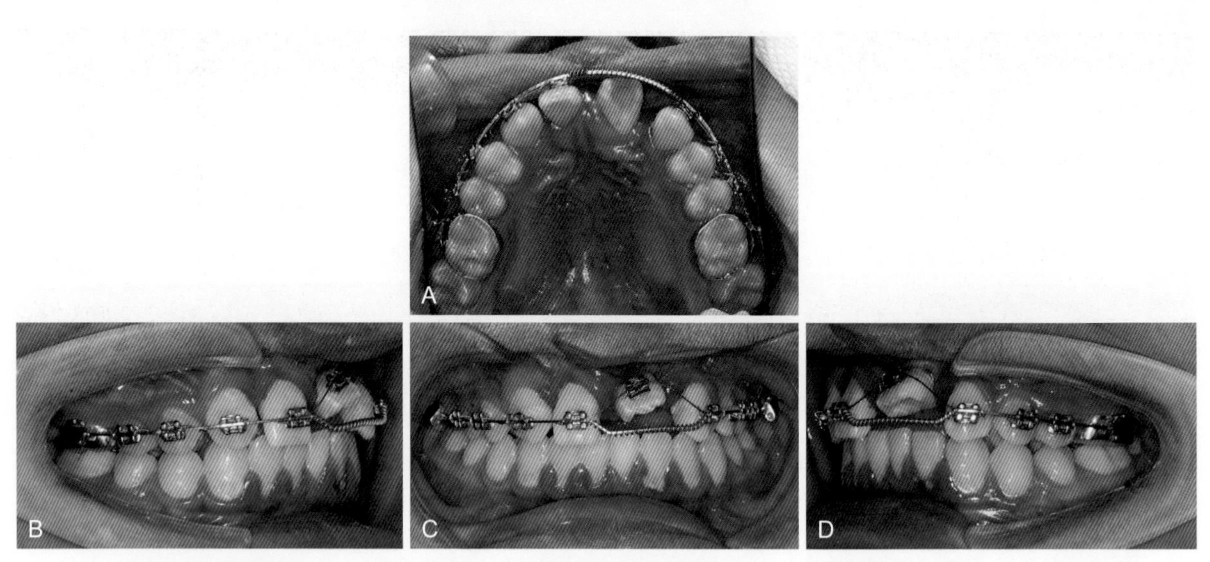

图 5-26　治疗 4 个月后殆像。A. 上颌殆像；B. 右侧殆像；C. 正面殆像；D. 左侧殆像

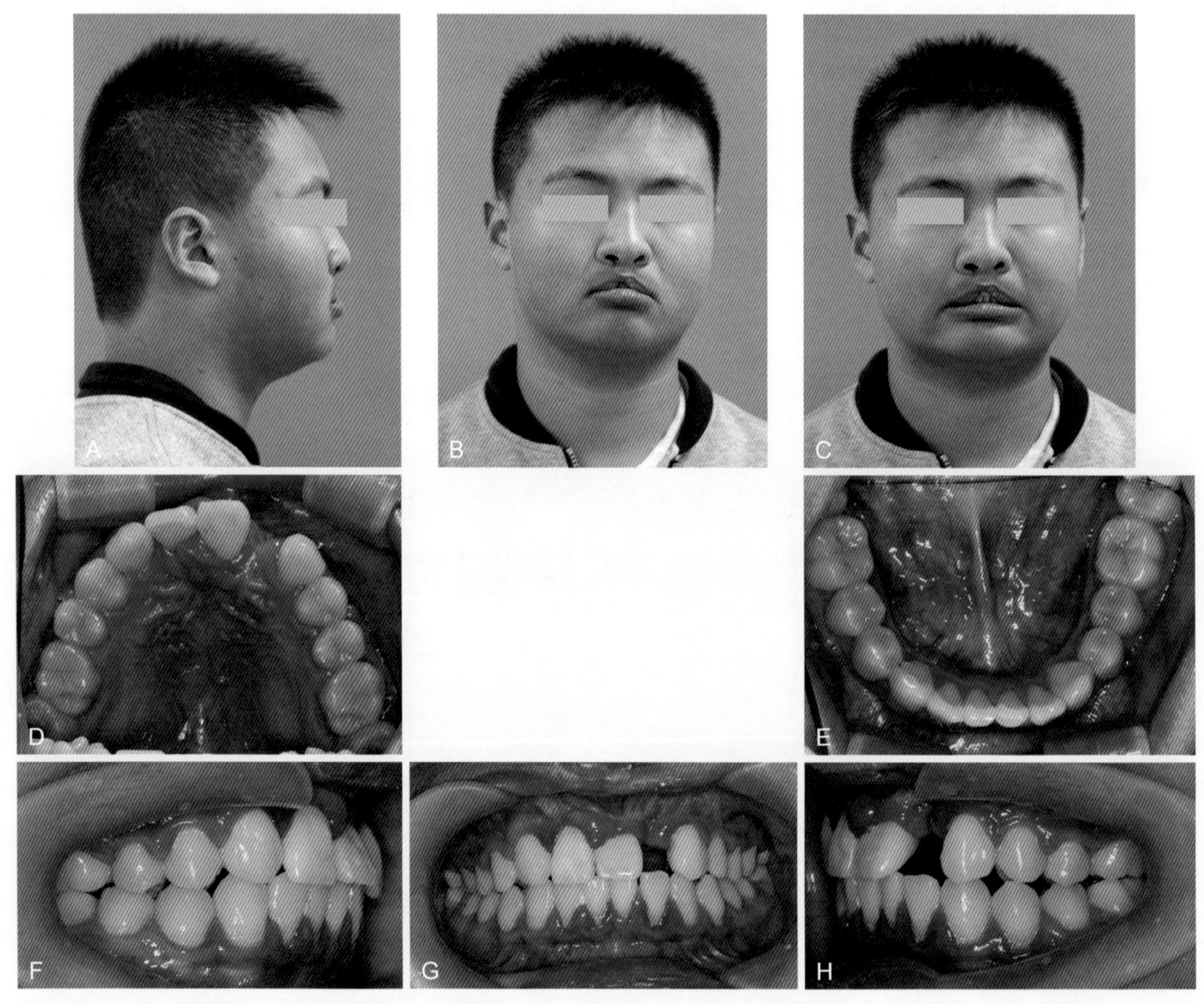

图 5-27　治疗后面殆像。A. 侧面像；B. 正面像；C. 正面微笑像；D. 上颌殆像；E. 下颌殆像；F. 右侧殆像；G. 正面殆像；H. 左侧殆像

病例介绍：病例五（续）

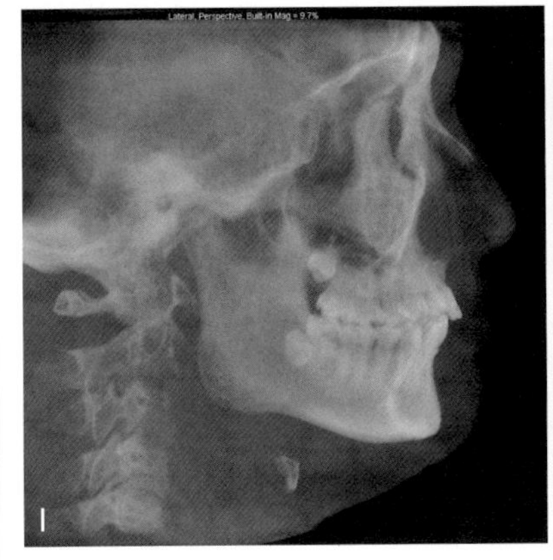

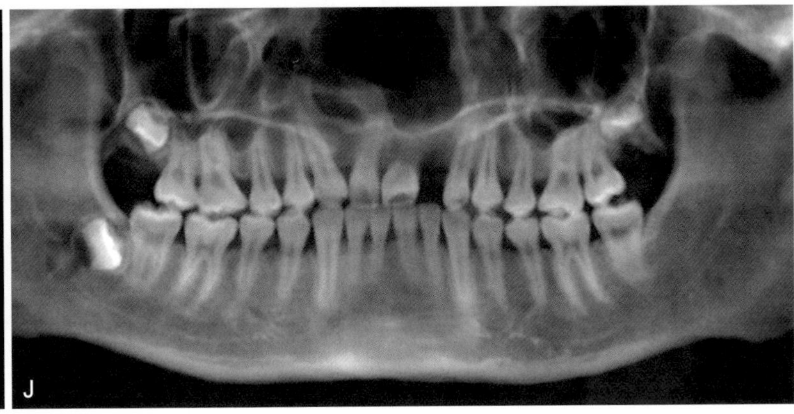

图 5-27（续） 治疗后 X 线片。I. 侧位片；J. 全景片

（潘永初 范力文 张卫兵）

参考文献

[1] 张万林，柳登高，张祖燕，等．埋伏上颌中切牙影像学分类 [J]．现代口腔医学杂志，2006, 20(6): 569-571.

[2] BECKER A. The orthodontic treatment of impacted teeth[M]. London: Martin Dunitz Limited, 1998.

[3] 吴颖，区德明，彭国光，等．上颌倒置埋伏阻生中切牙的序列治疗 [J]．广东牙病防治，2014, 22(8): 434-437.

[4] 耿富琴，高雪梅．上颌中切牙阻生的诊断与矫治——附 21 例病例分析 [J]．口腔正畸学杂志，1995, 2(1): 25-27.

[5] 顾月光，王珊，谷研，等．锥形束 CT 在上颌埋伏中切牙诊断中的应用 [J]．中国实用口腔医学，2012, 28(6): 717-720.

[6] 王君香，苏奇志，王秀婧，等．上颌埋伏前牙正畸治疗时机的初步探讨 [J]．中华口腔正畸学杂志，2013, 20(3): 145-149.

[7] 董宏伟，石四箴．弯曲牙根埋伏上颌中切牙的正畸牵引 [J]．中华口腔正畸学杂志，2011, 18(4): 221-222.

[8] 王德顺，卢保全，张凯，等．上颌中切牙倒置埋伏阻生的临床矫治 [J]．蚌埠医学院学报，2001, 26(2): 109-110.

[9] 钟燕雷，段银钟，陈琳，等．埋伏阻生牙矫治并发症的临床研究 [J]．西北国防医学杂志，2002, 23(3): 200-201.

[10] 黄吉娜，郭慧芬．上颌埋伏中切牙 82 例临床治疗和分析 [J]．浙江医科大学学报，1994, 23(5): 210-213

[11] 楼国芳，郭慧芬．105 例上颌中切牙埋伏阻生的临床分析 [J]．牙体牙髓牙周病学杂志，1999, 9(2): 153.

[12] TSAI T P. Surgical repositioning of an impacted dilacerated incisor in mixed dentition[J]. J Am Dent Assoc, 2002, 133(1): 61-66.

第 6 章

侧切牙阻生的矫治

上、下颌侧切牙萌出的年龄范围分别为 6～11 岁与 5～10 岁；高峰期分别为 7～9 岁与 6～8 岁。侧切牙位于前牙区，介于中切牙与尖牙之间。侧切牙萌出时间较早且间隙充裕，萌出间隙不够时亦可错位萌出，故罕有阻生者。侧切牙阻生缺乏完整、可靠的流行病学研究和病因学研究。

一、病因

侧切牙阻生的原因尚无定论，有局部因素和全身因素两类。

（一）局部因素

1. 前牙区牙槽骨骨量不足导致侧切牙阻生，如唇腭裂患者。
2. 创伤、炎症导致含牙囊肿或粘连。
3. 侧切牙发育异常，如牙根变形（图 6-1）。
4. 牙胚发生的时间和（或）位置异常（图 6-2）。
5. 牙胚发育方向异常（图 6-3）。
6. 邻牙因素，中切牙或尖牙牙胚位置异常导致萌出道受阻（图 6-4）。
7. 多生牙占据侧切牙间隙。

（二）全身因素

全身因素可导致侧切牙阻生常伴有全口多个牙的阻生，且牙根发育不全。全身因素包括：
1. 颅骨锁骨发育不全综合征等。
2. 遗传因素，如甲状旁腺激素受体突变等。

二、危害性

侧切牙阻生可导致前牙区牙列不齐、牙间隙过大，邻牙倾斜，中线不齐，覆𬌗覆盖异常等畸形，甚至引起后续正常的乳恒牙替换障碍，严重影响口腔颌面的功能和美观。当侧切牙向近中或远中阻生，存在压迫相邻切牙或尖牙引起牙根吸收的风险。

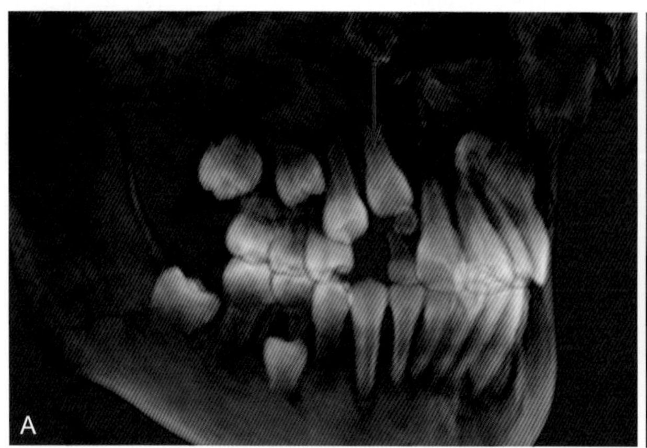

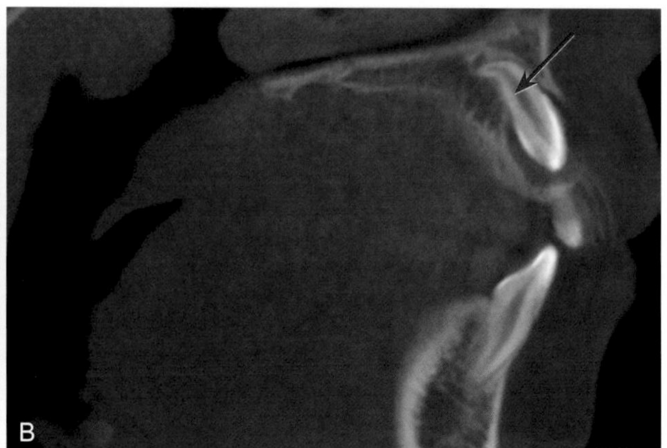

图 6-1　A、B. 侧切牙与硬腭接触，牙根弯曲导致阻生。红色箭头标记为弯曲的牙根

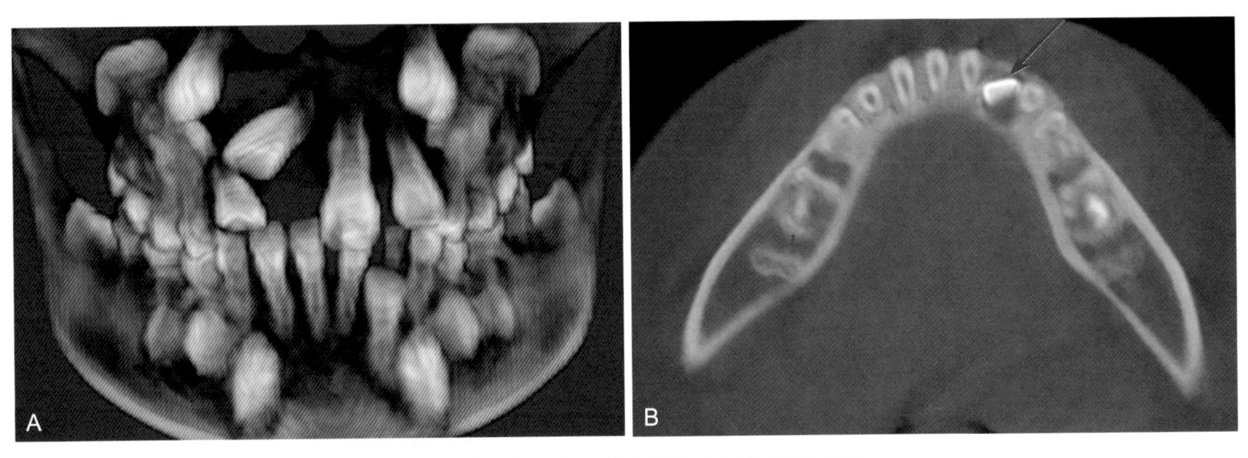

图 6-2　A、B. 下颌侧切牙牙胚位置异常导致阻萌。红色箭头标记为异位的侧切牙

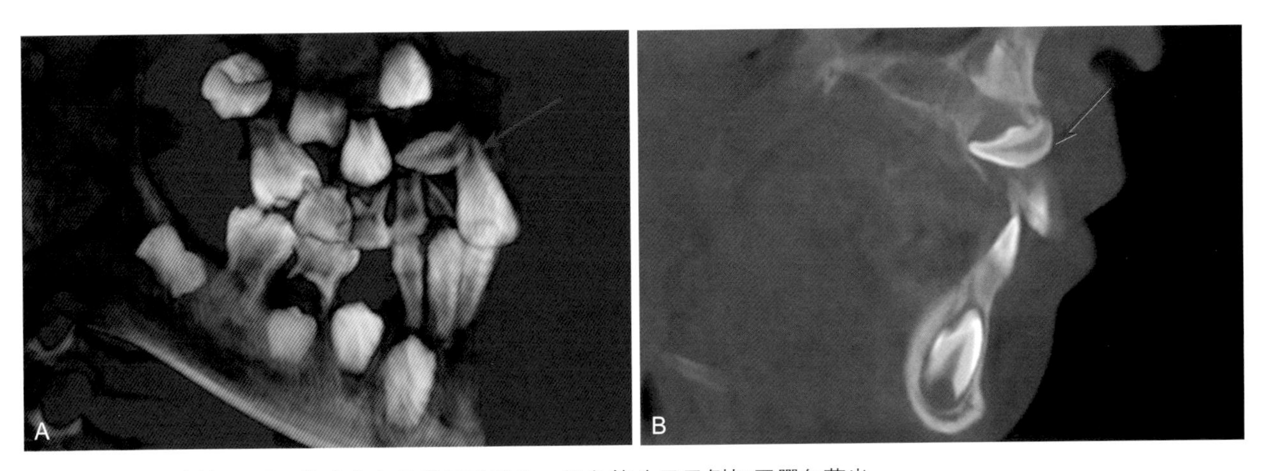

图 6-3　A、B. 侧切牙牙胚发育方向异常导致阻生。红色箭头显示侧切牙腭向萌出

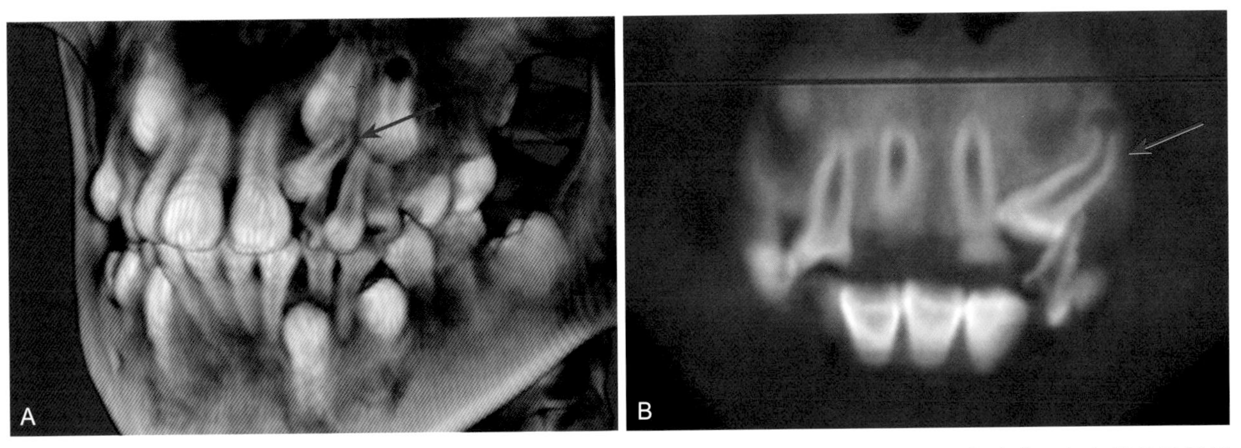

图 6-4　A. 尖牙牙胚位置异常导致侧切牙牙胚萌出方向异常引发阻生；B. CT 显示侧切牙牙根弯曲。红色箭头显示侧切牙腭向萌出

三、诊断

如果乳牙在口内滞留时间太长而未替换，家长会带孩子就诊，从而意外发现侧切牙阻生，侧切牙阻生还会在乳牙滞留、乳牙脱落后邻牙向缺牙间隙漂移时被发现。另外，一些情况是在医生拍摄根尖片、全景片或锥形束 CT 后发现：侧切牙存在，但伴有软组织、骨或邻牙等阻力导致侧切牙萌出受阻，即可诊断为侧切牙阻生。锥形束 CT 扫描可以精确定位阻生的侧切牙，为制订矫治方案（拔除或牵引）

提供依据，同时还可进行精准的角度和线距测量，为后期治疗设计牵引路径提供参考。

四、治疗原则与时机

侧切牙位于前牙区，对于面部美观影响较大，故临床应尽量选择牵引保留，实在无法牵引时才予以拔除。

侧切牙阻生牵引治疗绝大多数是在替牙期，全景片显示阻生侧切牙牙根已发育完成即可开始正畸牵引。乳恒牙的替换缺乏有效的支抗，用牙齿作为支抗牵引则支抗不够。临床可以使用 Nance 托或 TPA 配合支架完成埋伏牙的牵引治疗（图 6-5）。

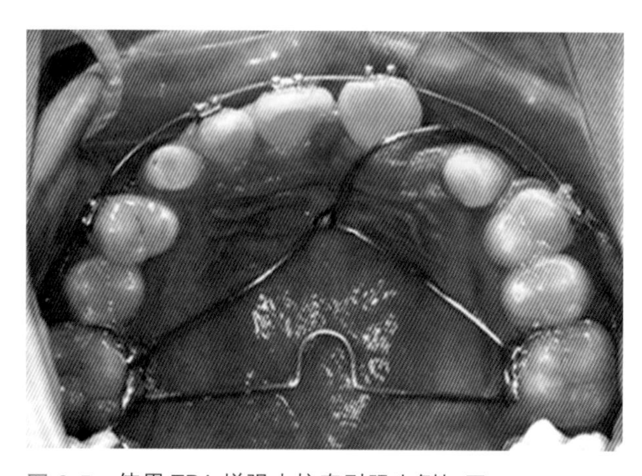

图 6-5 使用 TPA 增强支抗牵引阻生侧切牙

五、治疗

侧切牙阻生的诊断明确后，临床医生在制订治疗计划时应综合评估导致阻生的因素，同时兼顾美观和咬合关系，决定是拔除还是正畸－外科牵引保留。如选择拔除阻生的侧切牙，后期可选择修复治疗或是尖牙近中移动改形恢复前牙区缺隙。如选择尖牙近中移动则可能会影响正常的尖牙保护𬌗，同时还存在上牙列中线不齐，前牙区 Bolton 比偏小等问题。如选择正畸－外科牵引保留阻生的侧切牙，首先必须消除埋伏牙阻生因素，同时获得足够萌出间隙，为阻生牙自然萌出或外科牵引创造条件。侧切牙阻生的治疗与其阻生的类型及严重程度有关。如因缺隙处牙龈组织过度角化导致阻生，简单地切开致密牙龈解除萌出阻力助萌即可。对于位置较深、有骨阻力、埋伏形式较复杂的埋伏阻生则需外科暴露联合正畸牵引。通常选择闭合式牵引，因为这样对于后期侧切牙牙龈形态的恢复较为有利。无论使用何种牵引装置，强调使用弱而持久的牵引力（一般小于 100g），牵引的速度不宜过快，否则会造成附着龈丧失、牙龈退缩或牙槽边缘支持骨丧失。如因邻牙位置异常导致阻萌，则应先恢复邻牙位置，开辟萌出或牵引路径再行外科暴露。如牵引过程中出现根骨粘连无法移动，可尝试外科手术松解周围局部骨质后再行牵引治疗，如果牵引 3 个月后无明显移动，则放弃牵引改为拔除。如果伴有牙根发育不佳或有吸收，则可考虑直接拔除，由尖牙近中移动改形替代或后期修复治疗。

病例介绍：病例一

患者，女性，15 岁。

主诉 牙齿不齐。

口内检查 恒牙列，62 滞留。

X 线检查 22 近中低位阻生。

诊断 ①安氏 I 类错𬌗，骨性 I 类，均角；② 22 近中阻生，62 滞留；③牙列拥挤。

治疗方案 ①拔除 62；②直丝弓矫治器排齐整平牙列，扩展 22 间隙，待 22 自行萌出或正畸牵引；③调整覆𬌗覆盖，精细调整；④保持。

矫治过程 ①拔除 62；②排齐上下牙列，21 与 23 之间置推簧扩展间隙；③排齐整平上下牙列，双丝技术拉 22 进牙列；④精细调整咬合关系 2 个月，连扎保持 2 个月后拆除；⑤压膜保持器保持。

矫治过程见图 6-6～图 6-9。

病例介绍：病例一（续）

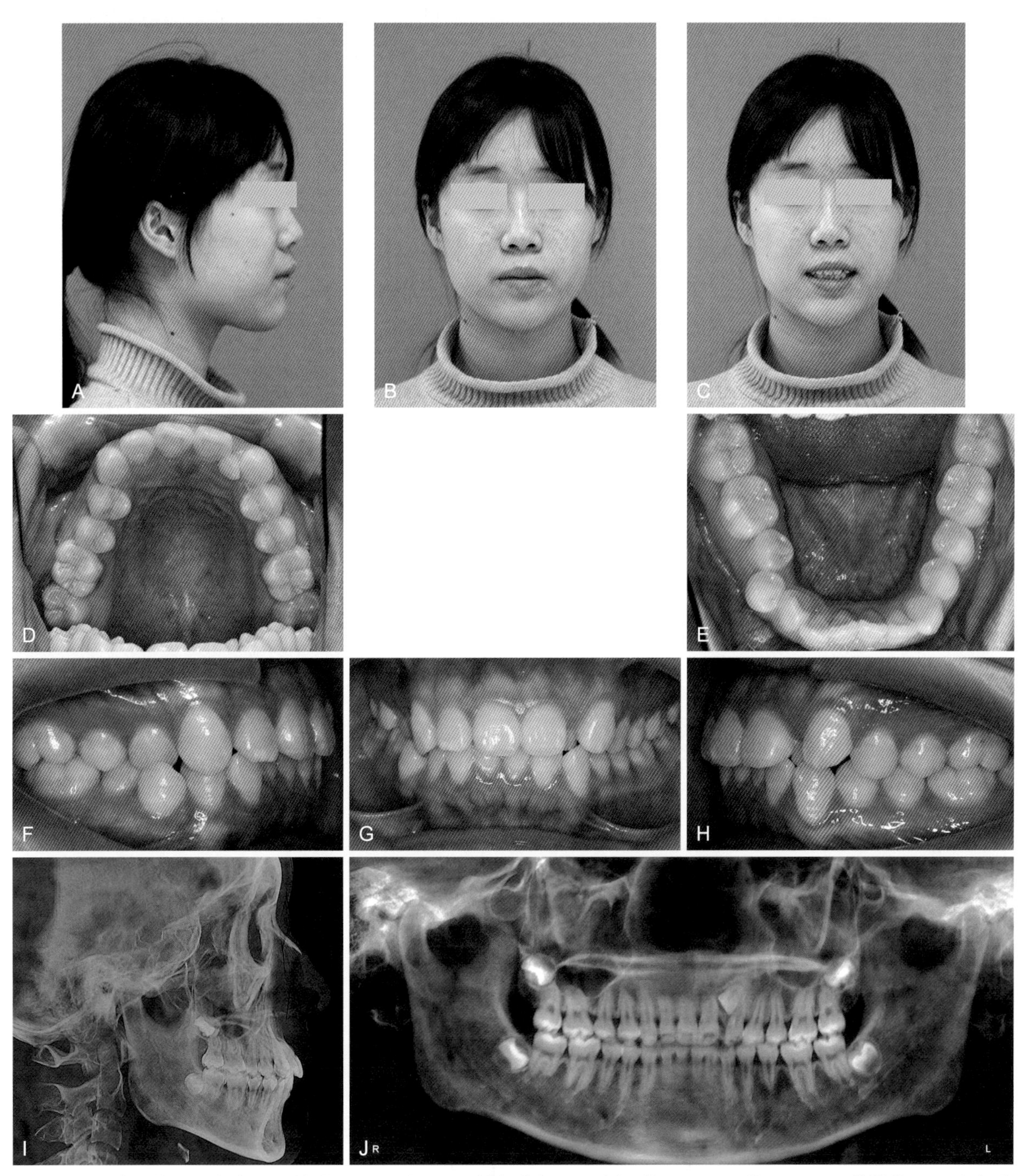

图 6-6 初始面像、口内像及 X 线片，22 阻生于 21 的根尖部。A. 侧面像；B. 正面像；C. 正面微笑像；D. 上颌殆像；E. 下颌殆像；F. 右侧殆像；G. 正面殆像；H. 左侧殆像；I. 侧位片；J. 全景片

病例介绍：病例一（续）

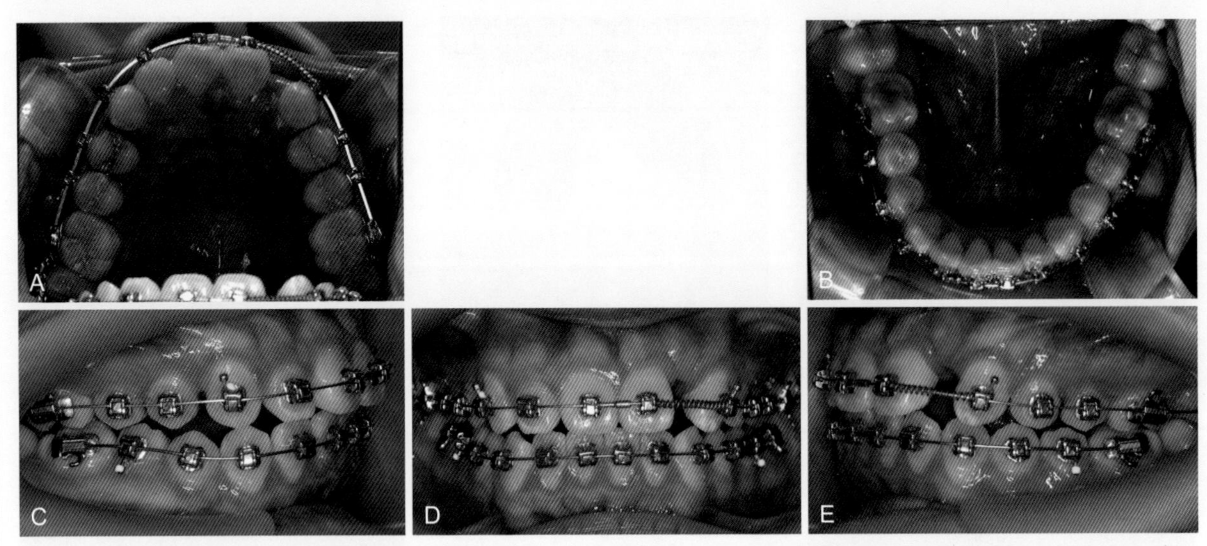

图 6-7　推簧扩展间隙。A. 上颌殆像；B. 下颌殆像；C. 右侧殆像；D. 正面殆像；E. 左侧殆像

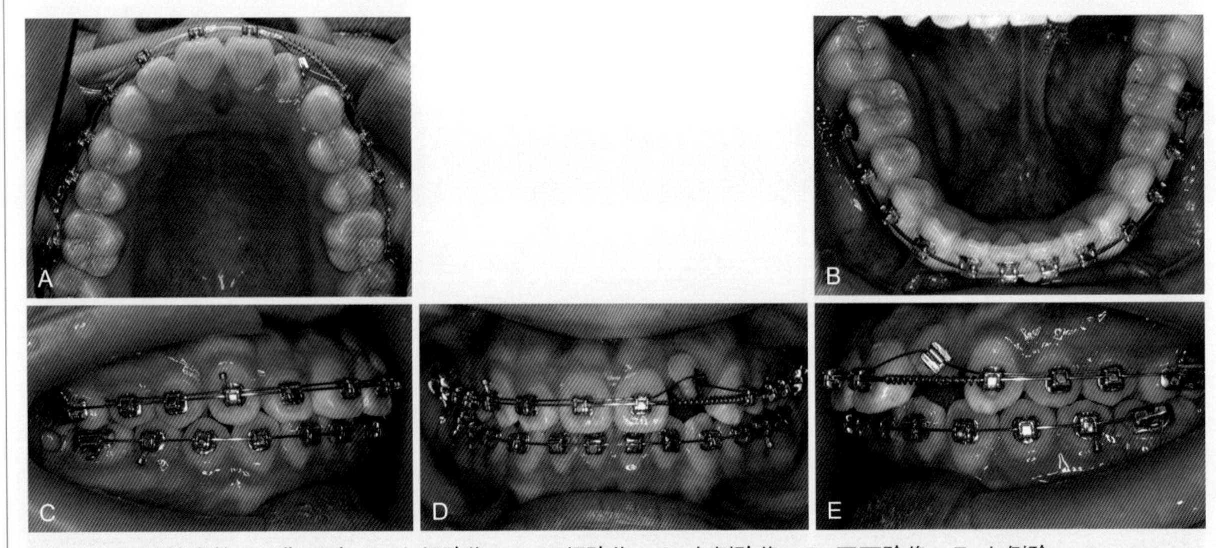

图 6-8　双丝技术拉 22 进牙列。A. 上颌殆像；B. 下颌殆像；C. 右侧殆像；D. 正面殆像；E. 左侧殆

病例介绍：病例一（续）

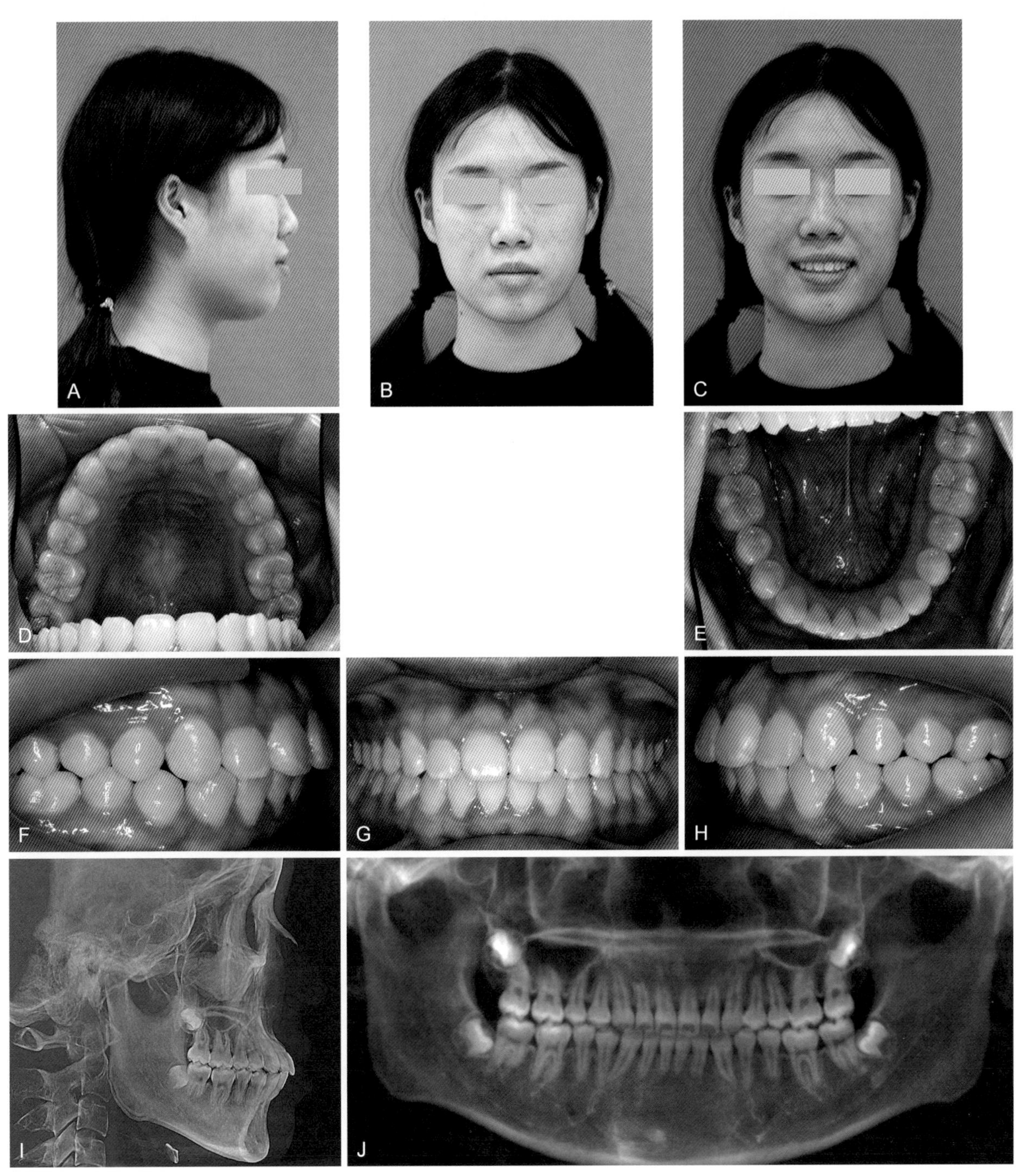

图 6-9　治疗结束面像、口内像及 X 线片。A. 侧面像；B. 正面像；C. 正面微笑像；D. 上颌𬌗像；E. 下颌𬌗像；F. 右侧𬌗像；G. 正面𬌗像；H. 左侧𬌗像；I. 侧位片；J. 全景片

病例介绍：病例二

患者，男性，11岁。

主诉 前牙未萌。

口内检查 替牙列，21和22萌出到位，11和12未萌，51缺失，52和53龋齿滞留。

X线检查 11腭侧低位阻生，12水平低位阻生，13和23近中低位阻生。

诊断 ①安氏Ⅰ类错𬌗，骨性Ⅰ类，均角；②11、12、13及23阻生；③牙列拥挤。

治疗方案 Ⅰ期正畸牵引埋伏牙：①拔除52和53；②外科开窗，正畸闭合牵引11和12。

Ⅱ期固定正畸治疗：①直丝弓矫治器排齐整平牙列；②扩展间隙并排齐22；③精细调整；④保持。

矫治过程 ①取模制作Nance托；②拔除52和53，佩戴Nance托，外科开窗，正畸牵引11和12；③上颌固定矫治器排齐上牙列，11与13之间推簧扩展间隙，双丝技术拉12进牙列；④排齐整平上下牙列；⑤精细调整咬合关系2个月；⑥压膜保持器保持。

矫治过程见图6-10～图6-15。

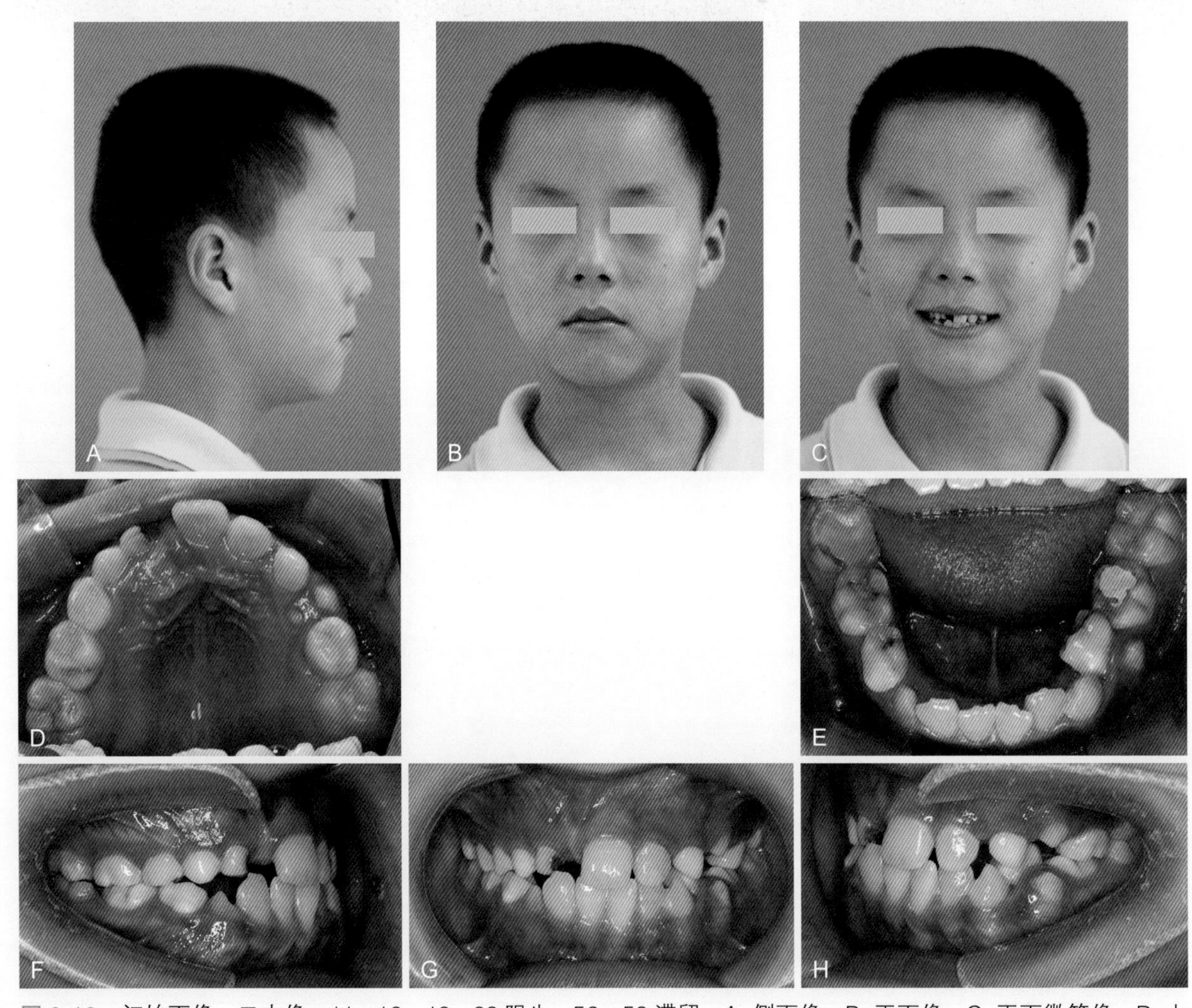

图6-10 初始面像、口内像，11、12、13、23阻生，52、53滞留。A. 侧面像；B. 正面像；C. 正面微笑像；D. 上颌𬌗像；E. 下颌𬌗像；F. 右侧𬌗像；G. 正面𬌗像；H. 左侧𬌗像

病例介绍：病例二（续）

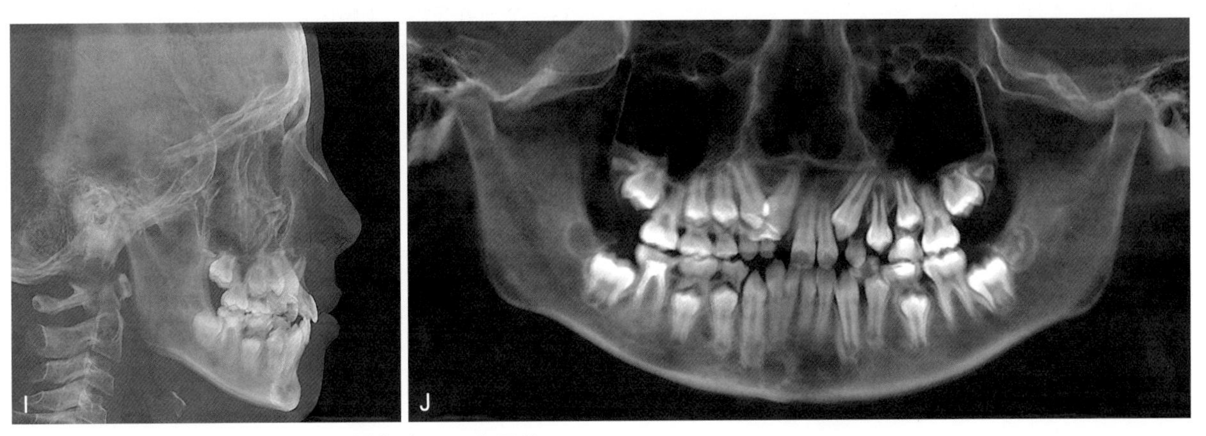

图 6-10（续）　初始 X 线片。I. 侧位片；J. 全景片

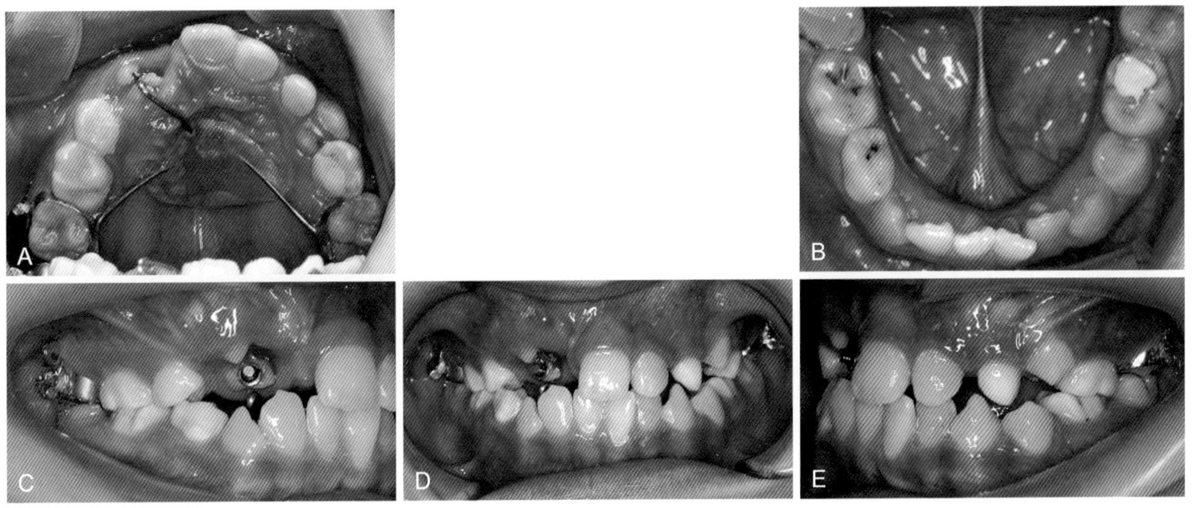

图 6-11　拔除 52 和 53，佩戴 Nance 托，外科开窗，正畸牵引 11 和 12。A. 上颌𬌗像；B. 下颌𬌗像；C. 右侧𬌗像；D. 正面𬌗像；E. 左侧𬌗像

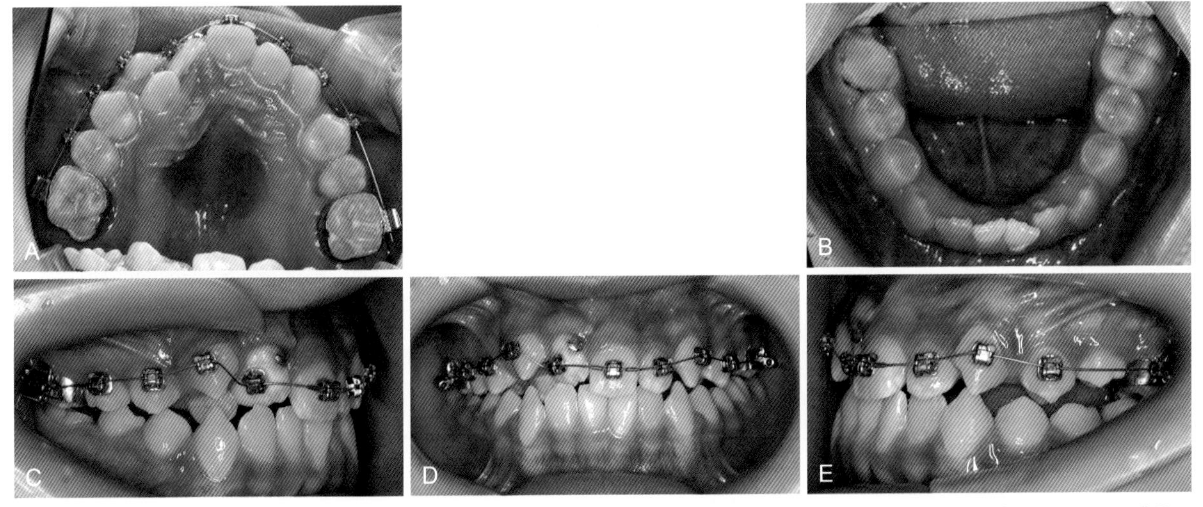

图 6-12　上下牙齿全部萌出，上颌固定矫治器排齐上牙列。A. 上颌𬌗像；B. 下颌𬌗像；C. 右侧𬌗像；D. 正面𬌗像；E. 左侧𬌗像

病例介绍：病例二（续）

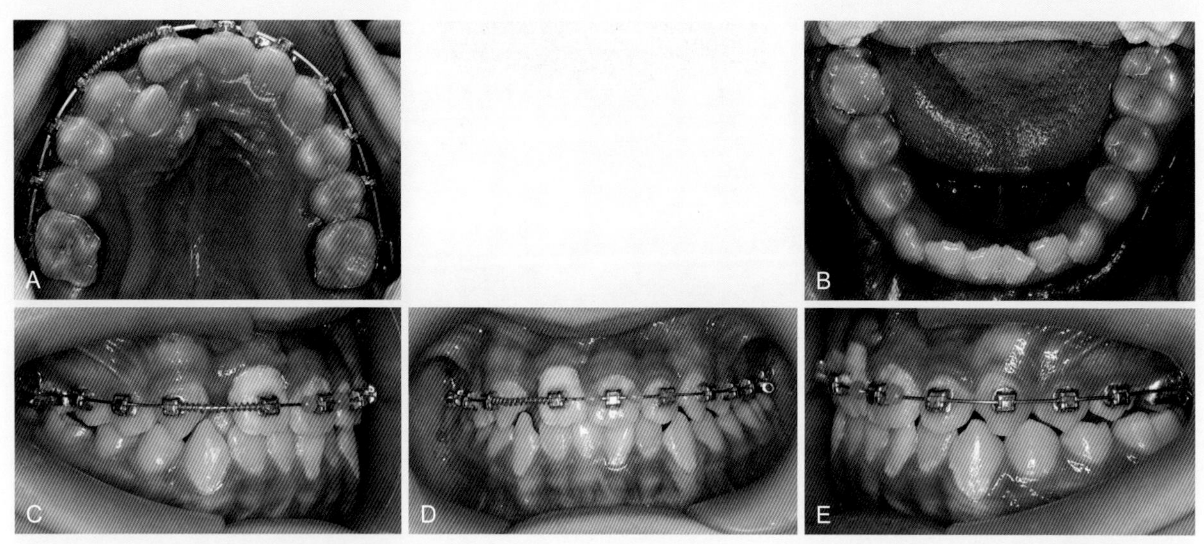

图 6-13　11 与 13 之间推簧扩展间隙。A. 上颌殆像；B. 下颌殆像；C. 右侧殆像；D. 正面殆像；E. 左侧殆像

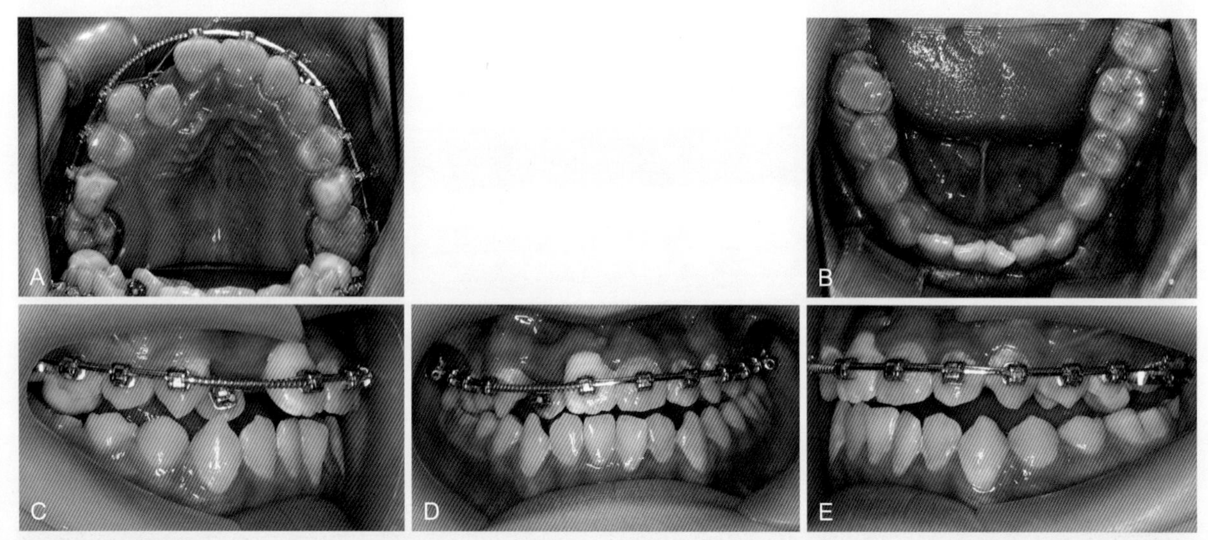

图 6-14　双丝技术拉 12 进牙列，树脂垫暂时解除反殆。A. 上颌殆像；B. 下颌殆像；C. 右侧殆像；D. 正面殆像；E. 左侧殆像

病例介绍：病例二（续）

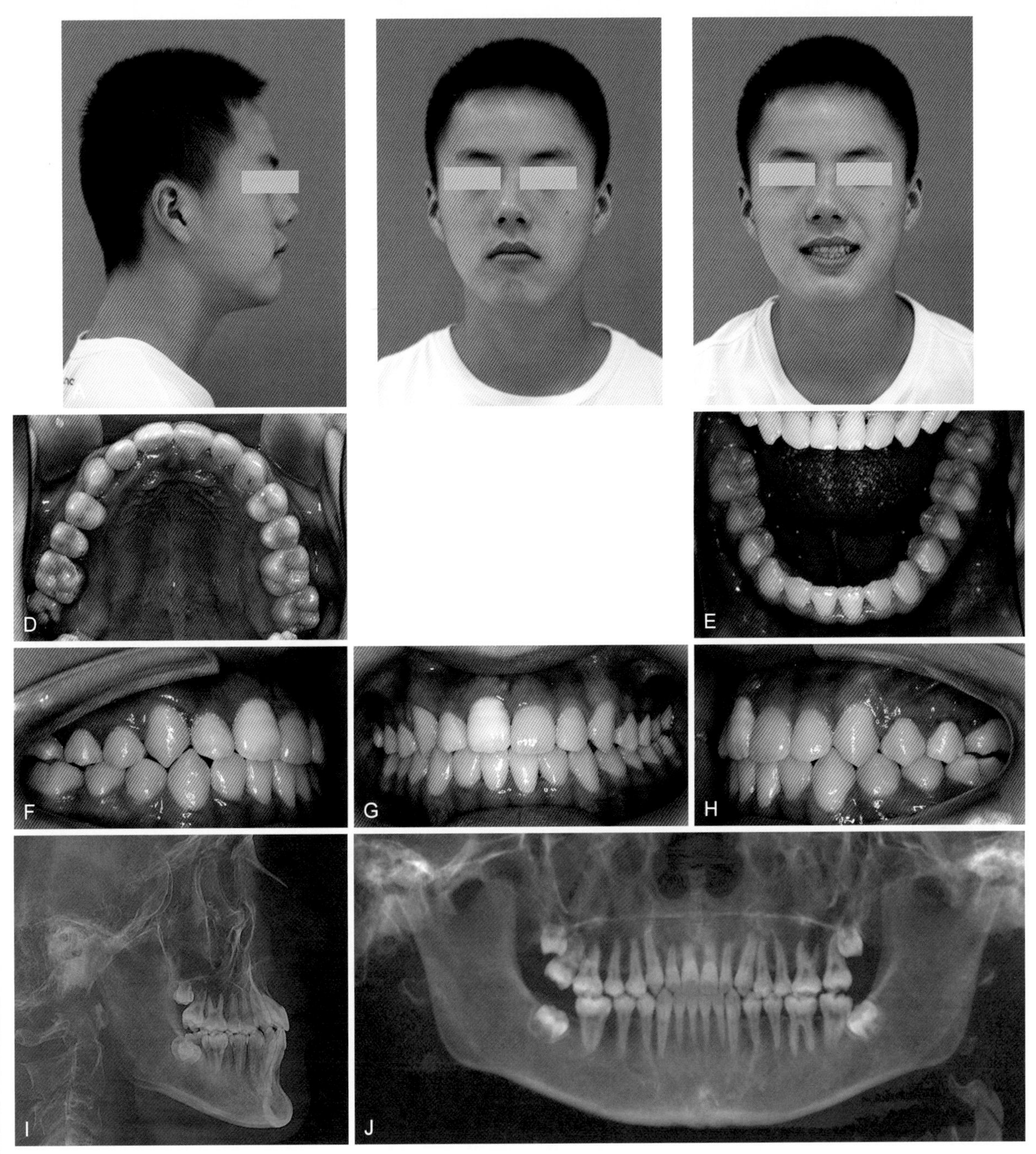

图6-15 治疗结束面像、口内像及X线片。A. 侧面像；B. 正面像；C. 正面微笑像；D. 上颌殆像；E. 下颌殆像；F. 右侧殆像；G. 正面殆像；H. 左侧殆像；I. 侧位片；J. 全景片

（王 华 张卫兵）

参考文献

[1] 普若费特，菲尔德，萨马．当代口腔正畸学 [M]．5 版．王林，译．北京：人民军医出版社，2014.

[2] 傅民魁．口腔正畸学 [M]．北京：人民卫生出版社，2010.

[3] SACERDOTI R, BACCETTI T. Dentoskeletal features associated with unilateral or bilateral palatal displacement of maxillary canines[J]. Angle Orthod, 2004, 74(6): 725-732.

[4] KAVADIA-TSATALA S, TSALIKIS L, KAKLAMANOS E G, et al. Orthodontic and periodontal considerations in managing teeth exhibiting significant delay in eruption[J]. World J Orthod, 2004, 5(3): 224-229.

[5] MOTAMEDI M H, TABATABAIE F A, NAVI F, et al. Assessment of radiographic factors affecting surgical exposure and orthodontic alignment of impacted canines of the palate: A 15-year retrospective study[J]. Oral Surg Oral Med Oral Pathol Oral Radiol Endod, 2009, 107(6): 772-775.

第7章

尖牙阻生的矫治

尖牙位于牙弓的拐角部位，牙齿发育时间长，生长发育的路径长，自身发育及局部因素等影响，使其易发生位置的偏移、阻生。尖牙阻生的发生率为口内牙齿阻生的第二位，仅低于第三磨牙阻生的发生率，尤其是上颌尖牙，从眶下开始发育，不断向下移动，萌出顺序又在其近远中牙齿的后面，萌出间隙常被邻牙占据，因此阻生发生率高。而且阻生的位置也千变万化，这给临床诊断、治疗带来了困难，很难用统一的模式确定矫治方案，必须根据具体情况采用相应方向的矫治力。尖牙阻生对邻牙的危害也很大，常导致邻牙牙根吸收，邻牙移位，对错㼝畸形的发生影响很大。由于尖牙位于牙弓的前部，尤其是上颌尖牙，对美观影响大；尖牙对青少年来说，对㼝关系建立尤为重要，尖牙引导㼝，逐步向成人的组牙功能㼝过渡。因此，青少年尖牙阻生时应尽量保留，当然有时根据临床情况正畸治疗时也可选择拔除，以简化治疗。关于尖牙阻生的研究较多，从流行病学、病因学的研究到临床诊断、治疗的研究均较多，但缺乏对临床有指导意义的系统回顾性研究，从病因学研究指导临床的预防和早期预警、干预，诊断指导临床设计及治疗的研究不够系统、完整。

一、概述

（一）流行病学

儿童6~7岁时，尖牙牙冠钙化基本完成。此后尖牙牙根开始发育，尖牙准备萌出。Grover 等报道上颌尖牙阻生占正畸患者的2%。Sacerdoti 等分析了5000例门诊患者，得出的患病率约为2.4%。我国儿童常见为唇侧阻生（上颌尖牙阻生的临床分析），约占上颌尖牙阻生的45.2%。有些甚至发生易位。下颌尖牙埋伏阻生较为少见，其发生率约为0.35%。研究表明，唇腭裂患者尖牙阻生的概率是普通人群的10倍。严斌等研究报道上颌尖牙唇侧阻生的患者侧切牙发生畸形牙的概率为42.34%。Zilberman 等研究发现，腭侧阻生患者的家人有很大概率表现出尖牙腭侧埋伏阻生、过小的侧切牙或发育过缓的牙列萌出。Pirinen 等总结了106名尖牙异常的患者的一代和二代直系亲属牙齿发育情况，发现尖牙腭侧埋伏阻生的发病率是4.9%，也是正常人的2~2.5倍，这提示了尖牙腭侧埋伏阻生可能具有遗传性。总之，尽管关于尖牙阻生的研究较多，但缺乏大样本的系统回顾性研究。

（二）病因

萌出异常或阻生多发生在牙齿替换的牙列的过渡阶段，牙齿的萌出和替换过程是复杂的生理过程。上颌尖牙从眶下发育，随着牙胚的生长发育不断向下移动，最终到达其在牙弓内的位置。由此可见，尖牙发育的时间长、行进的路径距离远，在这期间一旦牙胚方向改变必然造成尖牙的阻生甚至易位。在替牙期由于尖牙自身发育异常，或邻牙移位，均会造成尖牙阻生（图7-1）。

1. 全身因素　全身因素至今机制尚不清楚，与遗传因素、甲状旁腺激素受体突变等有关，与下述系统性疾病不同的是颌骨畸形不严重，牙齿发育迟缓、阻生，位置基本正常。全身因素影响牙齿的发育，全口多数牙齿对称性阻生（图7-2，图7-3）。

2. 系统性因素

（1）外胚间叶发育不全综合征：见第10章图10-11和图10-12。

（2）颅骨锁骨发育不全综合征（图7-4~图7-6）：除全身临床表现外，在口颌系统主要表现为影响牙颌面的发育，导致颌骨发育异常、牙齿发育异常、面部发育畸形。牙齿的发育异常表现为全口多数牙的发育迟缓、位置异常、阻生，往往为对称性的。

3. **牙齿发育性因素** 牙胚生长发育过程中出现病变，发育迟缓、停滞，方向偏移，萌出性囊肿等并不少见。发育性的因素是一个笼统的概念。

(1) 侧切牙缺失或牙根发育异常：临床研究表明，许多腭侧埋伏阻生上颌尖牙病例中，牙列无拥挤，而多伴有侧切牙的形态异常或缺失。原因可由

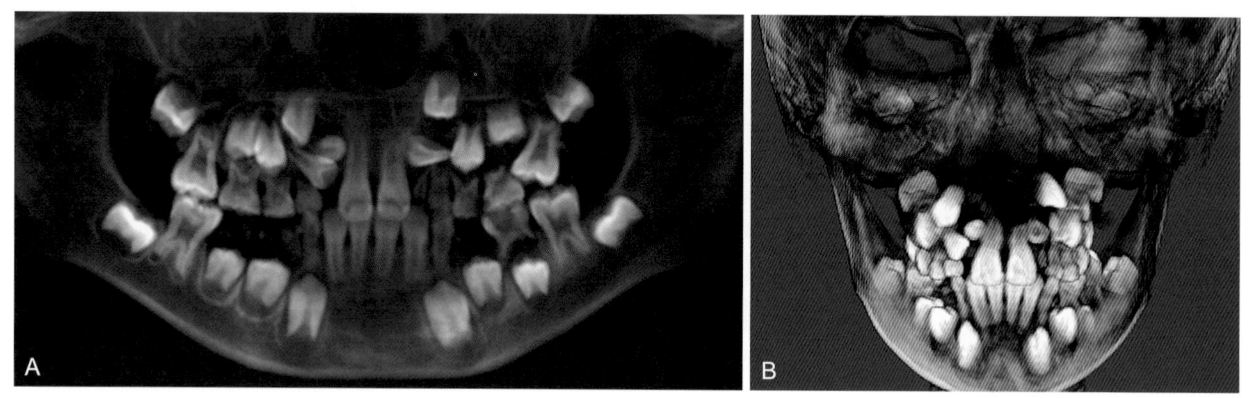

图 7-1 上颌尖牙从眶下发育，尖牙自身发育异常、邻牙移位，牙胚方向改变均可能造成尖牙的阻生。A. 全景片示恒牙牙胚发育异常，多颗乳牙滞留；B. CT 数据三维成像提示恒牙胚位置异常

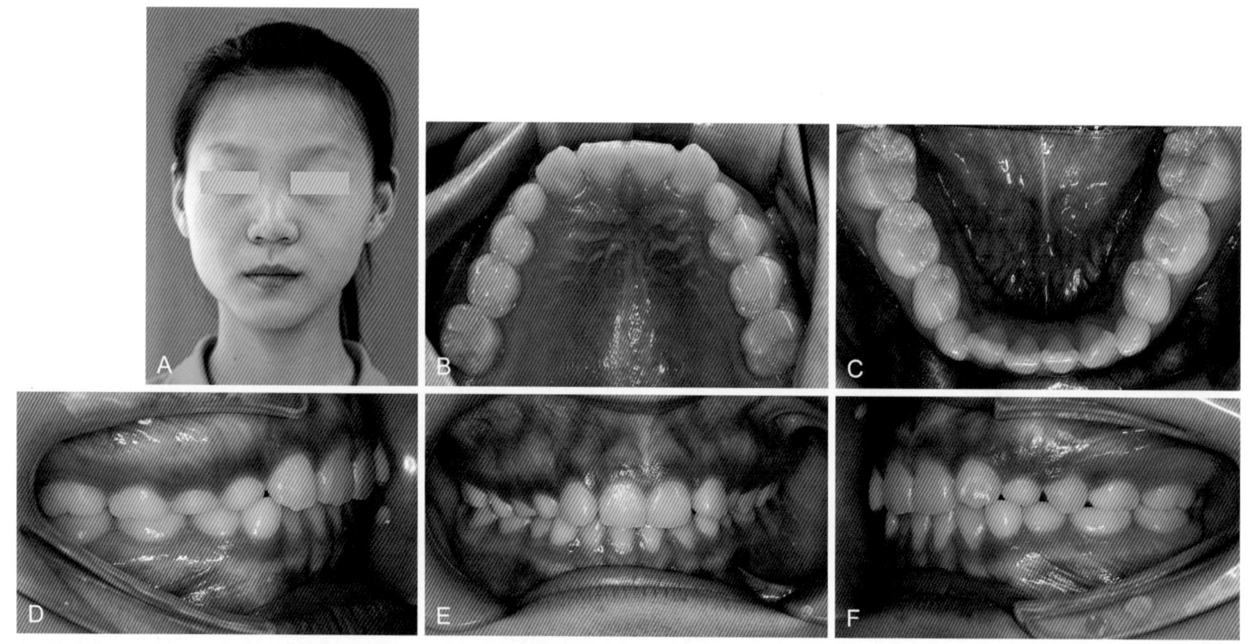

图 7-2 女性，15 岁全口多数牙埋伏阻生，牙根发育迟缓。A. 面像；B. 上颌䂊像示除切牙外乳牙未替换；C. 下颌䂊像示除切牙外乳牙未替换；D. 右侧䂊像；E. 正面䂊像；F. 左侧䂊像

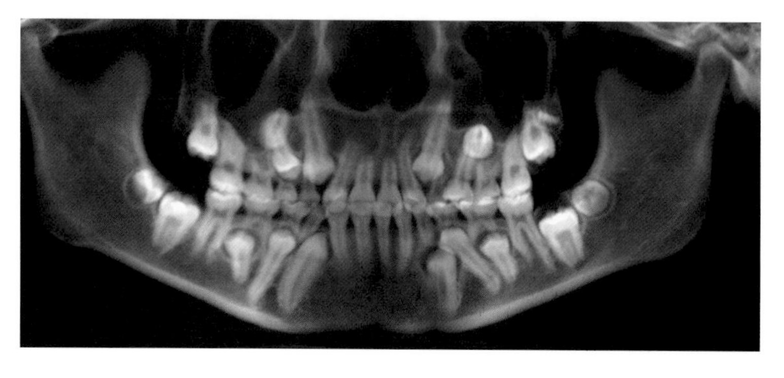

图 7-3 全景片示恒牙牙胚发育基本完成，但多数乳牙滞留

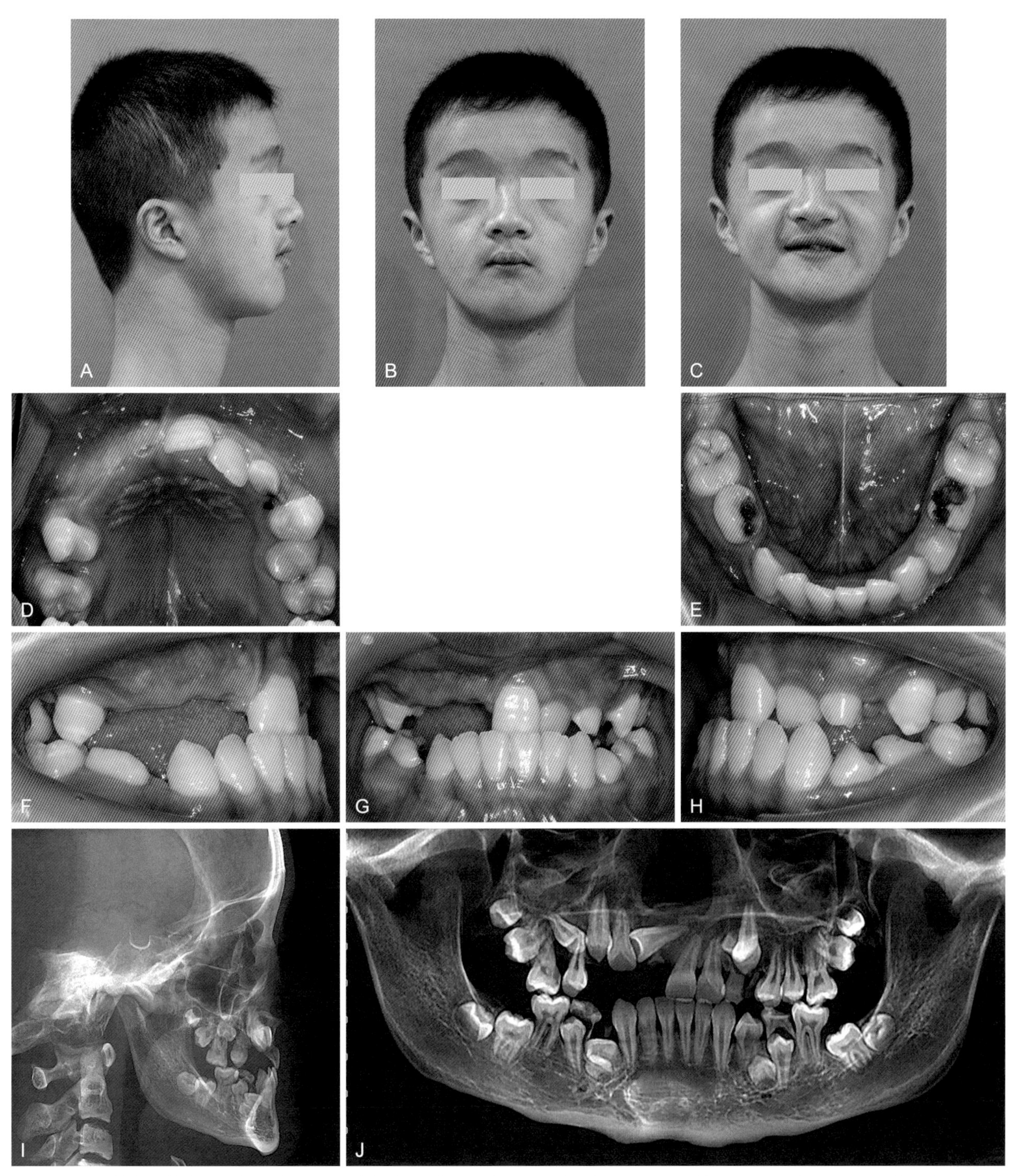

图 7-4　颅骨锁骨发育不全综合征。除牙齿发育异常、阻生外，骨性反殆。A. 侧面像；B. 正面像；C. 正面微笑像；D. 上颌殆像；E. 下颌殆像；F. 右侧殆像；G. 正面殆像；H. 左侧殆像；I. 侧位片；J. 全景片

Becker 等提出的引导理论予以解释，Becker 等认为：尖牙萌出第一阶段，即尖牙发育初期，尖牙在牙槽骨中作近中横向运动，当尖牙移动到侧切牙牙根远中时，进入第二阶段。此时，尖牙受侧切牙牙根引导，沿侧切牙牙根远中向下纵向运动最终破龈而出。而当侧切牙牙根异常(长度不足，锥形侧切牙，牙根旋转，发育迟缓等）或缺失时，无法进入第二阶段，造成尖牙的埋伏阻生（图 7-7）。

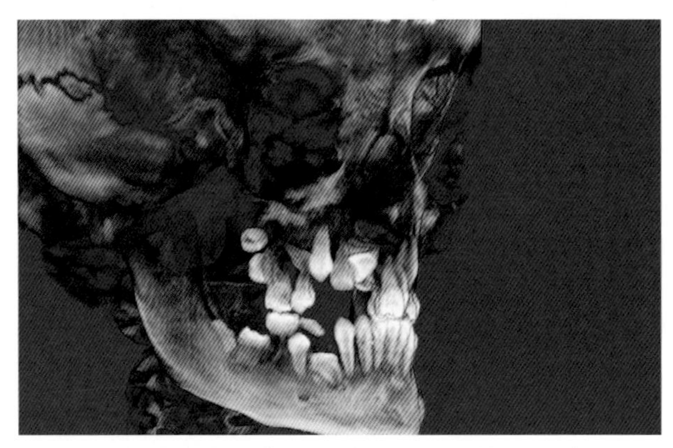

图 7-5 颅骨锁骨发育不全综合征（男性，17 岁）。全口多数牙阻生。伴发有多生牙、骨性 Ⅲ 类错殆畸形

（2）牙胚位置异常：牙胚位置正常是尖牙萌出的必要前提，尖牙发育路径长，时间长，发育过程中出现问题，方向产生偏移，如尖牙牙胚位置过高、尖牙牙胚倒置、牙胚位置出现近远中漂移等。在这些情况下，部分尖牙不具有正常的萌出潜力，即使尖牙具有正常的萌出潜力，也因为受到异常的萌出阻力影响而无法萌出或异位萌出（图 7-8，图 7-9）。

其他疾病如外伤致尖牙牙胚移位或受损，因缺乏牙槽骨或骨密度过大也可导致尖牙无法正常萌出。

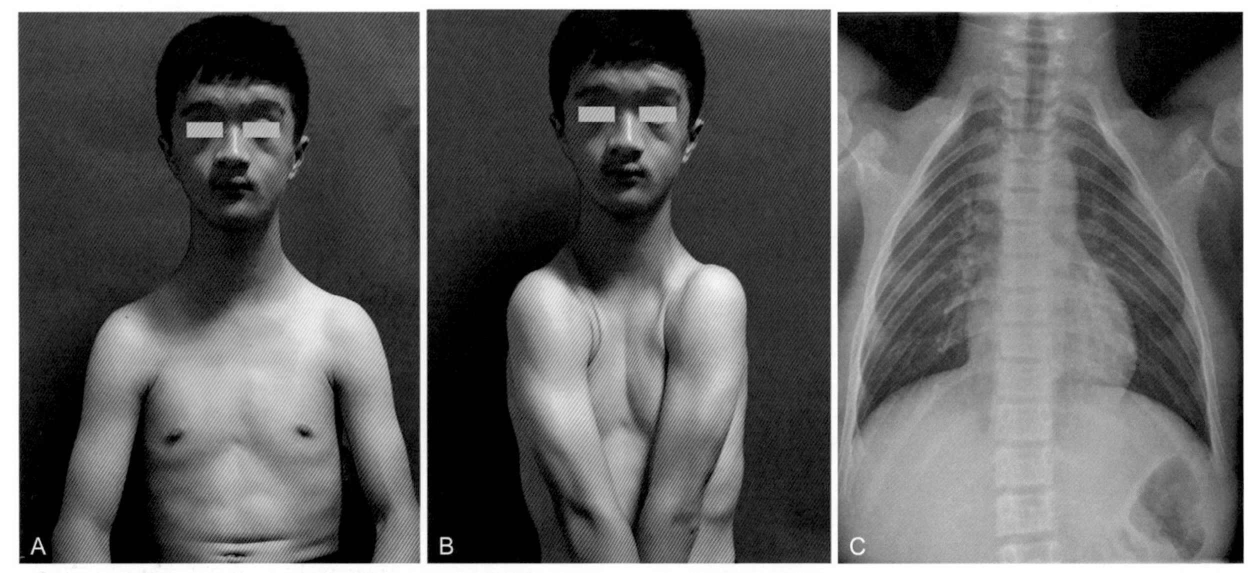

图 7-6 颅骨锁骨发育不全综合征（男性，17 岁），颅面及上半身照片及胸片显示锁骨缺如。A. 双肩塌陷；B. 双肩及双臂聚拢；C. 胸片显示锁骨缺如

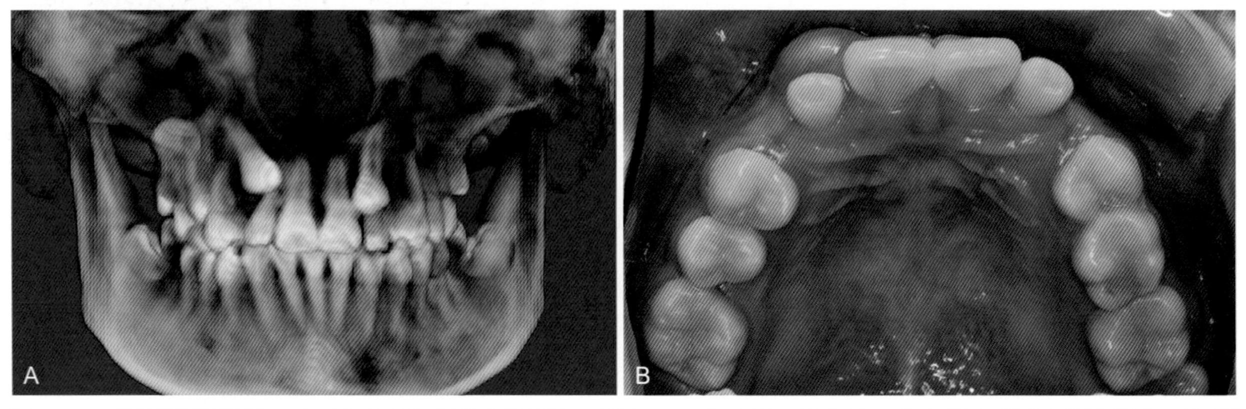

图 7-7 侧切牙发育畸形，尖牙失去侧切牙牙根的引导，阻生。A. 左上颌尖牙易位，右上颌尖牙近中倾斜阻生；B. 侧切牙畸形过小，左上颌侧切牙近中唇侧隆起

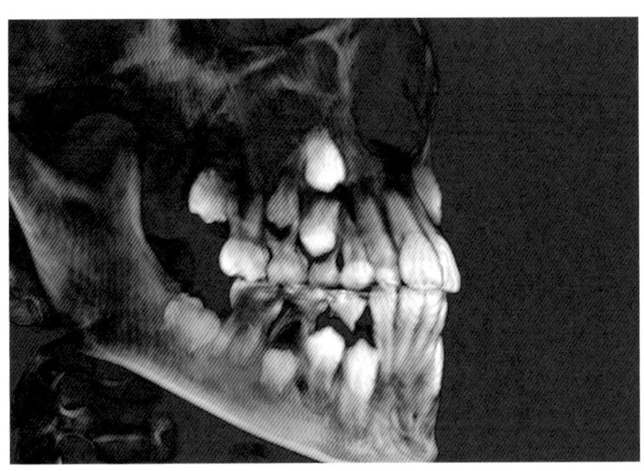

图 7-8　右上颌尖牙牙胚远中移位，位于同侧第一前磨牙的根方，将来必然阻生

（3）牙胚自身发育迟缓、停滞：这种不明原因的牙齿自身发育异常，并未有萌出性囊肿的存在，明显尖牙根发育不足（图 7-10）。

（4）唇腭裂：研究表明，唇腭裂患者尖牙阻生的概率是普通人群的 10 倍，腭部裂隙及瘢痕影响了尖牙的生长发育，改变尖牙的发育方向（图 7-11）。

4. 萌出道障碍

（1）牙列拥挤，萌出间隙不足：曾经，学者们普遍认为牙列拥挤是造成尖牙阻生的主要原因。据统计，超过 50% 的亚洲人的牙弓形态为尖圆形，易造成前牙段牙弓长度不足，尖牙间距离较小。然而，目前研究表明，85% 的腭侧阻生上颌尖牙有足够的

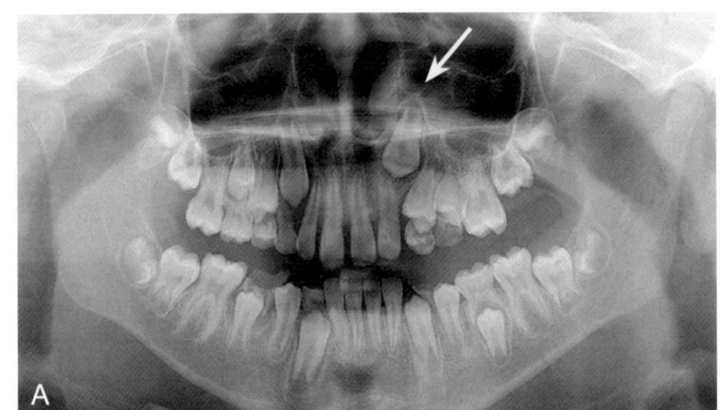

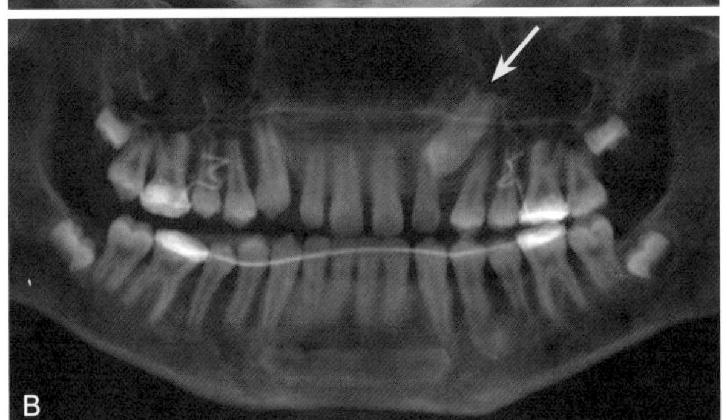

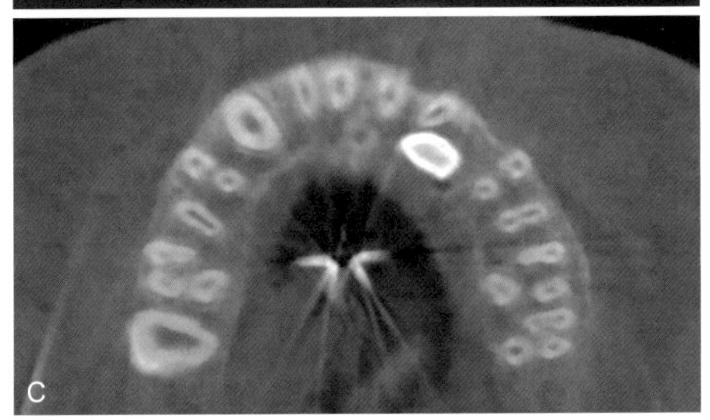

图 7-9　左上颌尖牙不同时期牙齿的变化，逐渐近中移位、阻生，表明生长发育异常。A. 初诊时，全景片示尖牙低位埋伏阻生，尖牙牙尖位于侧切牙根尖远中根方；B. 6 个月后全景片示尖牙近中殆向移动；C. 6 个月后 CBCT 示尖牙腭侧位阻生

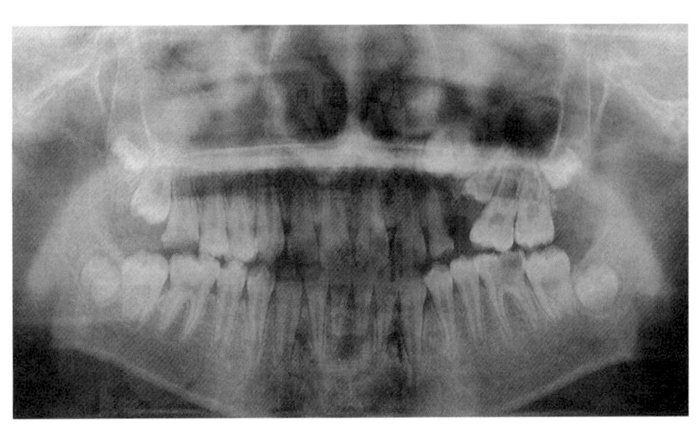

图 7-10　左上尖牙发育停滞，根发育 1/3，阻生。同时伴发前磨牙阻生

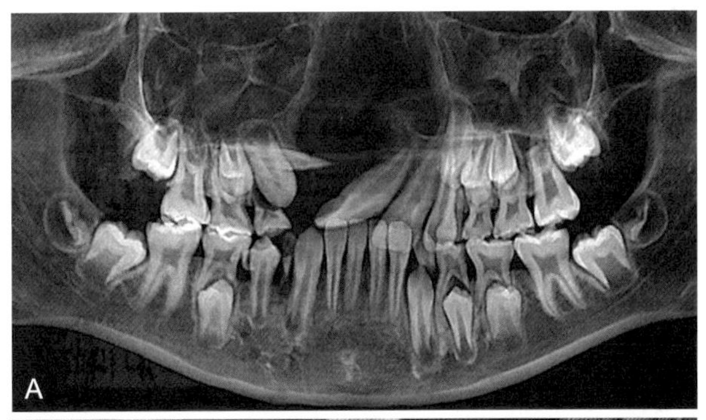

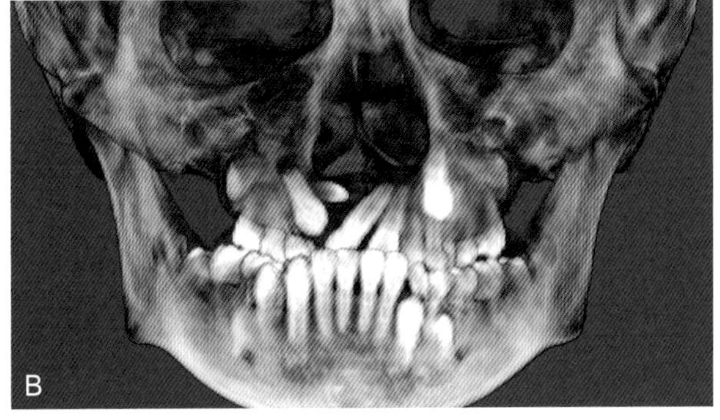

图 7-11　唇腭裂患者尖牙埋伏阻生。A. 全景片可见多颗前牙位置异常；B. CT 重建示骨缺如

间隙萌出，而只有13%的唇侧阻生尖牙有足够的间隙萌出。这说明，间隙不足是上颌尖牙唇侧阻生的重要因素。因此，当上颌发育不足时，尖牙阻生概率也会增加。下颌尖牙因其萌出时间较前磨牙早，较少受到间隙不足的影响，然而少数患者萌出时间异常，也会出现尖牙萌出障碍（图7-12～图7-15）。

（2）萌出道受阻：萌出道受阻并非上述牙拥挤造成的萌出间隙不足，邻牙移位占据萌出位置，造成阻力。这里介绍的萌出道受阻是指牙齿萌出方向上存在阻力，指多生牙、牙瘤形成阻力，接替的乳牙根吸收停止或根骨粘连等。若尖牙萌出时，受乳尖牙牙根吸收不全或滞留，牙瘤等疾病影响，或因腭侧骨黏膜及牙龈组织过度致密使尖牙萌出过程中受到额外的阻力，导致尖牙萌出道受阻，从而导致尖牙阻生（图7-16，图7-17）。

（3）局部病变：颌骨囊肿、角化囊性瘤、成釉细胞瘤等颌骨的局部病变，影响邻近牙齿的发育，造成局部牙齿缺失、阻生等，导致尖牙等多个牙齿的埋伏阻生（图7-18～图7-21）。这类病例预后很差，常规手术切除，同时将瘤内及邻近牙齿一并去除，以免复发。此处属于外科范围，本书不再叙述。

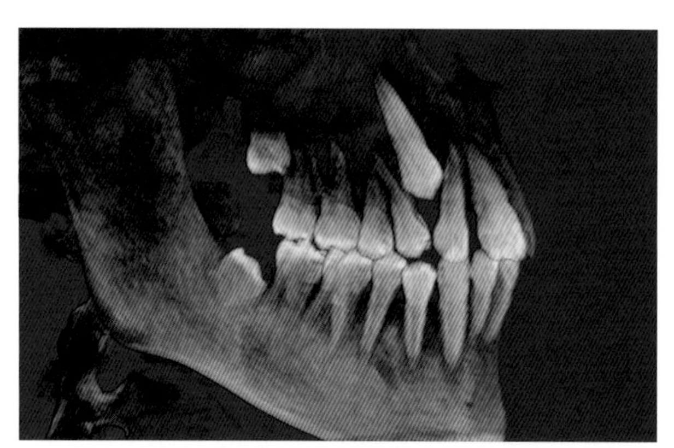

图7-12 萌出间隙不足，阻碍尖牙的正常萌出，阻生

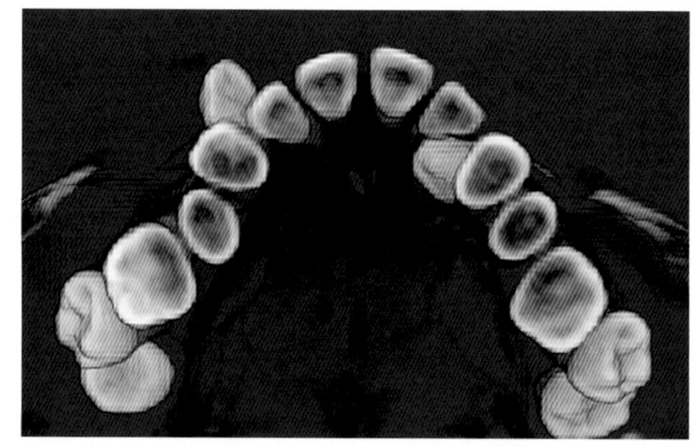

图7-14 牙弓呈尖圆形，双侧上颌尖牙阻生，牙弓内无足够间隙

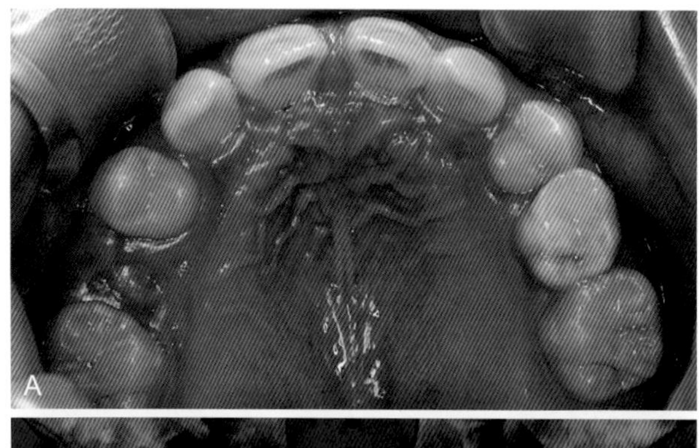

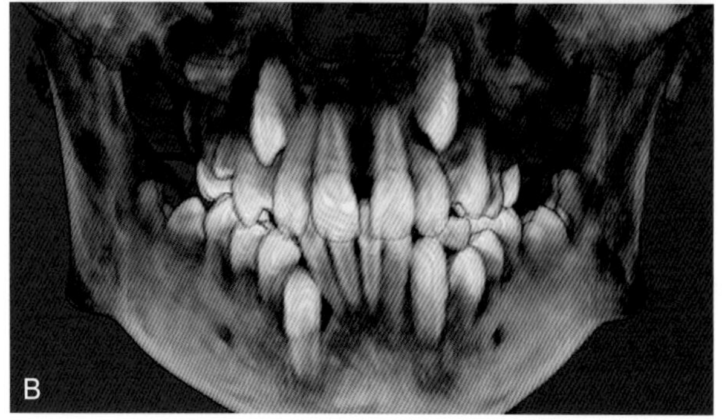

图7-13 双侧上颌尖牙垂直阻生，但牙弓内无足够间隙。A. 上𬌗像示牙弓间隙不足；B. 双侧上颌尖牙垂直阻生

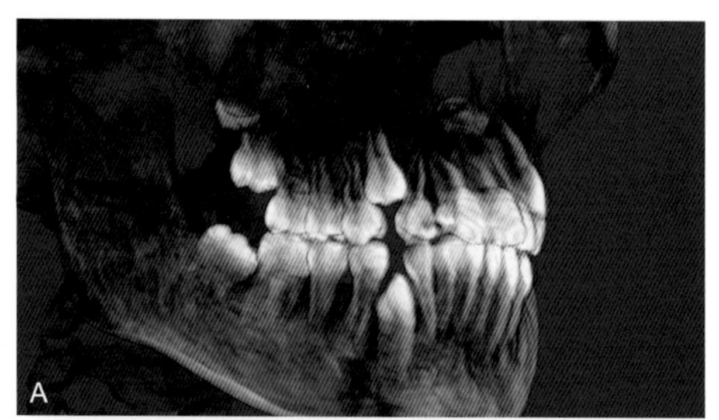

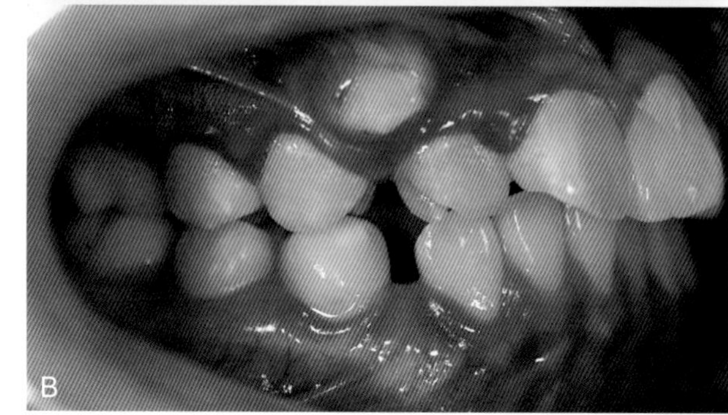

图7-15 右侧上下尖牙萌出间隙不足，唇侧位阻生。A. 右上颌尖牙阻生；B. 唇侧见尖牙牙尖萌出，但牙弓内无间隙

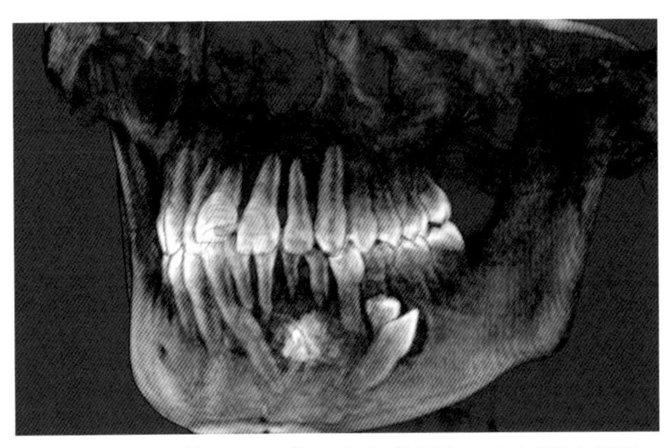

图 7-16 下颌前牙区牙瘤，萌出道受阻，尖牙远中移位、位于第一前磨牙的远中，埋伏阻生

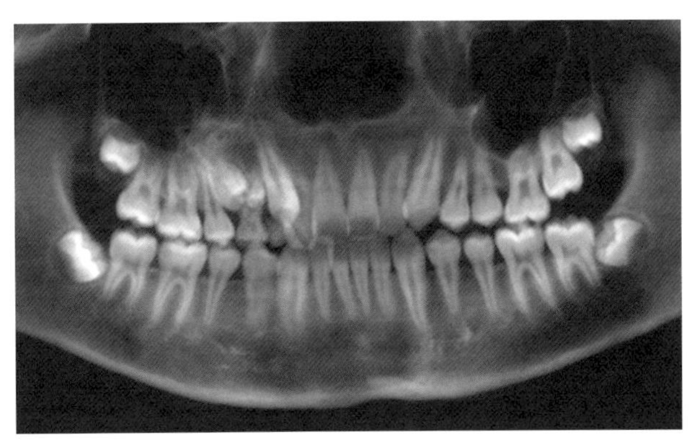

图 7-17 右上颌牙瘤，萌出道受阻，第一前磨牙及尖牙受阻，移位、埋伏阻生

（三）分类

尖牙阻生发生率较高，阻生发生的位置及方向变化多，为便于临床诊断、治疗和交流，有必要进行归类。

1. *唇侧位阻生* 唇侧阻生尖牙临床最为常见，多为牙胚发育异常、牙弓内间隙不足、侧切牙牙畸形失去引导作用。唇侧位阻生常与近中位伴发。唇侧位阻生尖牙与相邻牙齿的位置关系一定程度上决定了矫治难度（图 7-22～图 7-25）。有学者又将尖牙唇侧位阻生分为三类。① I 类：阻生尖牙牙尖位于侧切牙与第一前磨牙长轴之间；② II 类：阻生尖牙牙尖位于第一前磨牙长轴远中；③ III 类：阻生尖牙牙尖位于侧切牙长轴近中。

2. *舌腭侧位阻生* 上颌腭侧埋伏尖牙在人群中的发病率为 1.0%～2.5%。上颌尖牙腭侧位阻生常与近中位相伴随。有学者为便于诊断与治疗，根据尖牙与侧切牙的关系将尖牙舌腭侧位阻生分为四类。① I 类：埋伏尖牙牙尖位于相邻侧切牙的远中；② II 类：埋伏尖牙牙尖位于 I 类近中至相邻侧切牙

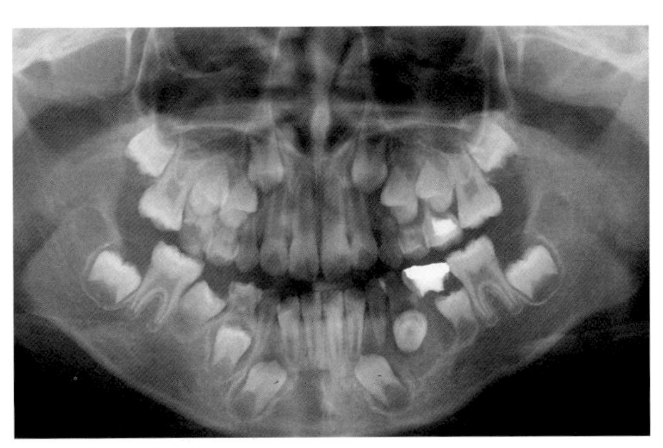

图 7-18 左侧下颌颌骨囊肿，左下尖牙、第一、第二前磨牙阻生

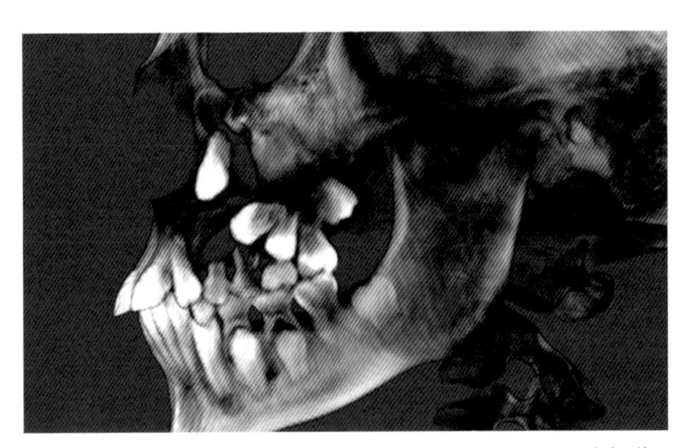

图 7-19 左上颌颌骨囊肿，尖牙仍被阻止在眶下孔部位

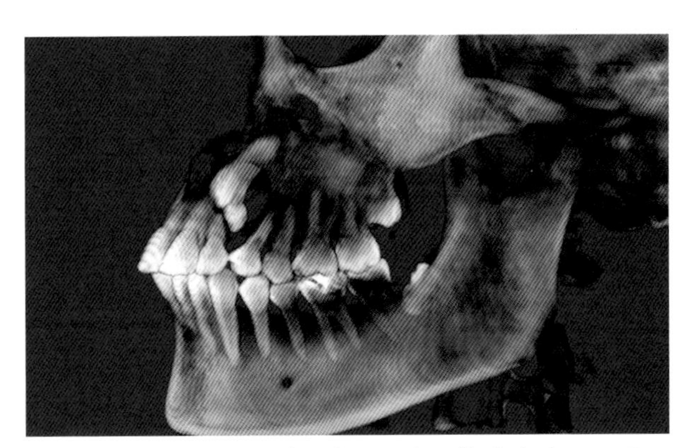

图 7-20 左上颌骨囊肿，尖牙阻生，伴发多生牙，牙弓内剩余间隙很小

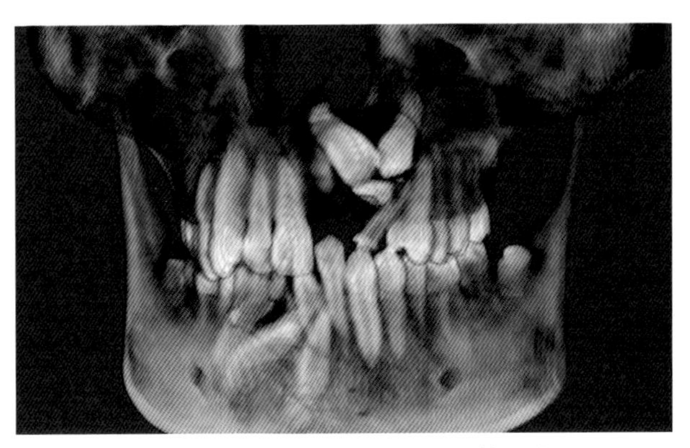

图 7-21 左上颌骨囊肿，尖牙、切牙埋伏阻生

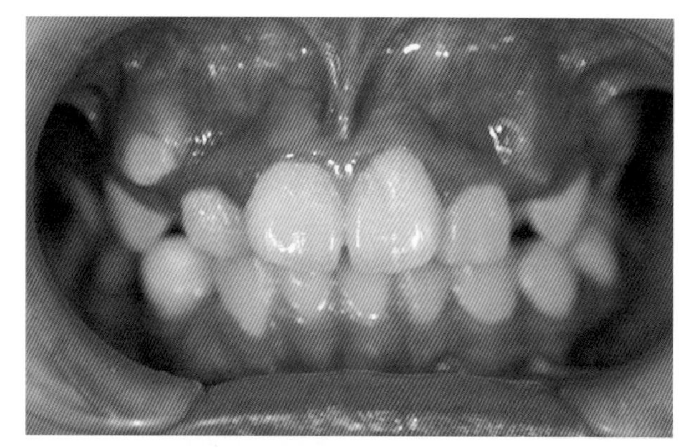

图 7-22 上颌尖牙唇侧阻生

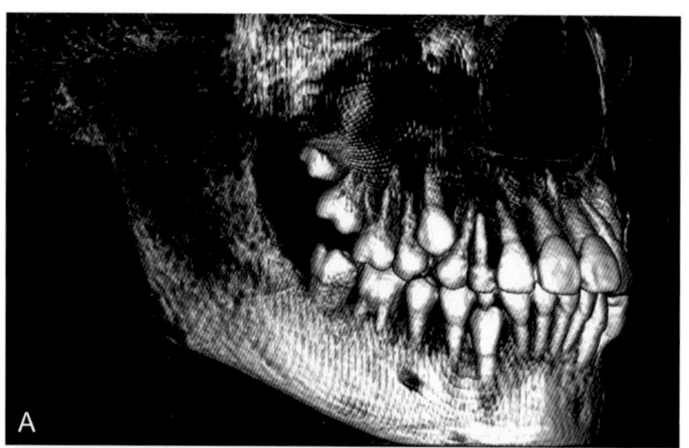

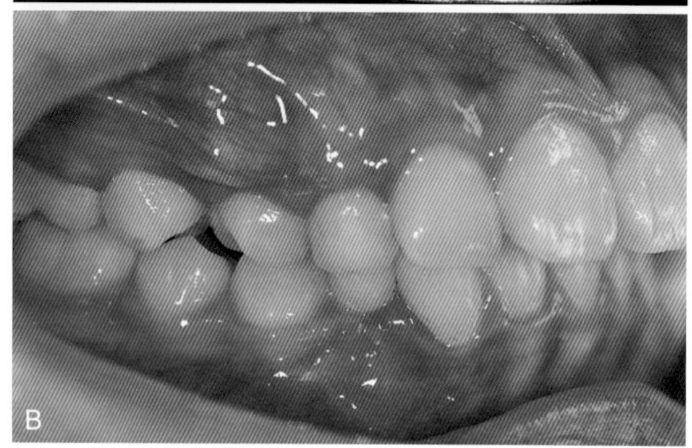

图 7-25 右上颌尖牙远中移位，阻生于第一前磨牙的颊侧，牙弓无间隙。A. 右上颌尖牙位于第一前磨牙远中颊侧；B. 牙弓无间隙

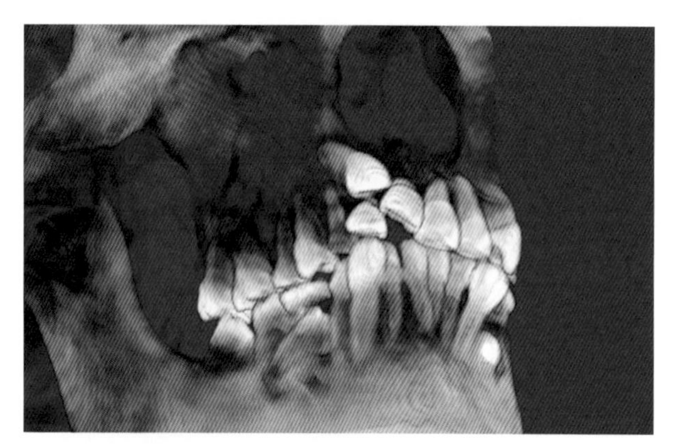

图 7-23 上颌尖牙近中唇侧阻生

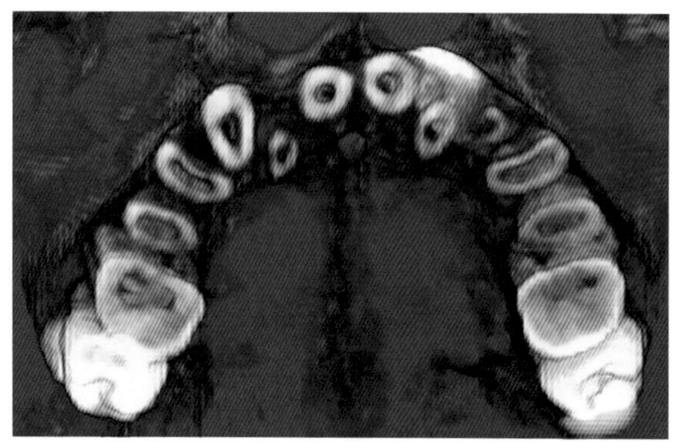

图 7-24 左上颌尖牙阻生于侧切牙近中唇侧

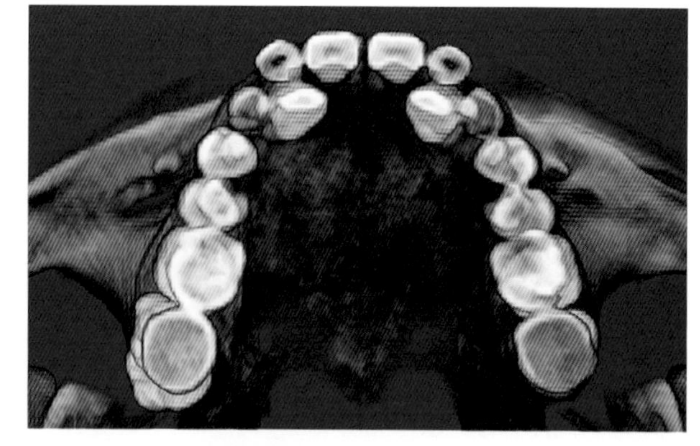

图 7-26 上颌尖牙腭侧位阻生

长轴的远中；③Ⅲ类：埋伏尖牙牙尖位于Ⅱ类近中至相邻侧切牙近中边缘的远中；④Ⅳ类：埋伏尖牙牙尖位于Ⅲ类近中（图 7-26，图 7-27）。

3. **垂直位阻生** 尖牙埋伏阻生垂直位也较常见。上颌尖牙位于侧切牙与第一前磨牙之间牙槽嵴顶中央的位置，而不具有明显的唇腭侧移位。对于下颌尖牙，位于相邻侧切牙与第一前磨牙之间时无法正常萌出。根据这种情况，有学者提出了原位阻生的概念。这类尖牙阻生的原因通常是单纯间隙不足，或因乳牙根吸收停止或不吸收所致，临床上有

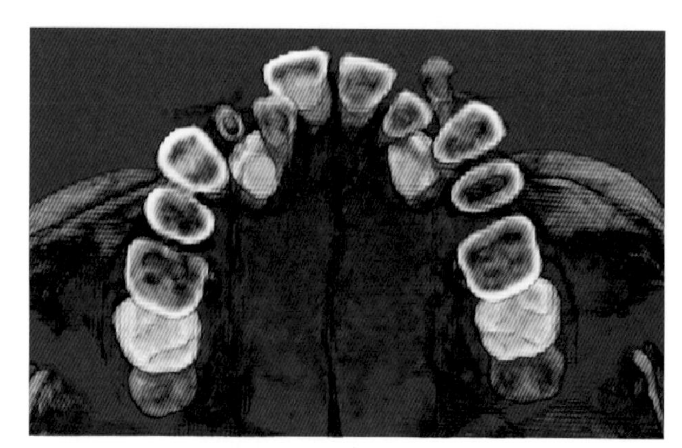

图 7-27 上颌尖牙腭侧低位阻生

些即便拔除了滞留乳牙，尖牙因发育异常，根发育迟缓而埋伏阻生，也会造成垂直位阻生，且有长期萌出受阻造成的根骨粘连（图 7-28，图 7-29）。

4. **下切牙牙根尖部阻生或对侧阻生**　7～8 岁时，若下尖牙牙胚长轴与正中矢状面所成角度在 50°～90°之间，则尖牙将向下颌骨正中联合处漂移，甚至越过中线。临床上可见下颌尖牙垂直水平阻生于下颌切牙根尖，更有极少数病例为下颌尖牙于下颌骨内游走至对侧，此时尖牙几乎无法萌出（图 7-30）。

5. **近中位阻生**　尖牙近中位埋伏阻生常与唇侧位或舌侧位伴发。常挤压近中的侧切牙，导致侧切牙移位，严重时可导致牙根的吸收（图 7-31～图 7-34）。

6. **远中位阻生**　临床上也可见到少部分病例尖牙向远中倾斜阻生，或与第一前磨牙发生易位阻生（图 7-35，图 7-36）。

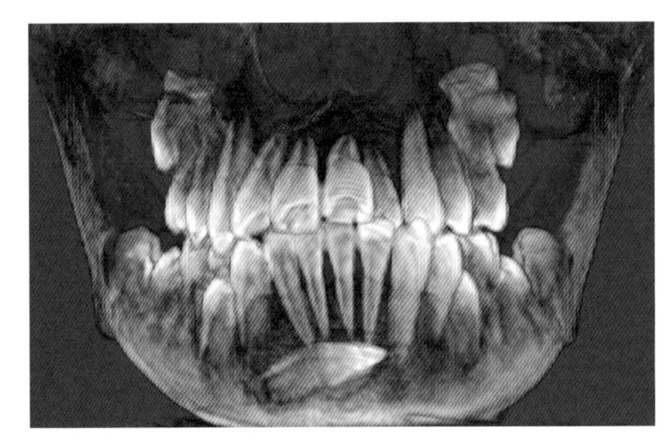

图 7-30　右下尖牙水平位，位于下切牙根尖部阻生

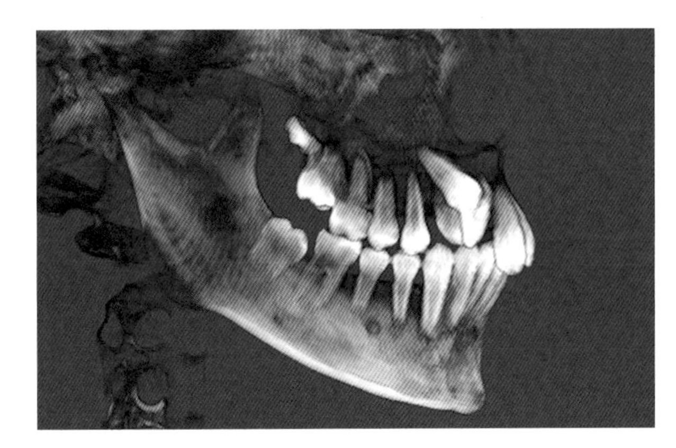

图 7-31　右上尖牙近中位阻生

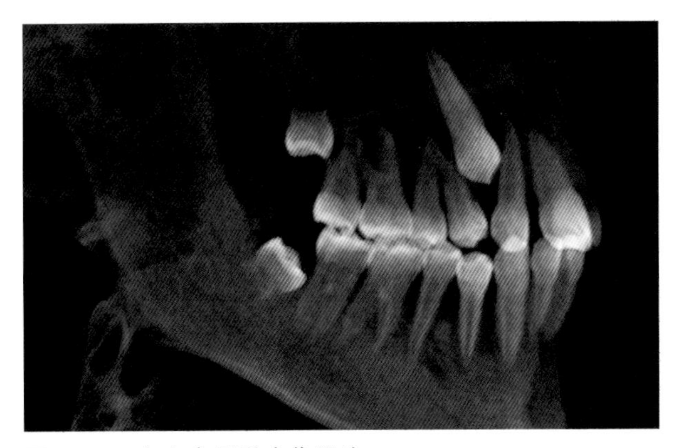

图 7-28　右上尖牙垂直位阻生

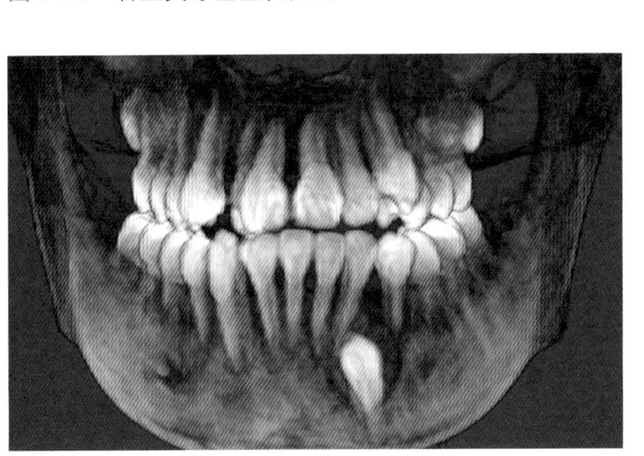

图 7-29　左下尖牙垂直位阻生

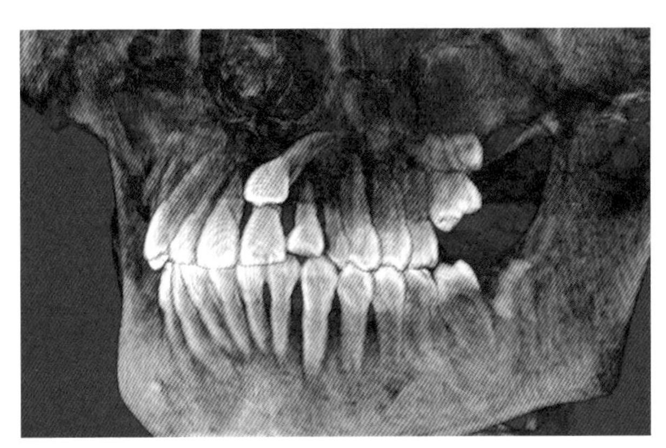

图 7-32　左上尖牙近中位阻生

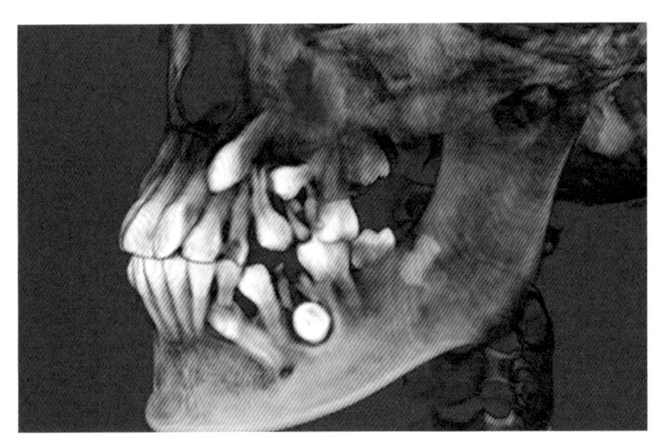

图 7-33　上下尖牙近中位阻生

7. 尖牙易位阻生 尖牙与邻近牙齿发生牙齿位置交换时，正畸治疗难度大，开窗、牵引方式等较为特殊，故单独列出。尖牙易位多发生于上颌，常见为单侧发生，也可见双侧发生。下颌较少出现。最常见的尖牙易位方式是尖牙 - 第一前磨牙易位，然后是尖牙 - 侧切牙易位。通常根据尖牙根尖是否越过相邻牙齿长轴而分为完全易位（牙尖与根尖均易位）与不完全易位（仅有牙尖的易位，根尖基本还在正常位置）。当发生牙齿易位时，医生不仅需要考虑如何使尖牙排入牙列，更应该考虑是否纠正易位、是否保留尖牙（图 7-37～图 7-39）。

8. 水平位阻生 尖牙水平位埋伏阻生并不罕见，此种情况多系尖牙牙胚发育异常所致，发现时间一般很晚。此时常会看到乳尖牙的滞留。尖牙水平位埋伏阻生很少发生在下颌（图 7-40～图 7-45）。

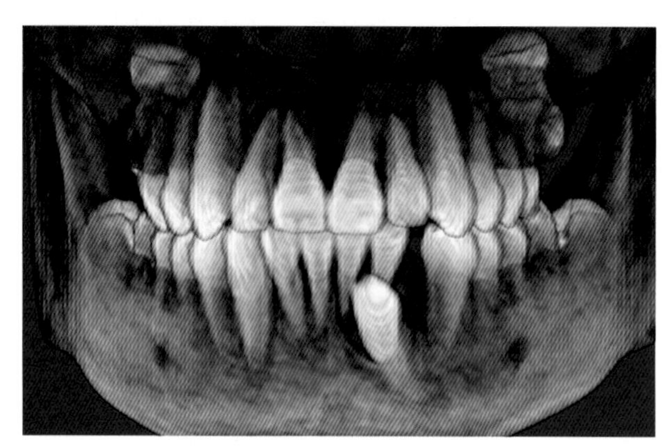

图 7-34 左下尖牙近中位阻生

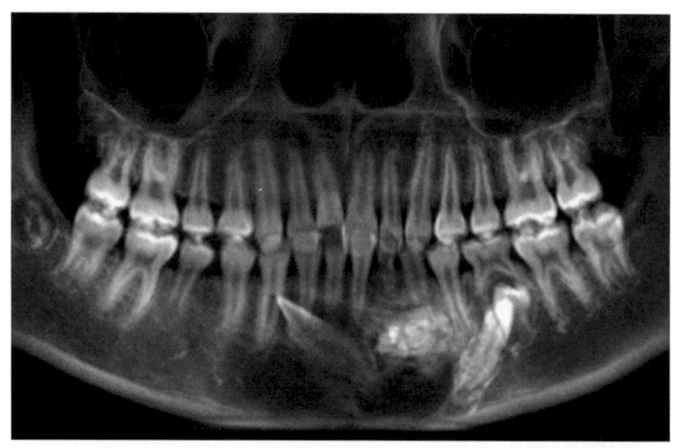

图 7-35 左下尖牙远中移位，阻生于第二乳磨牙的根尖

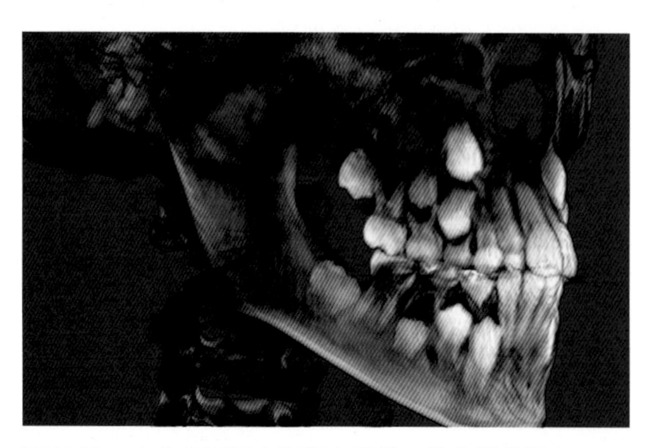

图 7-36 右上尖牙远中位阻生于第一前磨牙的根尖

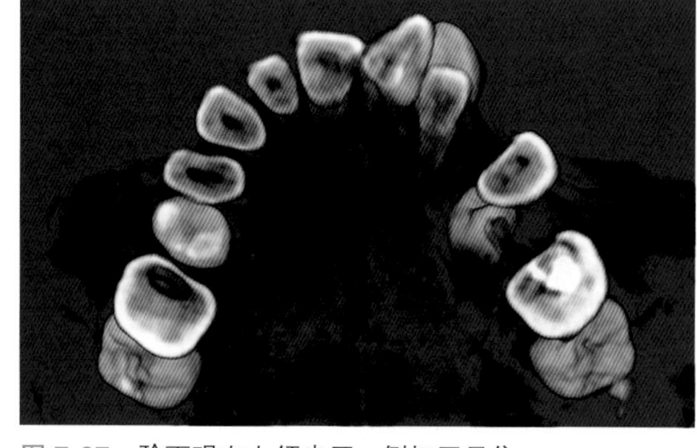

图 7-37 𬌗面观左上颌尖牙 - 侧切牙易位

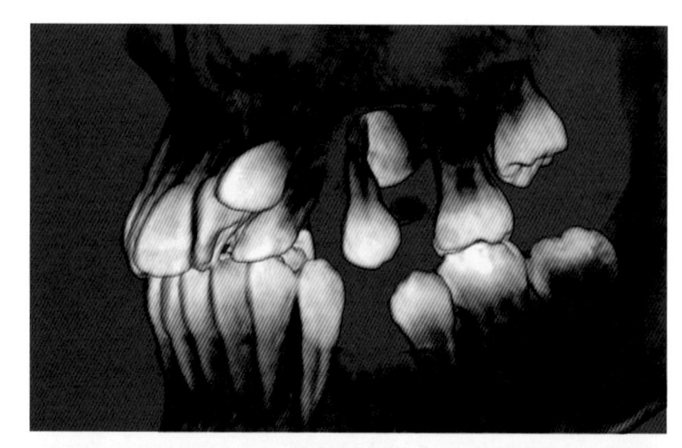

图 7-38 左侧观尖牙 - 侧切牙易位，第二前磨牙水平阻生

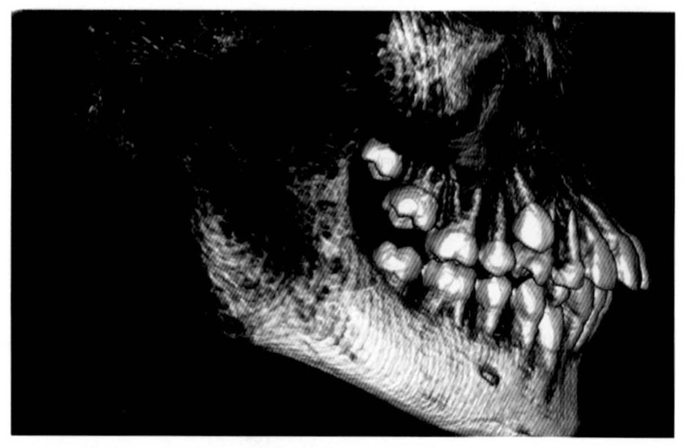

图 7-39 图示为右上颌尖牙 - 第一前磨牙易位

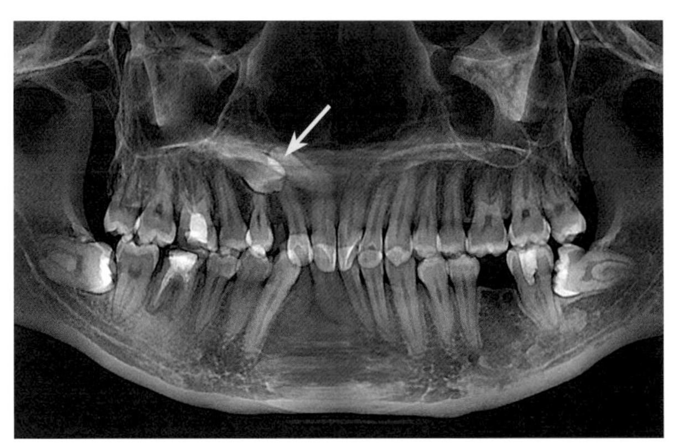

图 7-40　右上尖牙水平近中阻生（右上第一前磨牙根方）

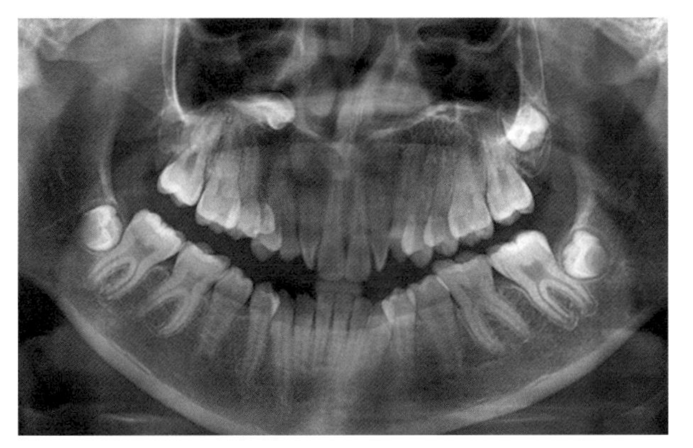

图 7-41　右上尖牙近中水平阻生（右上第二前磨牙根方）

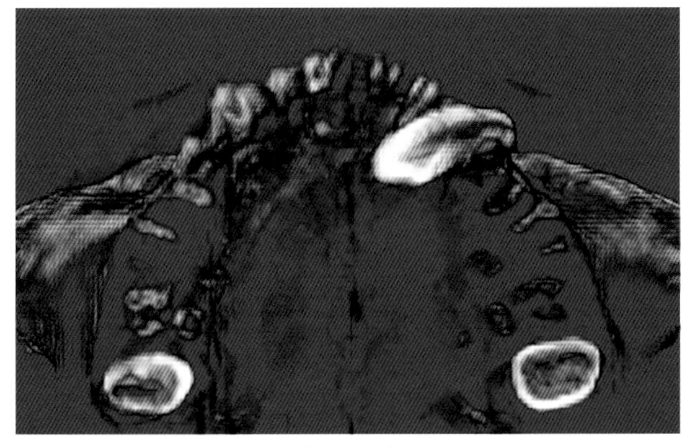

图 7-42　左上尖牙舌向水平阻生

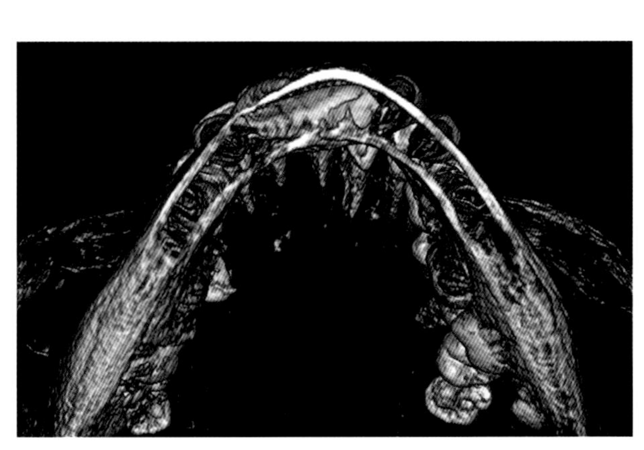

图 7-43　右下尖牙近中水平阻生

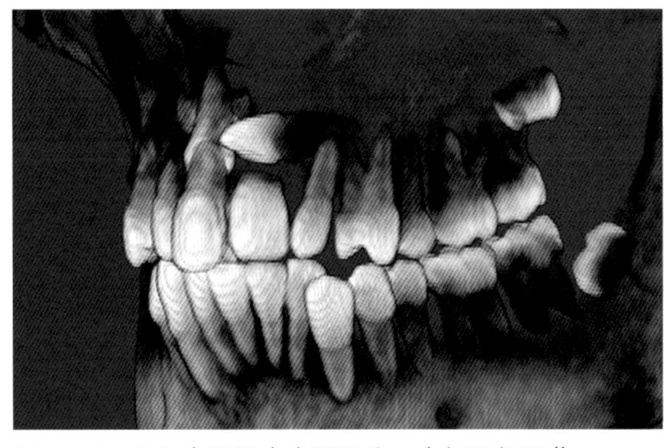

图 7-44　左上尖牙近中水平阻生，中切牙根吸收

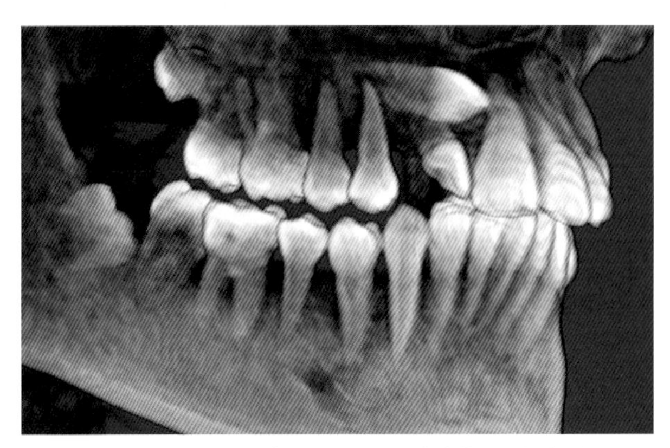

图 7-45　右上尖牙近中水平阻生（右侧切牙根方）

（四）尖牙阻生的影响

尖牙阻生影响相对较大，尖牙的阻生影响了牙列的完整性，往往会造成邻牙的移位，牙列拥挤等，直接导致牙弓间隙的丢失及错𬌗畸形的发生，影响美观。常导致邻牙根的吸收，况且这种危害当临床发现时，往往已无法弥补（图 7-46，图 7-47）。有些患者临床出现局部感染或不明原因的疼痛，也可能与阻生尖牙有关，其中由于阻生牙异位萌出造成的邻牙根吸收是最常见的现象。

同时，由于尖牙在牙弓中扮演着非常重要角色，它在维持牙弓形状、微笑美学以及功能𬌗运动中均有重要作用。因此，尖牙埋伏通常会引起家长的足够重视而就医。未能及时处理导致尖牙的过早拔出将可能造成牙弓塌陷，无法支撑起面中 1/3 的饱满度，甚至出现“瘪嘴”的衰老面容（图 7-48）。

尖牙位于牙弓的前段与后段交界部位，处于牙弓的拐角部位，除了前面所述及的美观等作用外，青少年儿童𬌗的建立发挥尖牙引导𬌗的作用，到成人才慢慢过渡到组牙功能𬌗，尖牙的引导作用逐渐淡化。因此，尖牙阻生对𬌗建立有影响。

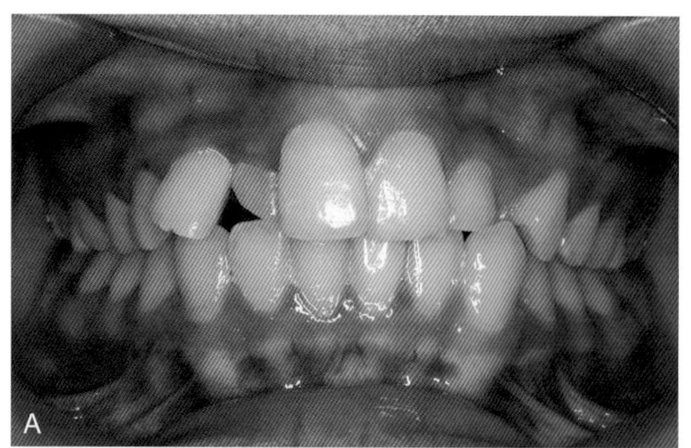

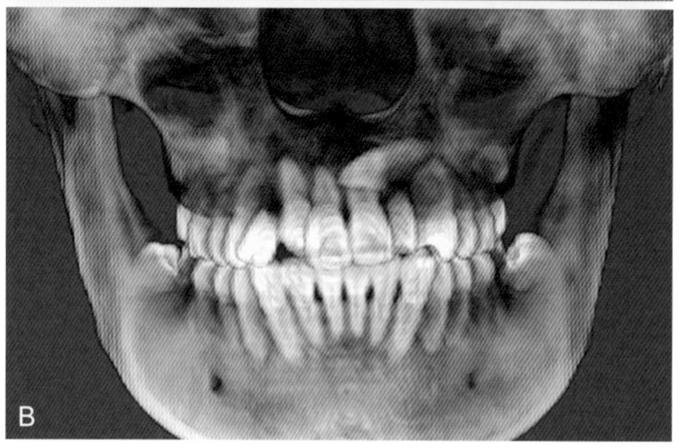

图 7-46 右上尖牙与侧切牙易位，上颌尖牙阻生，邻牙移位，牙根吸收。A. 右上尖牙与侧切牙易位，侧切牙远中倾斜；B. 右上尖牙与侧切牙易位，侧切牙牙根吸收严重

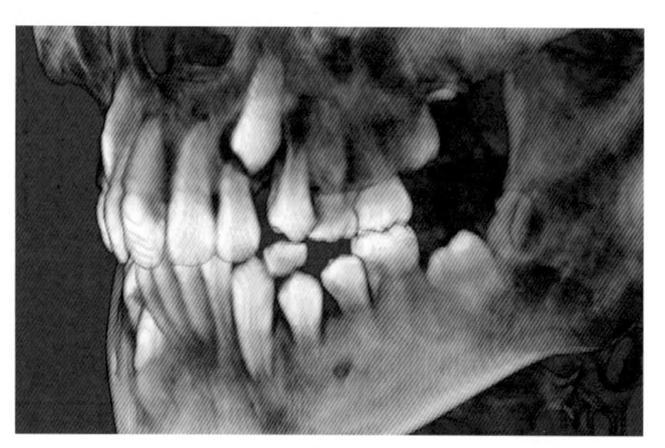

图 7-47 左上尖牙近中埋伏阻生，压迫侧切牙根吸收

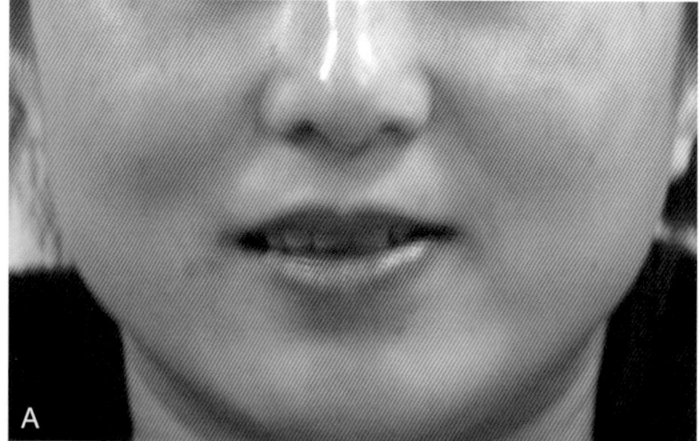

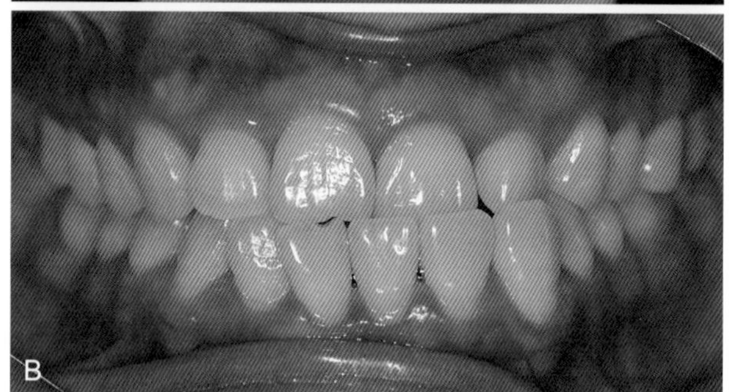

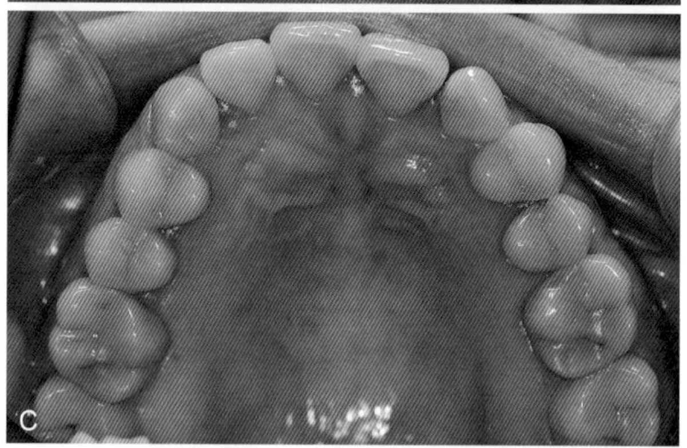

图 7-48 左上尖牙阻生，局部牙弓塌陷，口角塌陷、歪斜。A. 面像示左侧口角塌陷；B. 左侧前牙发殆；C. 左上前牙区牙弓塌陷，未见尖牙

二、尖牙阻生的治疗

由于尖牙的生理意义和临床功能，对美观、功能影响很大，阻生后的危害性大，所以尖牙阻生治疗的总原则是：及早发现，及时治疗，尽量保留。尤其是青少年患者，保留尖牙，一方面保持牙弓的完整性，另一方面有利于尖牙引导殆，促进殆的正常建立。逐步过渡到成人组牙功能殆后，尖牙的引导作用逐渐淡化，故也可以视临床情况可以考虑拔除，简化治疗，远中的第一磨牙替代尖牙。临床医生在分析阻生尖牙的治疗方案时，应综合考虑患者的年龄、尖牙阻生、邻牙牙根、与邻牙关系、错殆畸形等因素综合分析，还要考虑所需时间与自身技术水平等问题，选择最恰当的治疗方式，以避免出现时间与精力的浪费，支抗丧失，牙弓变形，咬合紊乱等，甚至导致医疗纠纷。

（一）阻生尖牙的诱导萌出

尖牙埋伏阻生早期不易被发现，发现时常常已造成牙根吸收等严重后果。我国儿童牙齿萌出顺序通常为：6-1-2-4-5-3-7（上颌），6-1-2-3-4-5-7（下颌）。若顺序牙齿已替换而尖牙尚未萌出，或乳尖牙尚不松动，且未触及尖牙膨隆，应予以警惕。阻生尖牙的诱导萌出对于早期发现的阻生牙是非常好的治疗方法，避免了邻牙的错位、牙根吸收等并发症的发生、减轻了将来治疗的难度，降低了治疗的风险。适用于：①早期发现，有着生长潜力、牙根未发育完全；②邻牙移位，占据尖牙间隙，尖牙在萌出过程中因间隙不足无法萌出；③萌出道阻力，牙瘤、乳尖牙滞留或多生牙影响正常萌出道者；④牙胚发育异常，方向发生改变，萌出性囊肿等自身发育异常；⑤局部颌骨囊肿等局部病变，影响尖牙牙胚的正常发育；⑥含牙囊肿等；⑦尖牙牙胚偏移，压迫邻牙牙根导致根吸收的。临床视具体情况，给予适当的处理，可予扩展牙弓间隙，拔除乳尖牙、牙瘤、多生牙，去除萌出道阻力，为阻生尖牙萌出空间，引流、促进囊肿的自行消失，引导其向正常位置萌出（图 7-49）。国外学者研究表明，8~9 岁时拔除乳尖牙能使唇侧位以及垂直阻生尖牙正常萌出或自我纠正异位。严重牙列拥挤患者，单纯拔除乳牙、扩弓无法满足尖牙萌出需求的，可拔除第一前磨牙以提供间隙（图 7-50）。若有软组织阻力，可行外科手术延牙槽嵴顶横向切开牙龈软组织，暂不予牵引治疗，观察其是否可以正常萌出，对却无法萌出的考虑牵引治疗（图 7-51）。上颌唇侧 I 类阻生尖牙多可通过萌出诱导解决阻生问题，原因可能是上颌阻生尖牙的病因多是牙列拥挤。对于相对正中矢状面角度小于 30° 的下颌埋伏尖牙，亦可尝试扩展间隙观察尖牙能否自行萌出。

（二）正畸 - 外科联合治疗

1. 上颌阻生尖牙的治疗

（1）唇侧位阻生：对于 I 类阻生且无法自行萌出的尖牙，首先排齐整平牙弓，正畸扩展尖牙间隙，通过外科开窗暴露牙冠，粘接牵引附件。此时通过较粗的不锈钢方丝稳定牙弓，在合适的位置加装牵引钩，与阻生尖牙之间用弹力链圈或辅弓或橡皮筋牵引，定时复诊。当尖牙解除与侧切牙的重叠、基本达到𬌗平面时，去除牵引装置，粘接托槽，用高弹性镍钛辅丝排齐尖牙（图 7-52，图 7-53）。

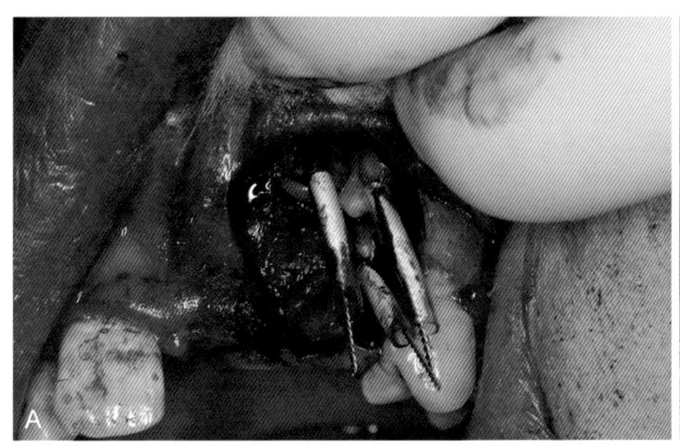
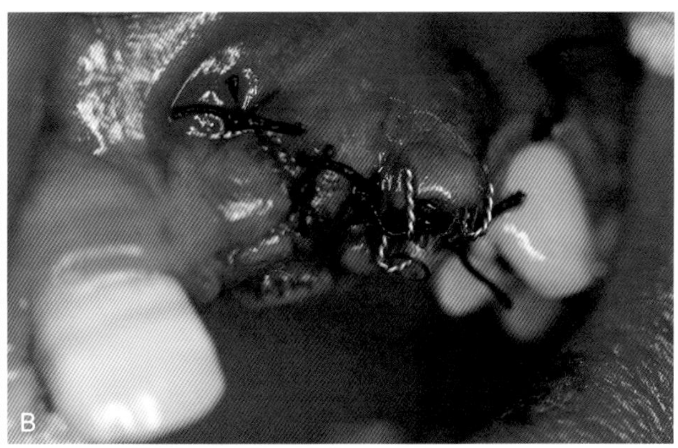

图 7-49　左上切牙、尖牙区囊肿，切牙、尖牙阻生，开窗引流助萌。A. 开窗粘接附件并安置引流管；B. 缝合创面，露出引流管口

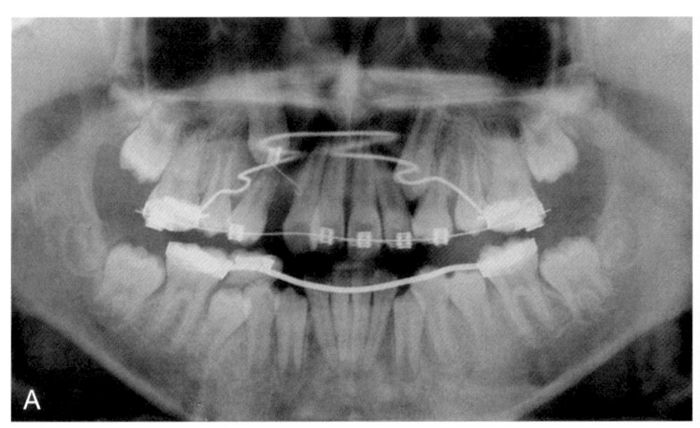
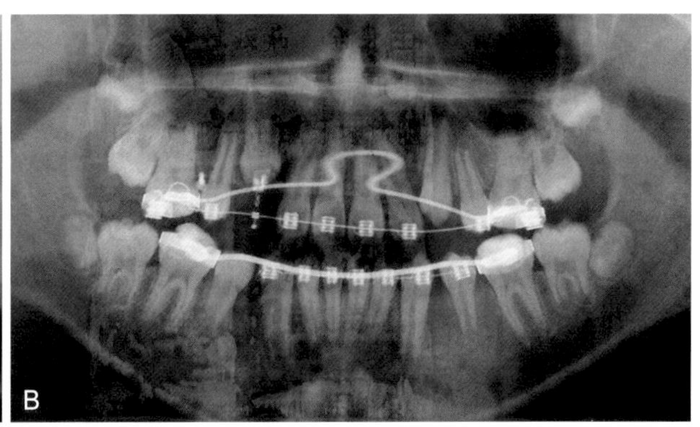

图 7-50　右上尖牙远中阻生于第一前磨牙根尖，牙列严重拥挤，有家族遗传性牙列拥挤，拔除第一前磨牙，早期引导阻生的尖牙，简化治疗。A. 右上尖牙开窗粘接附件；B. 第一前磨牙拔除，尖牙助萌

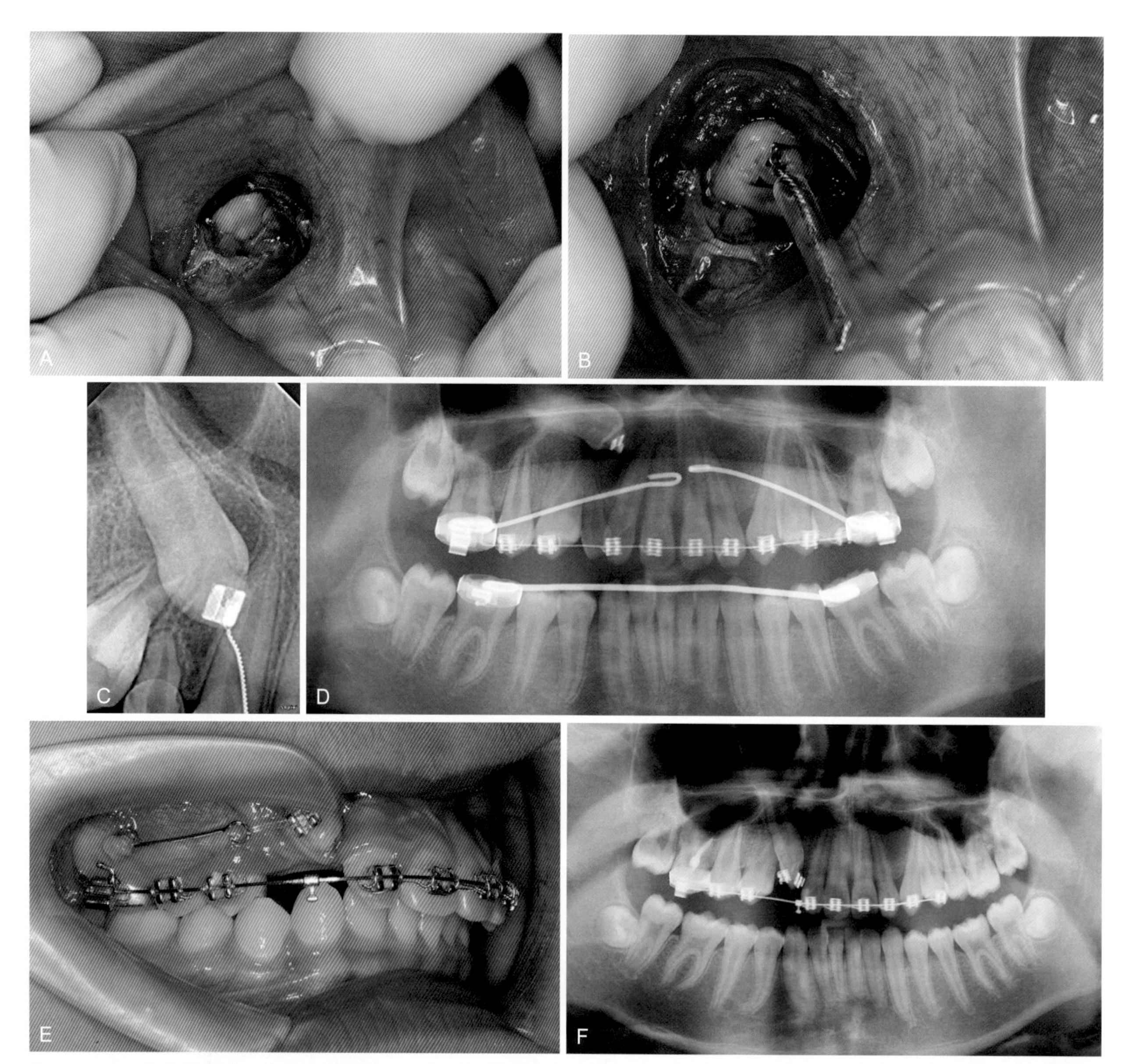

图 7-51 右上尖牙囊肿，尖牙水平阻生，开窗引导萌出，囊肿愈合后配合微种植体牵引。A. 尖牙开窗暴露、囊腔清理；B. 附着牵引装置及引流管；C. 附着牵引装置及引流管；D. 引流中，尖牙向𬌗翻转；E. 尖牙引流萌出后，微种植体附支架直接远中牵引尖牙；F. 埋伏阻生尖牙基本竖直，与邻牙平行

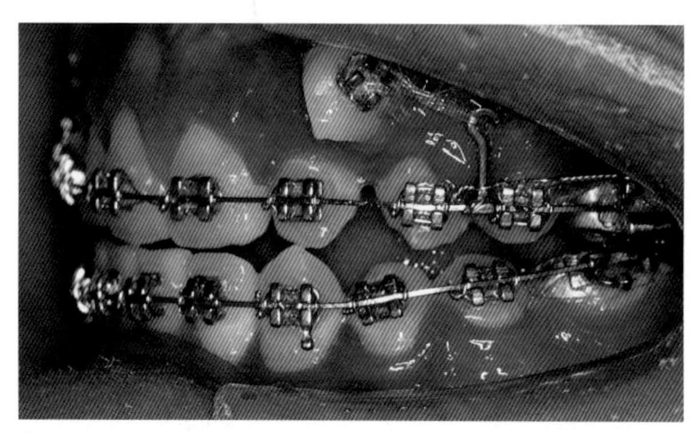

图 7-52 唇侧阻生尖牙，先远中牵引，解除与侧切牙的重叠

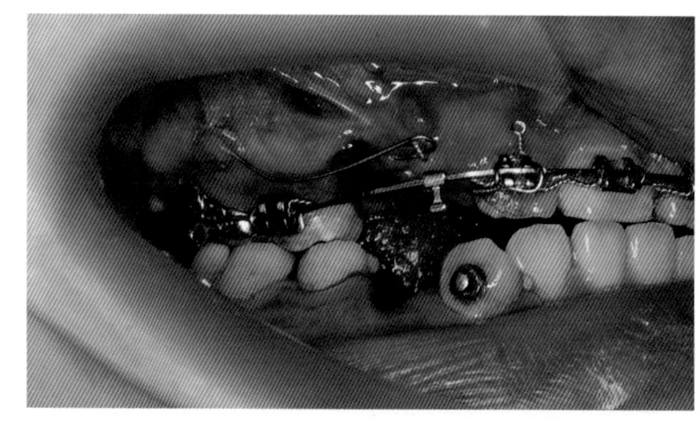

图 7-53 微种植体支抗利用钢丝的弹力直接远中𬌗方牵引埋伏阻生尖牙

由于对Ⅱ类与Ⅲ类的阻生尖牙，还存在尖牙与相邻牙齿的易位问题，不仅需要根据相邻牙齿的牙根情况，判断选择保留所有牙齿还是拔除相应牙齿以简化治疗，也需要根据牙齿的易位程度，来选择保持现有牙列顺序或纠正易位。通常来说，不完全易位尖牙以及根尖发育未完全、距离𬌗平面较远的尖牙可选择恢复牙齿排列顺序，纠正易位。而完全易位尖牙，以及根尖发育基本完成、距离𬌗平面较近的尖牙则选择维持易位顺序，以方便治疗。对于可以牵引复位的阻生尖牙，考虑到后牙支抗不足，则可选择种植支抗，外科开窗粘接附件，牵引尖牙进入侧切牙的远中（图 7-54）。此时，高位的种植支抗可能避免早期尖牙的𬌗向移动（图 7-55）。若直接牵引尖牙回到侧切牙远中存在牙根阻挡，可将造成影响的牙齿（侧切牙或第一前磨牙）适当腭向移动，尖牙适当唇向移动，再给予近远中移动。待移动至侧切牙远中后继续牵引治疗。牵引方式可以通过弹力链圈施加，也可以通过不锈钢丝弯制支架。此种方式力量持续且较轻柔，又可以避免链圈对牙龈的压迫，且对尖牙有一定的唇向作用，但只适用于长距离的牵引（图 7-56）。对唇侧位阻生尖牙与近中错位严重、与侧切牙有接触的，开窗后可以先借助于口外支抗的面具唇向牵引尖牙，解除其与侧切牙的接触阻力，然后再远中移动（图 7-57）。

（2）腭侧位阻生：腭侧位阻生的尖牙在临床也常见，对于牙根发育基本完成、无生长潜力、与𬌗平面成角≤ 45° 或Ⅲ、Ⅳ类不能自行萌出的上颌腭侧埋伏尖牙，正畸扩展尖牙间隙，于牙冠上粘接牵引装置。CBCT 显示若相邻切牙未阻碍埋伏阻生尖牙远中唇向牵引，则用颊侧远中支抗直接远中唇向牵引进入牙列。若相邻切牙阻碍埋伏阻生尖牙远中唇向牵引道，则需采用分步牵引法：第一步，扩展尖牙间隙的同时利用远中的腭部微种植体牵引尖牙向后移动，解除与切牙的重叠；第二步，阻生尖牙远中移动至相应预留尖牙间隙处，在弓丝上置“问号牵引钩”，牵引尖牙𬌗方伸长，同时适当唇向移动，便于暴露更多的牙冠，有利重新附着；第三部，去除弓丝上“问号牵引钩”，换成短牵引钩直接牵引尖牙唇向移动进入牙列，再使用高弹性弓丝做辅弓牵引到位（图 7-58）。因为黏膜等软组织退缩改建慢，在牵引过程中，适时去除牵引方向上的牙龈、黏膜等软组织，减少牵引阻力，尤其在唇向移动时，不要太介意龈附着问题，龈附着主要跟牙槽骨的附着有关，骨附着是基础，龈附着是表面的。

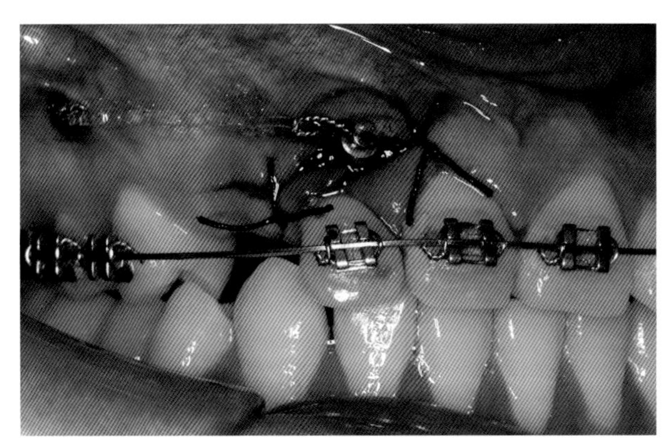

图 7-54　种植支抗橡皮圈牵引尖牙远中移动

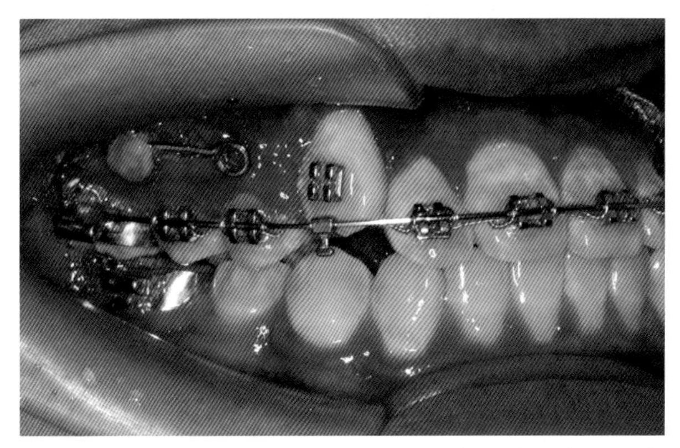

图 7-55　高位种植支抗配合支架、橡皮圈牵引尖牙远中移动

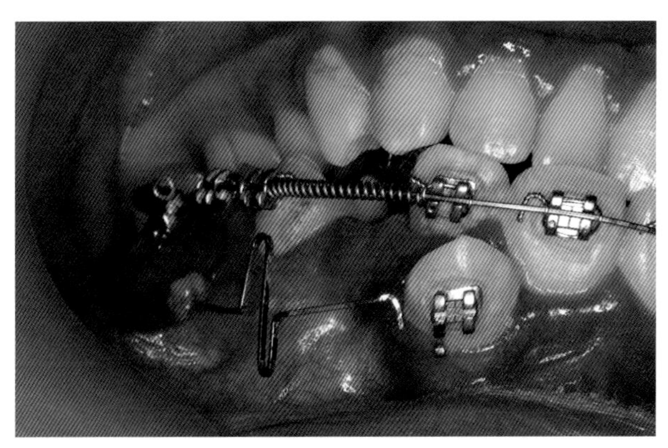

图 7-56　尖牙近中唇侧阻生，种植支抗配合支架唇向、远中牵引

（3）垂直位阻生尖牙：垂直位的上颌阻生尖牙，从生物力学及矫治原理上并无特殊，保证尖牙足够的间隙和足够支抗，即可直接牵引复位（图 7-59）。

2. **下颌阻生尖牙的治疗**　相对于上颌来说，下颌尖牙重要性相对弱些，如矫治需要减数矫治，可优先考虑拔除阻生尖牙，简化治疗。对于牙冠倾斜超过 30° 的下颌原位阻生尖牙，可试行外科开窗合并牵引治疗改正牙轴倾斜。首先排齐整平牙列，

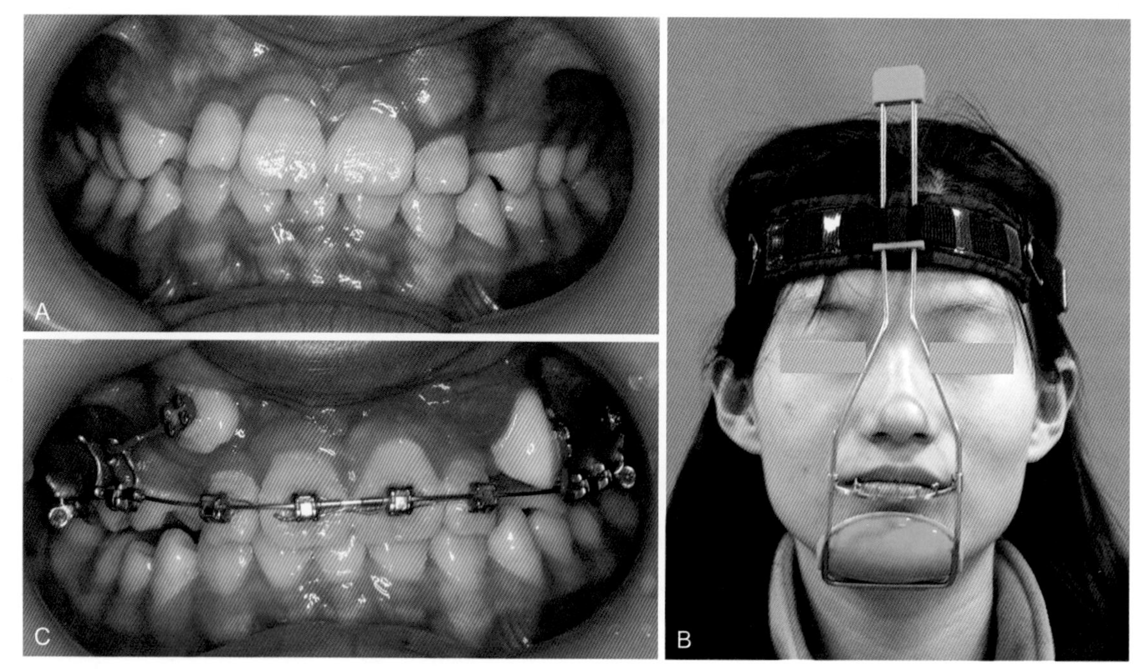

图 7-57 尖牙与侧切牙密切接触，尖牙远中移动有阻力，先借助于口外支抗的面具唇向牵引尖牙，解除其与侧切牙的接触阻力，然后再远中移动。A. 口内像示上颌侧切牙近中明显隆起，系尖牙近中阻生；B. 口外面具牵引尖牙唇向，解除尖牙与侧切牙间的阻力；C. 尖牙与侧切牙间的阻力解除后，远中牵引尖牙

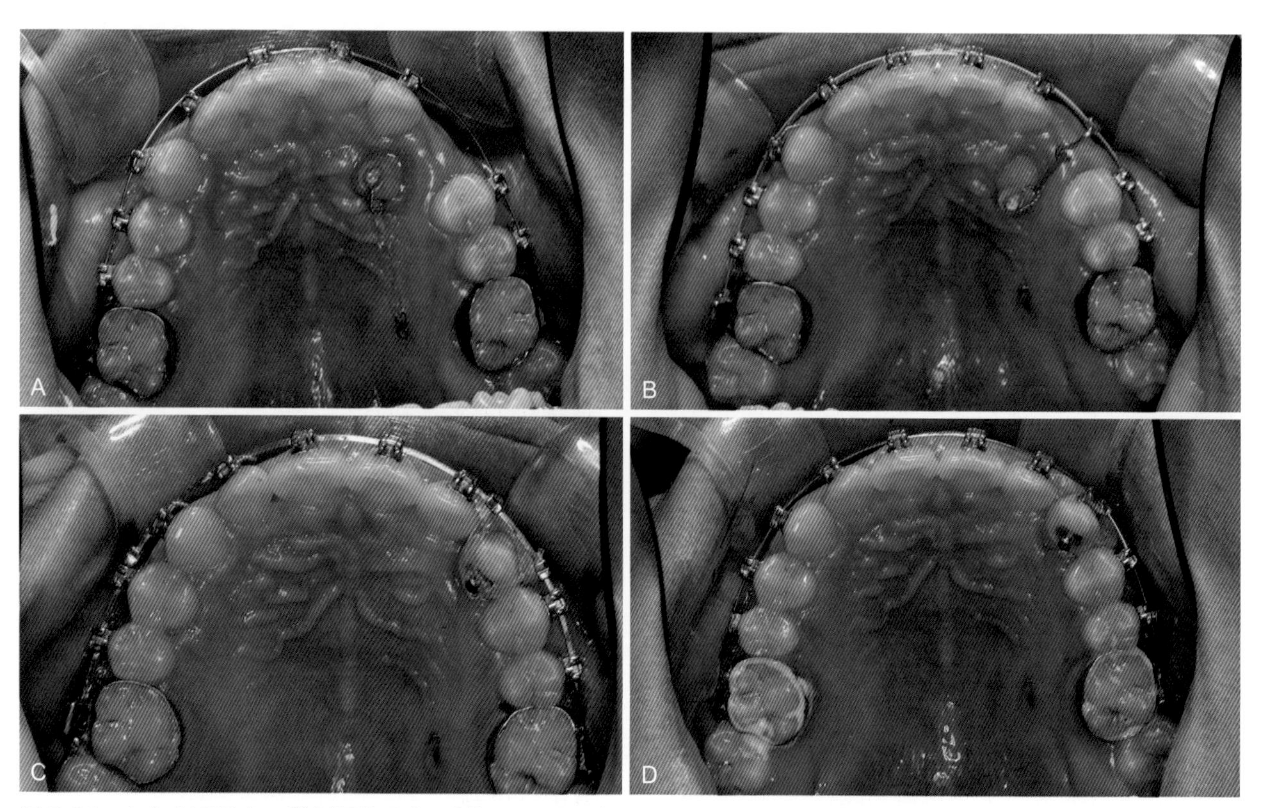

图 7-58 左上尖牙近中、腭侧埋伏阻生，侧切牙阻碍了尖牙的唇向移动，配合微种植体采用分步法牵引治疗。A. 种植钉牵引尖牙远中移动，解除侧切牙的干扰；B. 尖牙远中移动，解除侧切牙的干扰后，问号钩牵引尖牙唇向、𬌗方移动；C. 弹力线牵引尖牙唇向、𬌗方移动；D. 镍钛圆丝排齐尖牙

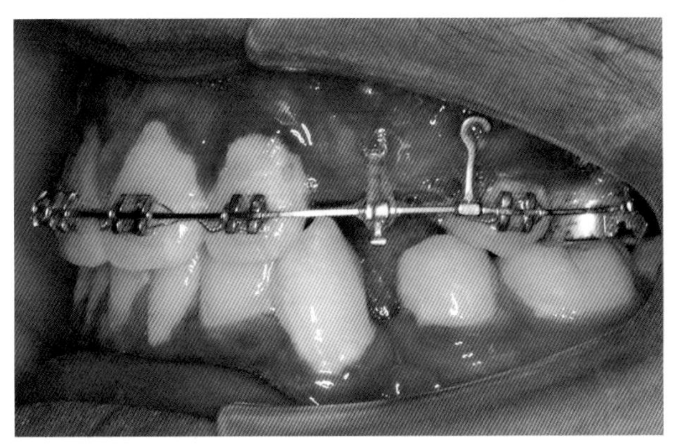

图 7-59 尖牙垂直位埋伏阻生，直接牵引治疗

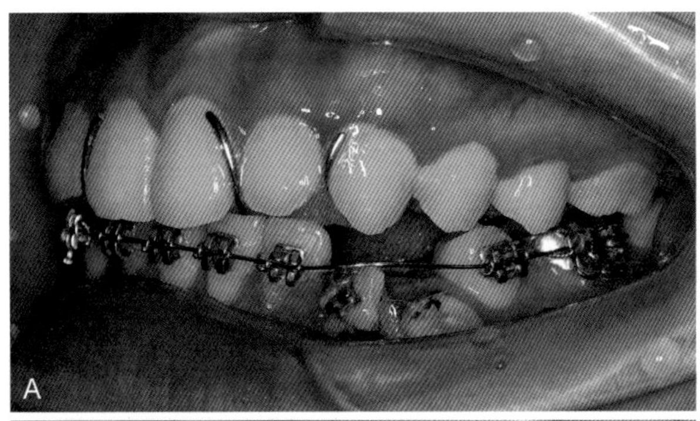

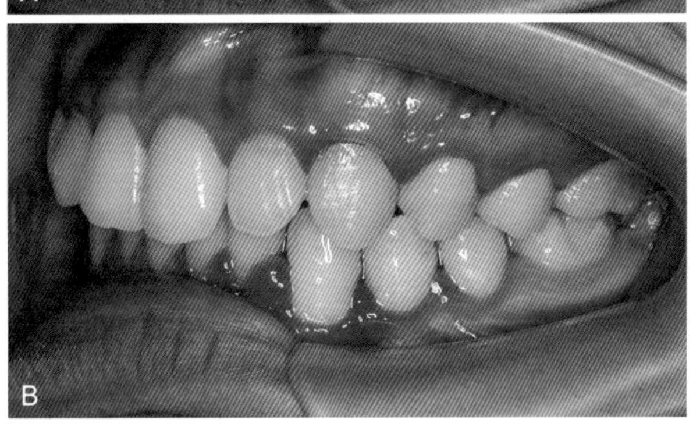

图 7-60 左下颌尖牙、远中倾斜阻生的牵引治疗。A. 高弹性镍钛圆丝吊扎尖牙，使其缓慢直立，为防止牙弓变形，舌弓增强支抗；B. 治疗完成后左下尖牙牙龈附着差

扩展尖牙间隙，与第一恒磨牙舌侧焊接舌弓，舌弓上相应位置可焊接牵引钩。外科开窗暴露尖牙牙冠，以粘接附件，附件与舌弓间以链圈或橡皮圈牵引，以舌弓作支抗牵引尖牙𬌗向移动。若尖牙位于唇侧，则在牵引过程中注意给予舌向移动的分力。即使移动到𬌗平面偏舌侧的关系，也可通过高弹性辅丝将尖牙排齐。若倾斜角度超过 45°，将其竖直的措施可能会导致骨裂和严重的牙周缺损（图 7-60）。

3. 尖牙阻生治疗的注意事项

（1）开窗方式：开窗是暴露埋伏阻生牙的牙冠的一部分，便于附着、牵引，将牙冠牵引进入牙列，然后将牙根调整到位，常与拔除滞留的乳牙、多生牙、清除囊腔等同时进行。开窗时要注意创面足够大，保证操作视野，将囊腔清理干净，包括埋伏牙的囊壁，但必须避免囊壁去得过多，将根部的囊壁去除可能导致根骨粘连，反而不能移动尖牙。同时又要避免去除骨组织，尤其唇颊侧骨组织，以保护牙周附着，保证治疗完成后尽可能有好的牙周附着，值得一提的是没有骨附着就没有龈附着。手术过程中上述二者必须兼顾。原则上，唇侧阻生即唇侧开窗，腭（舌）侧阻生则腭侧开窗。目前临床常用的开窗方式有闭合式开窗术、开放式开窗术与根尖瓣复位术（apically positioned flap，APF），其中，闭合式开窗的牙周预后最好，而开放式最差，但这点争议较大。开窗范围应限于暴露牙冠即可，开窗过大过深会导致尖牙在移动时脱落，同时应尽量避免暴露釉牙骨质界，以获得良好的附着龈。开窗时避免过度去除牙囊，因为其分隔牙齿与骨质，可避免根骨粘连。开窗方式的选择可参考以下提示：第一，牙冠唇舌向的埋伏尖牙，以上三种开窗方式皆适合，因为通常牙冠表面只有很少量的骨质附着；若尖牙位于牙槽嵴中央的位置，则开放式开窗术与 APF 因去除骨质较多，可能影响尖牙在牵引过程中和预后的稳定。第二，垂直向的阻生尖牙的开窗方式应参考牙冠与膜龈联合的相对高度。若牙冠主体位于膜龈联合𬌗方，则以上三种方式皆可；若牙冠主体位于膜龈联合根方，开放式开窗术与 APF 皆不适用。开放式易造成牙齿萌出后唇侧牙龈附着的丧失，APF 会影响牙冠的稳定性并对预后有所影响，较易复发。第三，对于缺乏牙龈组织的阻生尖牙，唯一可选择的方法便是 APF。而对于易位尖牙的开窗，APF 也是一个较好的选择，它能很好地暴露术窗以指导正畸牵引，并能减少邻牙损伤（图 7-61，图 7-62）。

（2）牵引力：矫治力的要素包括大小、方向、作用点及作用时间。与一般正畸治疗一致，埋伏尖牙的牵引力要求轻柔而持续，以避免造成牙周组织的破坏，或引起不必要的牙根吸收。国内学者一般建议 60g 左右的牵引力，可避免附着龈的丧失。也有学者指出，阻生牙水平移动分力不超过 50g，垂直伸长移动分力不超过 30g。需要注意的是，对于较深的埋伏尖牙，临床不建议开窗后直接近远中移动，因牙冠釉质无法使与其相邻的骨质发生吸收，牙齿很难移动。若强行移动牙齿，则会发生压力性骨坏死。建议这种情况优先予以唇（舌）向牵引力

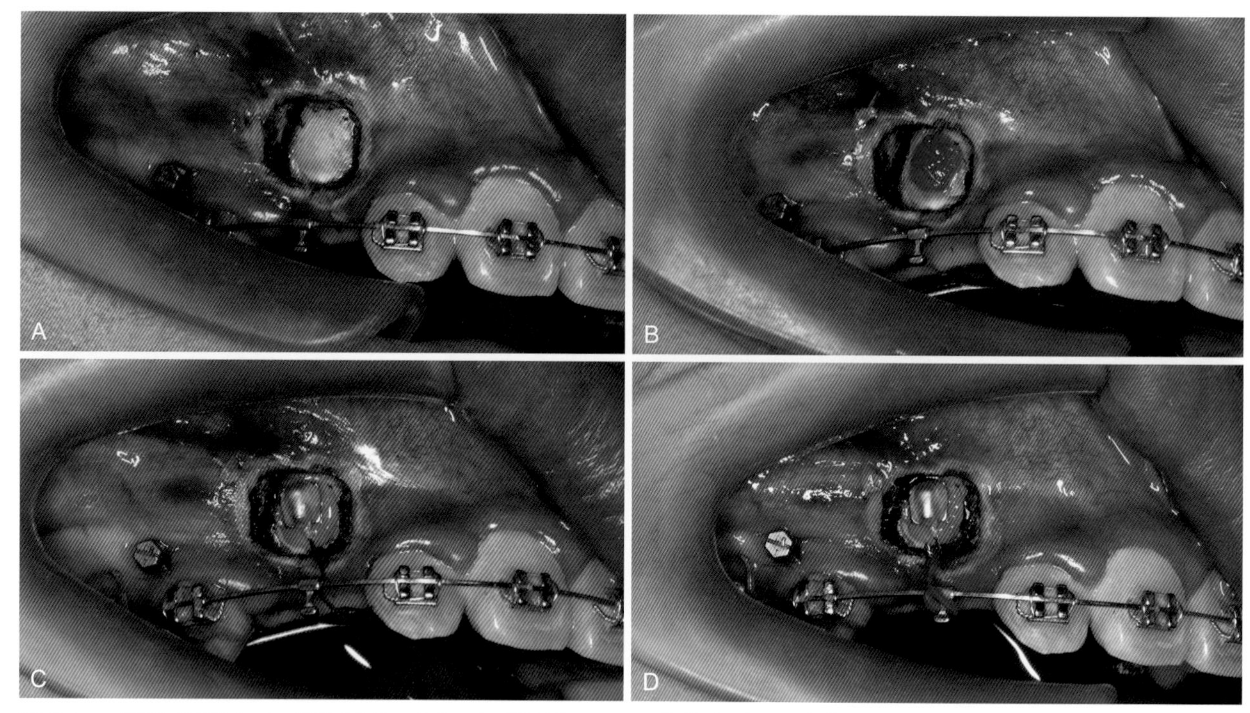

图 7-61 开放式创面。A. 开窗暴露，止血；B. 酸蚀牙面；C. 粘接牵引装置制作牵引钩；D. 弹力链圈牵引

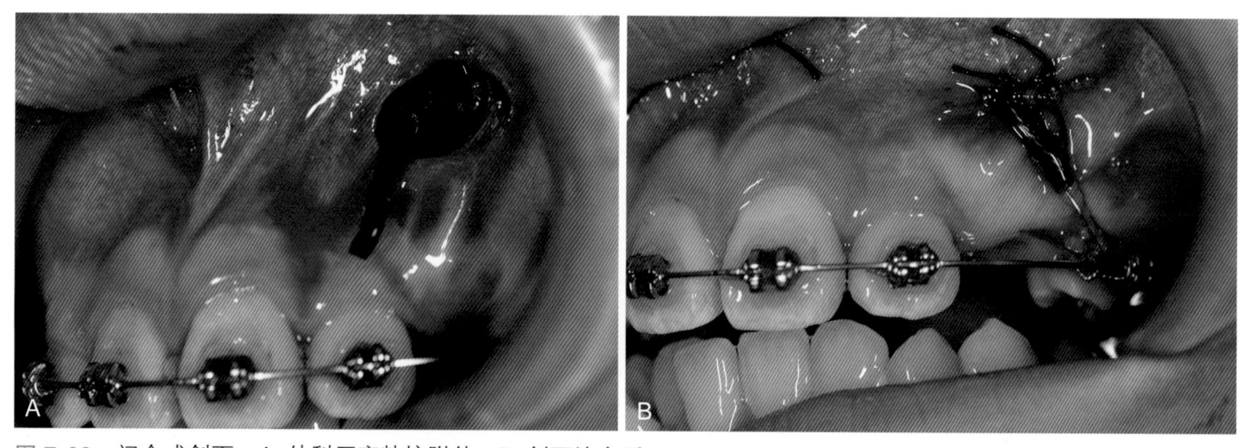

图 7-62 闭合式创面。A. 外科开窗粘接附件；B. 创面缝合后

以暴露牙冠，使牙冠位于邻近骨皮质的唇侧，再近远中移动尖牙。

(3) 支抗问题：传统埋伏牙牵引中通常使用邻牙支抗，或者对颌牙支抗。然而，此种方式不可避免会造成邻牙的意外扭转、移动或者对颌牙伸长，甚至牙弓变形，牙弓不对称，反𬌗和开𬌗。随着目前正畸技术的发展，以种植支抗为代表的新型支抗方式能够有效避免以上各项风险，减少了临床医生的工作量。尤其是对多颗牙埋伏阻生牙的病例，邻牙通常难以提供足够支抗，即使使用较粗的不锈钢弓丝作为主弓丝，仍会造成邻牙的压低。因而，使用种植支抗加支架的方式是很好的解决方案（图 7-63～图 7-67）。

（三）拔除阻生尖牙

阻生尖牙拔除的适应证：若牙胚位置严重异常，或出现倒置、严重扭转等萌出道方向脱离正常范围的尖牙，临床首选方案为拔除阻生尖牙。对于造成邻牙严重牙根吸收，或本身存在病理性囊肿或根骨粘连的尖牙，亦无保留价值；或在第一前磨牙有效代替尖牙，全口牙齿排列良好，功能运动可以接受的情况下，在患者要求拔除时，可以拔除阻生

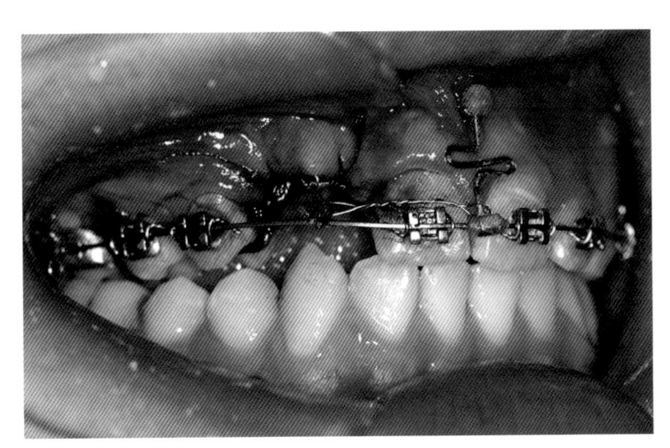

图 7-63 微种植体配合支架增强垂直支抗

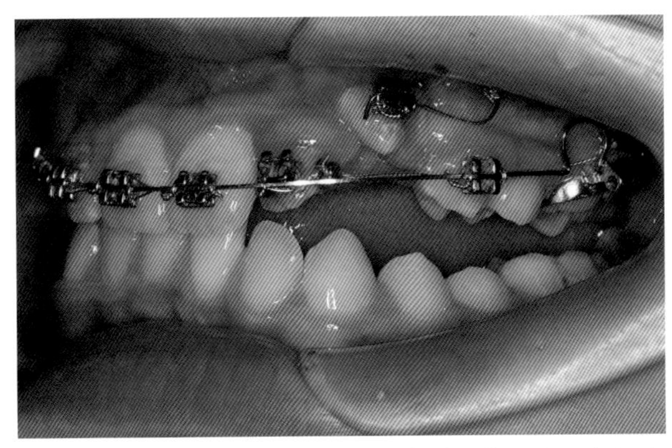

图 7-64 种植钉配合镍钛丝辅弓牵引埋伏阻生牙向远中殆向摆动

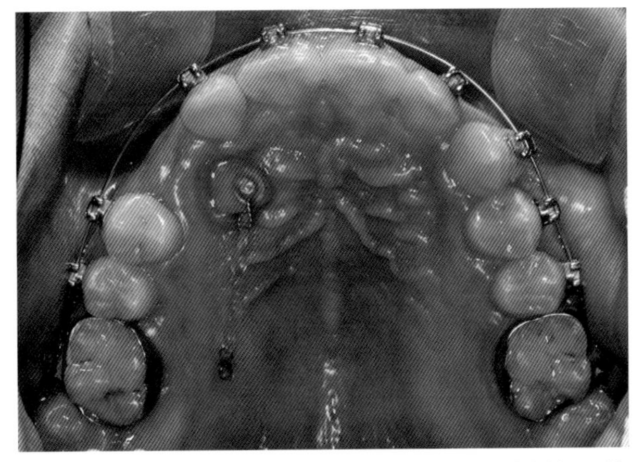

图 7-65 腭侧种植钉牵引尖牙远中移动，解除侧切牙的阻碍

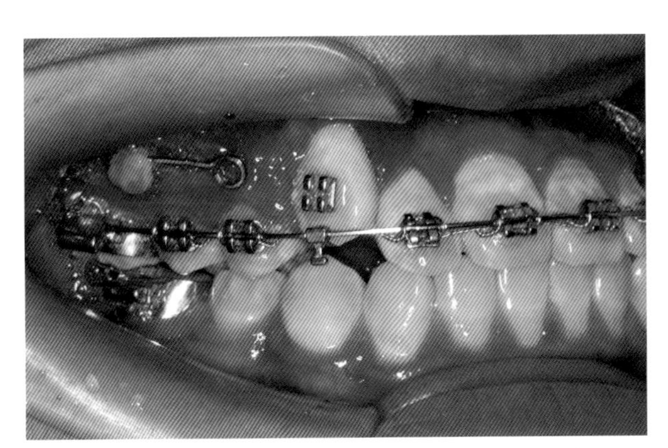

图 7-66 种植钉固定牵引钩直接牵引牙齿远中移动

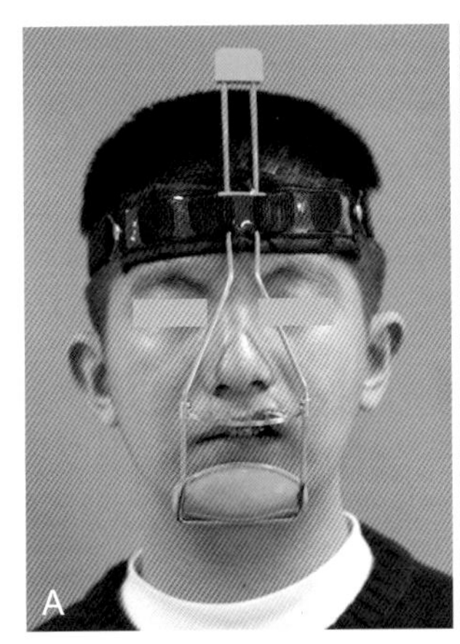

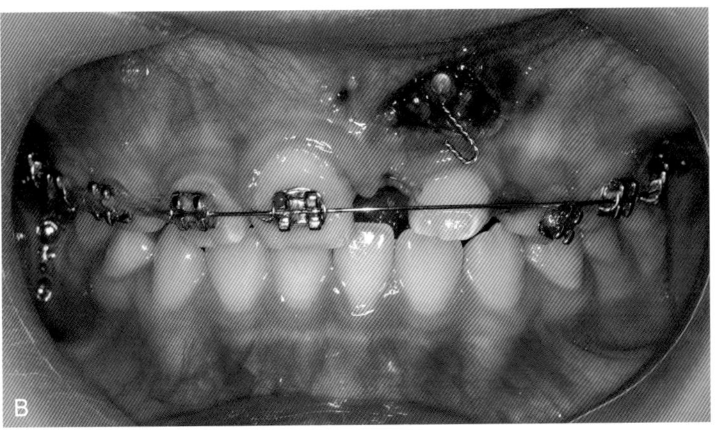

图 7-67 面具支架提供口外支抗。A. 口外装置牵引尖牙远中唇向移动；B. 外科开窗粘接附件

尖牙。年龄较大的患者埋伏尖牙牵引成功率较低，亦可考虑直接拔除阻生尖牙（图 7-68)。颌骨囊肿内的埋伏阻生尖牙，在进行囊肿手术时一并拔除（图 7-69)。对年龄较大、需要减数治疗的病例，先不急于拔除阻生尖牙远中的第一前磨牙，试行牵引尖牙，尖牙如果不能顺利牵引到位，可以再考虑拔除阻生尖牙（图 7-70)。

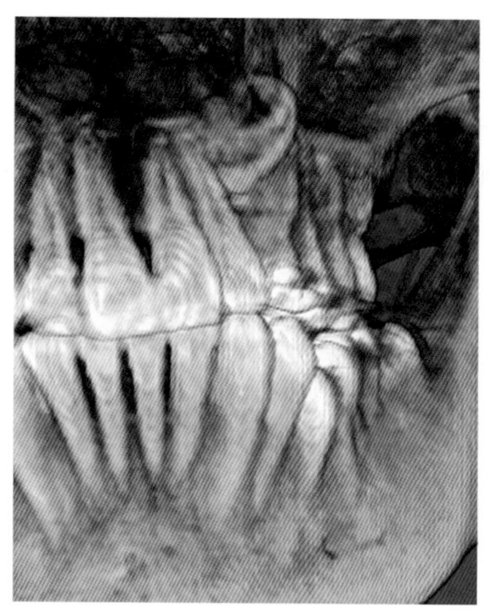

图 7-68 成年女性尖牙弯根、水平埋伏，牙弓内无间隙

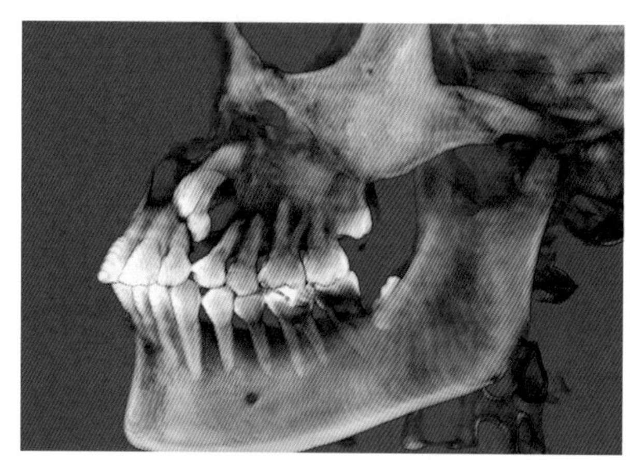

图 7-69 左上颌颌骨囊肿，波及左上尖牙大部分，患者年龄大，囊肿手术时一并拔除尖牙

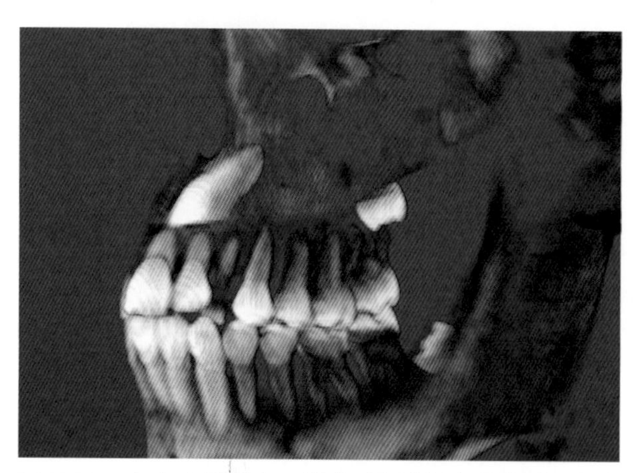

图 7-70 左上尖牙阻生，矫治时先试行尖牙牵引，如牵引失败，可将尖牙拔除，远中第一前磨牙代替尖牙

（四）自体牙移植

随着医学的不断发展，自体牙移植也成为埋伏牙治疗的一种方案。许多以往选择拔除的阻生尖牙，如阻生尖牙位置过高、倒置等，这类阻生尖牙通过正常的正畸方式很难牵引到位，若其牙根发育尚未完成，可在保持足够骨组织及软组织的基础上实施外科移植手术。再植成功后可予以早期轻力牵引，以防止根骨粘连。此种治疗手段多用于青少年无法牵引的未见明显畸形的尖牙。成年患者因尖牙根尖大多已发育完成，术后常出现牙根吸收、牙髓坏死甚至牙齿脱落，成功率低。

（五）定期观察

埋伏阻生尖牙无感染、无囊性变、邻牙根无吸收且影像学定位距邻牙牙根有一定距离，影响邻牙可能性较低、咬合尚可或成年患者，若美观上不受影响，患者也无特殊要求，阻生尖牙可不予处理，但有必要定期检查埋伏尖牙及邻牙情况，以便随时就诊处理（图 7-71）。

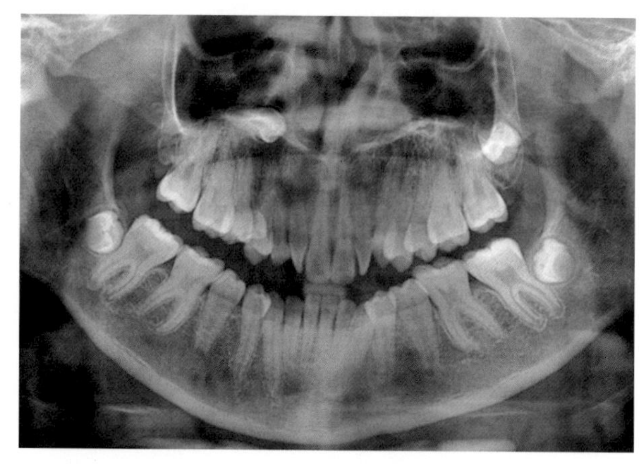

图 7-71 右上尖牙虽然水平埋伏阻生，位于上颌窦底部，牵引治疗很困难，拔除创伤太大，考虑到对邻牙无影响，可不处理

病例介绍：病例一

患者，女性，12 岁。

主诉　牙列不齐。

口内检查　替牙列，63、85 滞留。

X 线检查　23 近中阻生，22 牙根吸收。

诊断　①安氏Ⅲ类错㸦；② 23 近中阻生，22 牙根吸收；③牙列拥挤。

治疗方案　Ⅰ期：保留 22、23 治疗。①拔除 63、23 开窗引流；② 2×4 矫治技术扩展 23 间隙，牵引 23。解除 23 对 22 的压迫。

Ⅱ期：①拔除 4 个 4；②直丝弓矫治器排齐整平牙列，配合微种植体支抗牵引 23 复位，内收前牙；③保持。

矫治过程　①先行拔除 63、23 开窗引流、牵引；②配合种植支抗牵引 23 复位；③调整中线，内收前牙，整平纵㸦曲线，精细调整牙位及尖窝关系。

矫治过程见图 7-72～图 7-76。

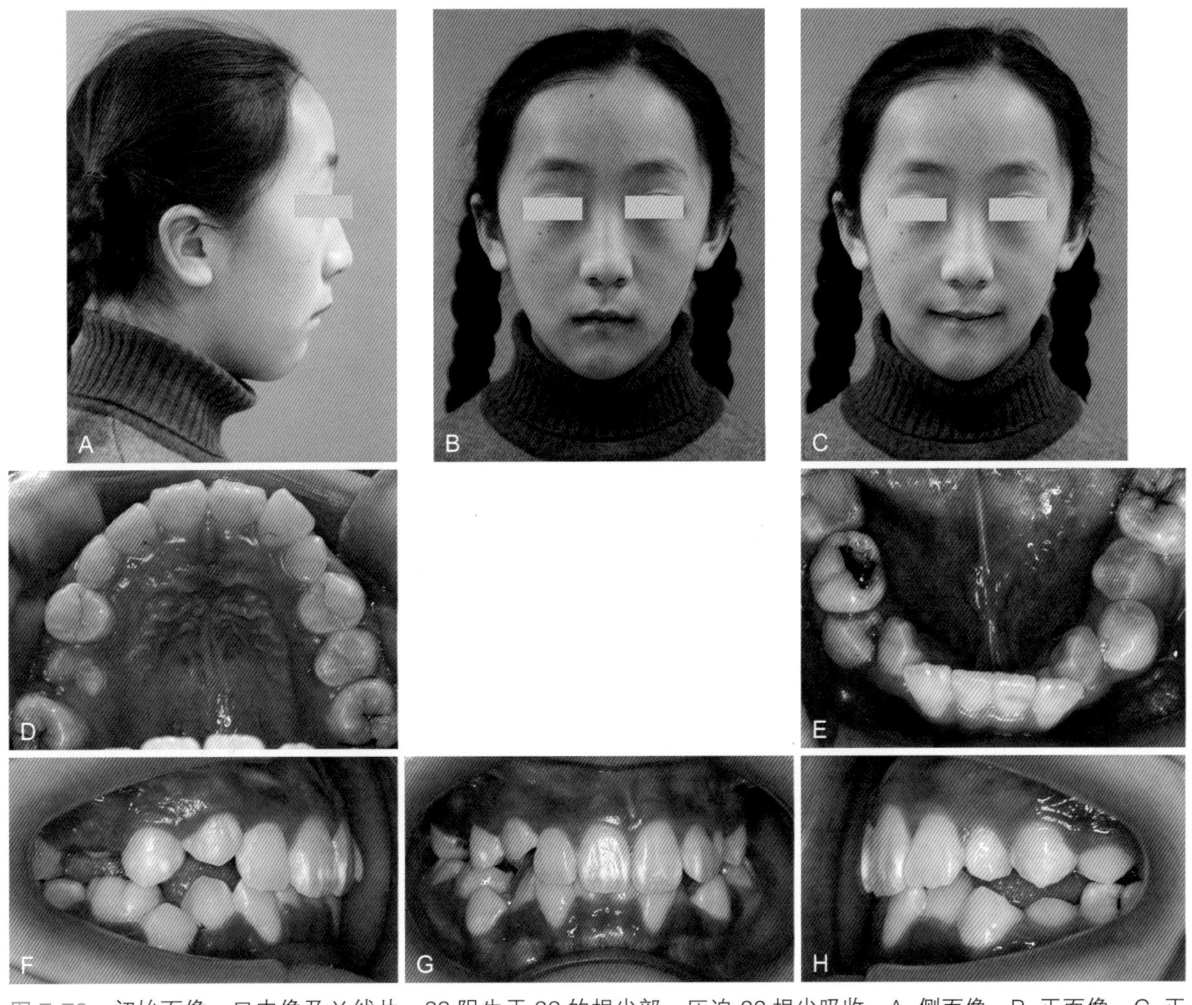

图 7-72　初始面像、口内像及 X 线片，23 阻生于 22 的根尖部，压迫 22 根尖吸收。A. 侧面像；B. 正面像；C. 正面微笑像；D. 上颌㸦像；E. 下颌㸦像；F. 右侧㸦像；G. 正面㸦像；H. 左侧㸦像

病例介绍：病例一（续）

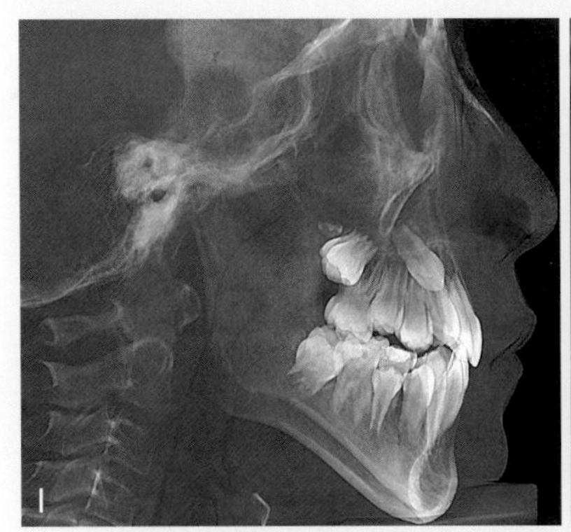
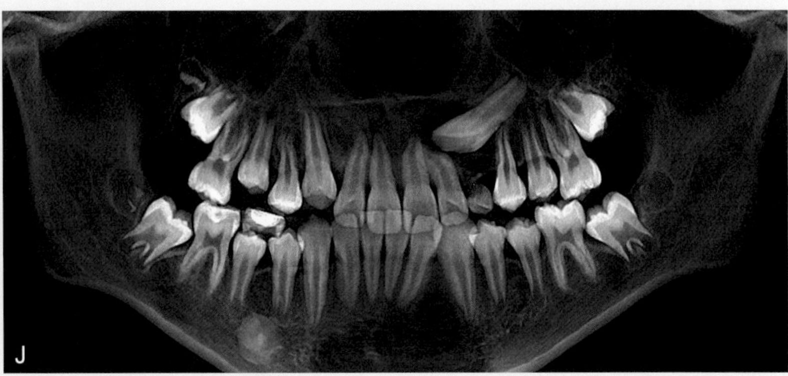

图 7-72（续） 初始 X 线片。I. 侧位片；J. 全景片

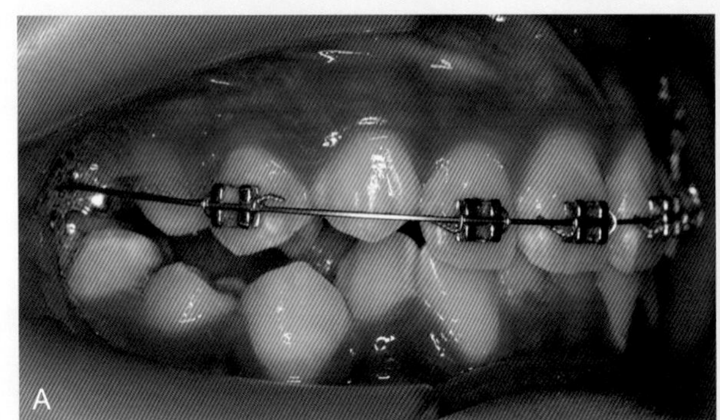
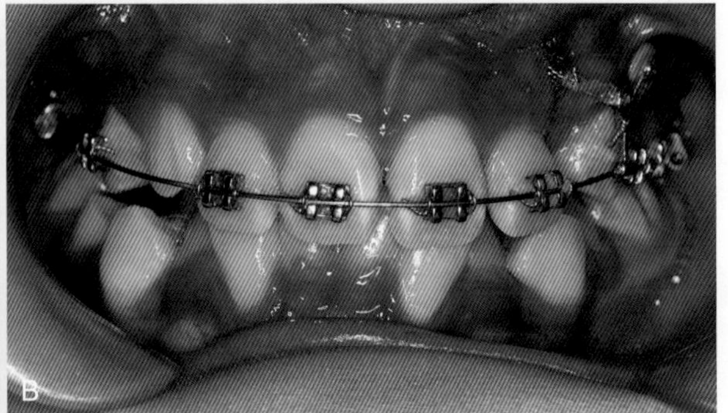
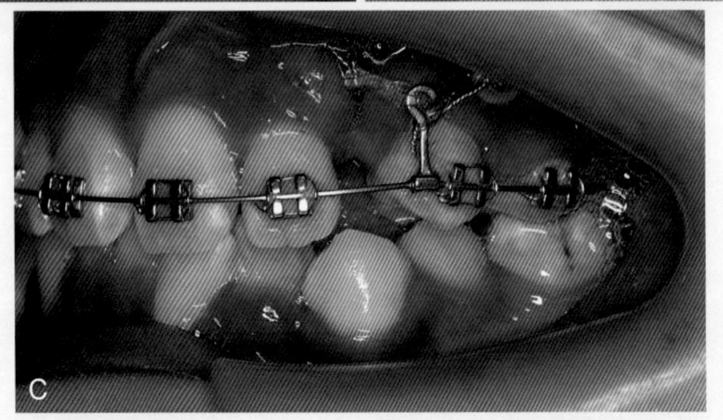

图 7-73 配合微种植体支抗牵引尖牙远中移动。A. 右侧𬌗像；B. 正面𬌗像；C. 左侧𬌗像

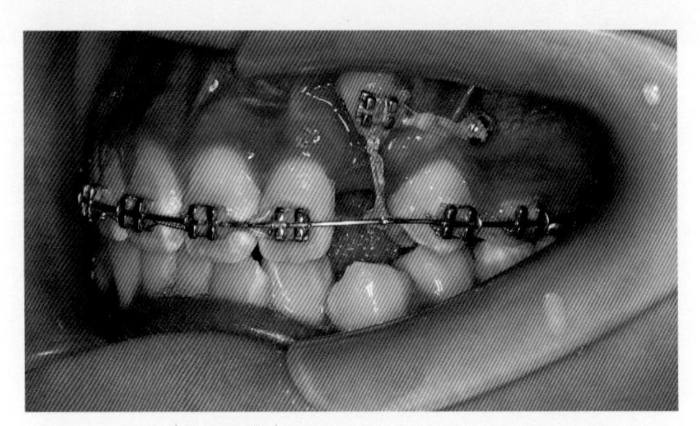

图 7-74 配合微种植体支抗牵引尖牙远中𬌗向移动

病例介绍：病例一（续）

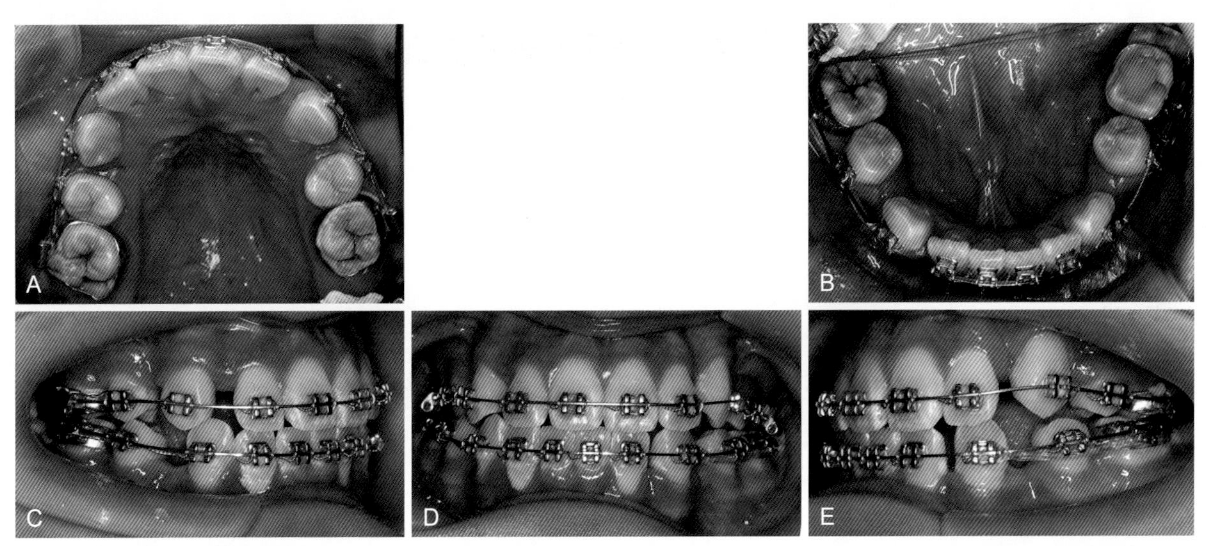

图 7-75　上颌高弹性镍钛圆丝排齐尖牙。A. 上颌𬌗像；B. 下颌𬌗像；C. 右侧𬌗像；D. 正面𬌗像；E. 左侧𬌗像

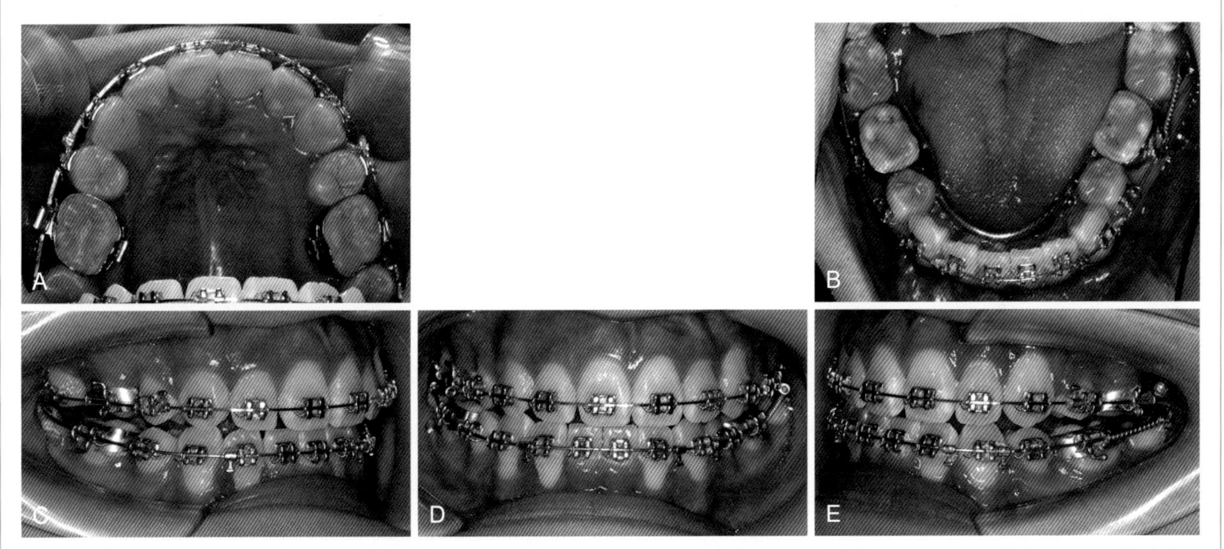

图 7-76　治疗完成时，上下颌已基本排齐。A. 上颌𬌗像；B. 下颌𬌗像；C. 右侧𬌗像；D. 正面𬌗像；E. 左侧𬌗像

病例介绍：病例二

患者，男性，10 岁。

主诉 牙列不齐。

口内检查 替牙列，53、54、55、64、65、74、75、84、85 未替换。牙弓狭窄。

X 线检查 13 远中阻生于 14 根尖。

诊断 ①安氏Ⅲ类亚类错𬌗；② 13 远中移位、阻生。

治疗方案 Ⅰ期：保留 13 治疗。①扩大牙弓，拔除 14、24，13 开窗引流。② 2×4 矫治技术牵引 13。

Ⅱ期：①扩大牙弓，拔除下颌 2 个 4；②直丝弓矫治器排齐整平牙列，配合微种植体支抗牵引 13 复位，内收前牙；调整咬合关系；③保持。

矫治过程 ①先行拔除上颌 2 个 4、13 开窗引流、牵引；②直丝弓矫治器排齐排齐整平牙列，扩大上颌牙弓；③调整咬合关系。

矫治过程见图 7-77～图 7-81。

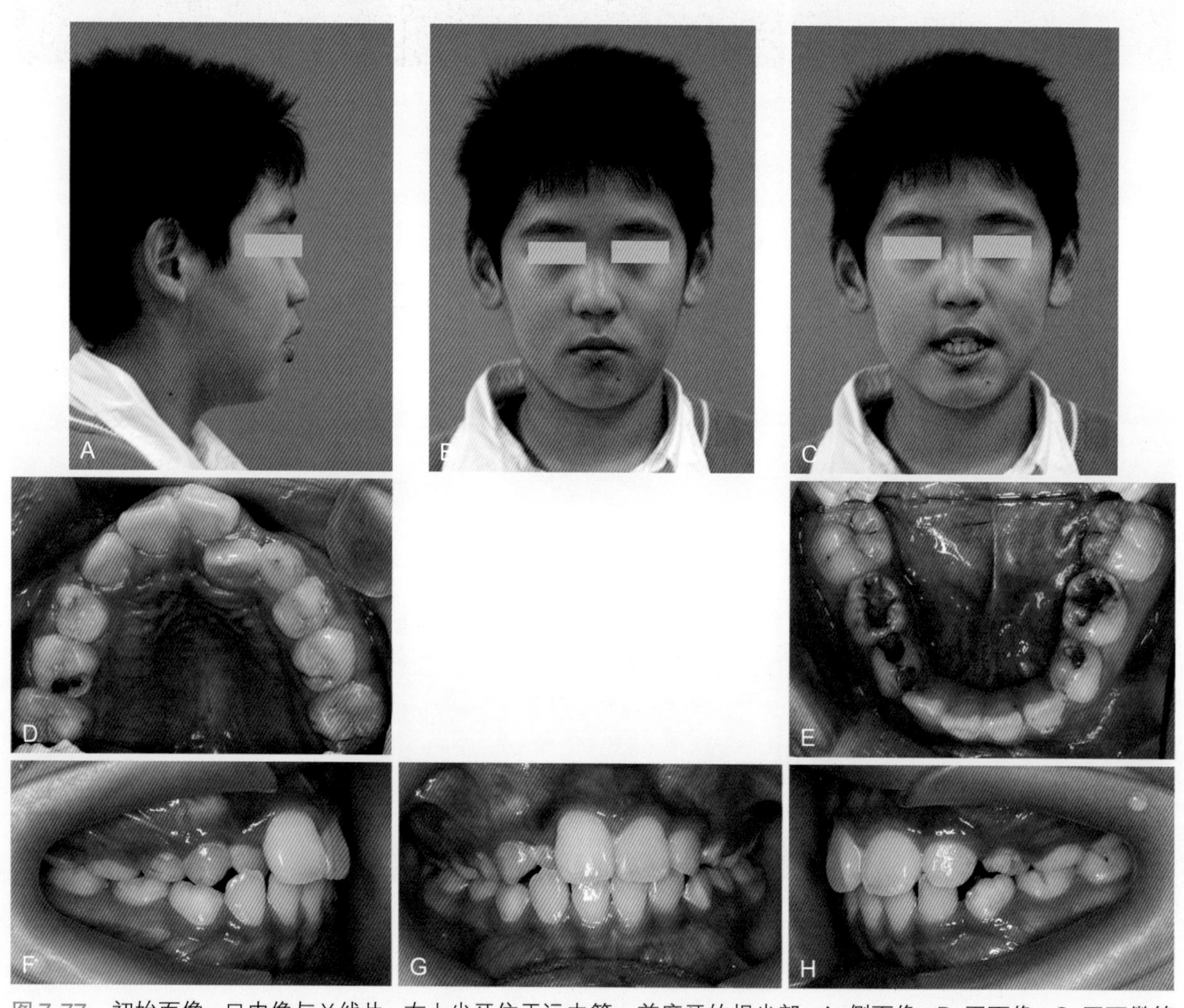

图 7-77 初始面像、口内像与 X 线片，右上尖牙位于远中第一前磨牙的根尖部。A. 侧面像；B. 正面像；C. 正面微笑像；D. 上颌𬌗像；E. 下颌𬌗像；F. 右侧𬌗像；G. 正面𬌗像；H. 左侧𬌗像

病例介绍：病例二（续）

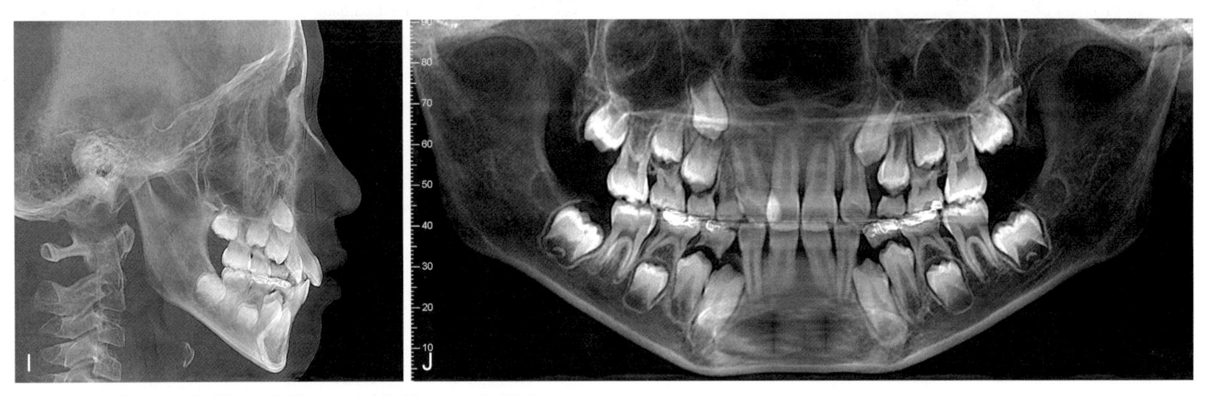

图 7-77（续）　初始 X 线片。I. 侧位片；J. 全景片

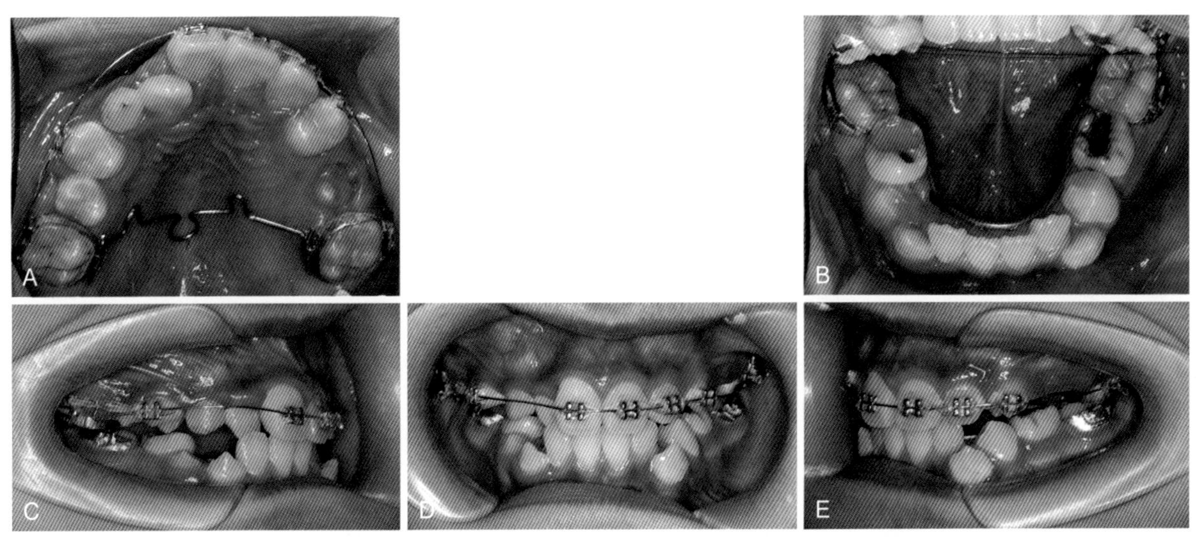

图 7-78　上颌扩弓中。A. 上颌殆像；B. 下颌殆像；C. 右侧殆像；D. 正面殆像；E. 左侧殆像

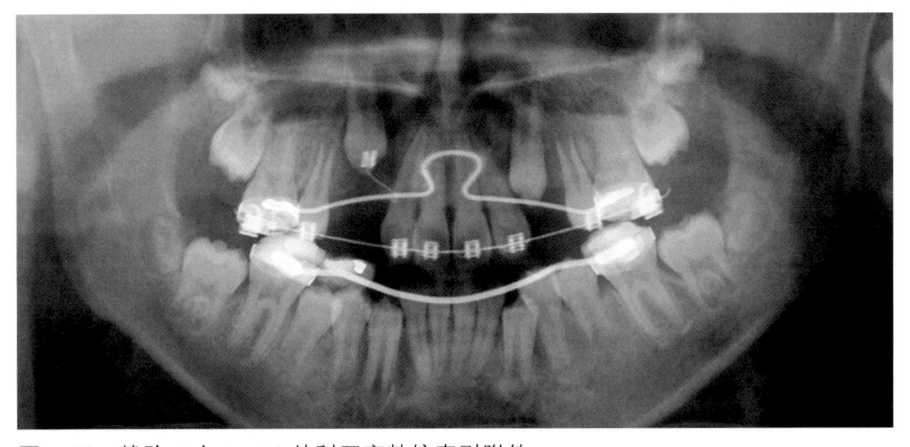

图 7-79　拔除 4 个 4，13 外科开窗粘接牵引附件

病例介绍：病例二（续）

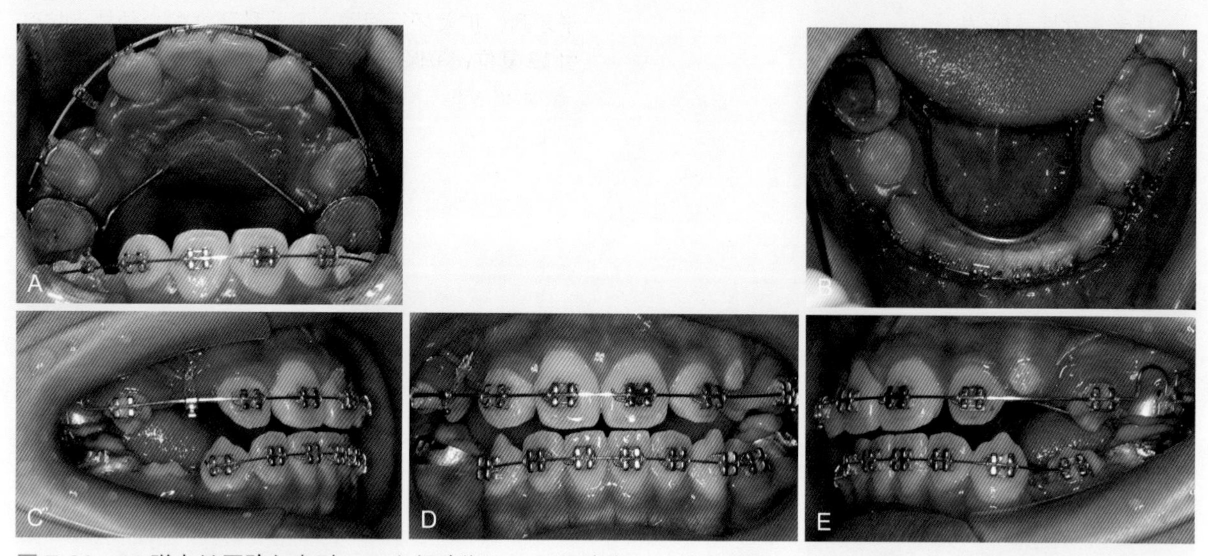

图 7-80　13 弹力链圈𬌗向牵引。A. 上颌𬌗像；B. 下颌𬌗像；C. 右侧𬌗像；D. 正面𬌗像；E. 左侧𬌗像

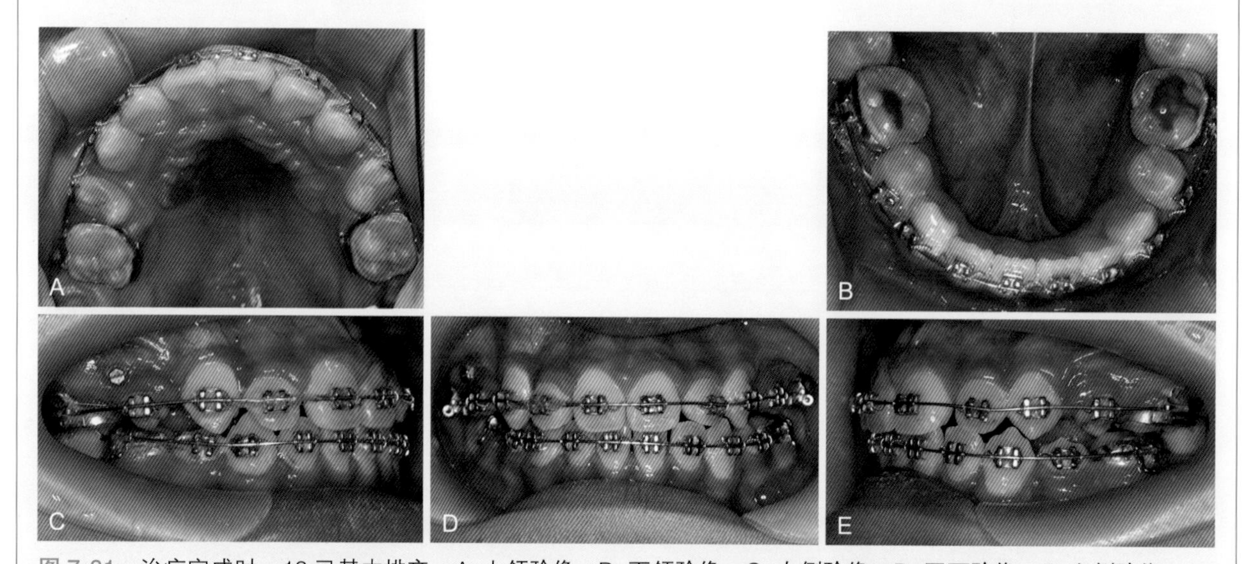

图 7-81　治疗完成时，13 已基本排齐。A. 上颌𬌗像；B. 下颌𬌗像；C. 右侧𬌗像；D. 正面𬌗像；E. 左侧𬌗像

病例介绍：病例三

患者，女性，19 岁。

主诉　牙列不齐，左上尖牙未萌。

口内检查　恒牙列，23 未萌。

X 线检查　23 腭侧近中阻生。

诊断　①安氏Ⅱ类错䝙；② 23 腭侧近中阻生。

治疗方案　①拔除 4 个 4；②直丝弓矫治器排齐整平牙列，扩大牙弓间隙；③外科开窗配合种植支抗牵引 13 复位；④保持。

矫治过程　①拔除 4 个 4；②直丝弓矫治器排齐排齐整平牙列，扩大上颌牙弓；③外科开窗配合种植支抗牵引 13；④关闭间隙，精细调整咬合；⑤保持。

矫治过程见图 7-82～图 7-86。

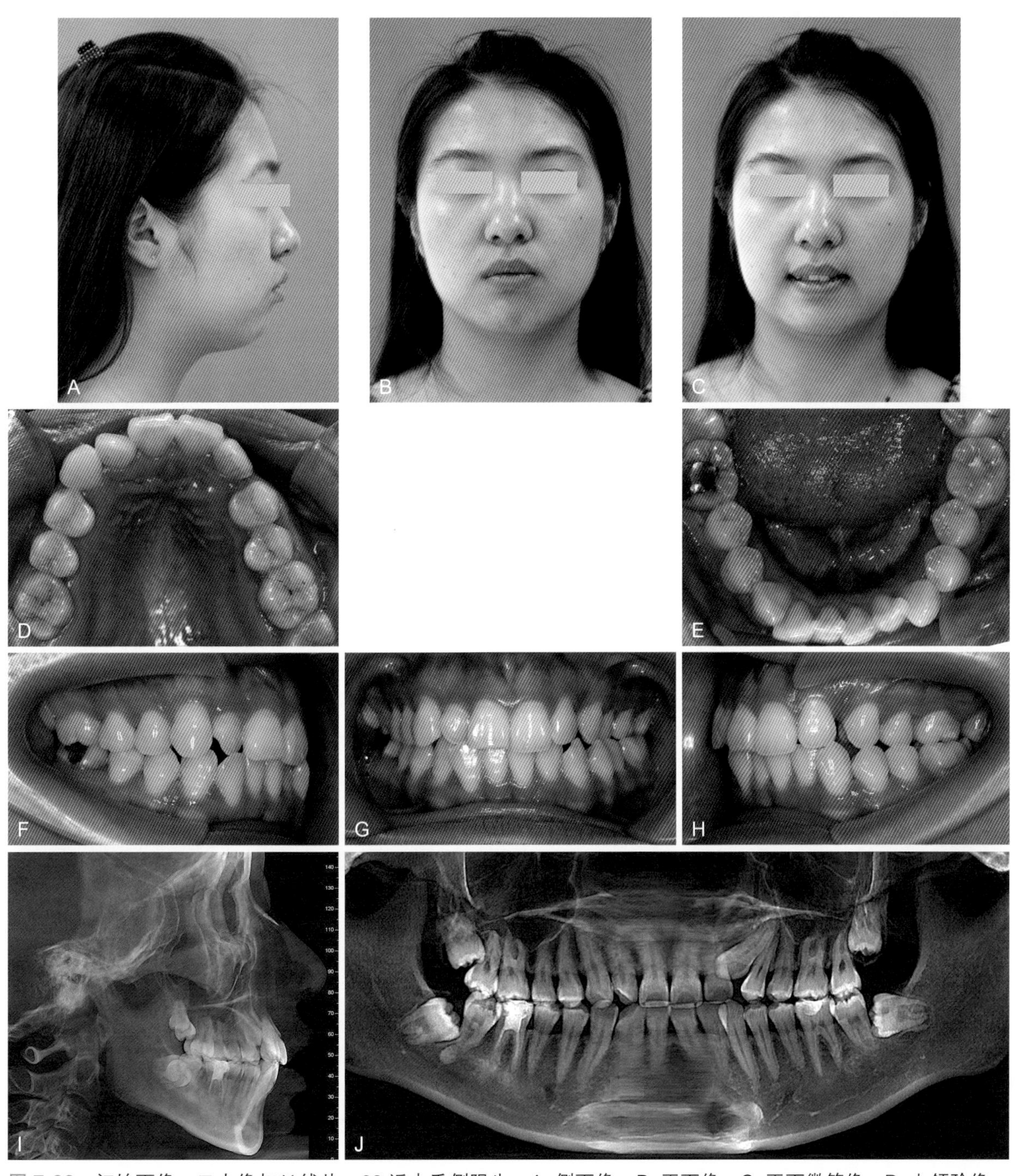

图 7-82　初始面像、口内像与 X 线片，23 近中舌侧阻生。A. 侧面像；B. 正面像；C. 正面微笑像；D. 上颌䝙像；E. 下颌䝙像；F. 右侧䝙像；G. 正面䝙像；H. 左侧䝙像；I. 侧位片；J. 全景片

病例介绍：病例三（续）

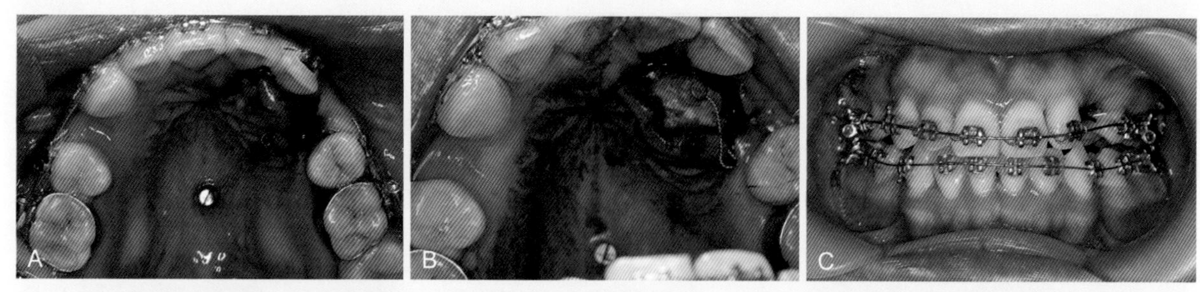

图 7-83 外科开窗暴露 23，粘接附件。A. 上颌骀像；B. 尖牙开窗；C. 正面骀像

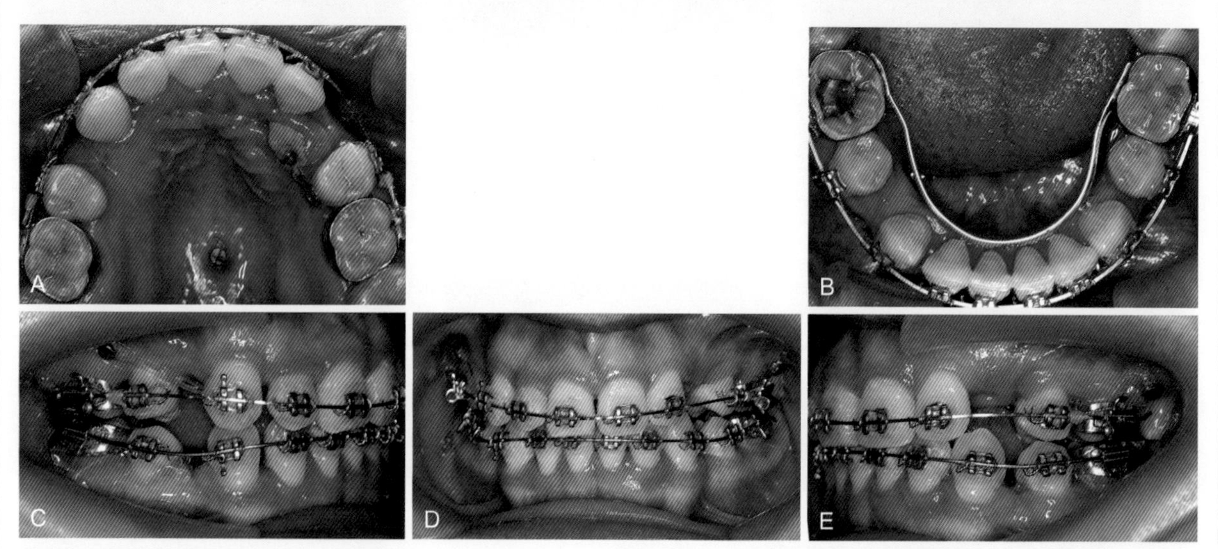

图 7-84 远中牵引 23。A. 上颌骀像；B. 下颌骀像；C. 右侧骀像；D. 正面骀像；E. 左侧骀像

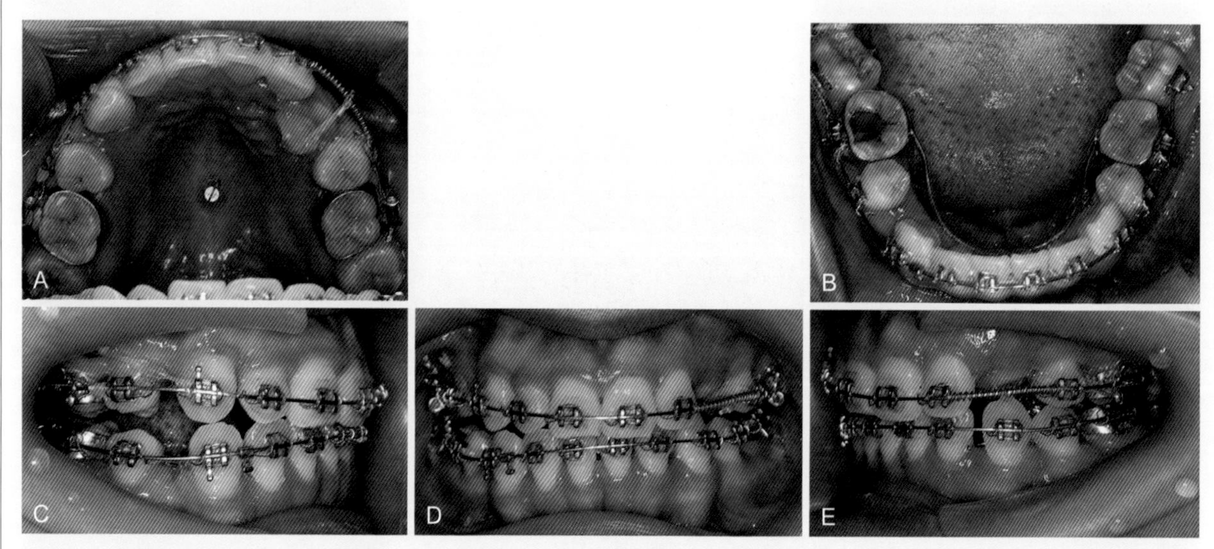

图 7-85 唇向牵引 23。A. 上颌骀像；B. 下颌骀像；C. 右侧骀像；D. 正面骀像；E. 左侧骀像

病例介绍：病例三（续）

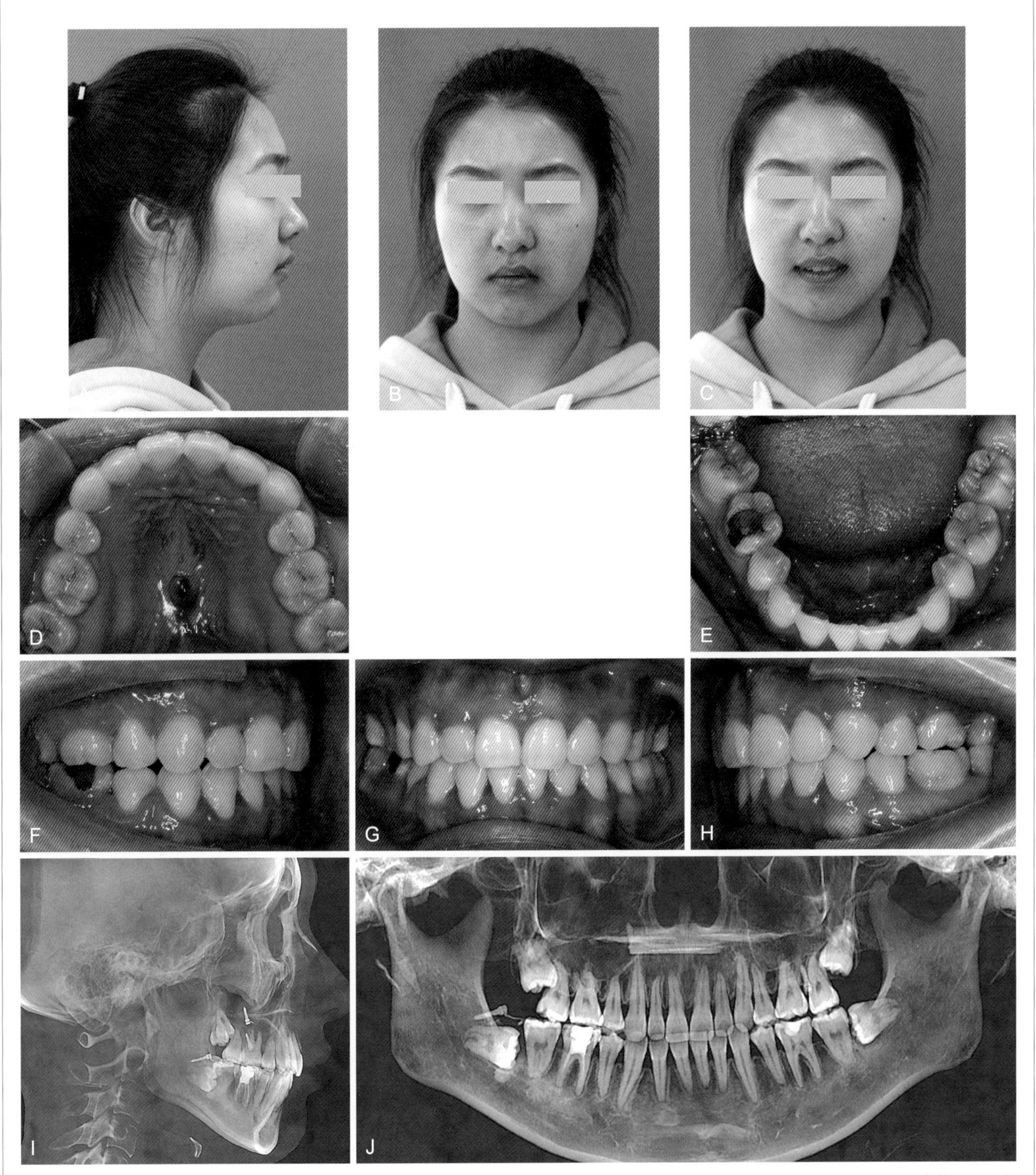

图 7-86　完成面像、口内像与 X 线片。A. 侧面像；B. 正面像；C. 正面微笑像；D. 上颌殆像；E. 下颌殆像；F. 右侧殆像；G. 正面殆像；H. 左侧殆像；I. 侧位片；J. 全景片

病例介绍：病例四

患者，男性，13 岁。

主诉 右上尖牙未萌。

口内检查 恒牙列，13 未萌，牙弓间隙足够。

X 线检查 13 近中阻生。

诊断 ①安氏Ⅲ类亚类错殆；② 13 近中阻生。

治疗方案 ①直丝弓矫治器排齐整平牙列；②外科开窗牵引 13；③固定保持。

矫治过程 ①直丝弓矫治器排齐整平牙列；②外科开窗牵引 13；③精细调整咬合；④固定保持。

矫治过程见图 7-87～图 7-89。

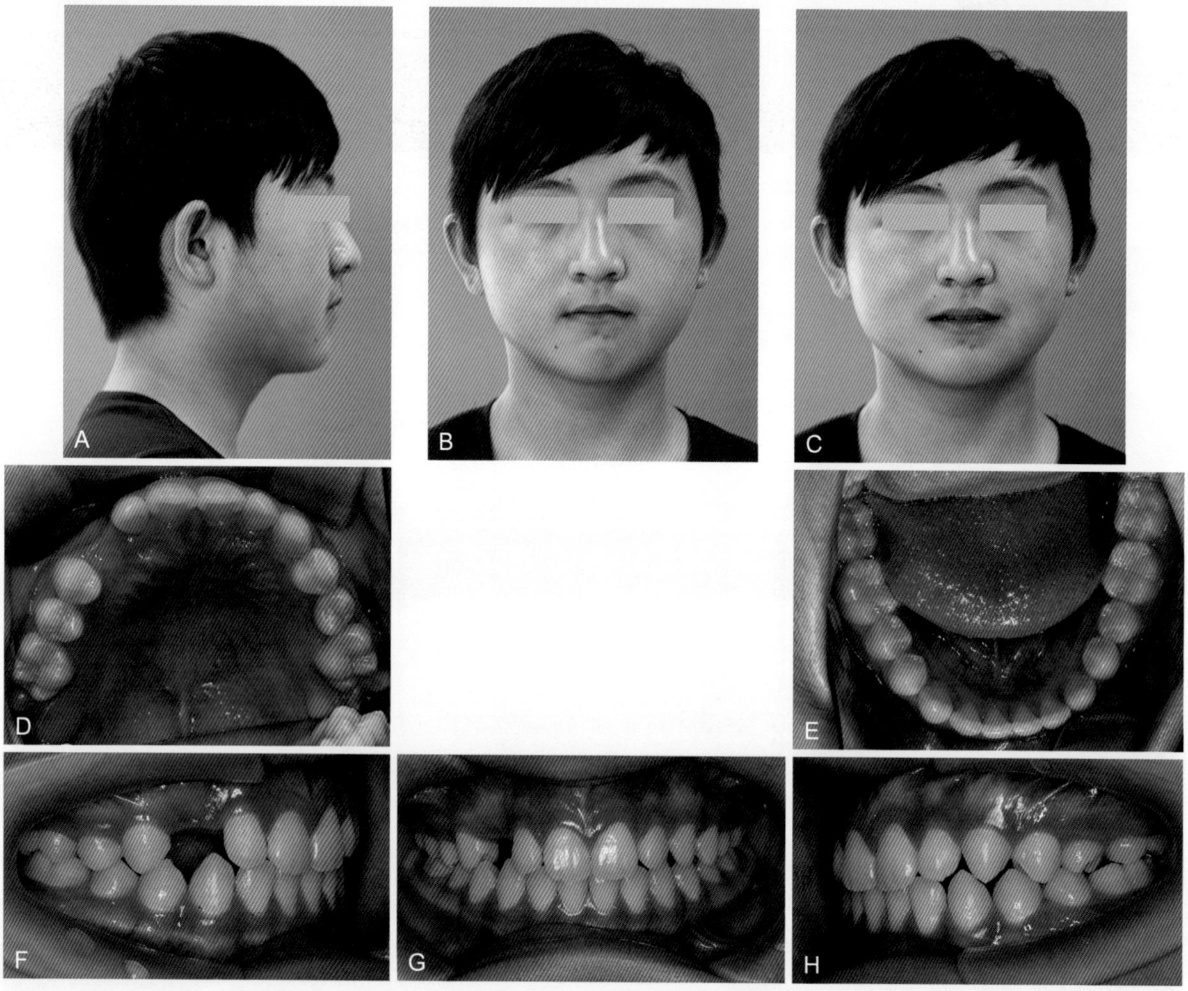

图 7-87 初始面像、口内照及 X 线片，13 舌侧阻生，近中倾斜。A. 侧面像；B. 正面像；C. 正面微笑像；D. 上颌殆像；E. 下颌殆像；F. 右侧殆像；G. 正面殆像；H. 左侧殆像

病例介绍：病例四（续）

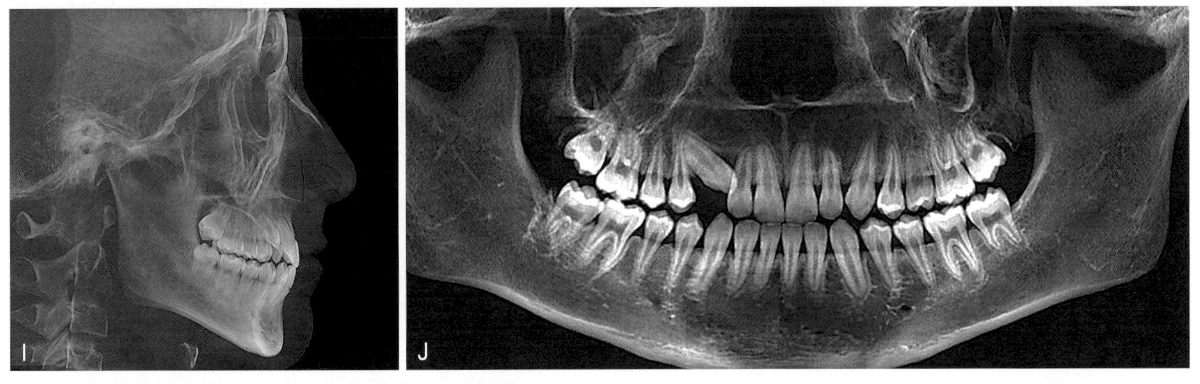

图 7-87（续） 初始 X 线片。I. 侧位片；J. 全景片

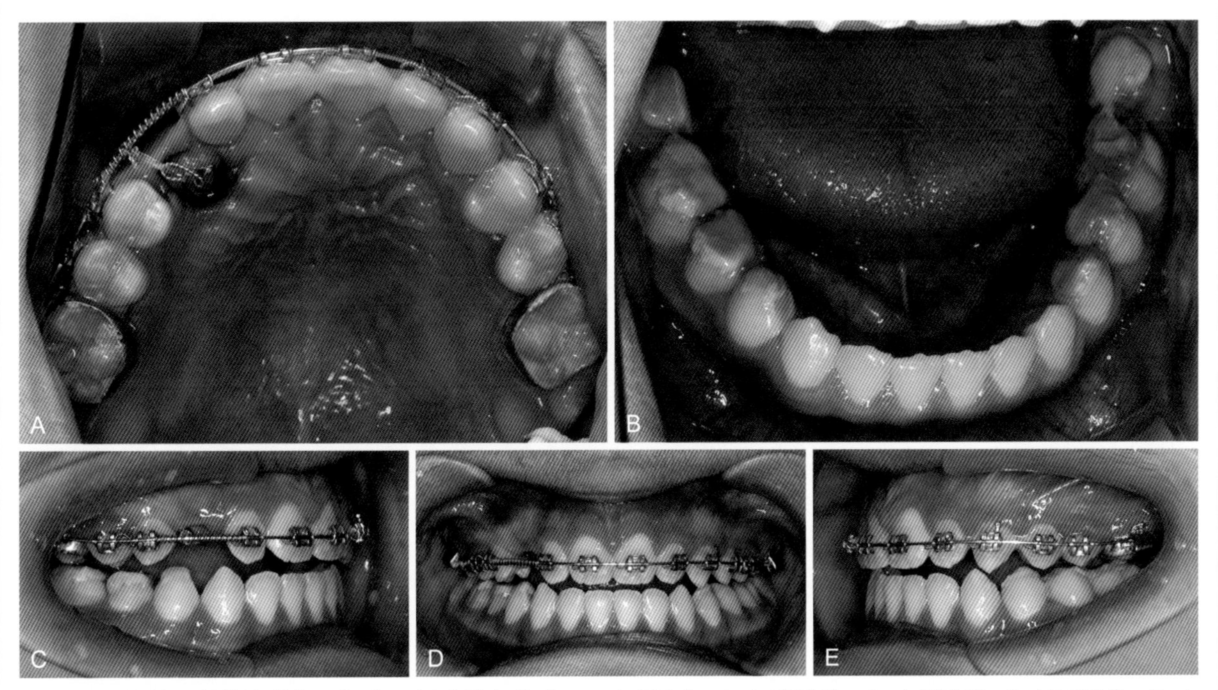

图 7-88 外科开窗粘接附件，牵引 13 远中𬌗向移动。A. 上颌𬌗像；B. 下颌𬌗像；C. 右侧𬌗像；D. 正面𬌗像；E. 左侧𬌗像

病例介绍：病例四（续）

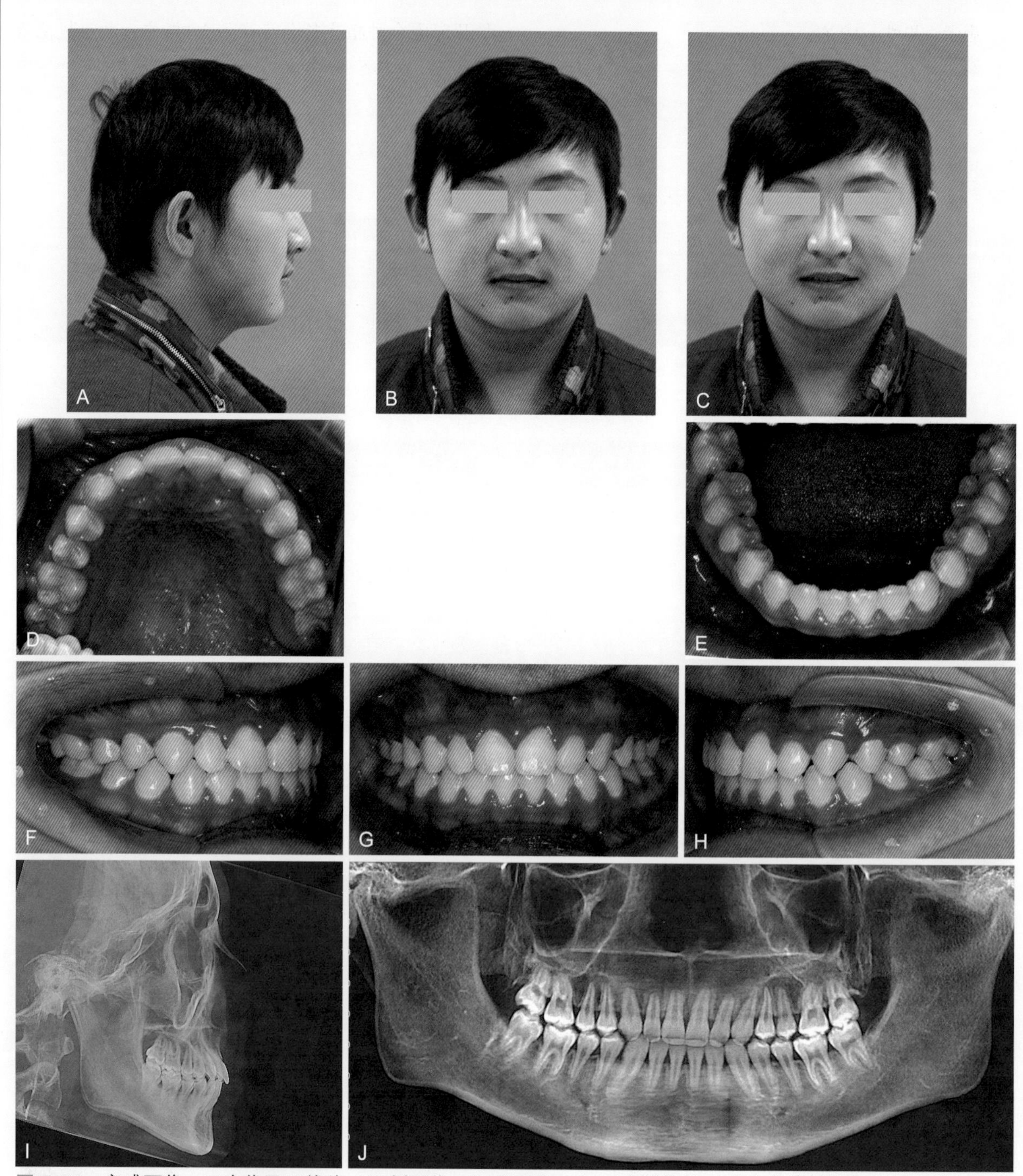

图 7-89 完成面像、口内像及 X 线片。A. 侧面像；B. 正面像；C. 正面微笑像；D. 上颌殆像；E. 下颌殆像；F. 右侧殆像；G. 正面殆像；H. 左侧殆像；I. 侧位片；J. 全景片

病例介绍：病例五

患者，男性，10 岁。

主诉　牙列不齐。

口内检查　替牙列，上颌前突、下颌后缩，深覆𬌗、深覆盖。

诊断　①安氏Ⅱ类 1 分类错𬌗；② 13 腭侧近中阻生。

治疗方案　①功能矫治器生长改良治疗，促进下颌生长发育，抑制上颌生长发育；②肌功能训练；③Ⅱ期直丝弓矫治器排齐整平牙列，扩大牙弓间隙；④外科开窗配合种植支抗分步牵引 13 复位，适时拔除 4 个 4；⑤保持。

矫治过程　①功能矫治器进行生长改良治疗，促进下颌生长发育，抑制上颌生长发育；②直丝弓矫治器排齐整平牙列；③外科开窗配合种植支抗牵引 13；④精细调整咬合；⑤保持。

矫治过程见图 7-90～图 7-94。

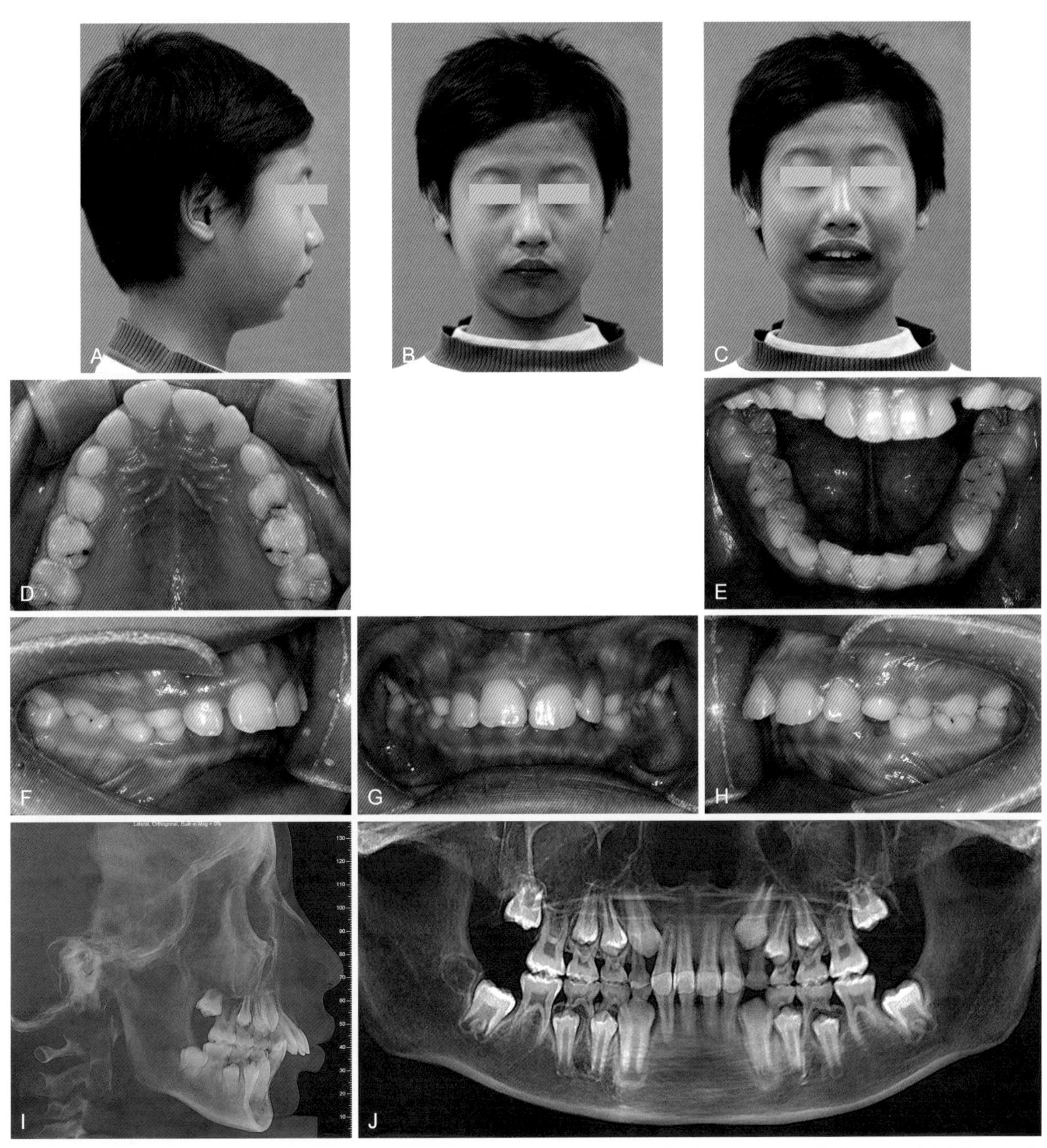

图 7-90　初始面像、口内像与 X 线片。A. 侧面像；B. 正面像；C. 正面微笑像；D. 上颌𬌗像；E. 下颌𬌗像；F. 右侧𬌗像；G. 正面𬌗像；H. 左侧𬌗像；I. 侧位片；J. 全景片

病例介绍：病例五（续）

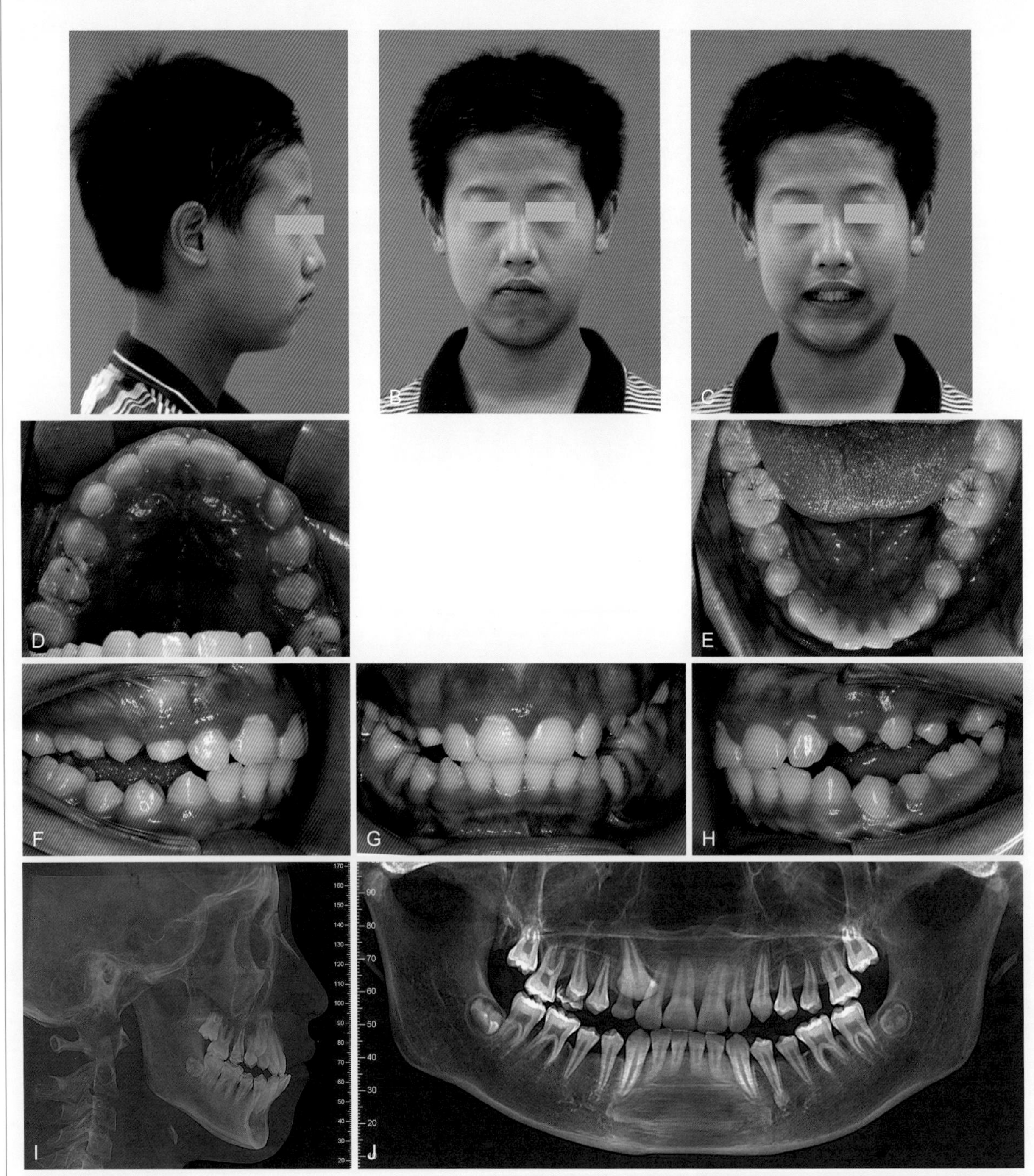

图 7-91　生长改良治疗后面像、口内像与 X 线片。A. 侧面像；B. 正面像；C. 正面微笑像；D. 上颌殆像；E. 下颌殆像；F. 右侧殆像；G. 正面殆像；H. 左侧殆像；I. 侧位片；J. 全景片

病例介绍：病例五（续）

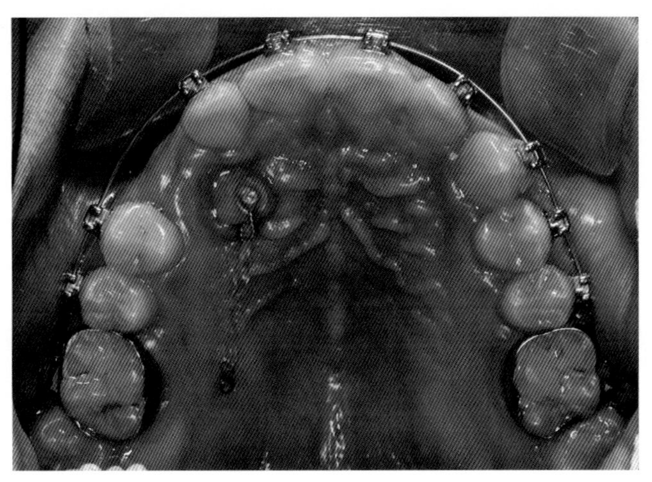

图 7-92　外科开窗暴露 13，微种植体远中牵引尖牙

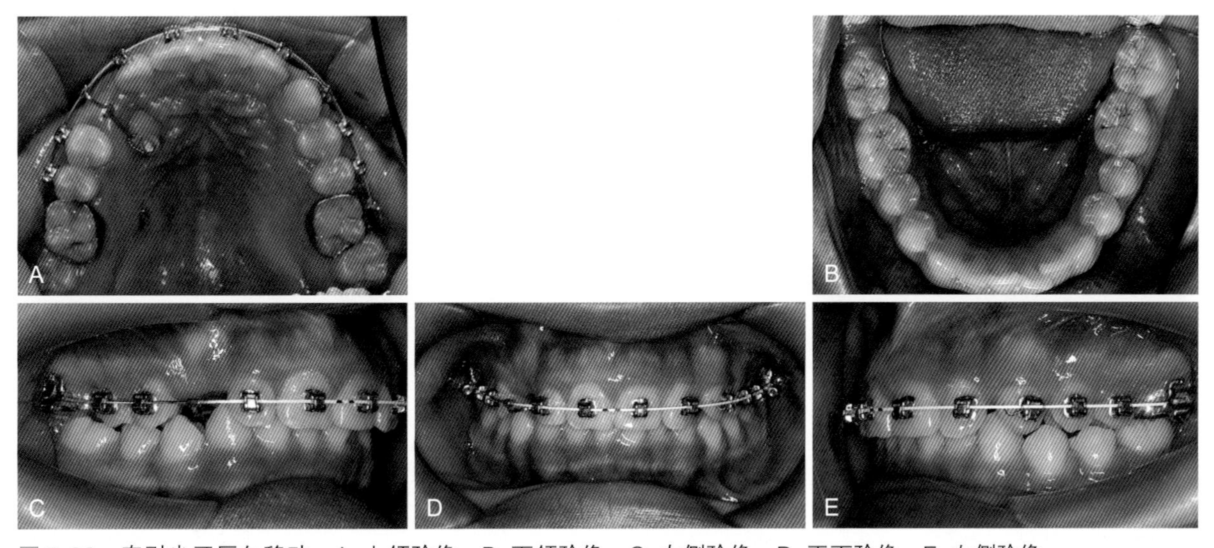

图 7-93　牵引尖牙唇向移动。A. 上颌殆像；B. 下颌殆像；C. 右侧殆像；D. 正面殆像；E. 左侧殆像

病例介绍：病例五（续）

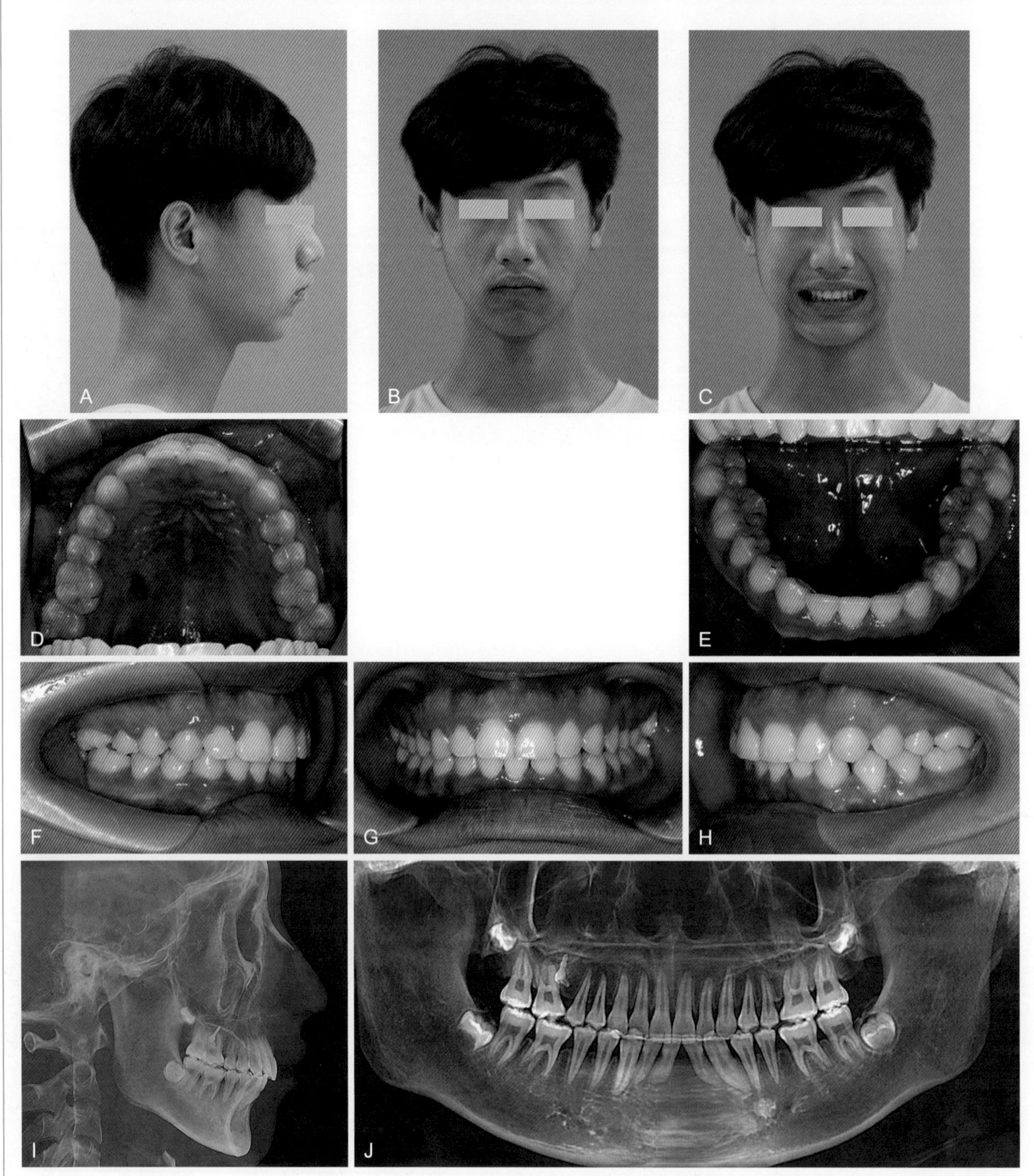

图 7-94 完成面像、口内像与 X 线片。A. 侧面像；B. 正面像；C. 正面微笑像；D. 上颌殆像；E. 下颌殆像；F. 右侧殆像；G. 正面殆像；H. 左侧殆像；I. 侧位片；J. 全景片

病例介绍：病例六

患者，女性，13 岁。

主诉　牙列不齐。

口内检查　替牙列，63 滞留，23 萌出于 22 近中。

诊断　①安氏Ⅲ类亚类错䪼；② 23 近中唇向低位，23 易位阻生。

治疗方案　①直丝弓矫治器排齐整平牙列，扩大牙弓间隙；②配合种植支抗分步牵引 23 复位；③保持。

矫治过程　①拔除 63；②直丝弓矫治器排齐整平牙列；③配合种植支抗牵引 23；④精细调整咬合；⑤保持。

矫治过程见图 7-95～图 7-98。

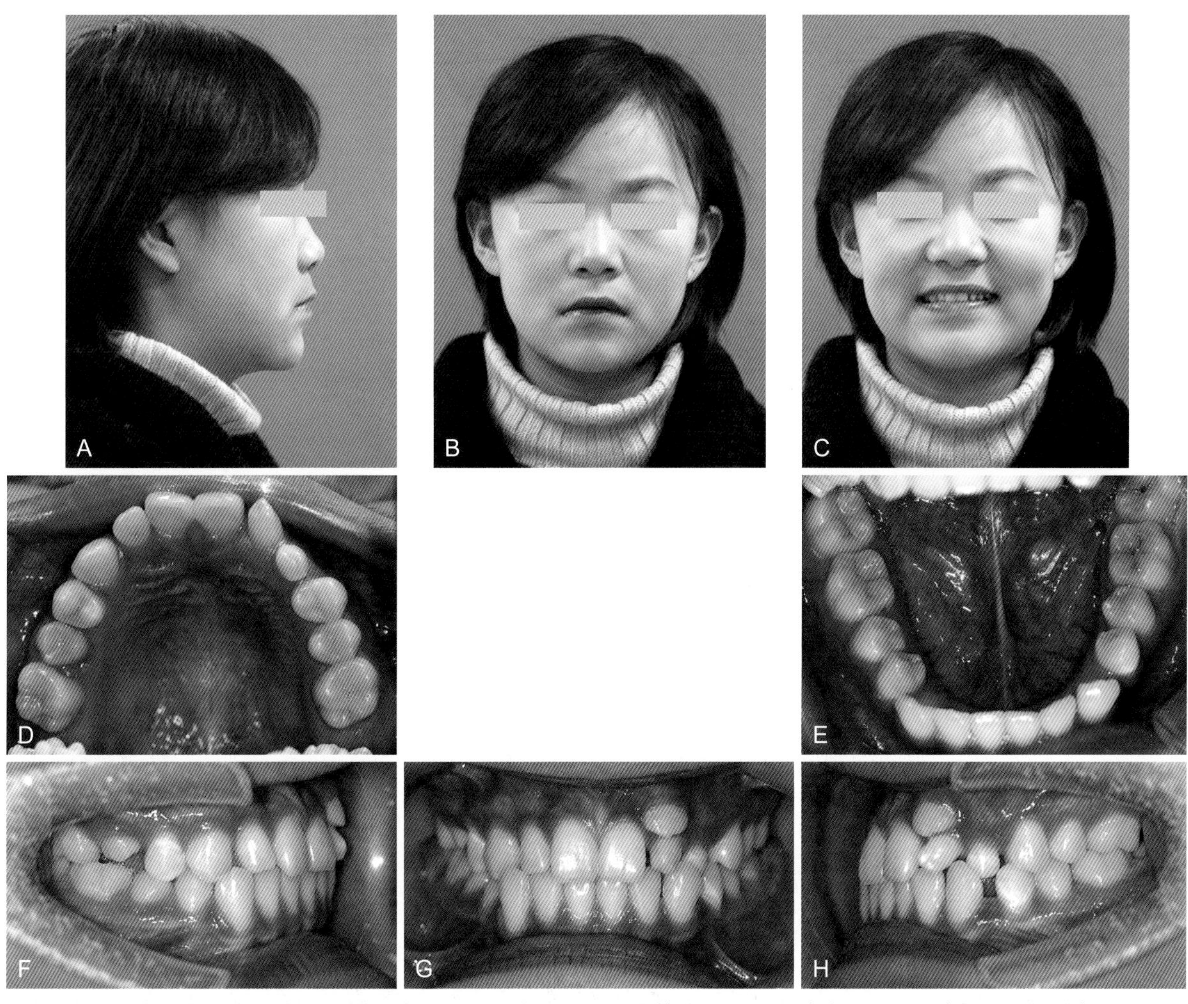

图 7-95　初始面像与口内像。A. 侧面像；B. 正面像；C. 正面微笑像；D. 上颌䪼像；E. 下颌䪼像；F. 右侧䪼像；G. 正面䪼像；H. 左侧䪼像

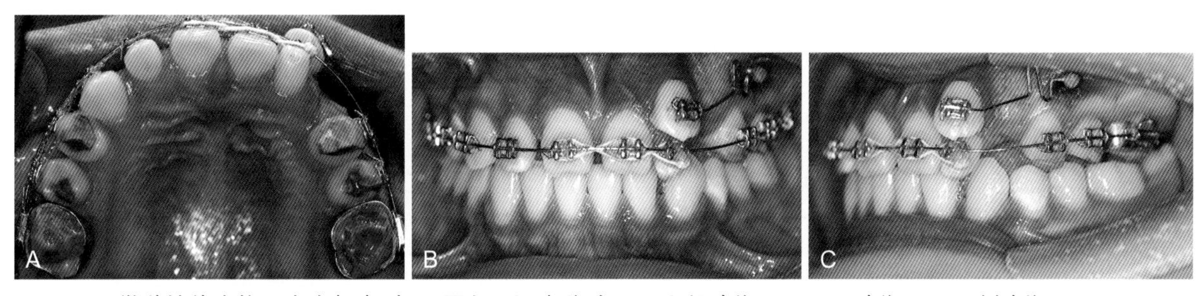

图 7-96　微种植体支抗配合支架牵引 23 唇向、远中移动。A. 上颌䪼像；B. 正面䪼像；C. 左侧䪼像

病例介绍：病例六（续）

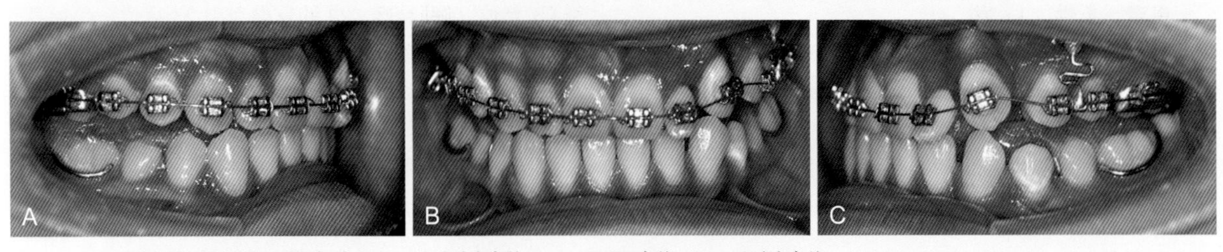

图 7-97 高弹性镍钛圆丝排齐尖牙。A. 右侧𬌗像；B. 正面𬌗像；C. 左侧𬌗像

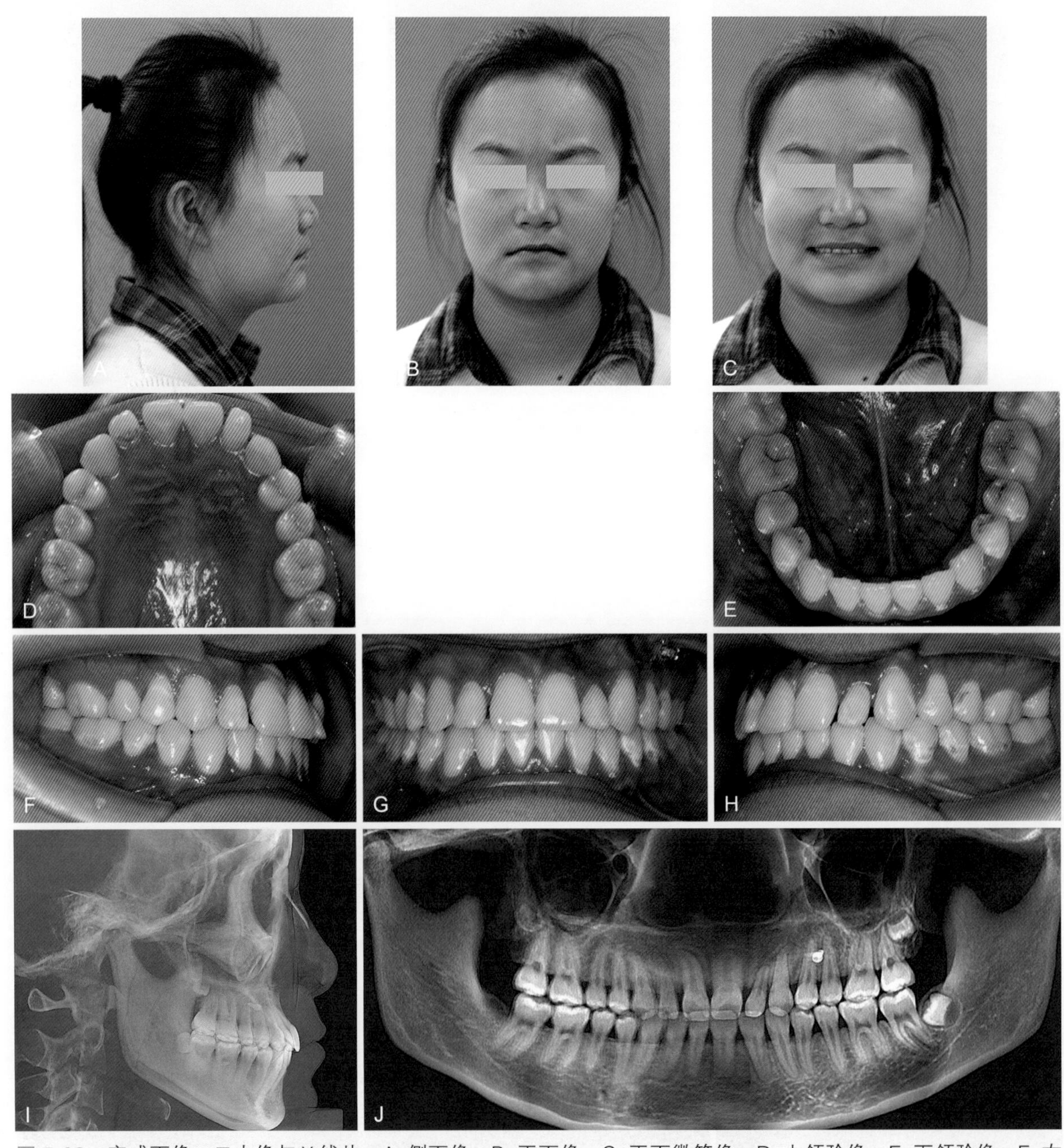

图 7-98 完成面像、口内像与 X 线片。A. 侧面像；B. 正面像；C. 正面微笑像；D. 上颌𬌗像；E. 下颌𬌗像；F. 右侧𬌗像；G. 正面𬌗像；H. 左侧𬌗像；I. 侧位片；J. 全景片

病例介绍：病例七

患者，男性，11 岁。

主诉 牙列不齐。

口内检查 替牙列，53、55、63、65、75、85 未替换，22 近中舌向 90° 扭转。

X 线检查 22、23 易位，23 阻生于 22 近中唇侧。

诊断 ①安氏 I 类错𬌗；② 23 易位阻生。

治疗方案 I 期：①保留 23、牵引复位治疗。② 2×4 矫治技术扩展 23 间隙，配合微种植体支抗牵引 23 复位，解除 23、22 的重叠。

II 期：①直丝弓矫治器排齐整平牙列，调整咬合关系；②保持。

矫治过程 ① 2×4 矫治技术扩展 23 间隙；②配合微种植体支抗牵引 23 复位；③调整中线，内收前牙，整平纵𬌗曲线，精细调整牙位及尖窝关系；④保持。

矫治过程见图 7-99～图 7-105。

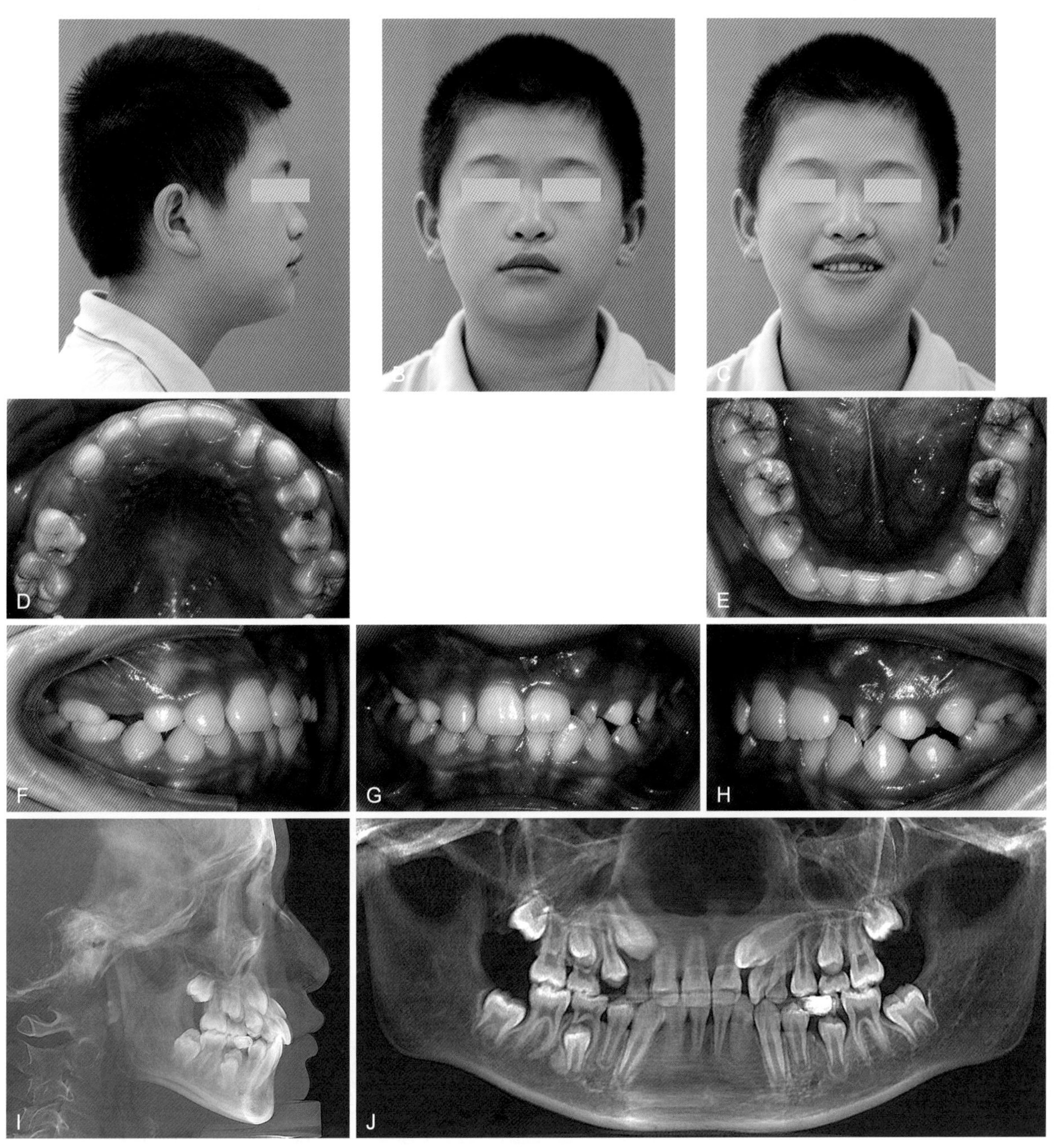

图 7-99 初始面像、口内像与 X 线片，22、23 易位。A. 侧面像；B. 正面像；C. 正面微笑像；D. 上颌𬌗像；E. 下颌𬌗像；F. 右侧𬌗像；G. 正面𬌗像；H. 左侧𬌗像；I. 侧位片；J. 全景片

病例介绍：病例七（续）

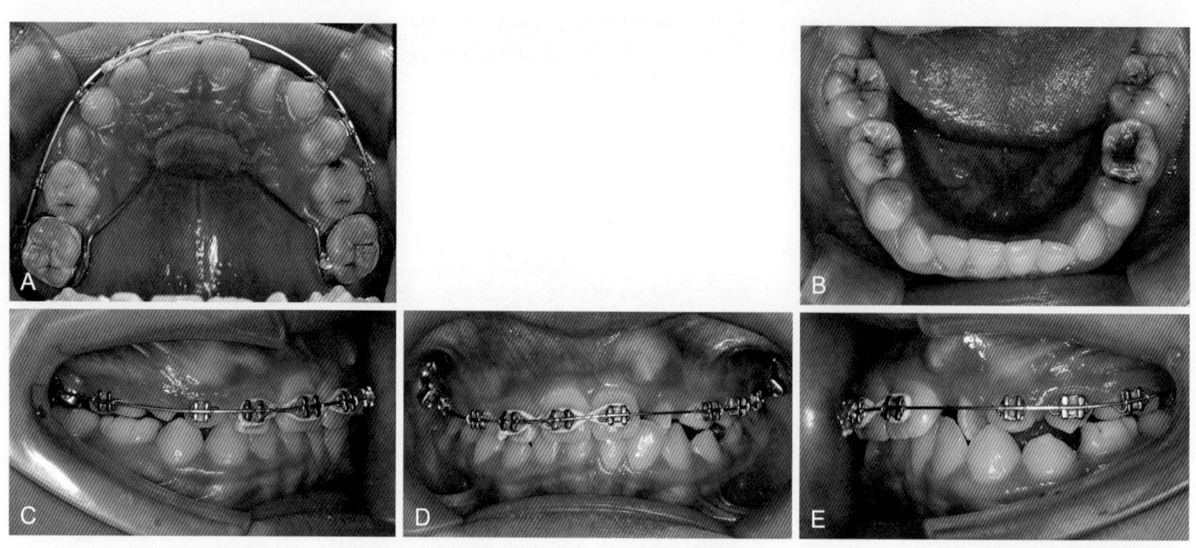

图 7-100 初步排齐上颌牙齿，扩展间隙。A. 上颌𬌗像；B. 下颌𬌗像；C. 右侧𬌗像；D. 正面𬌗像；E. 左侧𬌗像

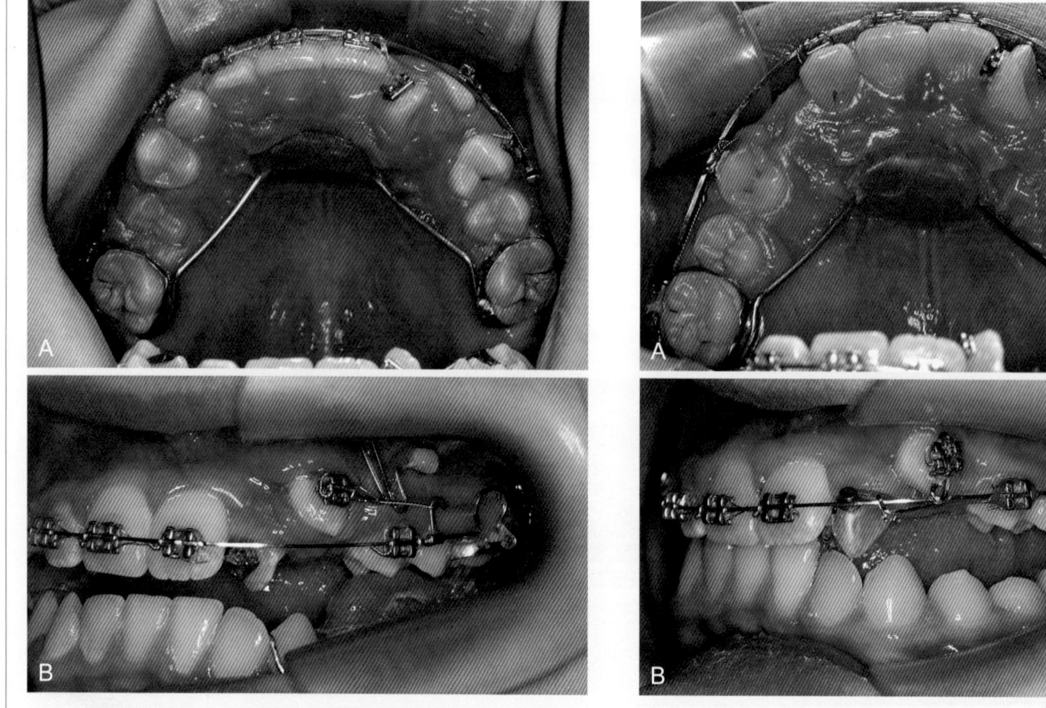

图 7-101 微种植体支抗弯制支架牵引 23 远中移动。A. 上颌𬌗像；B. 左侧𬌗像

图 7-102 23 正轴簧控根，2 次倾斜移动达到牙齿的整体移动，23 根远中移动，解除 22、23 的根部重叠。A. 上颌𬌗像；B. 左侧𬌗像

病例介绍：病例七（续）

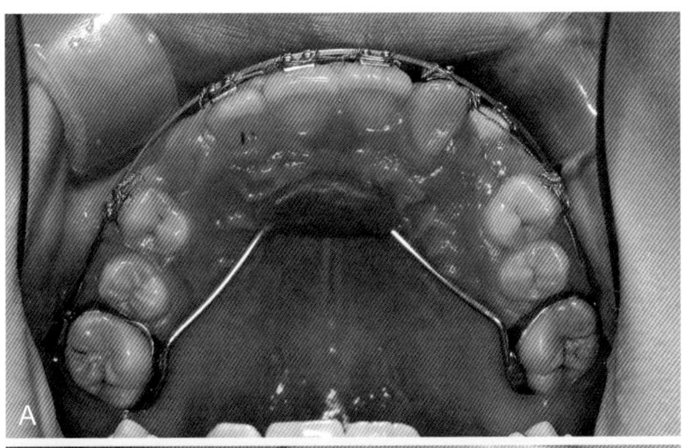

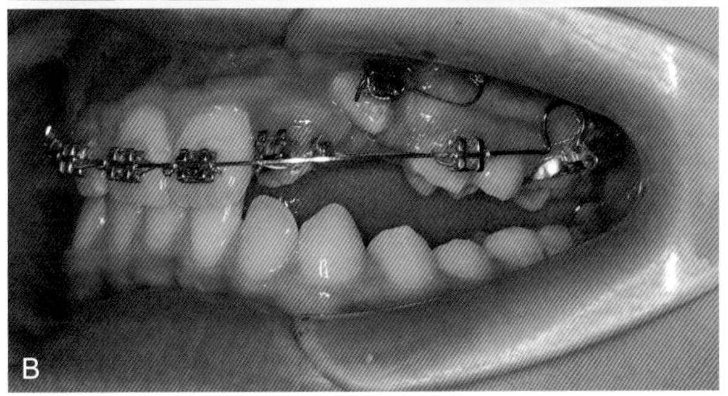

图 7-103　尖牙直接用微种植体加辅弓远中𬌗向移动。A. 上颌𬌗像；B. 左侧𬌗像

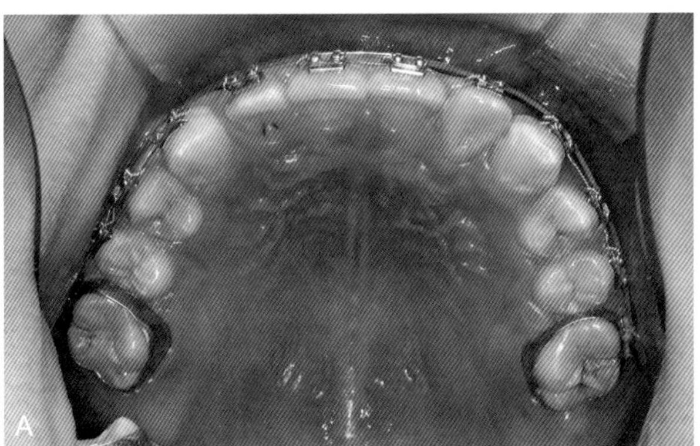

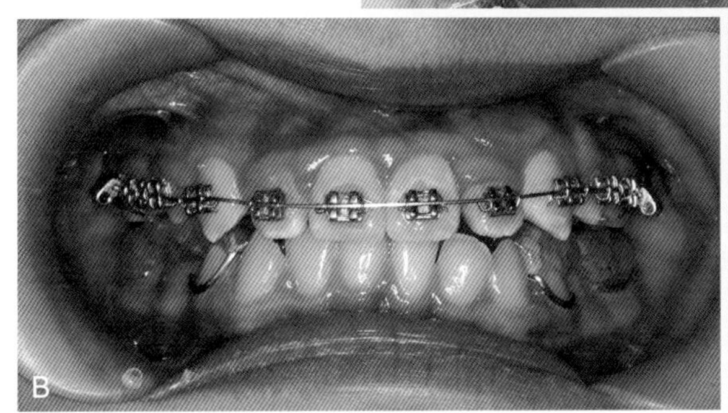

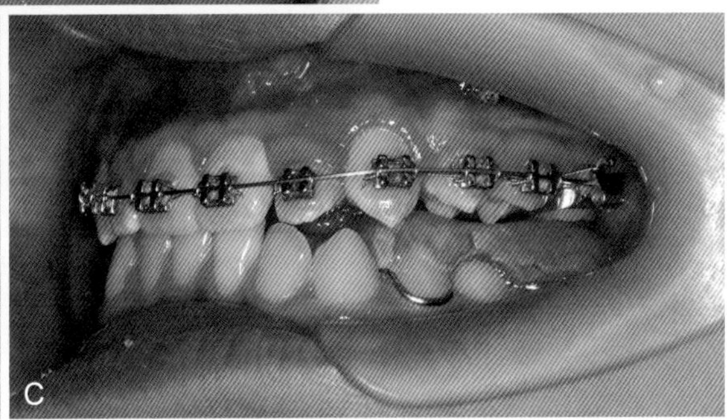

图 7-104　上颌全部牙齿基本排齐。A. 上颌𬌗像；B. 正面𬌗像；C. 左侧𬌗像

病例介绍：病例七（续）

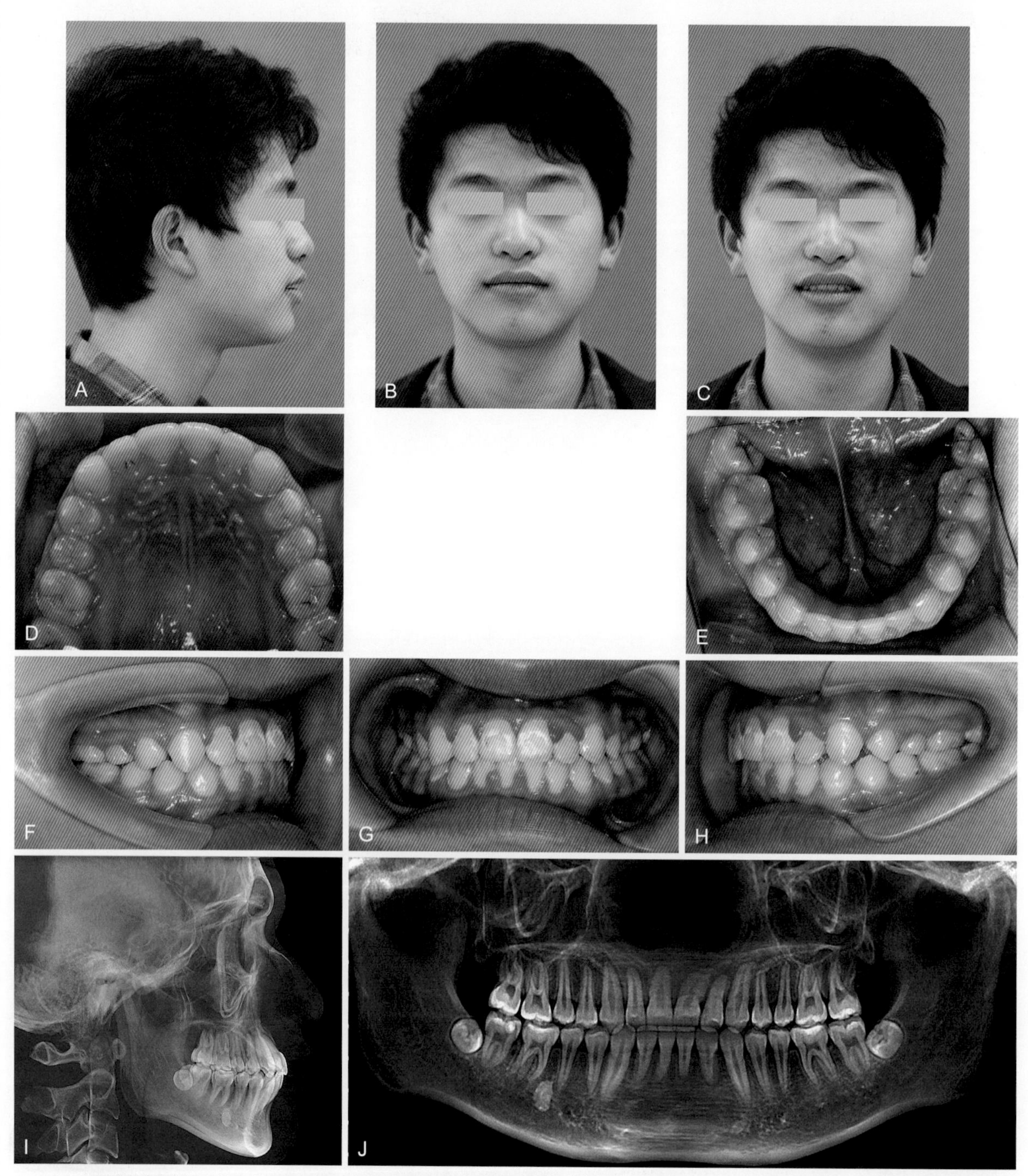

图 7-105　完成面像、口内像与 X 线片。A. 侧面像；B. 正面像；C. 正面微笑像；D. 上颌殆像；E. 下颌殆像；F. 右侧殆像；G. 正面殆像；H. 左侧殆像；I. 侧位片；J. 全景片

病例介绍：病例八

患者，男性，16岁。

主诉　前牙松动。

口内检查　替牙列，13、23未萌，12、22过小畸形牙。

X线检查　13易位，13阻生于12近中；23水平近中阻生。11、21牙根吸收。

诊断　①安氏Ⅱ类错殆；② 13易位，23水平近中阻生；③ 11、21牙根吸收。

治疗方案　①拔除11、21，13、23替代11、21；②直丝弓矫治器排齐整平牙列；③外科开窗配合种植支抗牵引13、23；④保持。

矫治过程　①拔除11、21；②直丝弓矫治器排齐整平牙列；③外科开窗配合种植支抗牵引13、23；④精细调整咬合。

矫治过程见图7-106～图7-113。

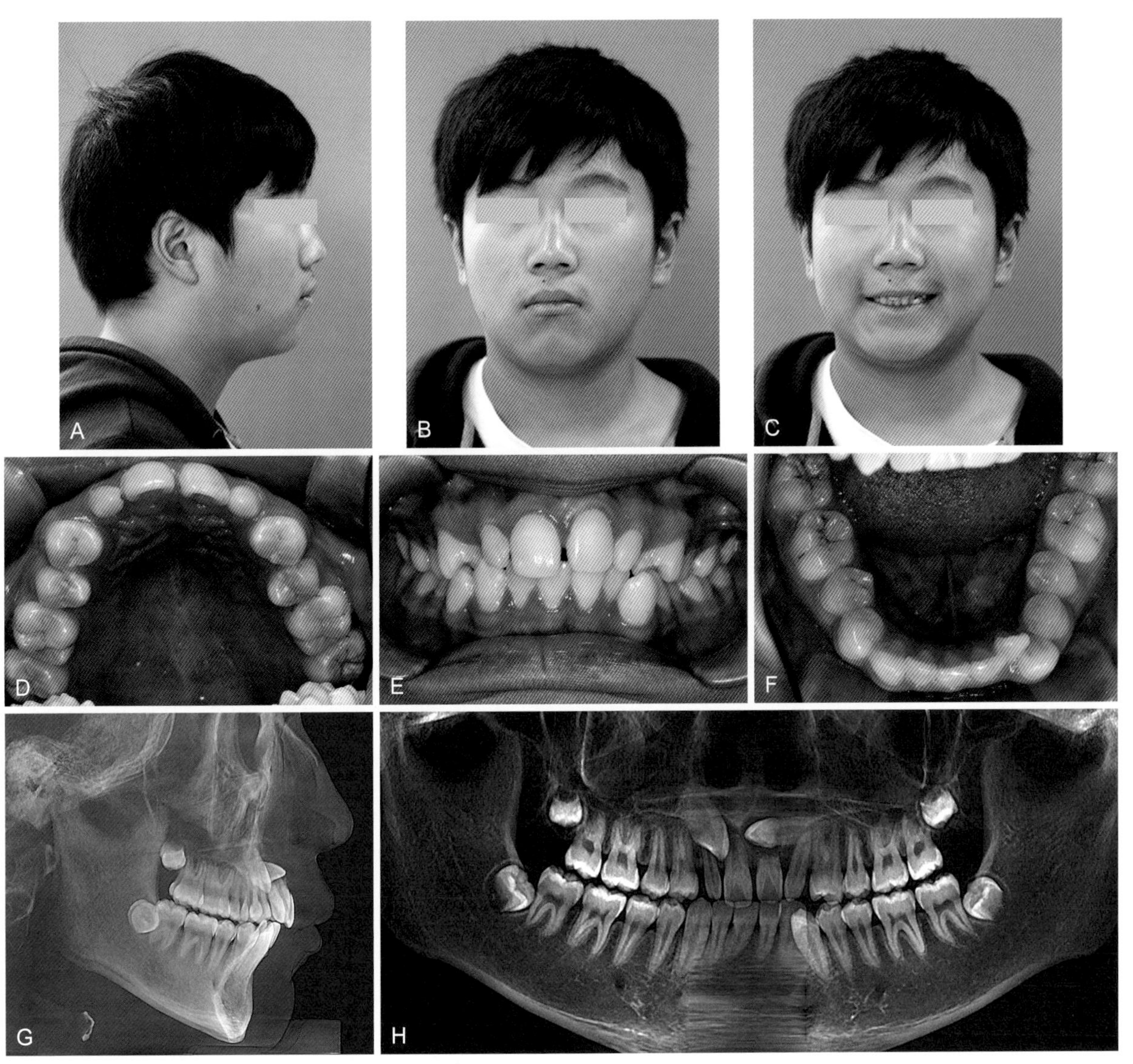

图7-106　初始面像、口内像与X线片。A. 侧面像；B. 正面像；C. 正面微笑像；D. 上颌殆像；E. 正面殆像；F. 下颌殆像；G. 侧位片；H. 全景片

病例介绍：病例八（续）

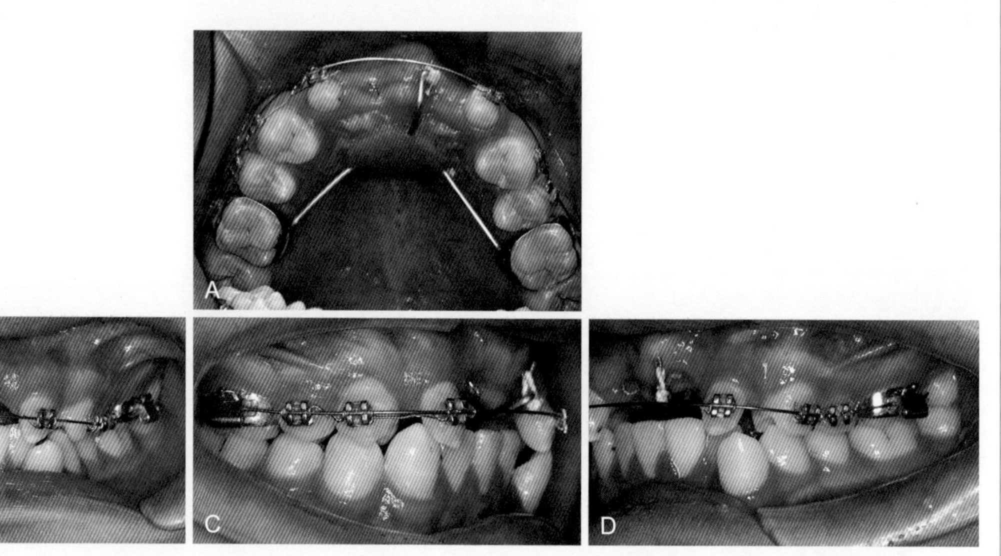

图 7-107 11、21 已拔除，23 牵引骀向移动。A. 上颌骀像；B. 正面骀像；C. 右侧骀像；D. 左侧骀像

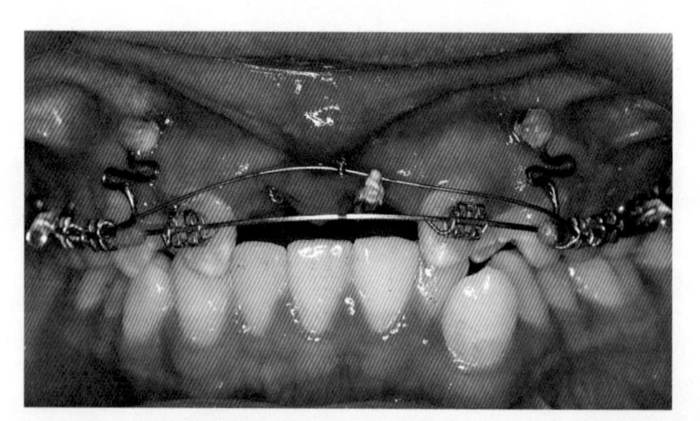

图 7-108 微种植体支抗配合辅弓牵引 13、23

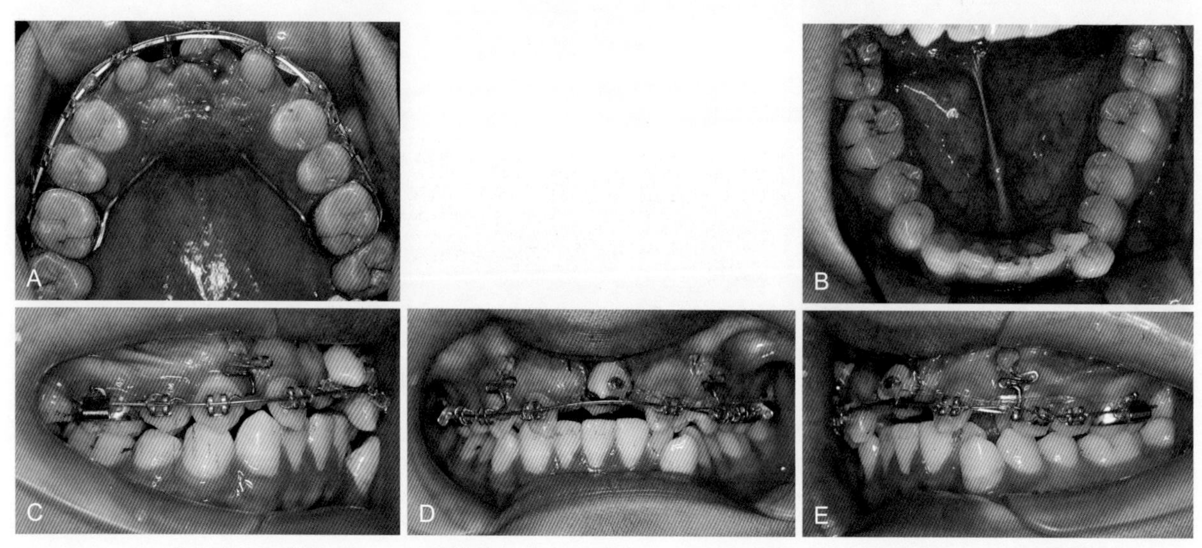

图 7-109 23 再次开窗去除阻力。A. 上颌骀像；B. 下颌骀像；C. 右侧骀像；D. 正面骀像；E. 左侧骀像

病例介绍：病例八（续）

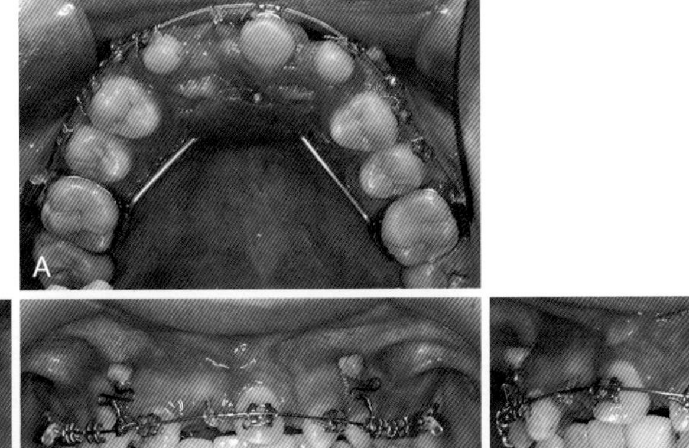

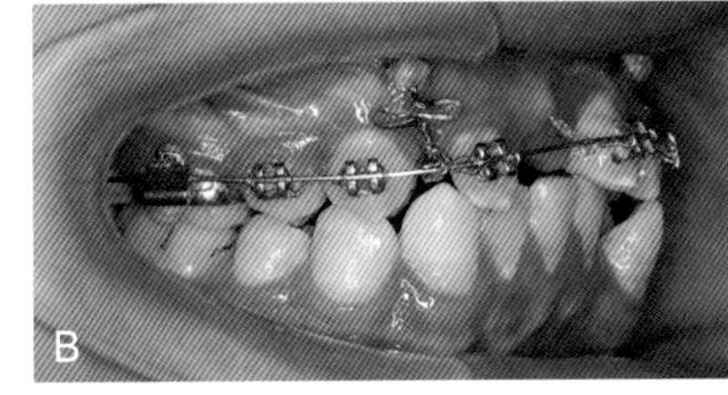

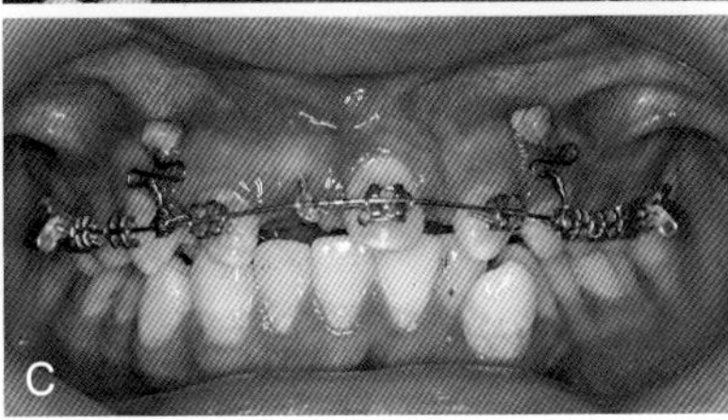

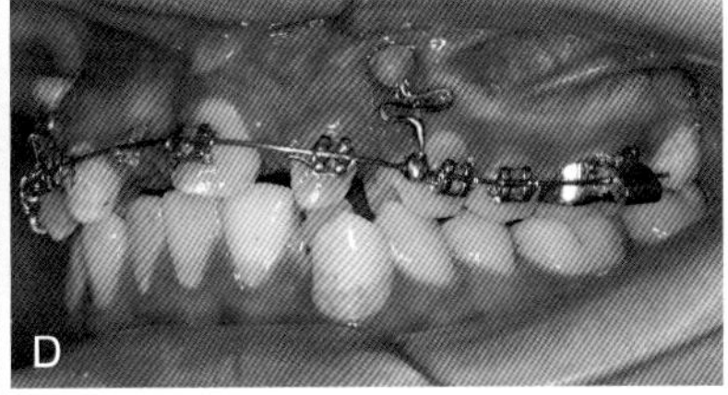

图 7-110　23 已进入牙弓，继续牵引 13。A. 上颌殆像；B. 右侧殆像；C. 正面殆像；D. 左侧殆像

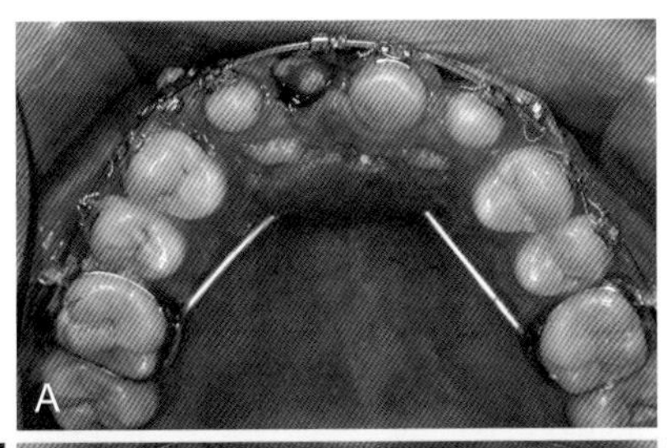

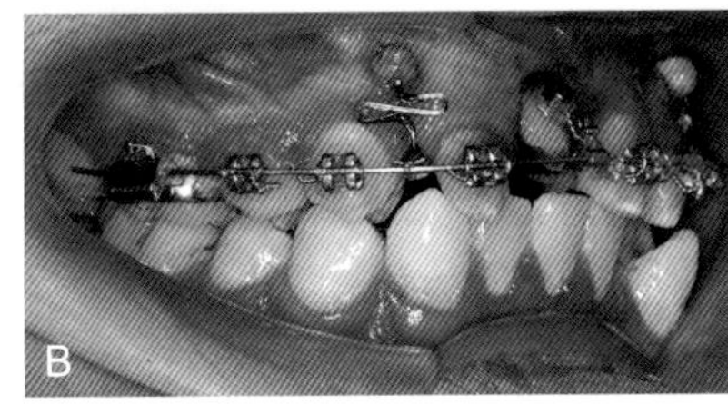

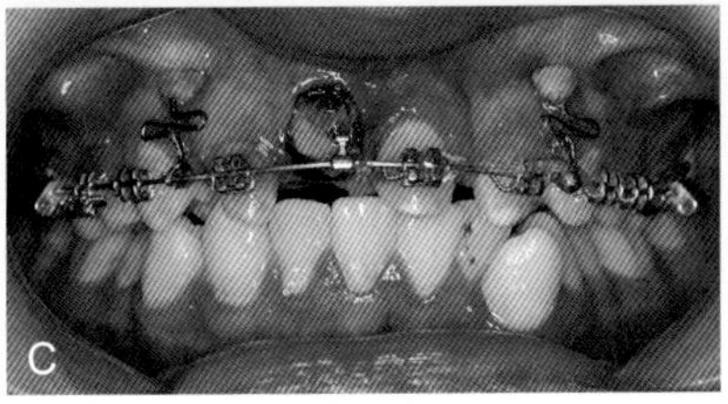

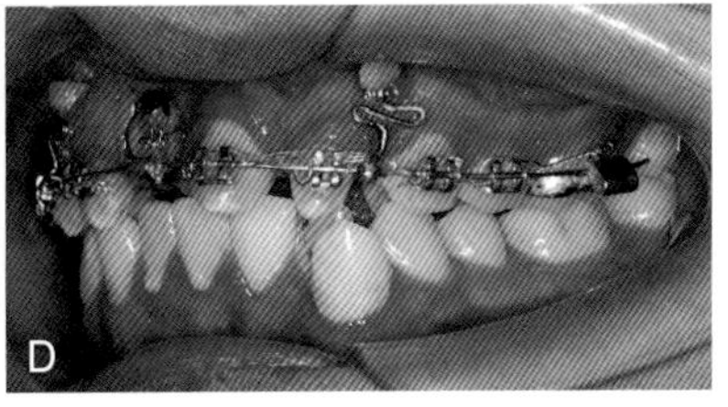

图 7-111　13 再次开窗去除阻力。A. 上颌殆像；B. 右侧殆像；C. 正面殆像；D. 左侧殆像

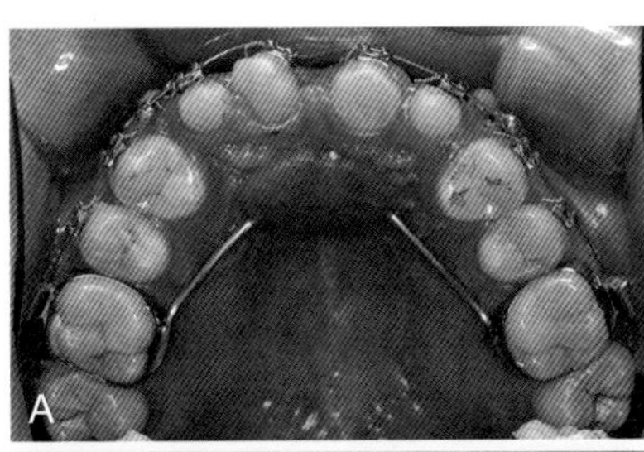

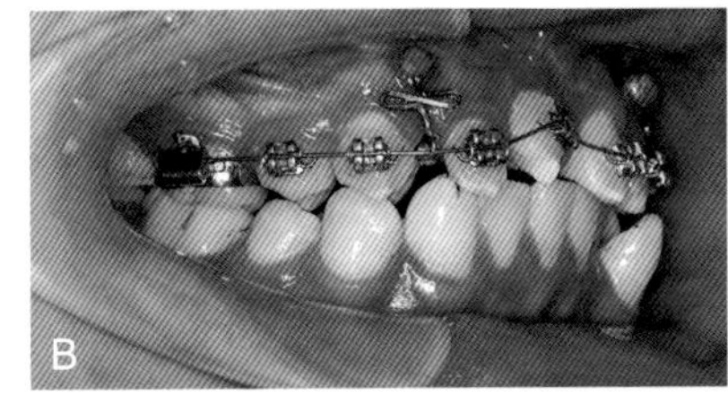

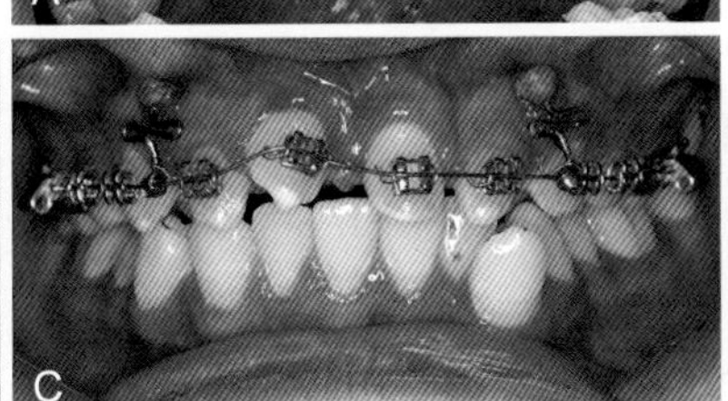

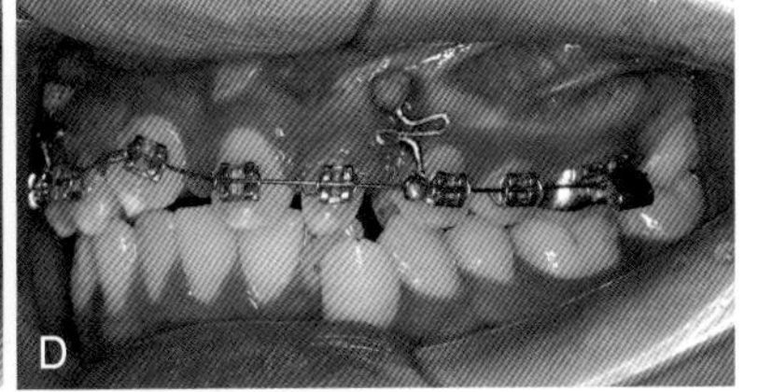

图 7-112　13 已出龈，以镍钛圆丝排齐。A. 上颌殆像；B. 右侧殆像；C. 正面殆像；D. 左侧殆像

病例介绍：病例八（续）

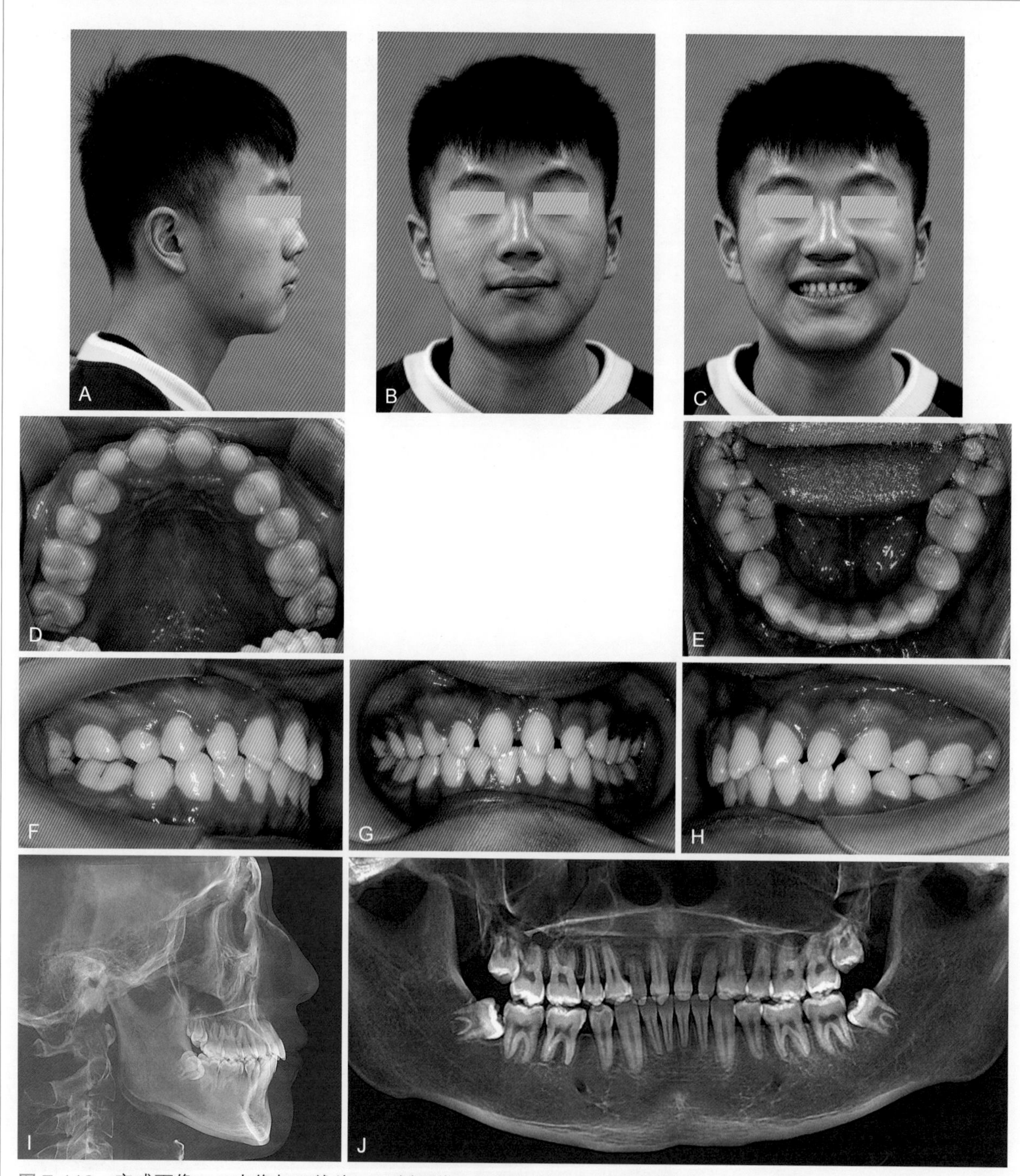

图 7-113　完成面像、口内像与 X 线片。A. 侧面像；B. 正面像；C. 正面微笑像；D. 上颌殆像；E. 下颌殆像；F. 右侧殆像；G. 正面殆像；H. 左侧殆像；I. 侧位片；J. 全景片

病例介绍：病例九

患者，女性，11 岁。

主诉 牙列不齐。

口内检查 替牙列，53、55、65、75、85 未替换，11 唇向倾斜。

X 线检查 12、13 易位，13 压迫 11、12 牙根。

诊断 ①安氏Ⅱ类 1 分类错𬌗；② 13 易位。

治疗方案 ①直丝弓矫治器排齐整平牙列，扩大牙弓间隙；②外科开窗配合种植支抗分步牵引 13 复位；③适时考虑减数治疗；④保持。

矫治过程 ①直丝弓矫治器排齐整平牙列，扩大上颌牙弓；②外科开窗牵引 13 复位；③拔除上颌 2 个 4；④精细调整咬合；⑤保持。

矫治过程见图 7-114～图 7-117。

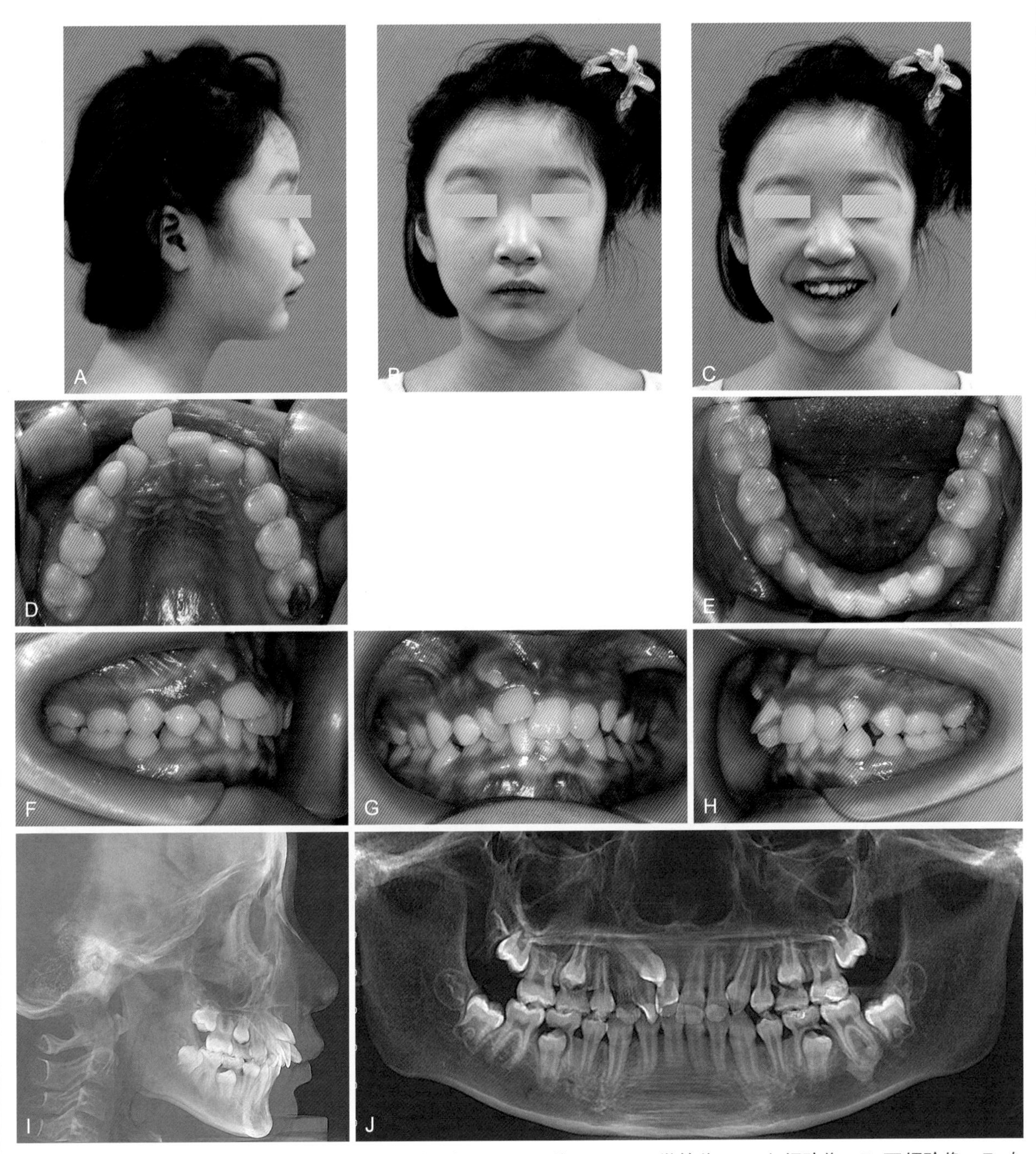

图 7-114 初始面像、口内像与 X 线片。A. 侧面像；B. 正面像；C. 正面微笑像；D. 上颌𬌗像；E. 下颌𬌗像；F. 右侧𬌗像；G. 正面𬌗像；H. 左侧𬌗像；I. 侧位片；J. 全景片

病例介绍：病例九（续）

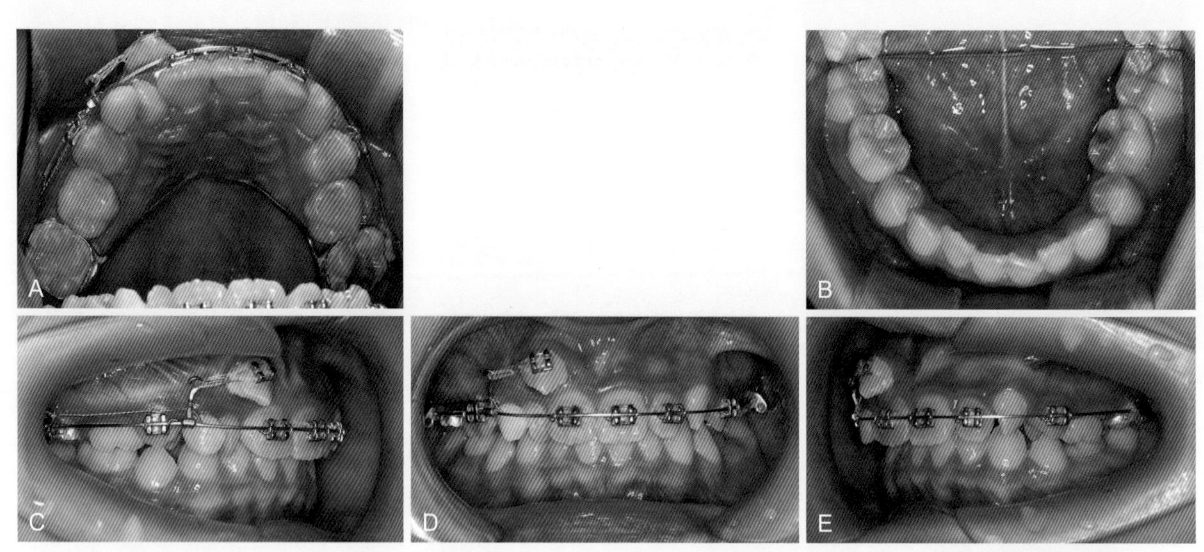

图 7-115 问号钩牵引 13 远中移动。A. 上颌殆像；B. 下颌殆像；C. 右侧殆像；D. 正面殆像；E. 左侧殆像

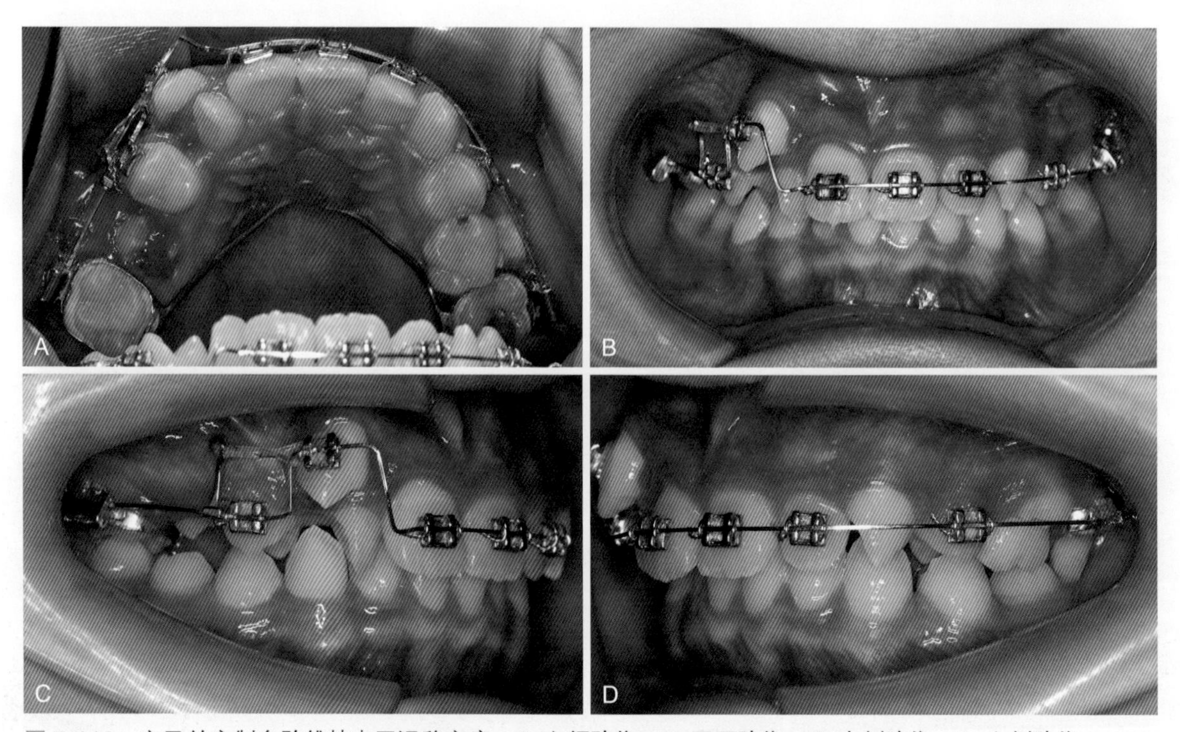

图 7-116 主弓丝弯制台阶维持尖牙远移高度。A. 上颌殆像；B. 正面殆像；C. 右侧殆像；D. 左侧殆像

病例介绍：病例九（续）

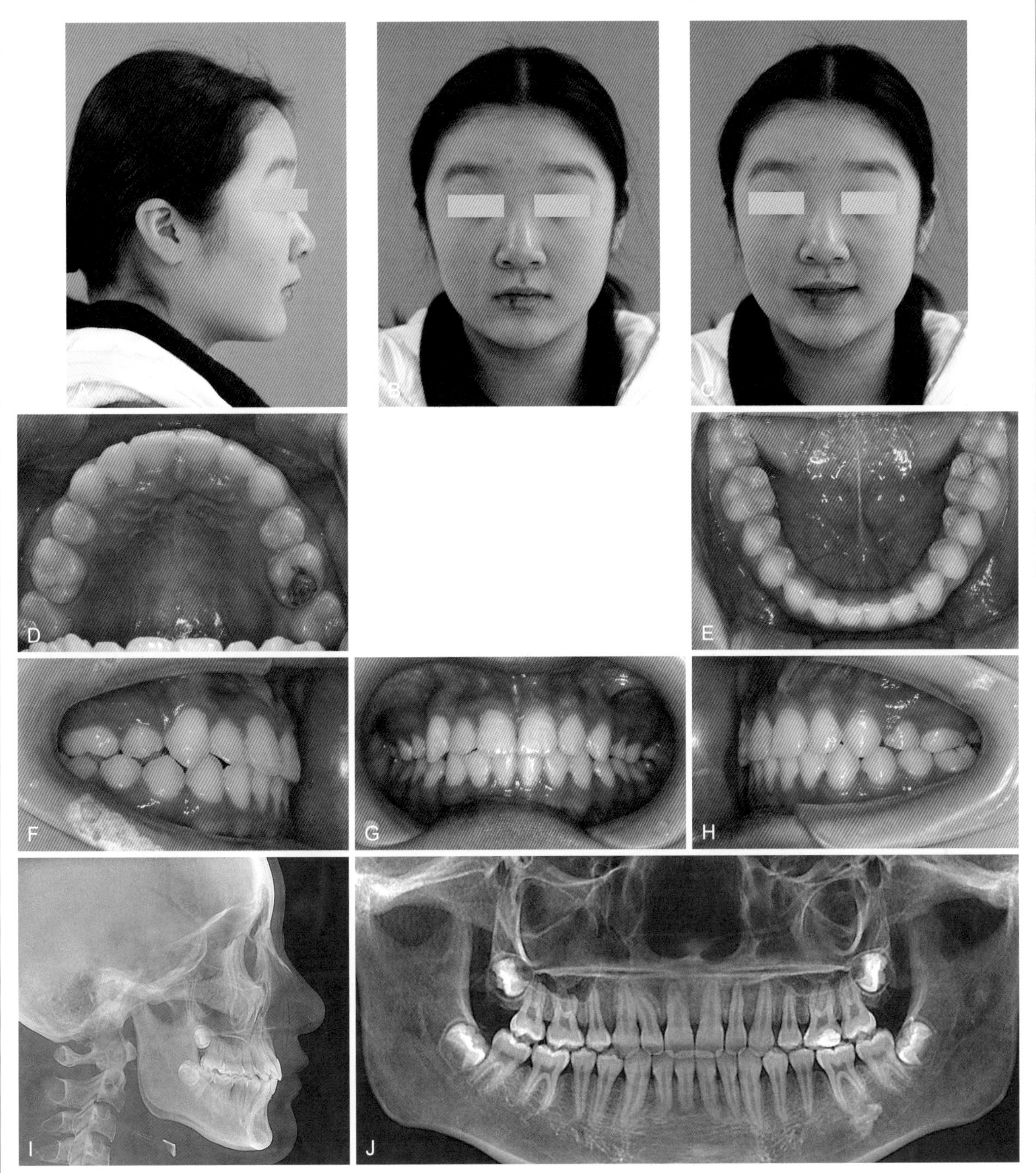

图 7-117 完成面像、口内像与 X 线片。A. 侧面像；B. 正面像；C. 正面微笑像；D. 上颌殆像；E. 下颌殆像；F. 右侧殆像；G. 正面殆像；H. 左侧殆像；I. 侧位片；J. 全景片

病例介绍：病例十

患者，女性，28 岁。

主诉 牙列不齐。

口内检查 恒牙列，重度拥挤，13 未萌，36 缺失，46 重度磨耗。

X 线片检查 13 近中水平阻生。

诊断 ①安氏Ⅱ类错殆；② 13 近中水平阻生。

治疗方案 ①拔除 13、24、34、44；②直丝弓矫治器排齐整平牙列；③保持。

矫治过程 ①拔除 13、24、34、44；②直丝弓矫治器排齐整平牙列；③ 14 因牙周退缩严重，松动而拔除；④精细调整咬合；⑤保持。

矫治过程见图 7-118～图 7-121。

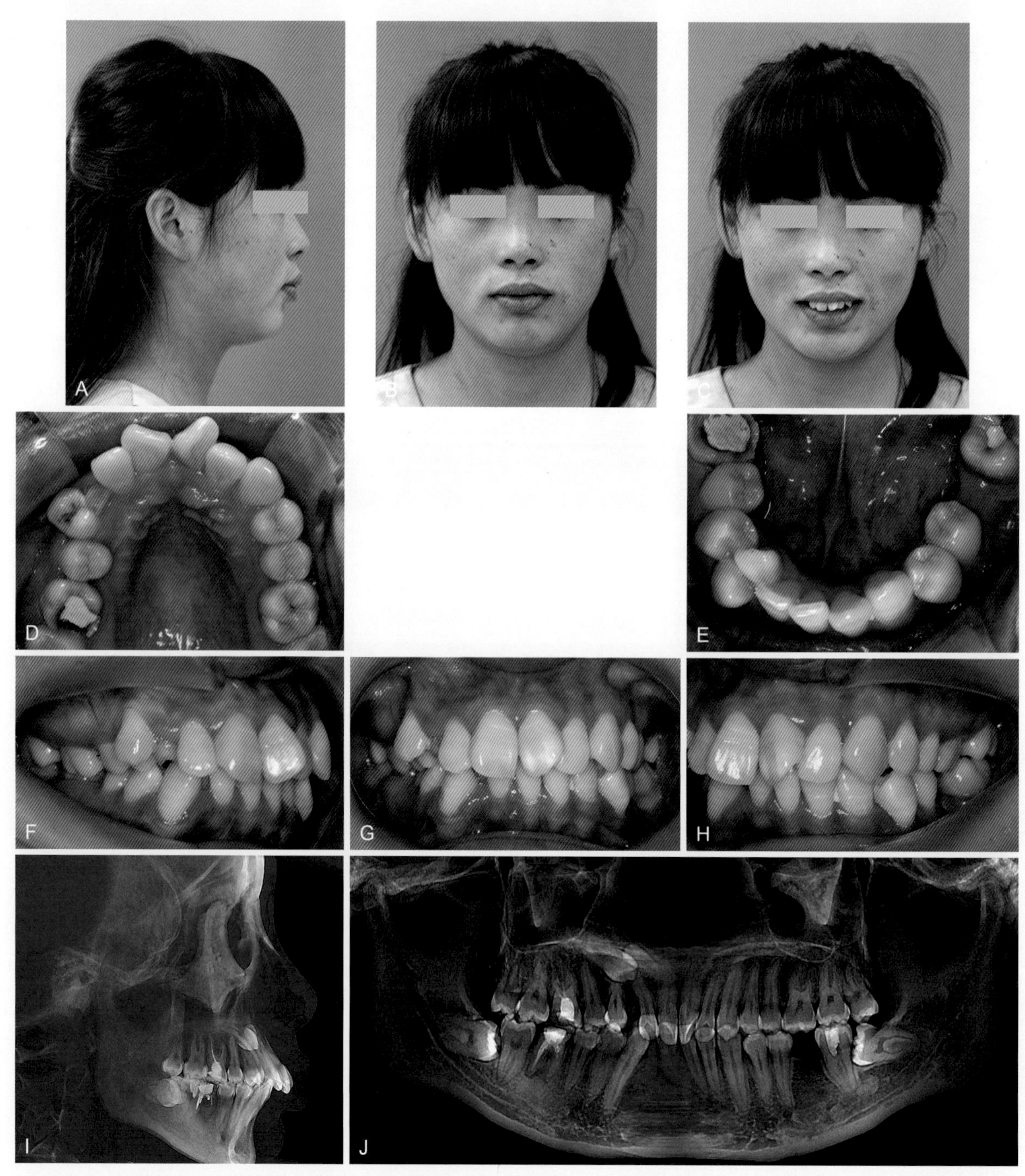

图 7-118 初始面像、口内像与 X 线片。A. 侧面像；B. 正面像；C. 正面微笑像；D. 上颌殆像；E. 下颌殆像；F. 右侧殆像；G. 正面殆像；H. 左侧殆像；I. 侧位片；J. 全景片

病例介绍：病例十（续）

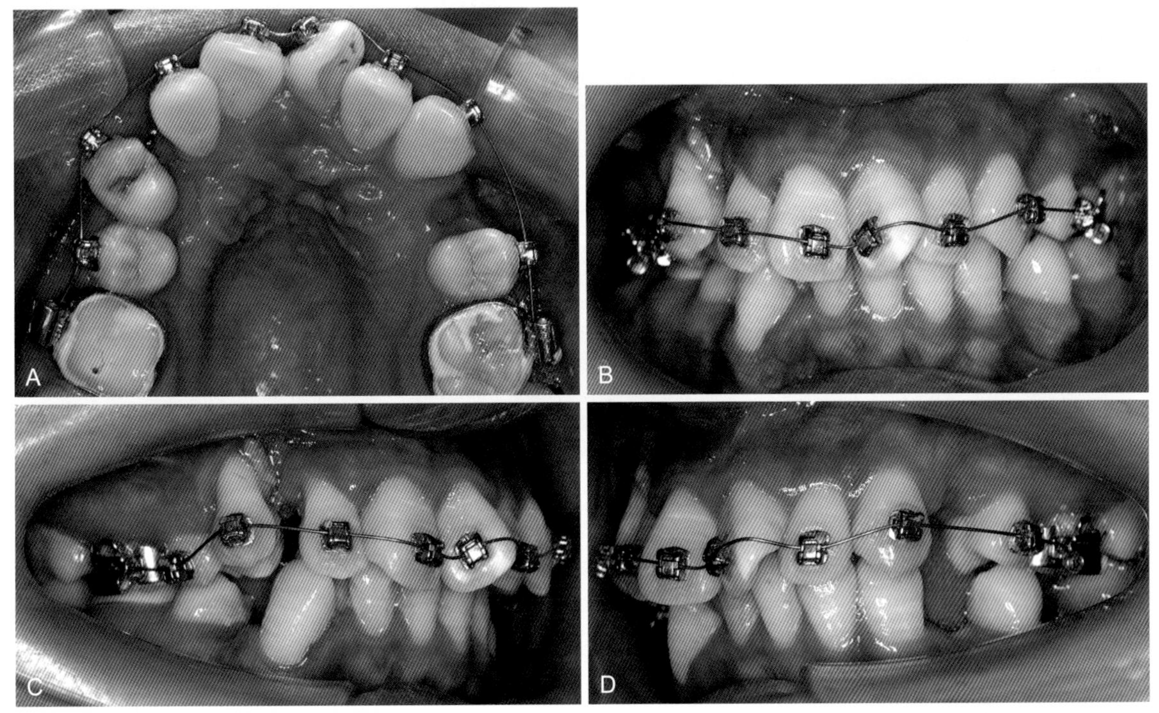

图 7-119 13、24 已拔除，粘接上颌托槽。A. 上颌殆像；B. 正面殆像；C. 右侧殆像；D. 左侧殆像

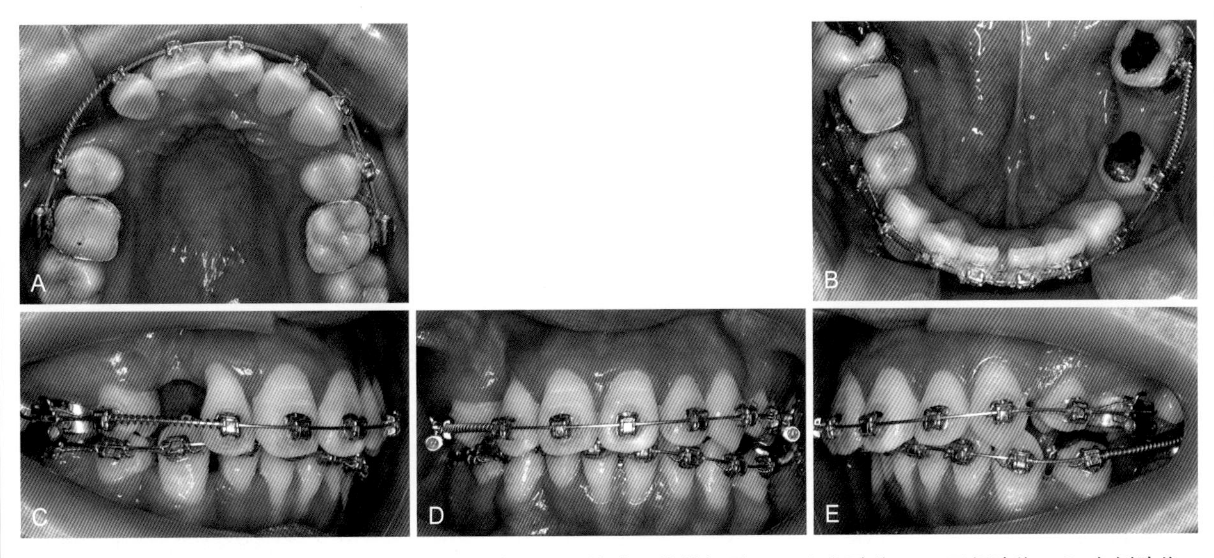

图 7-120 14 因 13 拔除损伤牙槽骨，牙周退缩严重而拔除，维持间隙。A. 上颌殆像；B. 下颌殆像；C. 右侧殆像；D. 正面殆像；E. 左侧殆像

病例介绍：病例十（续）

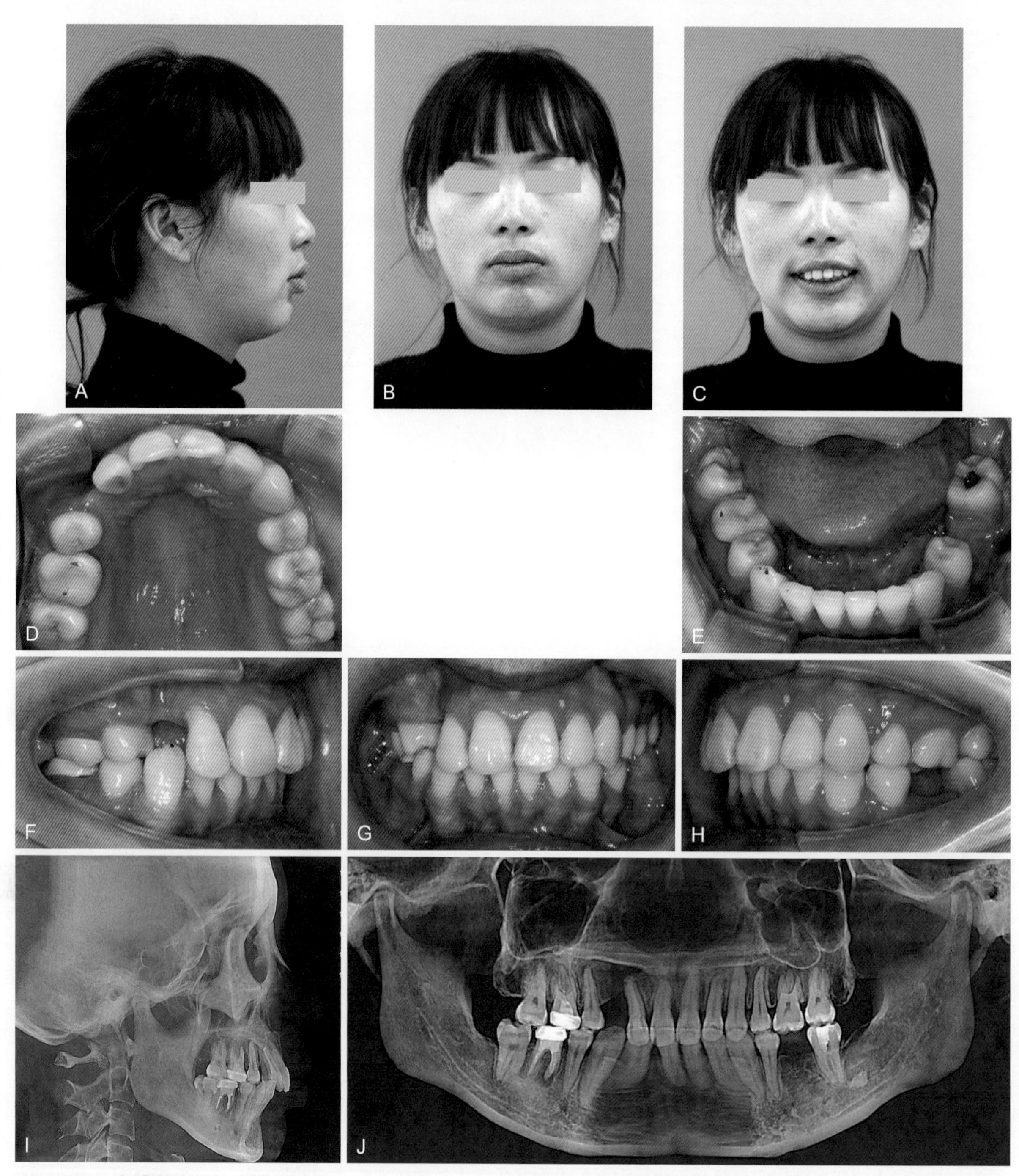

图 7-121　完成面像、口内像与 X 线片。A. 侧面像；B. 正面像；C. 正面微笑像；D. 上颌殆像；E. 下颌殆像；F. 右侧殆像；G. 正面殆像；H. 左侧殆像；I. 侧位片；J. 全景片

病例介绍：病例十一

患者，男性，14 岁。

主诉 牙列不齐，尖牙未换。

口内检查 替牙列，63 滞留。

X 线检查 23 近中阻生于 22 根尖。

诊断 ①安氏 I 类错𬌗；② 23 近中阻生。

治疗方案 ①拔除 63；②直丝弓矫治器排齐整平牙列；③外科开窗牵引 23 复位；④保持。

矫治过程 ①拔除 63；②直丝弓矫治器排齐整平牙列；③外科开窗牵引 23 复位，后因根骨粘连，拔除 23；④精细调整咬合；⑤保持。

矫治过程见图 7-122 ~ 图 7-124。

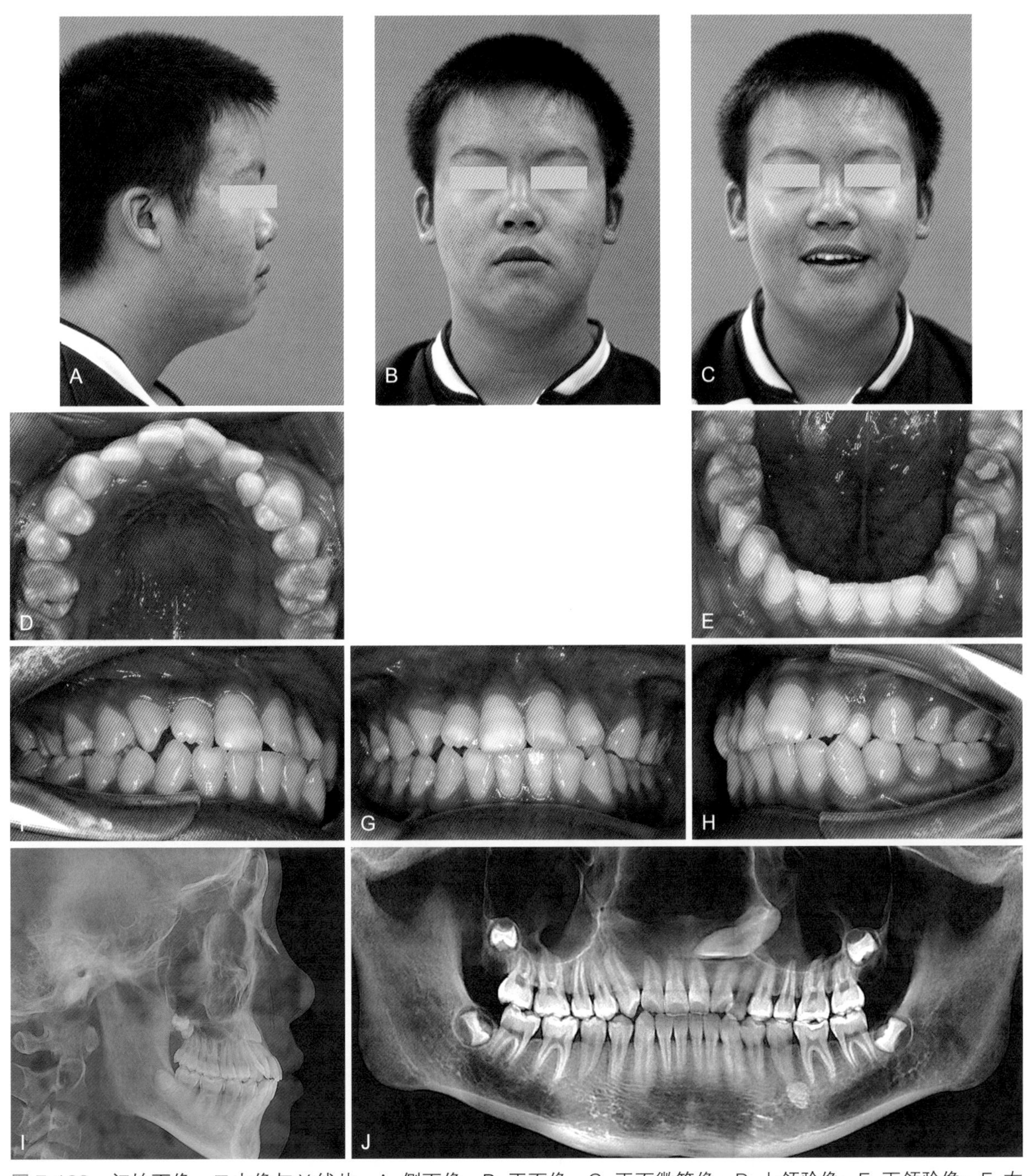

图 7-122 初始面像、口内像与 X 线片。A. 侧面像；B. 正面像；C. 正面微笑像；D. 上颌𬌗像；E. 下颌𬌗像；F. 右侧𬌗像；G. 正面𬌗像；H. 左侧𬌗像；I. 侧位片；J. 全景片

病例介绍：病例十一（续）

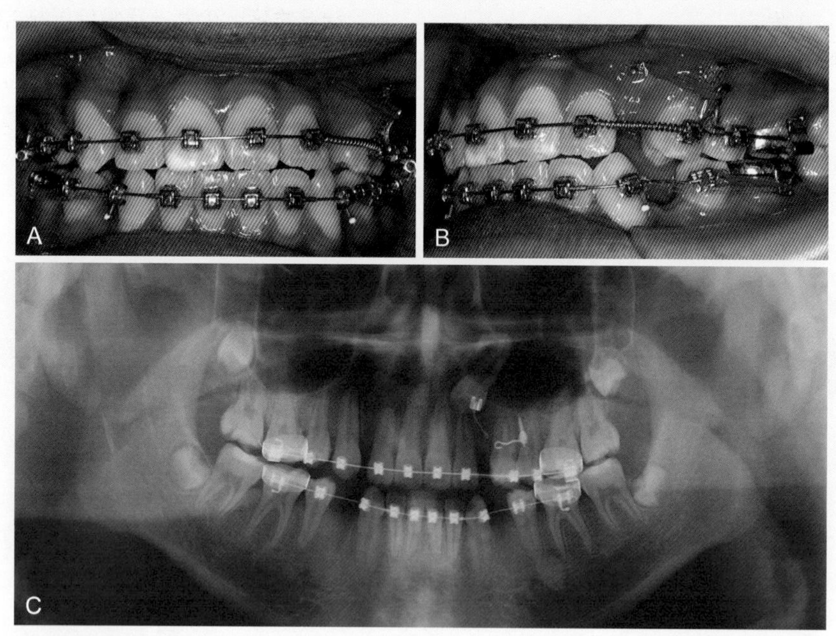

图 7-123 微种植体支抗先行牵引尖牙远中移动。A. 正面殆像；B. 左侧殆像；C. 全景片

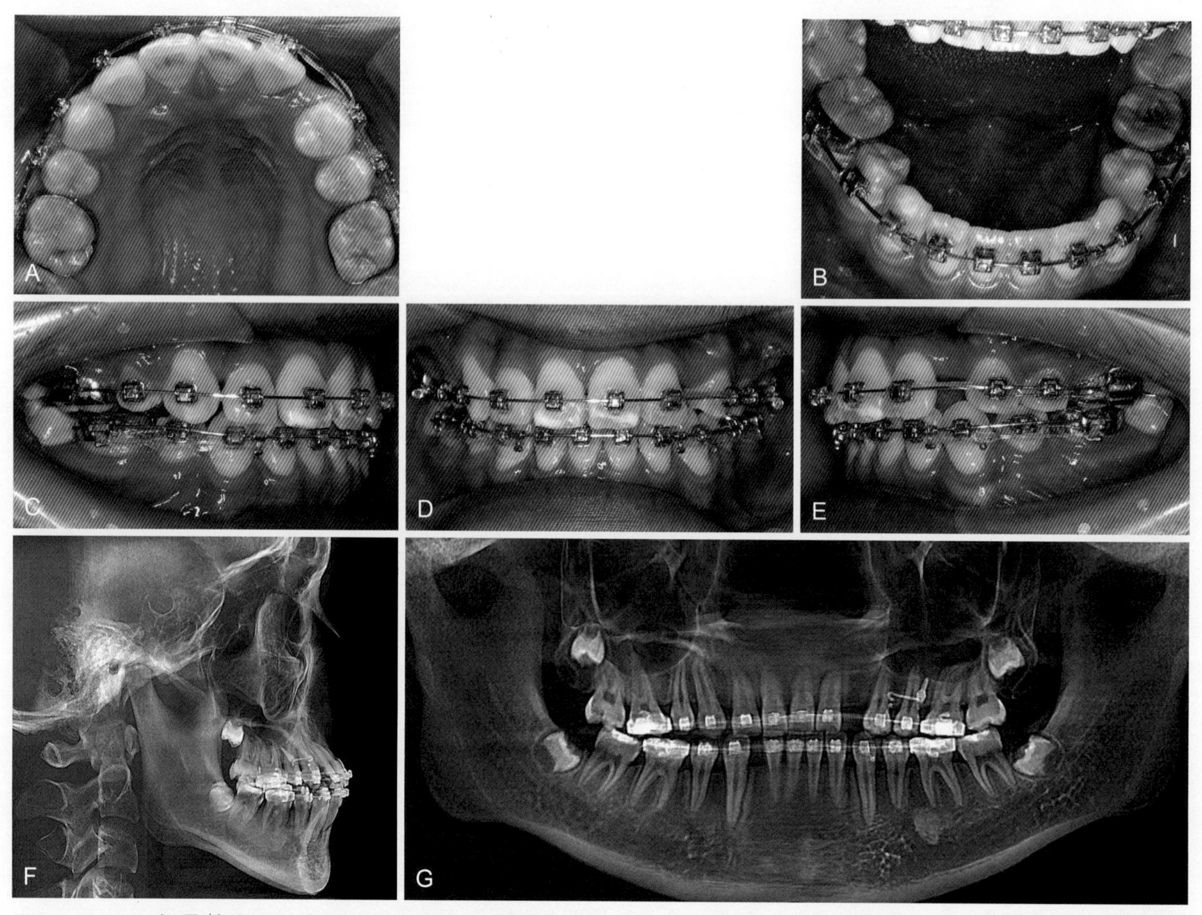

图 7-124 23 根骨粘连，23 拔除，24 代替 23，面像与 X 线片。A. 上颌殆像；B. 下颌殆像；C. 右侧殆像；D. 正面殆像；E. 左侧殆像；F. 侧位片；G. 全景片

病例介绍：病例十二

患者，男性，11 岁。

主诉 右上前牙区囊肿刮治术后。

口内检查 替牙列，21、22 萌出，右上前牙区未见同名牙。55、63、65、75、85 滞留。

X 线检查 11、12 缺失，13、14 重叠、水平埋伏阻生。

诊断 ①安氏Ⅱ类亚类错㲃；② 13 水平埋伏阻生。

治疗方案 ①直丝弓矫治器排齐整平牙列；②外科开窗牵引 13、14 复位；③保持。

矫治过程 ①直丝弓矫治器排齐整平牙列；②外科开窗暴露 13、14；③微种植体支抗辅助牵引 14、13；④精细调整咬合；⑤保持。

矫治过程见图 7-125～图 7-132。

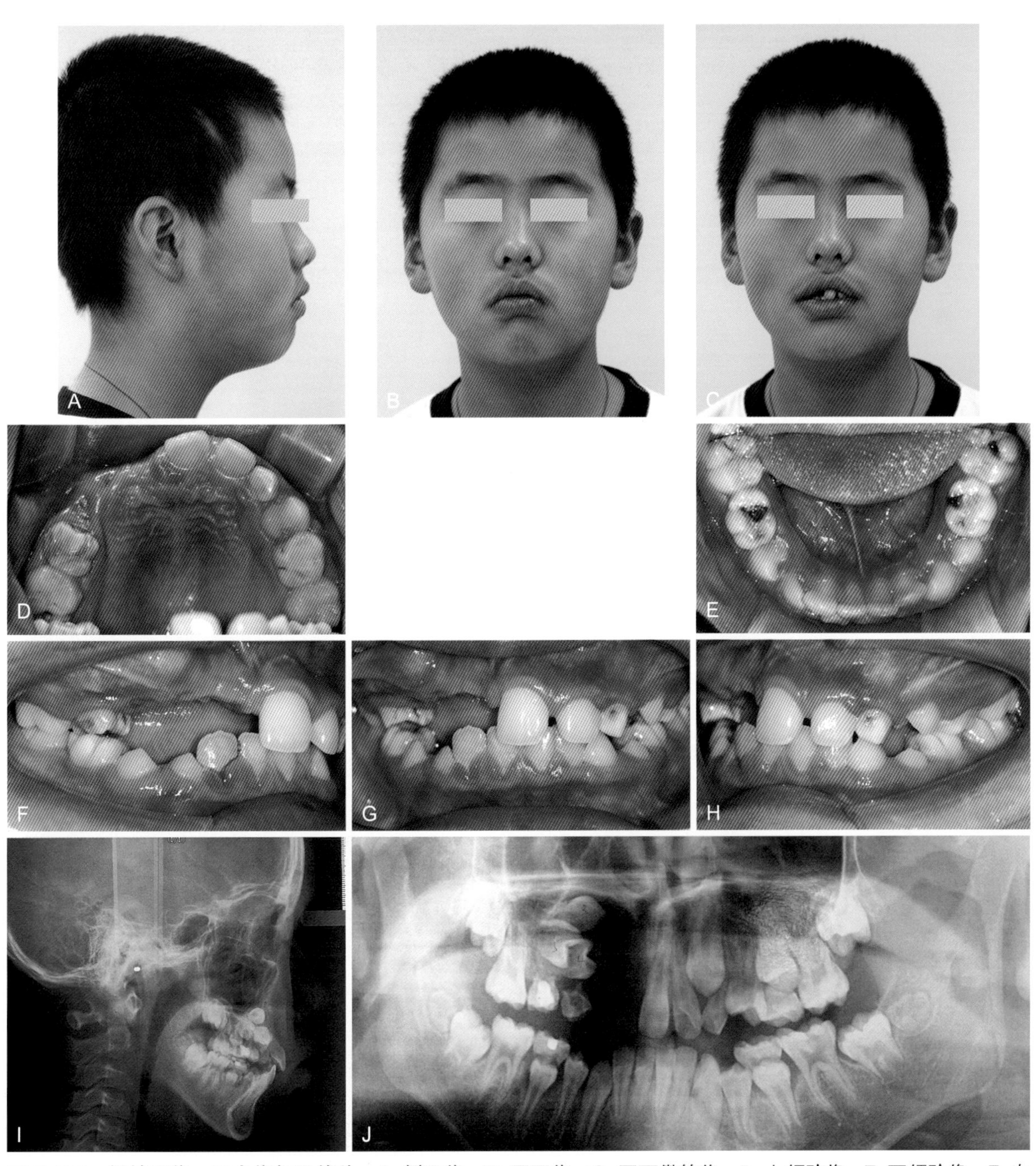

图 7-125 初始面像、口内像与 X 线片。A. 侧面像；B. 正面像；C. 正面微笑像；D. 上颌㲃像；E. 下颌㲃像；F. 右侧㲃像；G. 正面㲃像；H. 左侧㲃像；I. 侧位片；J. 全景片

病例介绍：病例十二（续）

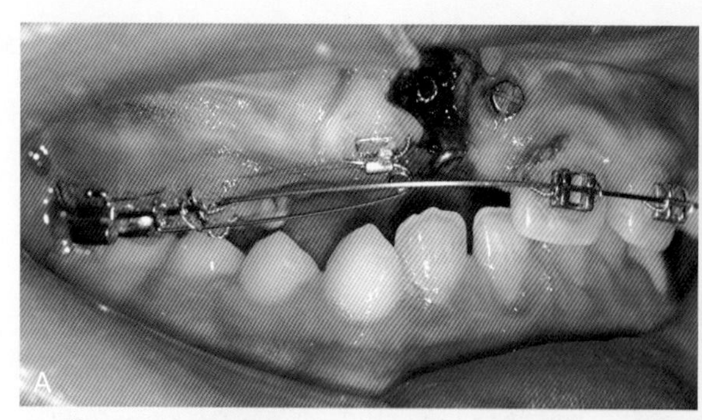

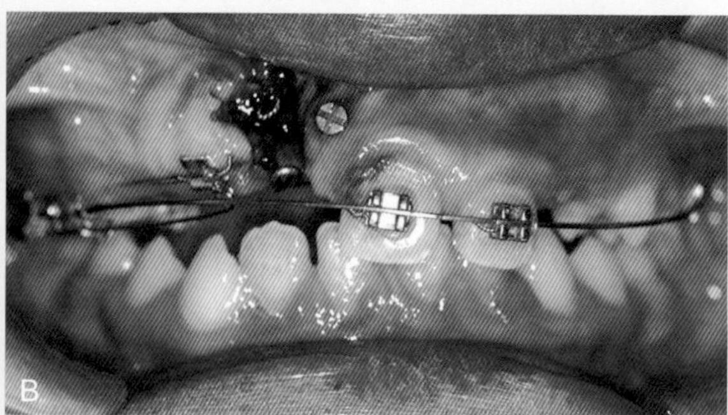

图 7-126 开窗暴露 14、13，粘接牵引附件，镍钛辅丝直立 14。A. 右侧𬌗像；B. 正面𬌗像

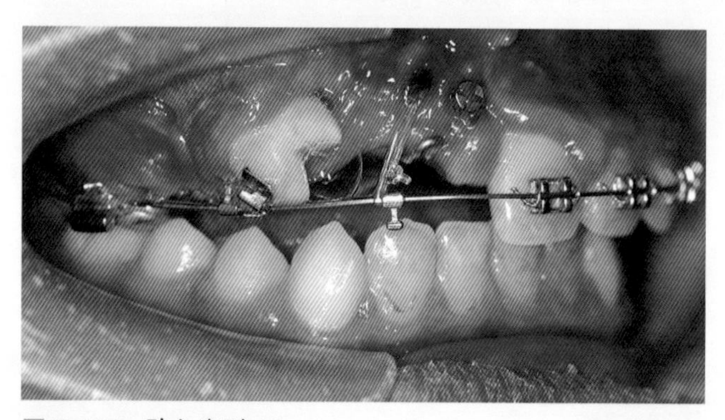

图 7-127 𬌗向牵引 13

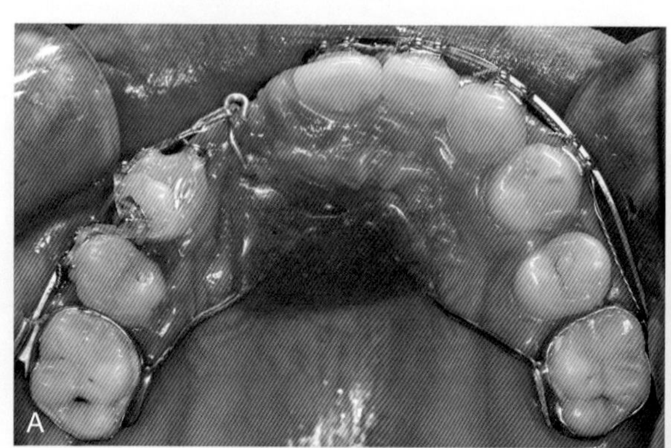

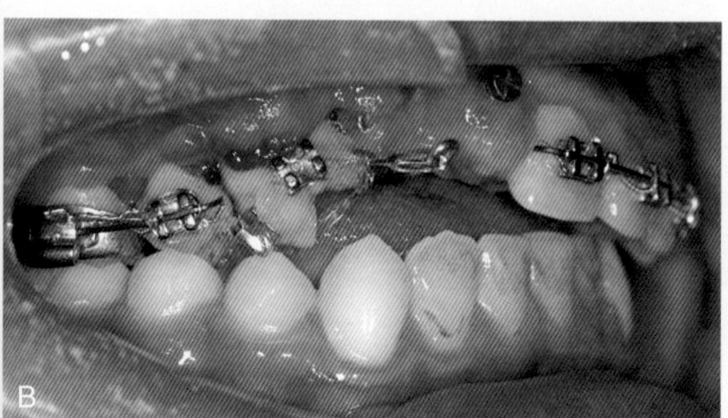

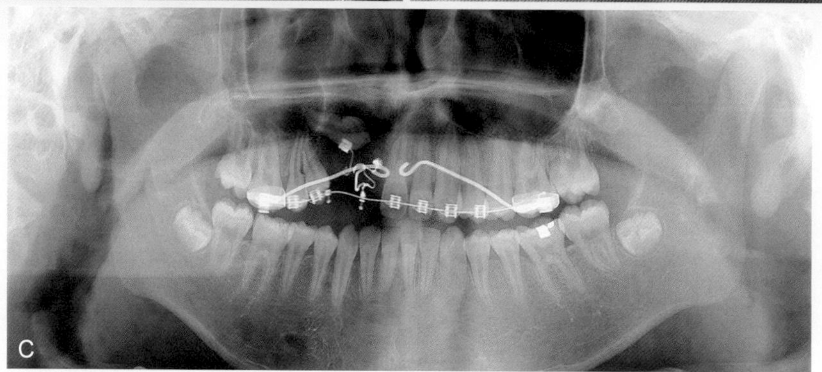

图 7-128 Nance 托辅助旋转 14。A. 上颌𬌗像；B. 右侧𬌗像；C. 全景片

病例介绍：病例十二（续）

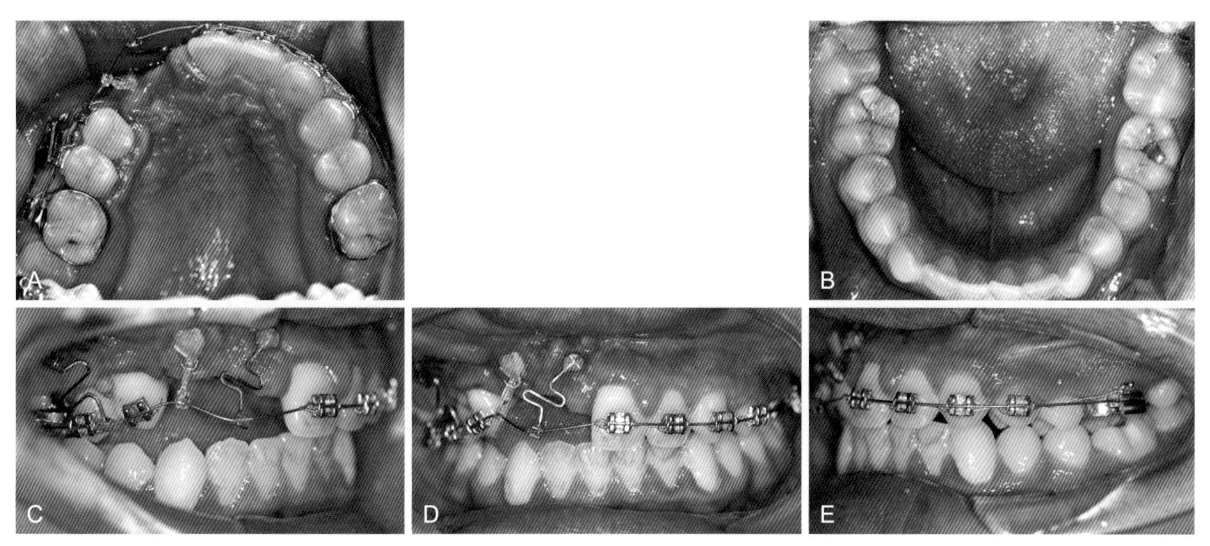

图 7-129　弹力链圈牵引 13 𬌗向移动。A. 上颌𬌗像；B. 下颌𬌗像；C. 右侧𬌗像；D. 正面𬌗像；E. 左侧𬌗像

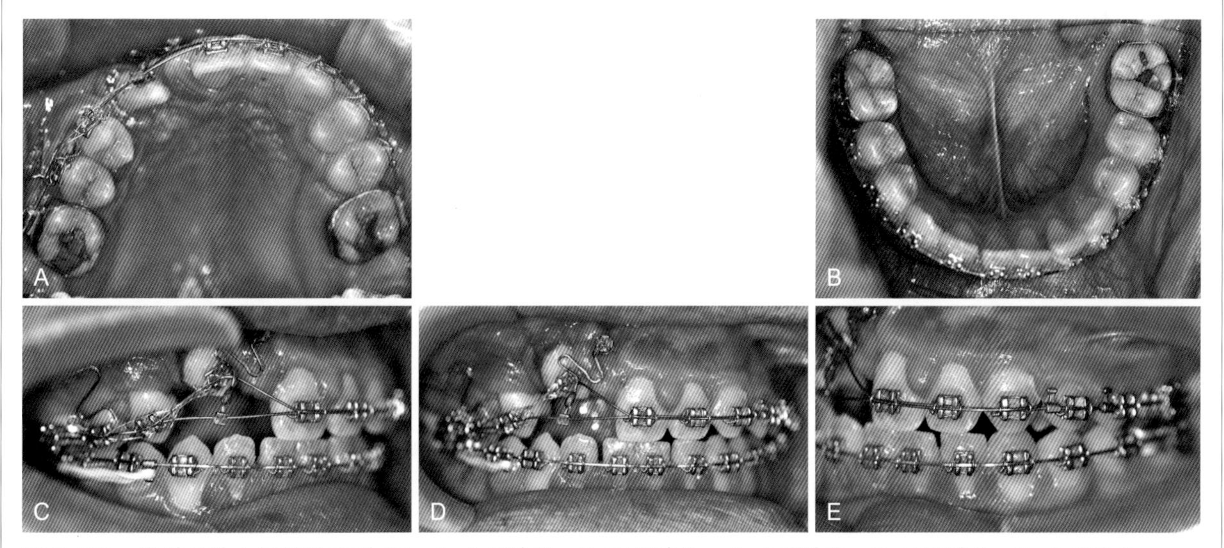

图 7-130　微种植体支抗辅助牵引 13。A. 上颌𬌗像；B. 下颌𬌗像；C. 右侧𬌗像；D. 正面𬌗像；E. 左侧𬌗像

病例介绍：病例十二（续）

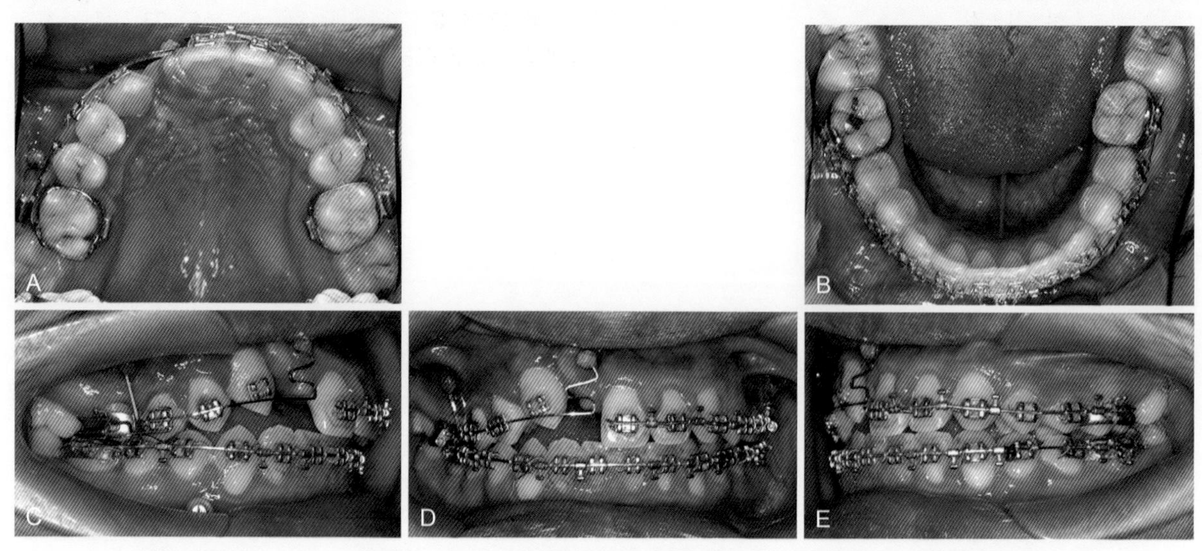

图 7-131 片段弓伸长 13。A. 上颌𬌗像；B. 下颌𬌗像；C. 右侧𬌗像；D. 正面𬌗像；E. 左侧𬌗像

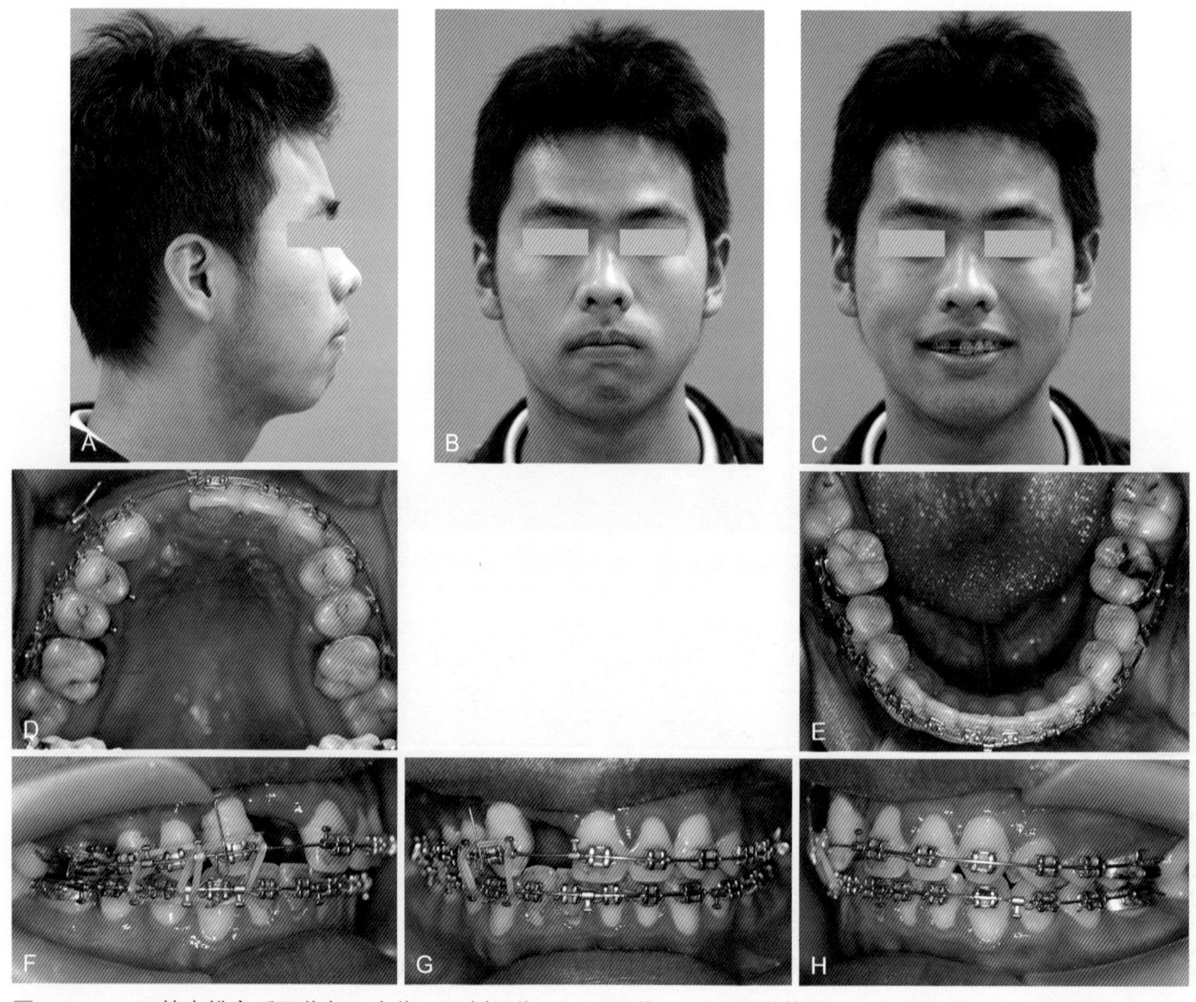

图 7-132 13 基本排齐后面像与口内像。A. 侧面像；B. 正面像；C. 正面微笑像；D. 上颌𬌗像；E. 下颌𬌗像；F. 右侧𬌗像；G. 正面𬌗像；H. 左侧𬌗像

病例介绍：病例十三

患者，女性，12 岁。

主诉　牙齿未换。

口内检查　替牙列，53、63、73 滞留，65、75 残根。

X 线检查　23 近中阻生于 22 根尖，33、25 近中倾斜阻生，35 唇向埋伏阻生。

诊断　①安氏Ⅲ类错㕮；② 23、33 近中阻生；③ 35 唇向埋伏阻生。

治疗方案　①拔除 53、63、65、73、75、33；②直丝弓矫治器排齐整平牙列，配合 Nance 托、舌弓复位 23、25、35；③保持。

矫治过程　①拔除 53、63、65、73、75、33；②直丝弓矫治器排齐整平牙列；③拔除 25，配合 Nance 托、舌弓复位 23、35；3. 精细调整咬合；④保持。

矫治过程见图 7-133～图 7-136。

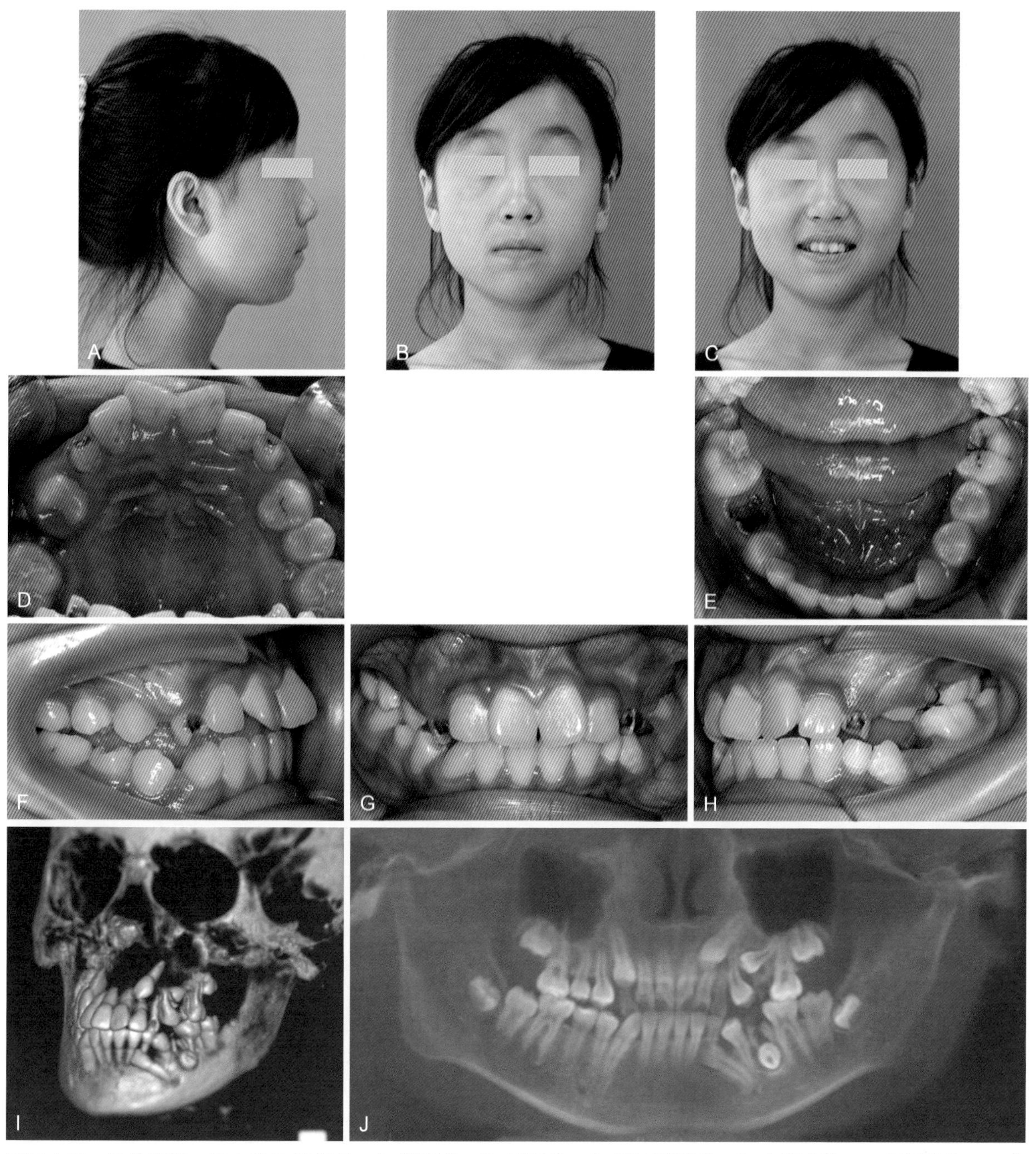

图 7-133　初始面像、口内像与 X 线片。A. 侧面像；B. 正面像；C. 正面微笑像；D. 上颌㕮像；E. 下颌㕮像；F. 右侧㕮像；G. 正面㕮像；H. 左侧㕮像；I. 侧位片；J. 全景片

病例介绍：病例十三（续）

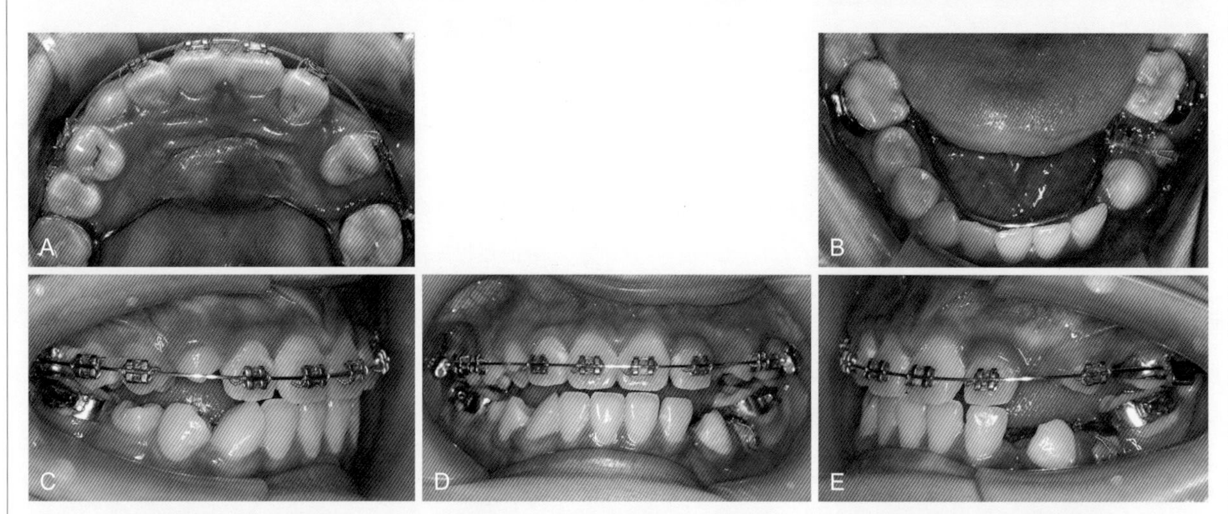

图 7-134 上颌排齐并集合间隙。A. 上颌𬌗像；B. 下颌𬌗像；C. 右侧𬌗像；D. 正面𬌗像；E. 左侧𬌗像

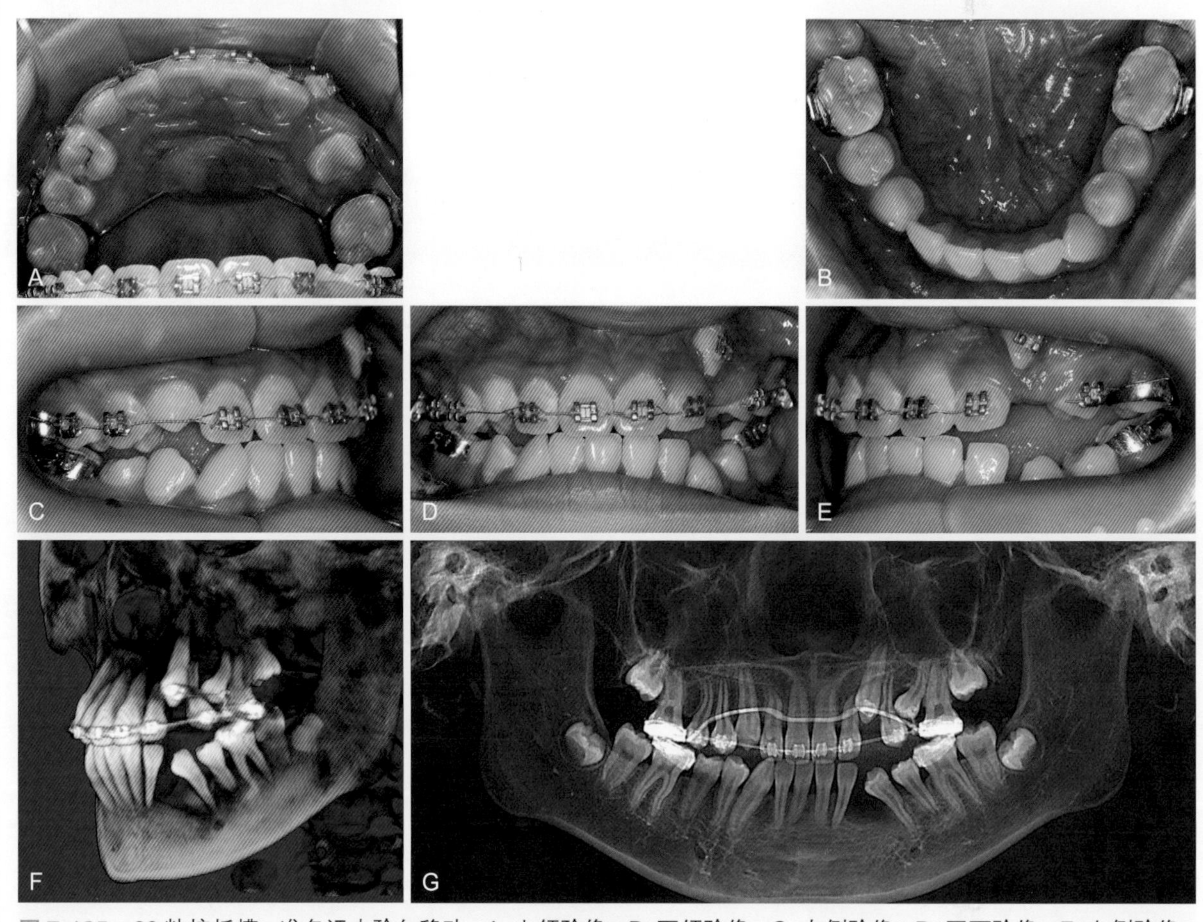

图 7-135 23 粘接托槽，准备远中𬌗向移动。A. 上颌𬌗像；B. 下颌𬌗像；C. 右侧𬌗像；D. 正面𬌗像；E. 左侧𬌗像；F. 局部 CT；G. 全景片

病例介绍：病例十三（续）

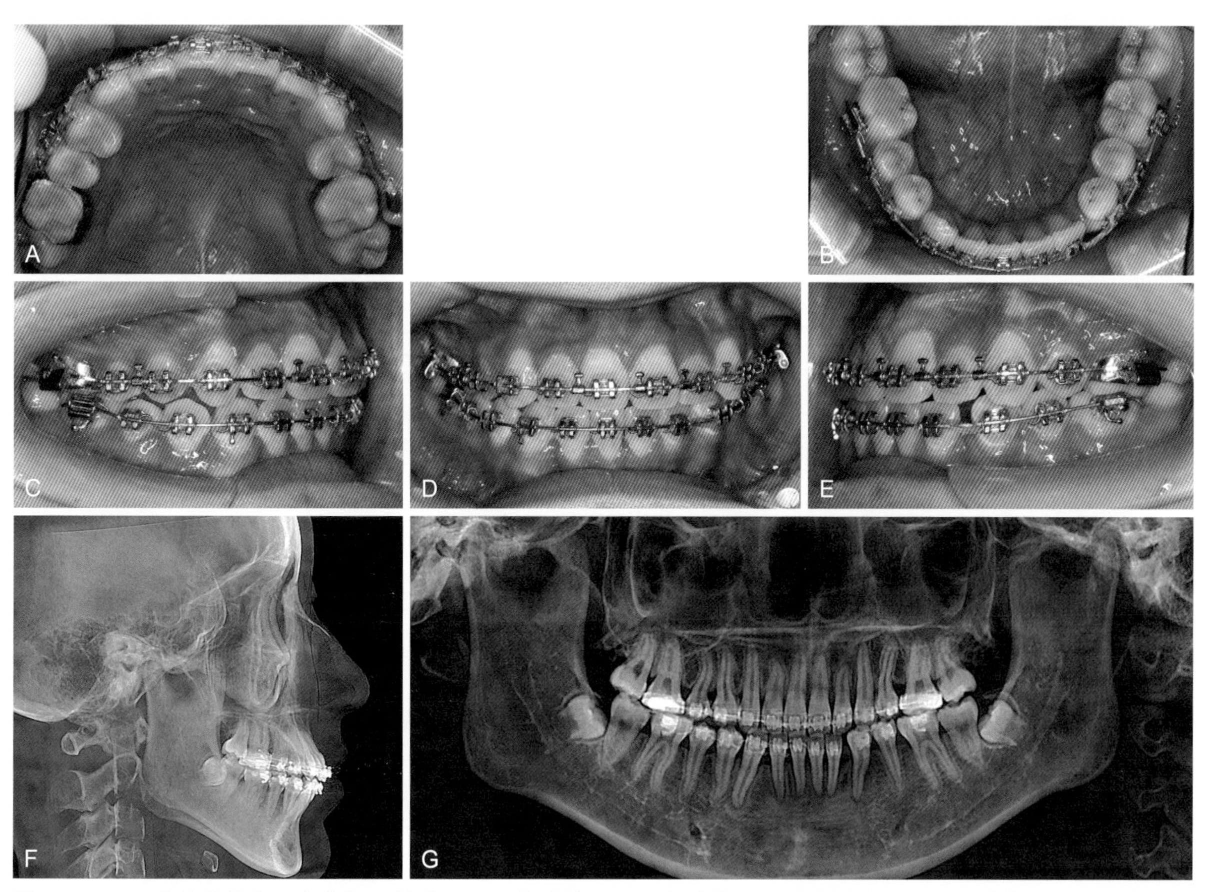

图 7-136　牙齿基本排齐口内像与 X 线片。A. 上颌殆像；B. 下颌殆像；C. 右侧殆像；D. 正面殆像；E. 左侧殆像；F. 侧位片；G. 全景片

病例介绍：病例十四

患者，男性，22岁。

主诉 右上尖牙未萌。

口内检查 替牙列，53滞留，牙弓重度狭窄，12、22舌侧位、过小牙、下颌缺失一颗中切牙。

X线检查 13垂直阻生，牙弓间隙不足。

诊断 ①安氏Ⅲ类错𬌗；② 13垂直阻生。

治疗方案 ①拔除12、22、53；②直丝弓矫治器排齐整平牙列，外科开窗复位13；③扩大牙弓，调整咬合关系；④保持。

矫治过程 ①拔除12、22、53；②直丝弓矫治器排齐整平牙列，外科开窗复位13；③扩大牙弓，调整咬合关系；④保持。

矫治过程见图7-137～图7-138。

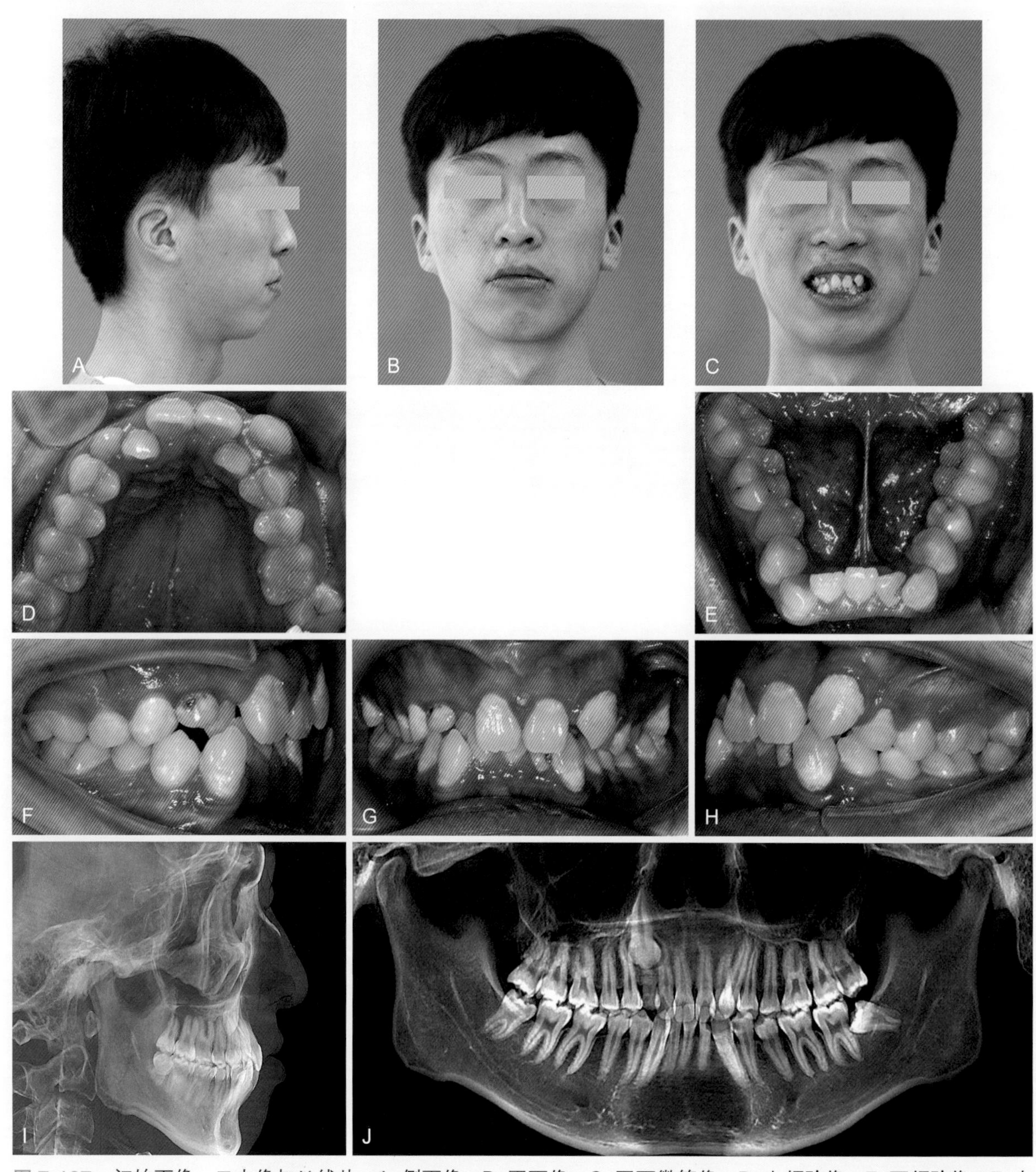

图7-137 初始面像、口内像与X线片。A. 侧面像；B. 正面像；C. 正面微笑像；D. 上颌𬌗像；E. 下颌𬌗像；F. 右侧𬌗像；G. 正面𬌗像；H. 左侧𬌗像；I. 侧位片；J. 全景片

病例介绍：病例十四（续）

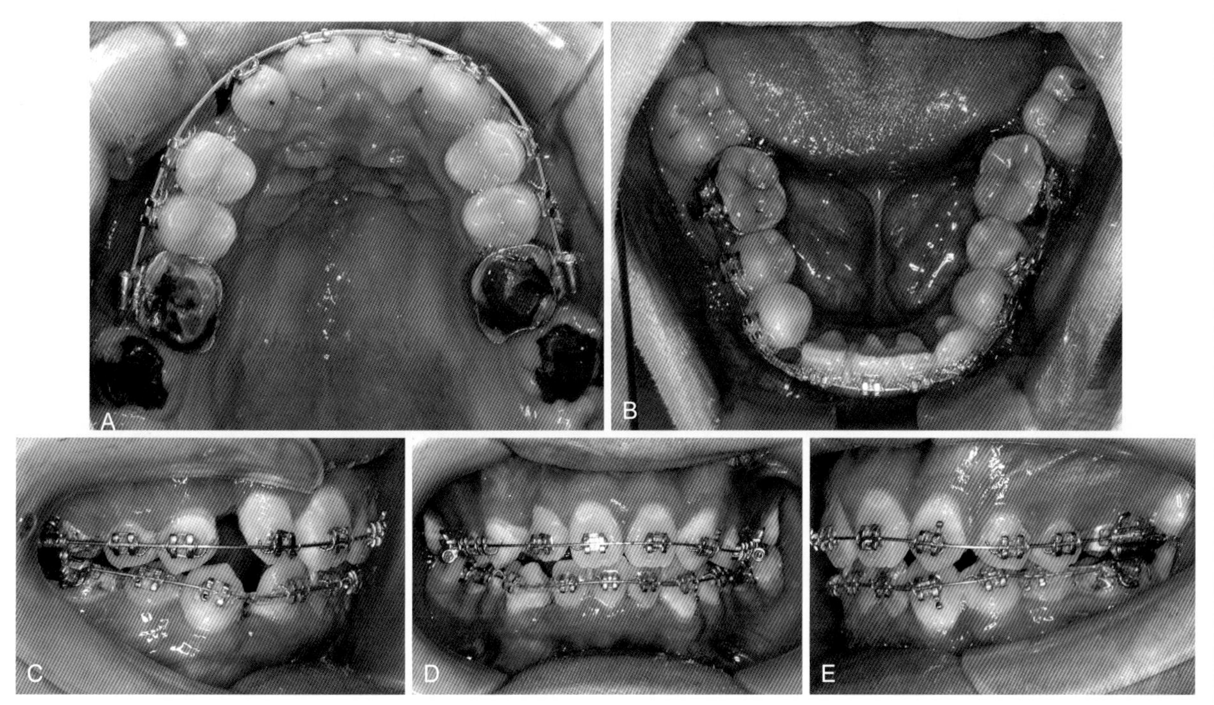

图 7-138 正畸过程中。A. 上颌殆像；B. 下颌殆像；C. 右侧殆像；D. 正面殆像；E. 左侧殆像

病例介绍：病例十五

患者，男性，33岁。

主诉 前牙美观欠佳。

口内检查 替牙列，53、63滞留，13、23萌出于牙弓腭侧。

诊断 ①安氏Ⅲ类亚类错𬌗；② 13、23腭侧阻生。

治疗方案 ①拔除53、63；②直丝弓矫治器排齐整平牙列，配合微种植体支抗分步牵引13、23复位；③保持。

矫治过程见图7-139～图7-142。

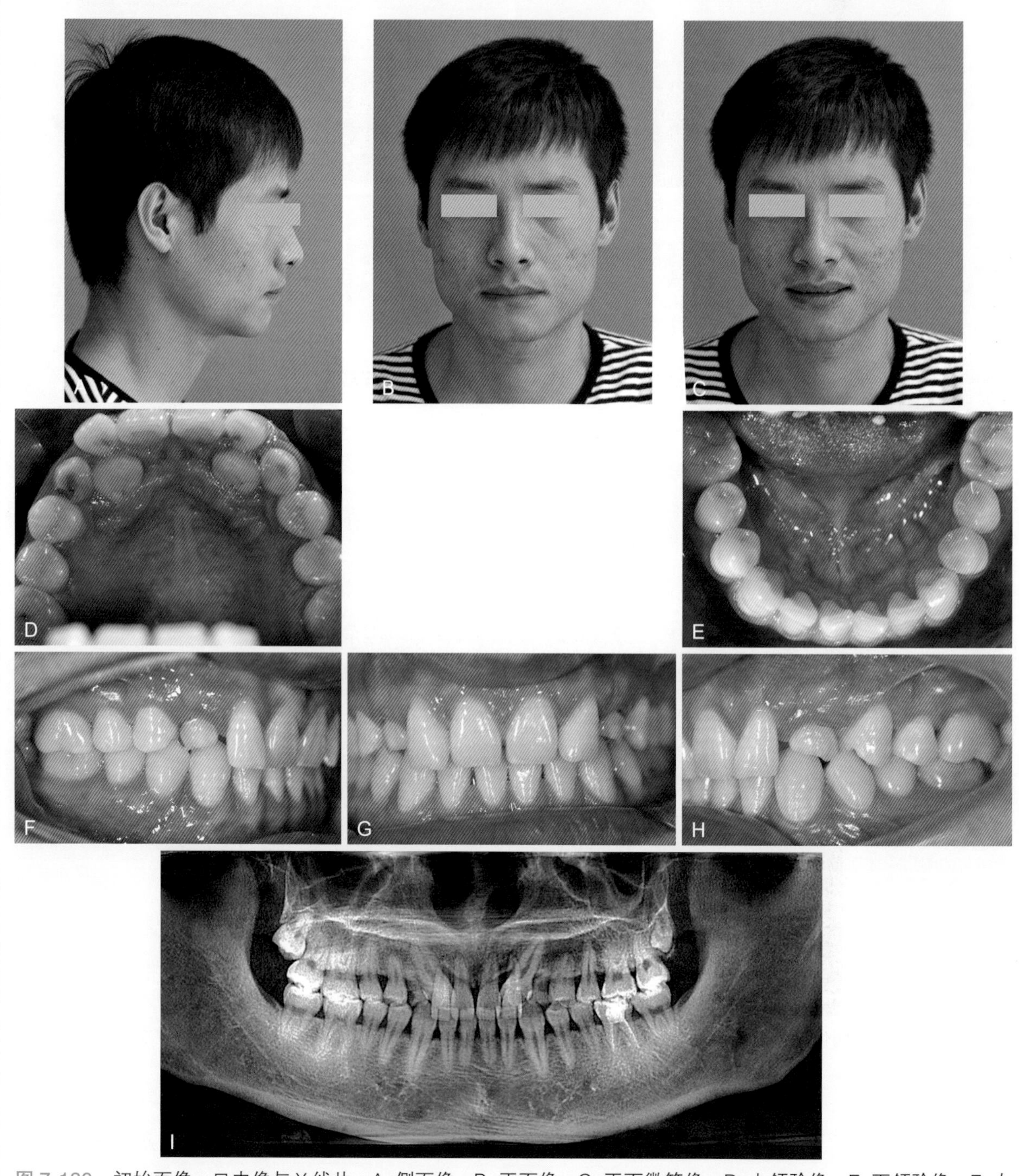

图7-139 初始面像、口内像与X线片。A. 侧面像；B. 正面像；C. 正面微笑像；D. 上颌𬌗像；E. 下颌𬌗像；F. 右侧𬌗像；G. 正面𬌗像；H. 左侧𬌗像；I. 全景片

病例介绍：病例十五（续）

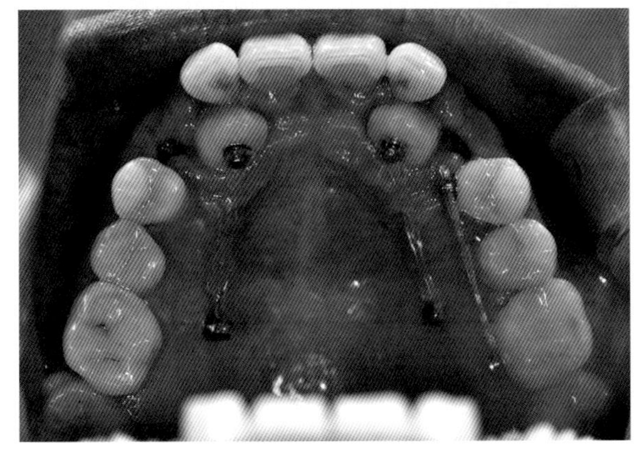

图 7-140 配合微种植体支抗牵引 13、23 远中移动

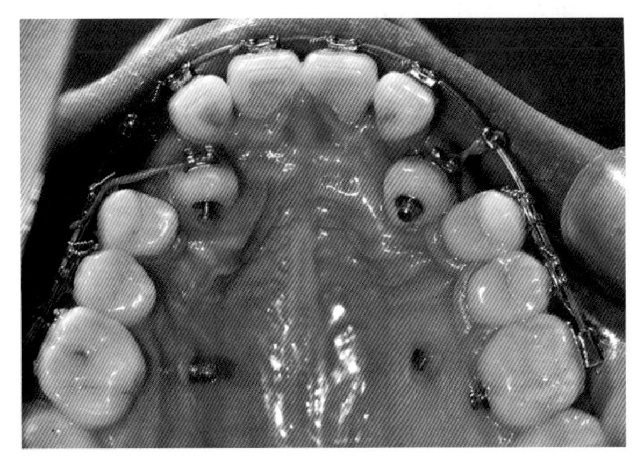

图 7-141 牵引 13、23 远中唇向移动

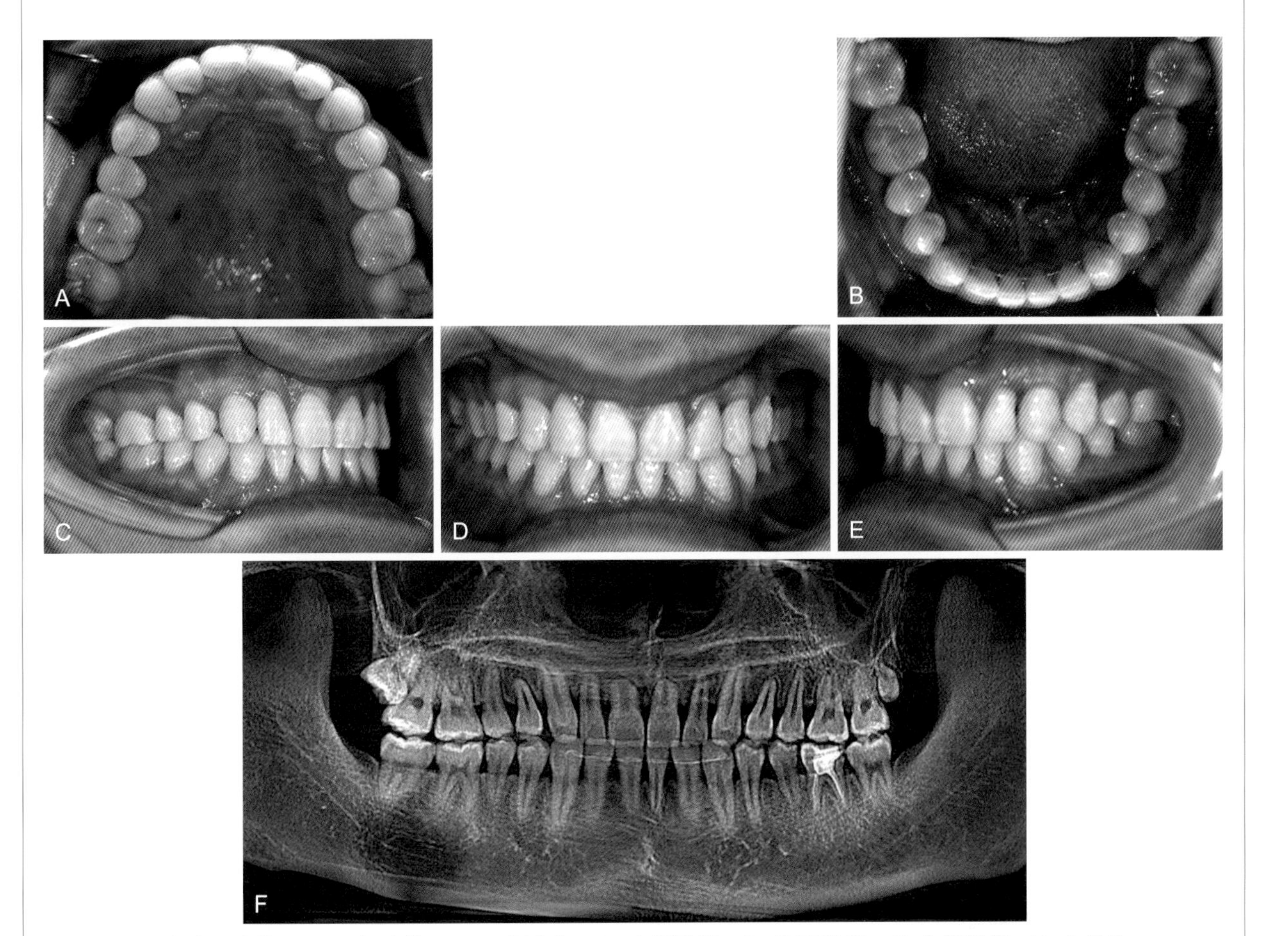

图 7-142 完成口内像。A. 上颌𬌗像；B. 下颌𬌗像；C. 右侧𬌗像；D. 正面𬌗像；E. 左侧𬌗像；F. 全景片

（赵春洋 顾郁嘉 程 磊）

参考文献

[1] KOKICH V G, MATHEWS D P. Orthodontic and surgical management of impacted teeth[M]. Batavia: Quintessence, 2014.

[2] SACERDOTI R, BACCETTI T. Dentoskeletal features associated with unilateral or bilateral palatal displacement of maxillary canines[J]. The Angle orthodontist, 2004, 74(6): 725-732.

[3] LIU D, ZHANG W, ZHANG Z, et al. Localization of impacted maxillary canines and observation of adjacent incisor resorption with cone-beam computed tomography[J]. Oral Surgery, Oral Medicine Oral Pathology Oral Radiology and Endodontology, 2008, 105(1): 91-98.

[4] 于剑南，王林，王震东，等. 上颌腭侧埋伏阻生尖牙CBCT导引下的牵引治疗[J]. 实用口腔医学杂志，2015, 31(1): 36-40.

[5] WILLIAMS B H. Diagnosis and prevention of maxillary cuspid impaction[J]. The Angle orthodontist, 1981, 51(1): 30-40.

[6] WESTERLUND A, SJÖSTRÖM M, BJÖRNSTRÖM L, et al. What factors are associated with impacted canines in cleft patients?[J]. Journal of Oral and Maxillofacial Surgery, 2014, 72(11): 2109-2114.

[7] PIRINEN S, ARTE S, APAJALAHTI S. Palatal displacement of canine is genetic and related to congenital absence of teeth[J]. J Dent Res, 1996, 75(10): 1742-1746.

[8] BRIN I, BECKER A, SHALHAV M. Position of the maxillary permanent canine in relation to anomalous or missing lateral incisors: a population study[J]. Eur J Orthod, 1986, 8(1): 12-16.

[9] ERICSON S, KUROL J. Radiographlc assessment of maxillary canine eruption in children with clinical signs of eruption disturbance[J]. The European Journal of Orthodontics, 1986, 8(3): 133-140.

[10] TORRES-LAGARES D, FLORES-RUIZ R, INFANTE-COSSÍO P, et al. Transmigration of impacted lower canine. Case report and review of literature[J]. Medicina oral, patologia oral y cirugia bucal, 2006, 11(2): 171-174.

[11] NAKANO Y, SHIBAHARA T, SEKIGUCHI H, et al. Transmigration of impacted mandibular canine to opposite side[J]. Pediatric Dental Journal International Journal of Japanese Society of Pediatric Dentistry, 2008, 18(1): 70-73.

[12] 刘怡. 腭侧阻生尖牙正畸治疗[J]. 中国实用口腔科杂志，2012, 5(11): 665-670.

[13] SINGH D P, GARG A K, SINGLA L, et al. Closed eruption of impacted mandibular canine[J]. Orthodontic Waves, 2011, 70(3): 108-118.

[14] BEDOYA M M, JAE HYUN P. A Review of the Diagnosis and Management of Impacted Maxillary Canines[J]. Journal of the American Dental Association, 2009, 140(12): 1485-1493.

第 8 章

第一前磨牙阻生的矫治

在临床第一前磨牙阻生的发生率并非少见，但相关的文献报道却很难找到。由于第一前磨牙位于牙弓的前段与后段交界处，对外观影响不大，外形与远中的第二前磨牙相近，功能上可以由第二前磨牙替代，正畸临床常常作为减数治疗的首选，将其拔除为牙齿矫治提供间隙，因此正畸医生对该牙的阻生并不重视，故而目前缺乏完整、可靠的流行病学和病因学的研究资料，也缺乏对该牙阻生治疗的文献研究。

一、概述

（一）病因

第一前磨牙一般在 9~10 岁萌出，常常颊向萌出以增加牙弓的宽度。由于它发育早，萌出也大大早于近远中的邻牙，因此它的“生存”空间大，很少埋伏阻生。牙齿的萌出和替换是由多因素共同促进完成的复杂生理过程，不仅受到全身因素的影响，而且也受到局部因素的制约，第一前磨牙与其他牙齿一样不可避免地会发生阻生。总体来讲，第一前磨牙阻生多由于自身的发育所造成。

1. **萌出道受阻**　第一前磨牙的萌出较早，大大早于近中的尖牙和远中的第二前磨牙，萌出道阻力很少来源于邻牙，多来源于牙瘤、多生牙等。萌出道阻力多为萌出方向上的牙瘤等，此处多生牙发生的概率很小（图 8-1，图 8-2）。

2. **自身发育性**　牙胚生长发育过程中出现病变，方向改变，萌出性囊肿的形成也可导致第一前磨牙的埋伏阻生（图 8-3~图 8-6）。

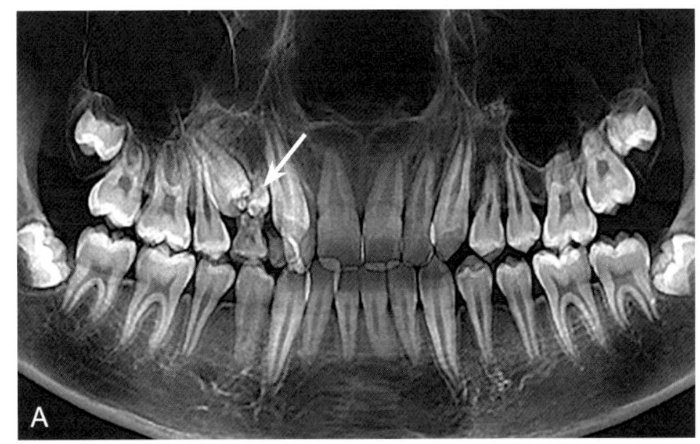

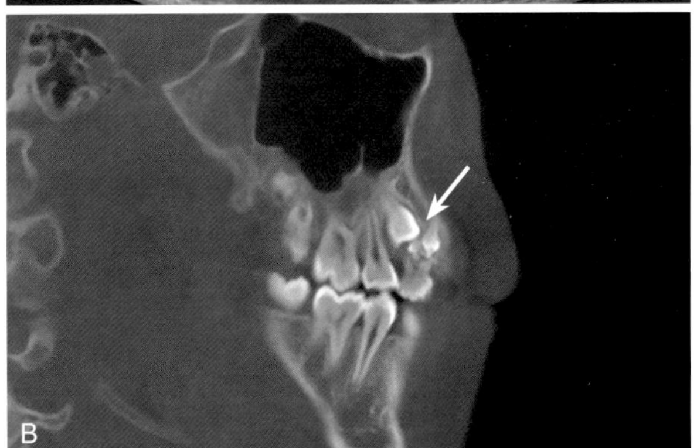

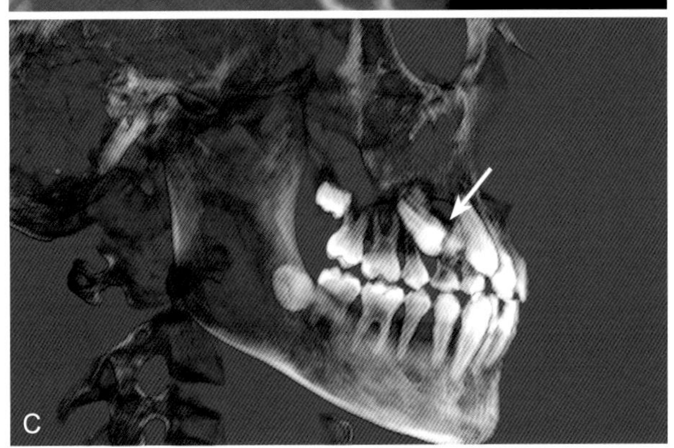

图 8-1　右上第一前磨牙近中、𬌗方牙瘤，阻碍牙齿萌出，第一乳磨牙滞留，第一前磨牙埋伏阻生。A. 全景片示右上颌第一前磨牙𬌗方牙瘤阻碍牙齿萌出、第一前磨牙埋伏阻生，B、C. CT 示牙瘤、第一乳磨牙滞留

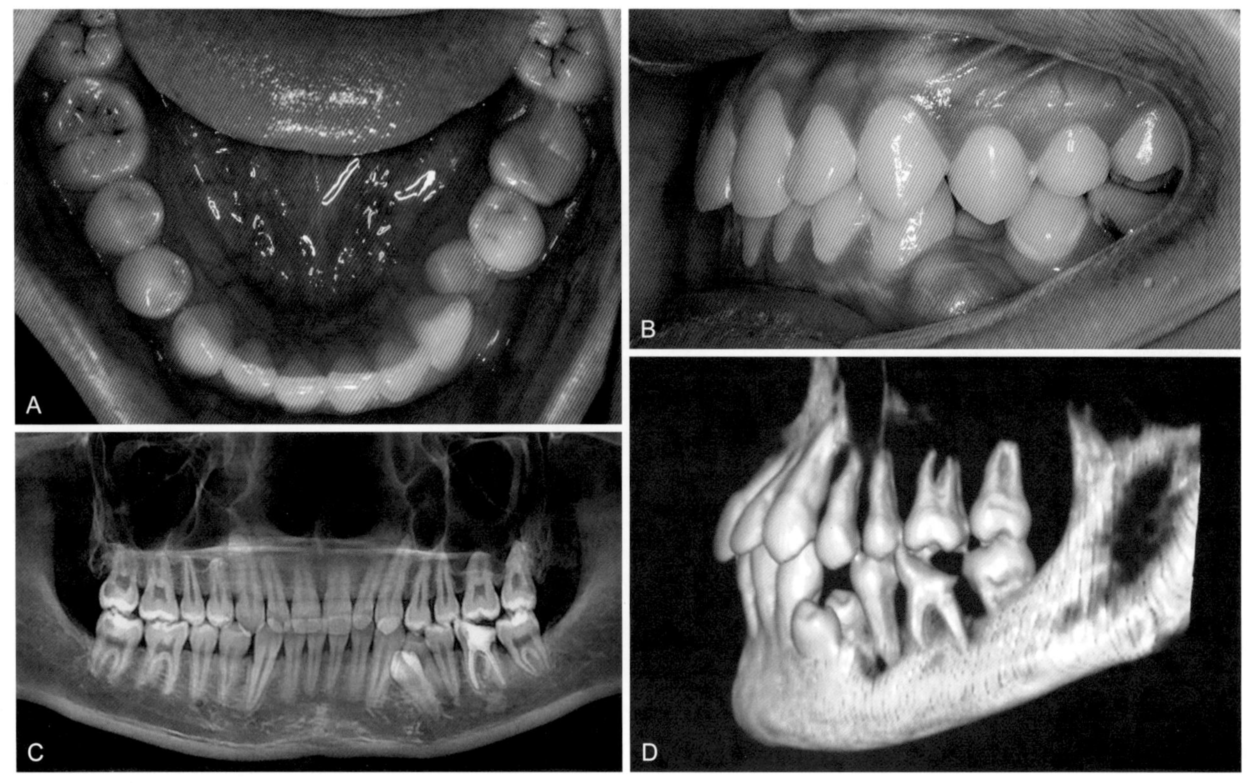

图 8-2 左下第一前磨牙区同形多生牙，第一前磨牙萌出道受阻、阻生。A. 左下第二前磨牙近中舌侧见多生牙萌出；B. 第一前磨牙受多生牙的阻碍，颊侧位阻生，局部隆起；C. 全景片示左下第一前磨牙处多生牙；D. CT 示左下第一前磨牙区同形多生牙，阻碍了第一前磨牙的萌出、阻生

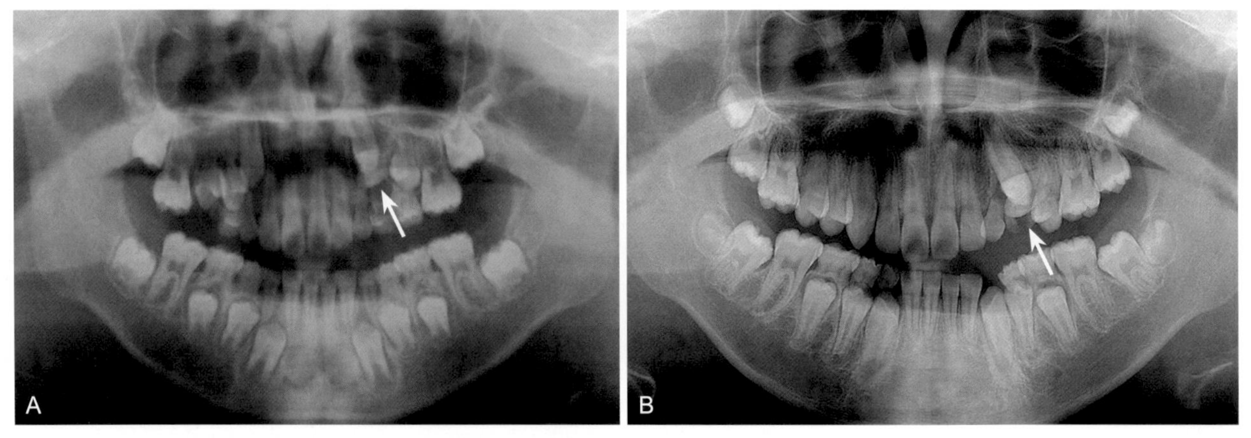

图 8-3 同一患者不同时期的左上第一前磨牙近中倾斜，第一前磨牙埋伏阻生、阻碍尖牙萌出。A. 9 岁时的全景片示左上第一前磨牙近中倾斜；B. 12 岁时的全景片示左上第一前磨牙近中倾斜阻生、阻碍尖牙萌出，乳尖牙及第一乳磨牙滞留

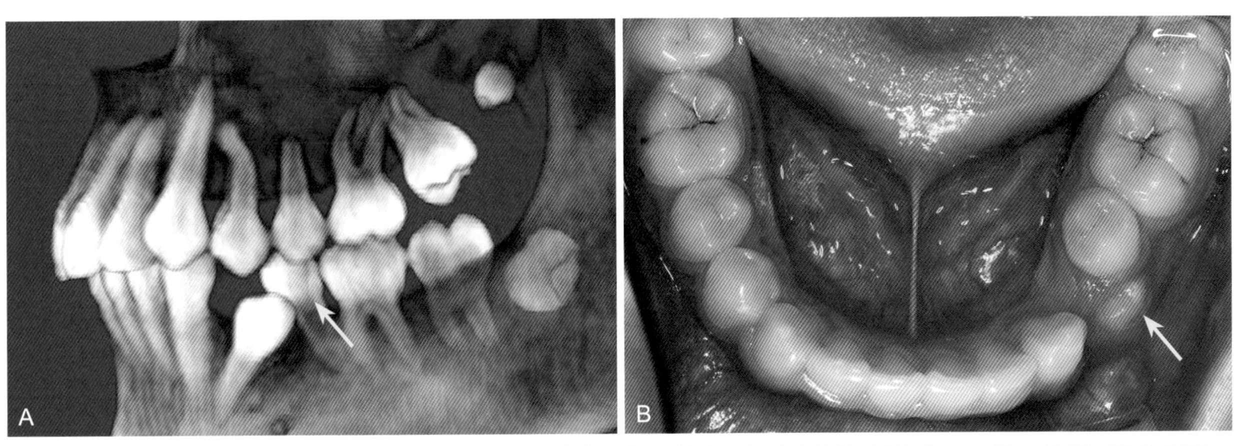

图 8-4　左下第一前磨牙远中颊向倾斜阻生。A. CT 成像示第一前磨牙远中颊侧倾斜阻生；B. 第一前磨牙阻生于第二前磨牙近中颊侧

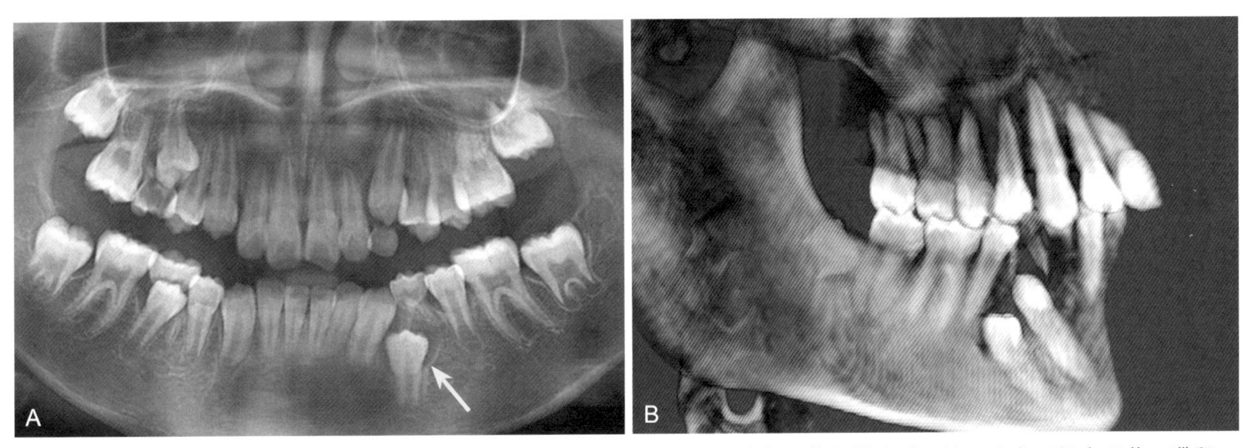

图 8-5　下颌第一前磨牙区萌出性囊肿致第一前磨牙阻生。A. 左下第一前磨牙萌出性囊肿，第一乳磨牙根未吸收，滞留，第一前磨牙阻生；B. 右下第一前磨牙囊肿，尖牙远中倾斜，萌出受阻，第一乳磨牙根未能吸收，尖牙、第一前磨牙阻生

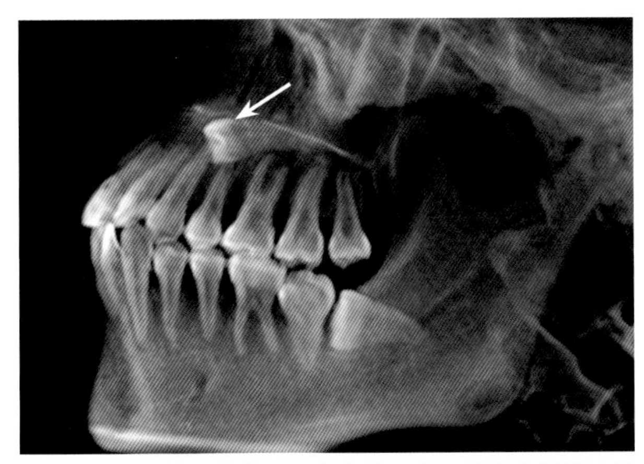

图 8-6　左上第一前磨牙近中水平阻生，牙弓内间隙被邻牙占据，阻生第一前磨牙冠压迫于近中尖牙根尖部

3. *局部病变*　颌骨囊肿、角化囊性瘤、成釉细胞瘤等颌骨的局部病变可影响邻近牙齿的发育，造成局部牙齿缺失、阻生等，导致第一前磨牙的埋伏阻生（图 8-7）。这类病例预后很差，常规手术切除，同时将瘤内及邻近牙齿一并去除，以免复发，属于外科范围，本书不再叙述。

4. *全身性疾病*　全身性疾病可影响颌骨及牙齿的发育，也会导致第一前磨牙埋伏阻生。全身性疾病导致的第一前磨牙埋伏阻生，不会是孤立存在的单颗牙齿，而是伴随着全口多颗牙埋伏，且呈对称性，根的发育也迟缓，往往还伴发颌骨畸形及其他错殆畸形（图 8-8）。如颅骨锁骨发育不全综合征等疾病影响牙颌的生长发育，也会伴随着多数牙齿的阻生，第一前磨牙阻生也不例外，且往往伴发有多生牙、错殆畸形。

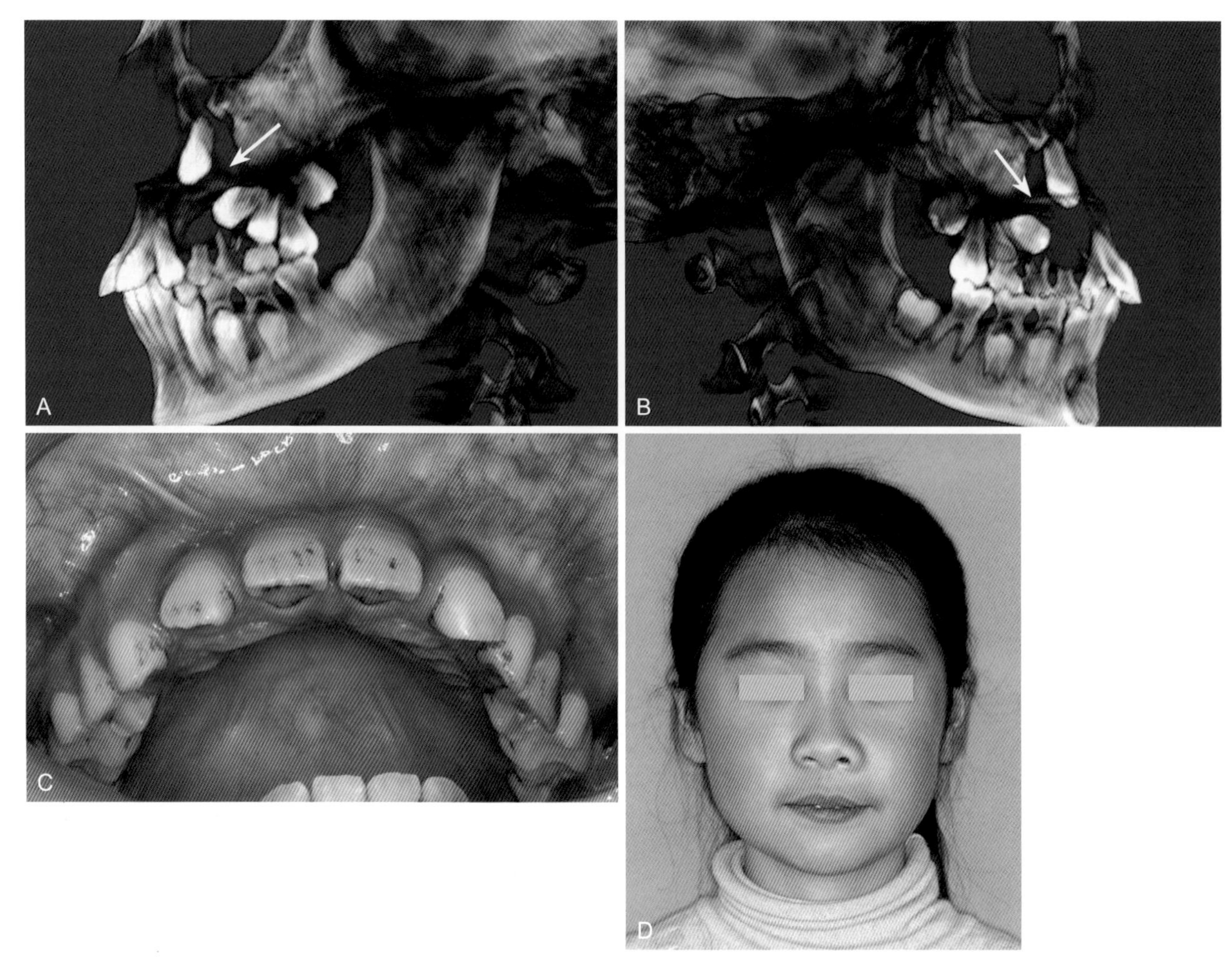

图 8-7 CT 示左上颌颌骨囊肿，尖牙阻生，第一前磨牙舌向水平阻生，位于囊腔内；面像显示左上颌面部隆起。A. 左侧颊面观，左上颌骨囊肿，左上第一前磨牙阻生于囊腔内；B. 舌侧观，左上颌骨囊肿，左上第一前磨牙舌向水平位，位于囊腔内；C. 上颌𬌗像，左上前牙区唇颊侧隆起；D. 正面像，左上面颊肿胀，颜面部不对称

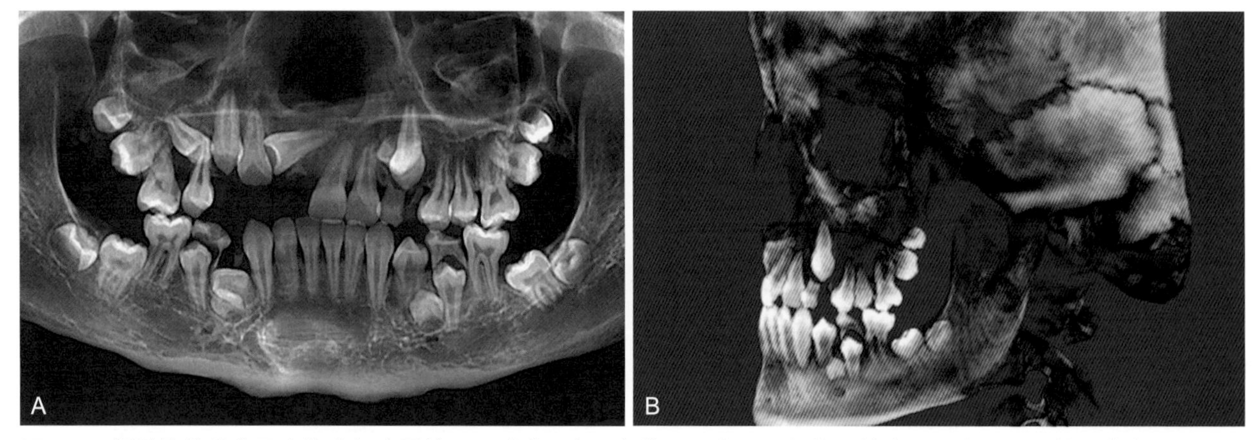

图 8-8 颅骨锁骨发育不全综合征（男性，17 岁）。全口多数牙阻生，下颌第一前磨牙区多生牙，第一前磨牙阻生。伴发骨性 Ⅲ 类错𬌗畸形。A. 全景片示全口多数牙阻生；B. CT 示多数牙阻生

5. **全口多数牙埋伏阻生**　临床上有些患者全口多数牙埋伏阻生，但全身状况正常，并非全身性的疾病所致。这种疾病据报道与甲状旁腺激素有关。此类患者埋伏牙是对称性的，根的发育也迟缓（图 8-9）。

（二）第一前磨牙阻生的危害性

第一前磨牙阻生对口颌系统的功能、健康、美观等影响较小。只有部分阻生方向可造成局部障碍，影响邻牙的正常替换萌出。第一前磨牙位于牙弓的前段与后段交界处，与远中的第二前磨牙外形相近，正畸临床常常选择拔除。拔除后对美观没有影响，功能由远中的第二前磨牙替代。如果第一前磨牙的阻生方向是近、远中向的，可能会导致邻牙的阻生（图 8-10），很少会造成邻牙的根被压迫吸收。

二、第一前磨牙阻生的治疗

对第一前磨牙阻生的治疗原则，应根据全面的牙颌检查、功能分析、模型测量分析、X 线头影测量分析、患者的年龄（包括牙龄）、口腔错𬌗畸形的情况、颌骨类型、软组织协调性等全面考量。制订全面的治疗方案，确定是保留治疗还是拔除。如果根据分析的结果需要减数治疗，且拔牙手术对邻牙没有太大的妨碍时，可以选择拔除第一前磨牙。第一前磨牙阻生的治疗，在诊断明确后，如拔除，可利用其拔牙间隙排齐牙列、内收前牙，调整磨牙关系，或正畸 - 外科牵引保留，临床医生在制订治疗计划时不像对待上下前牙，尤其是上前牙那样难以决策，因为他不需要考虑到美观等问题，而更多的是考虑咬合关系。医生既要从功能、健康角度考虑，也要从𬌗的稳定性和自身的技能考虑，因此第一前磨牙常常是正畸减数治疗首选的拔除对象。但对替牙期发现的第一前磨牙阻生，在影响邻牙萌出，难以确定是否拔除时，或牙瘤等造成的第一前磨牙阻生，而手术摘除牙瘤后牙槽骨破坏大时，这两种情况可以先行助萌，保留该牙，利用牙齿的萌出促进局部牙槽骨的生长和附着，避免局部骨质缺损，影响牙周附着。待牙齿萌出建𬌗、牙槽骨附着增加后，再根据临床需要将其拔除。

（一）拔除阻生的第一前磨牙

经全面的牙颌检查、模型测量分析、功能分析、X 线头影测量分析，制订矫治计划。需要减数治疗，

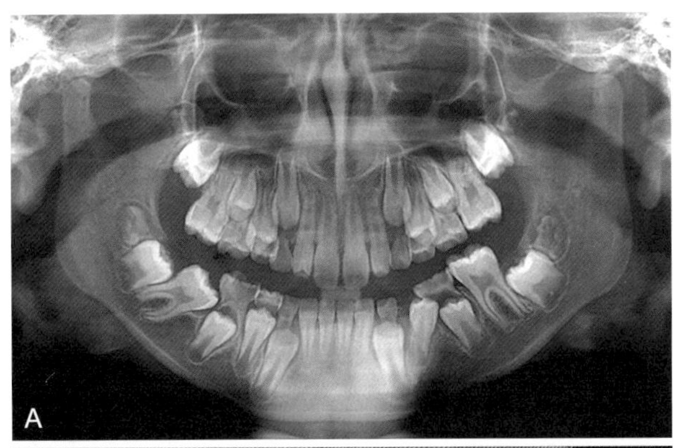

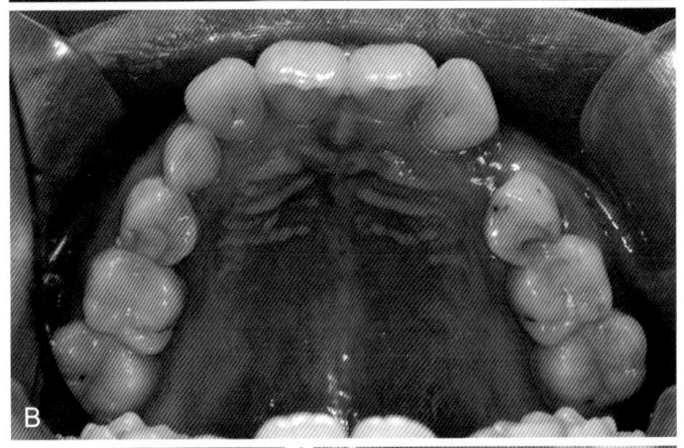

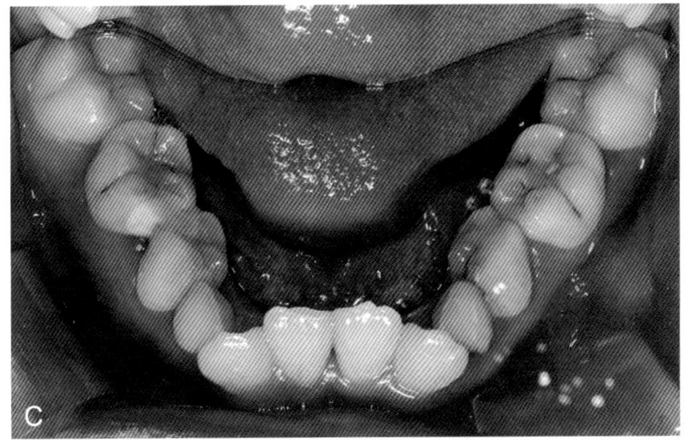

图 8-9　女性，16 岁，全口 13 颗牙齿未替换，多数牙埋伏阻生，根的发育也迟缓。A. 全景片示多数牙埋伏阻生；B. 上颌𬌗像，除切牙外，余牙未替换；C. 下颌𬌗像，除切牙外，余牙未替换

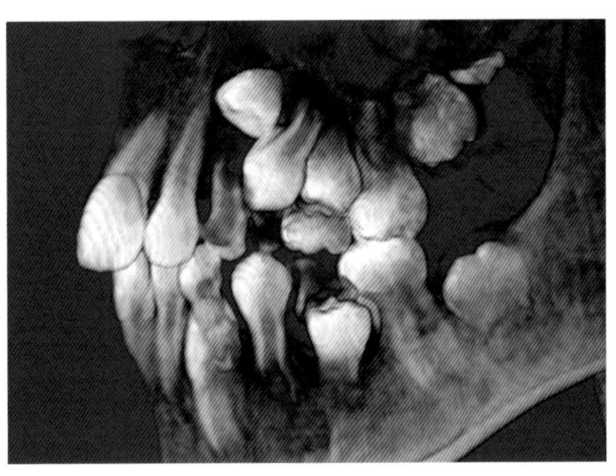

图 8-10　上颌第一前磨牙近中倾斜，阻碍尖牙萌出

拔除第一前磨牙对邻牙没有太大的妨碍时，可选择拔除第一前磨牙；或第一前磨牙阻生严重错位，保留难度大，可选择将阻生的第一前磨牙拔除。

拔除第一前磨牙后的正畸治疗在这里就没有必要叙述。值得强调的是，由于囊肿、牙瘤等导致的第一前磨牙阻生或严重错位时，拔除后局部骨缺损，会造成邻牙根暴露或影响牙移动，可先手术切除囊肿、牙瘤等，引导第一前磨牙萌出，诱导骨附着的增生，然后再拔除（图 8-1，图 8-5，图 8-11）。

（二）正畸牵引治疗

1. 适应证

（1）根据治疗计划，错𬌗畸形的矫治时牙弓内不需要减数治疗。

（2）邻牙根吸收等而无法保留的，可将邻牙拔除，保留阻生的第一前磨牙。

（3）如上所述需要诱导骨附着增生时，暂时必须保留第一前磨牙，用正畸方法牵引埋伏的第一前磨牙。

2. 第一前磨牙牵引保留需要考虑的问题

（1）间隙问题：第一前磨牙阻生通常在就诊时发现，一般在牵引方向有一定的间隙（图 8-12），该病例间隙相差不大。

（2）支抗问题：第一前磨牙埋伏阻生的牵引治疗绝大多数是在替牙期和恒牙列早期。乳恒牙替换时缺乏有效的垂直向支抗，加之阻生的方向变化，用邻牙作为支抗牵引，因支抗不够造成邻牙的压低，出现局部开𬌗。临床根据需要在合适的位置植入种植支抗，配合支架等附件增强支抗，完成埋伏牙的牵引治疗（图 8-13）。

（3）开窗附着：开窗的目的是暴露埋伏阻生牙的部分牙冠，以便于附着牵引，这一步骤常常与拔除滞留的第一乳磨牙、多生牙、清除囊腔等同时进行。开窗时要注意创面足够大，保证操作视野，将囊腔清理干净，包括埋伏牙的囊壁。即刻正畸附着牵引附件，争取一次性粘接成功。必要时需要缝合（图 8-14）。

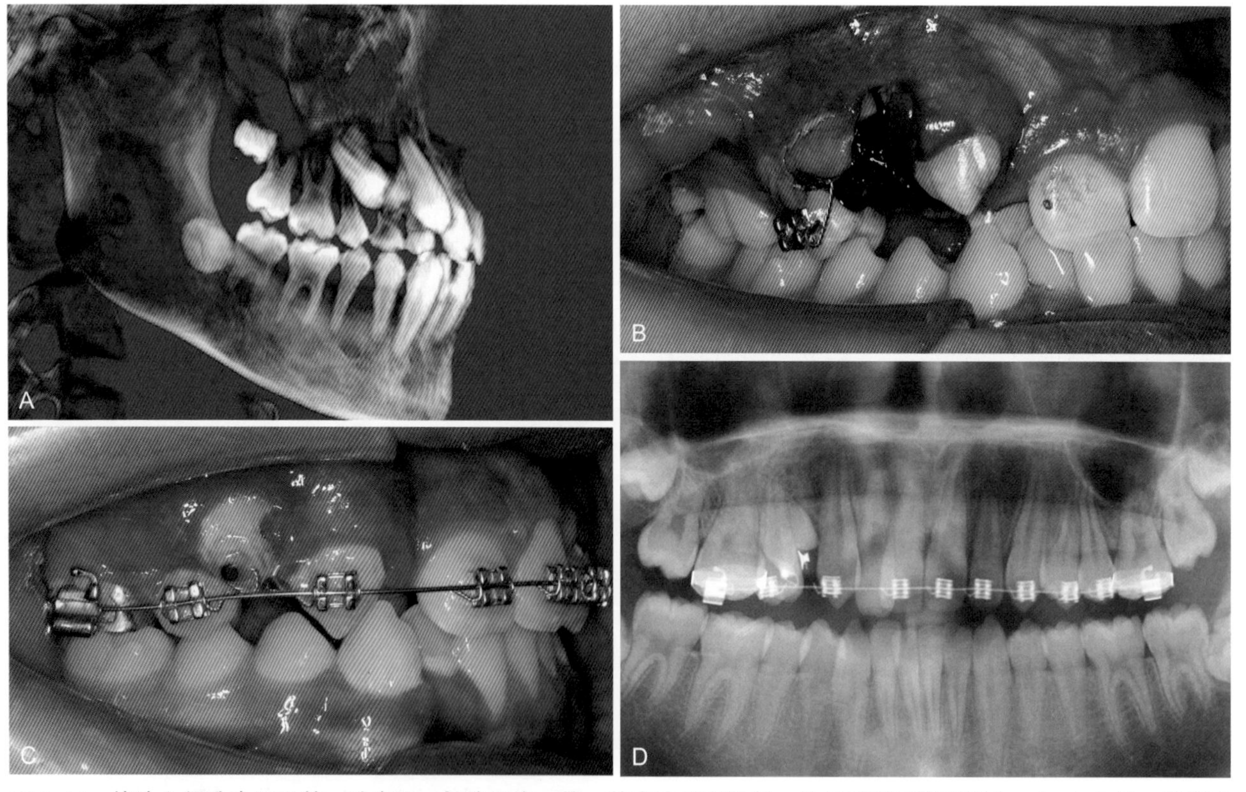

图 8-11　拔除上颌乳尖牙及第一乳磨牙，切除牙瘤，第一前磨牙开窗助萌，诱导局部骨附着再生。A. 右上第一前磨牙区牙瘤，第一前磨牙近中倾斜、阻生；B. 拔除上颌乳尖牙及第一乳磨牙，切除牙瘤，第一前磨牙开窗助萌，引导骨附着增生；C. 第一前磨牙已出龈，D. 全景片示第一前磨牙与第二前磨牙牙根重叠，第一前磨牙骨增生中

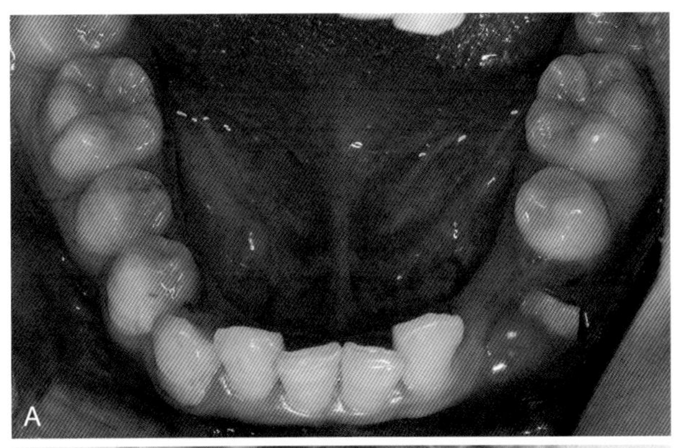

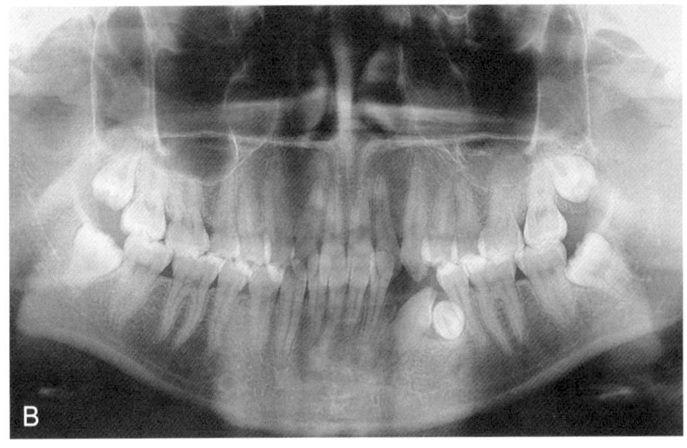

图 8-12　左下第一前磨牙远中倾斜阻生、尖牙远中移位。A. 下颌殆像，左下尖牙远中倾斜，牙尖出龈，第一前磨牙未萌；B. 全景片示左下尖牙远中阻生，左下第一前磨牙阻生

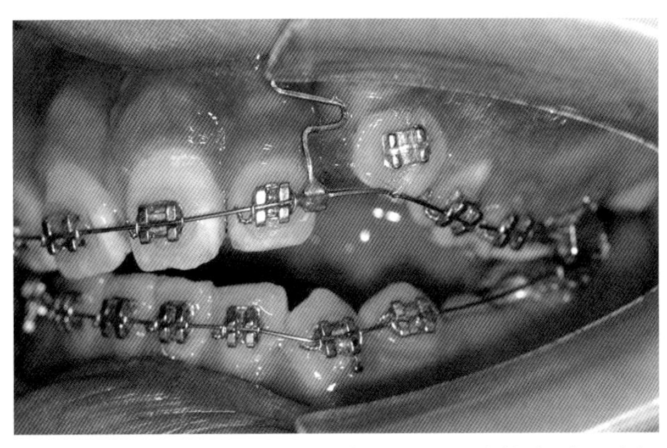

图 8-13　左上第一前磨牙埋伏阻生，牙支抗牵引导致邻牙压低，局部开殆，配合微种植体和支架增强垂直向支抗

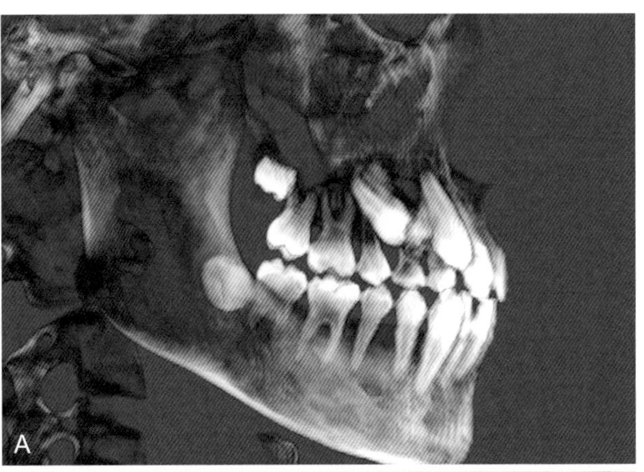

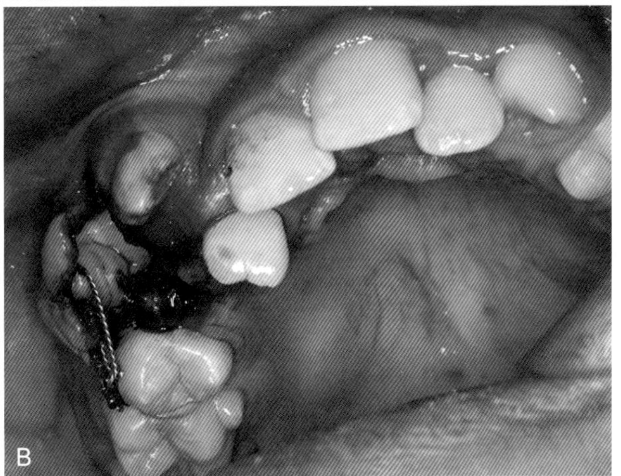

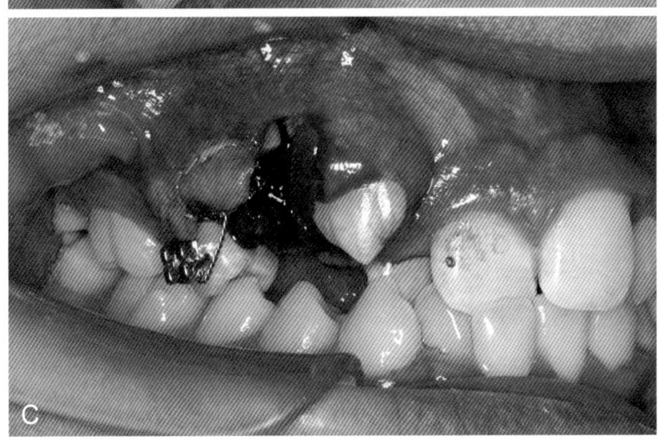

图 8-14　手术牙瘤切除，右上第一前磨牙开窗、粘接附件附着，诱导骨附着再生。A. CT 示第一前磨牙殆方牙瘤；B. 外科开窗，粘接附件；C. 第二前磨牙上粘接托槽，固定牵引钩

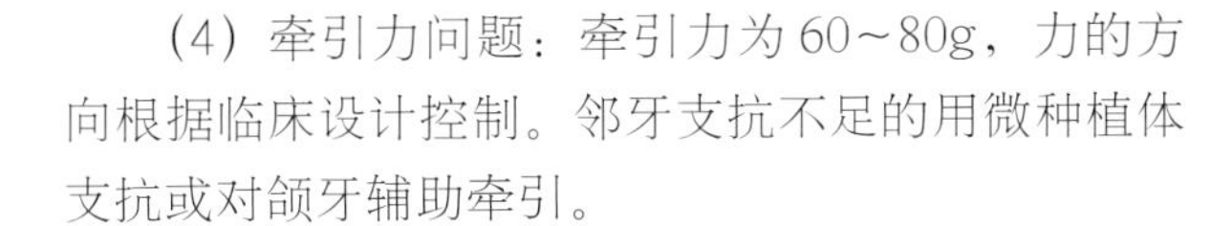

(4) 牵引力问题：牵引力为 60~80g，力的方向根据临床设计控制。邻牙支抗不足的用微种植体支抗或对颌牙辅助牵引。

(三) 早期发现的第一前磨牙阻生处理

第一前磨牙阻生常在替牙期被早期发现，对局部因素（如牙瘤）所造成的第一前磨牙萌出道阻力，应手术切除牙瘤等，去除局部萌出阻力，引导其自行萌出。对第一前磨牙牙胚生长发育过程中出现病变、方向偏移、囊肿等因素造成埋伏阻生的第一前磨牙，应早期发现开窗，引导其萌出。这样做一方面是试图先保留牙齿，待替牙完成后再决定是否拔除，另一方面是利用牙齿的萌出引导牙周骨组织的再生，增加骨附着（图 8-15，图 8-16）。

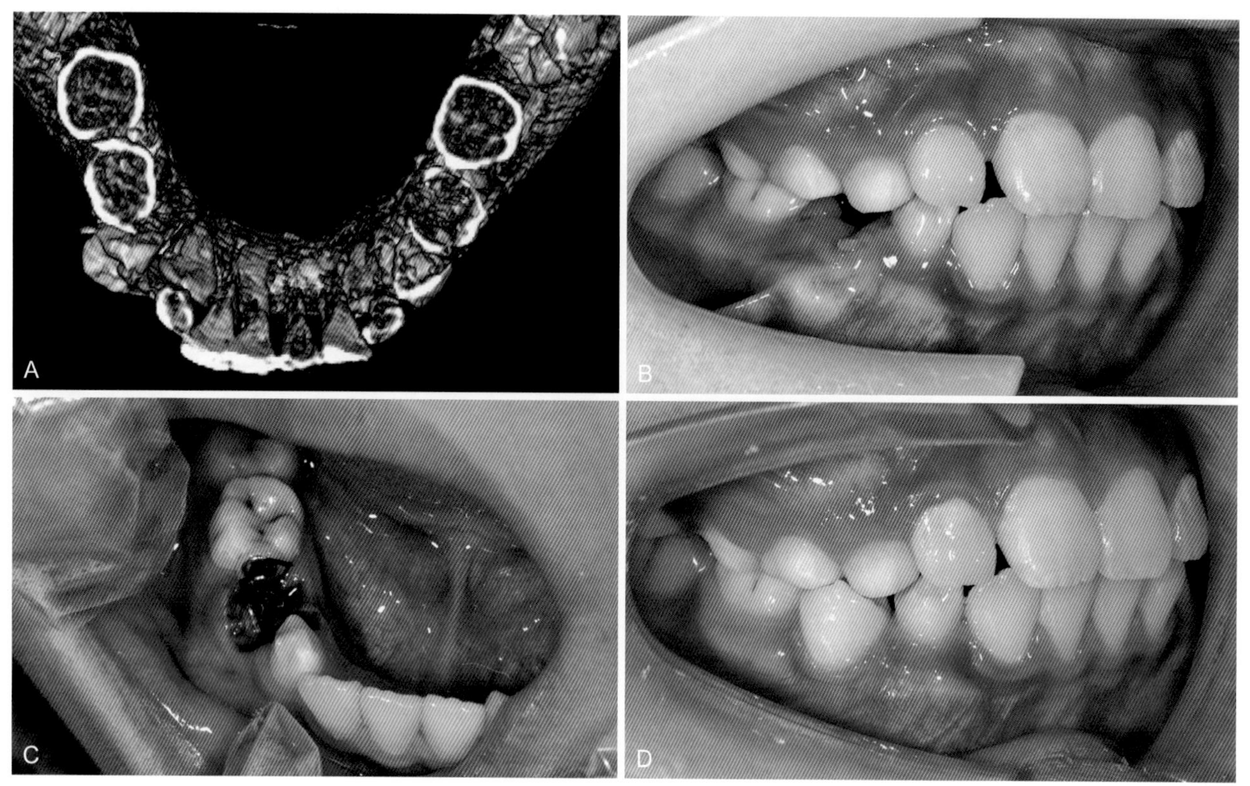

图 8-15 替牙期，下颌第一前磨牙颊侧阻生，第一前磨牙开窗助萌。A. 下颌第一前磨牙颊侧阻生；B. 口内像示第一前磨牙颊侧隆起，乳磨牙残根滞留；C. 拔除乳磨牙残根，下颌第一前磨牙开窗，粘接附件，诱导前磨牙萌出；D. 下颌第一前磨牙萌出到位、建𬌗

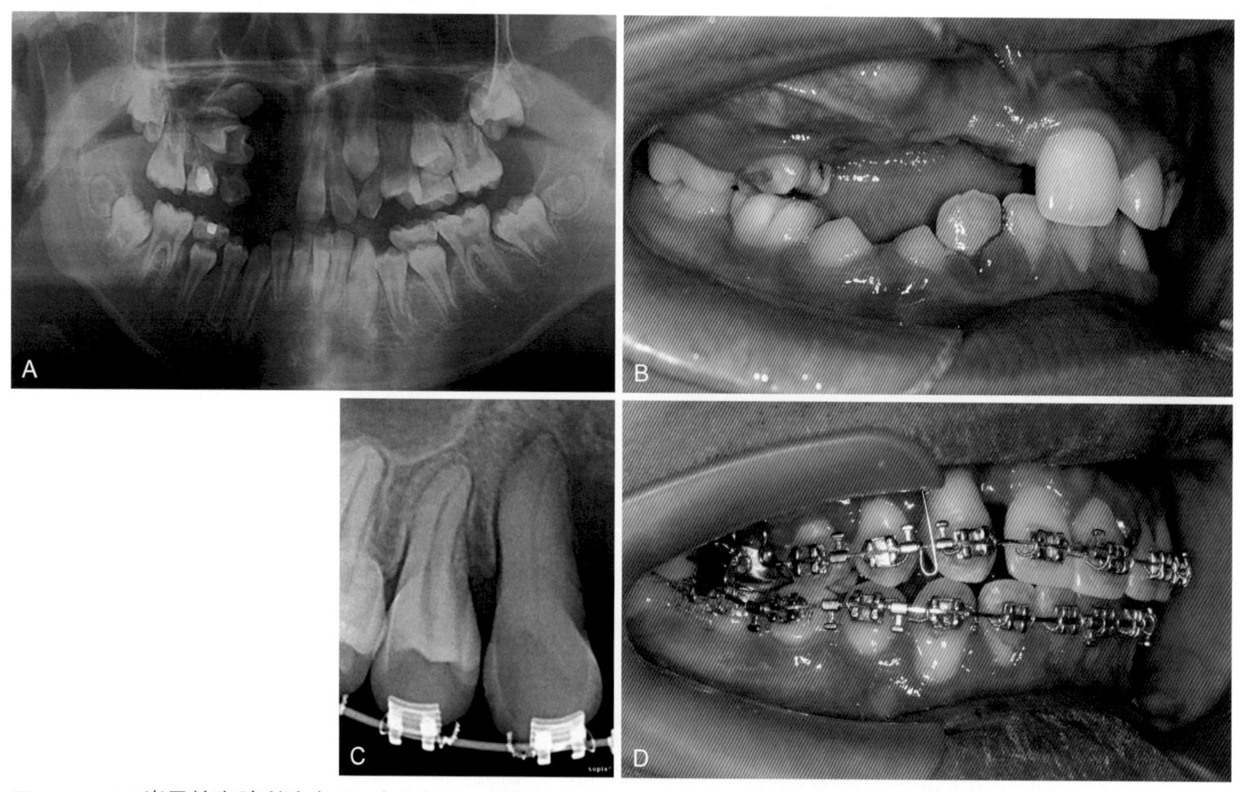

图 8-16 11 岁男性囊肿刮除术后，右上切牙、侧切牙缺失，右上尖牙、前磨牙阻生，治疗前后的口内像与 X 线片。A. 初始全景片示：右上切牙、侧切牙缺失，右上尖牙、第一前磨牙重叠、水平埋伏阻生；B. 初始口内像显示右上颌前牙、第一前磨牙未萌；C. 治疗后第一前磨牙已排入牙弓；D. 治疗后口内像显示右上颌牙齿已基本排齐

病例介绍：病例一

患者，女性，16 岁。

主诉　牙列不齐。

口内检查　替牙列，53、64、74、75、85 滞留，13 近中唇侧阻生，34 阻生。

诊断　①安氏Ⅱ类 1 分类亚类错𬌗；② 34 阻生；③ 13 阻生；④牙列拥挤。

治疗方案　①拔除 4 颗第一前磨牙；②直丝弓矫治器排齐排齐整平牙列，配合微种植体支抗牵引 13 复位，内收前牙；③固定保持。

矫治过程　①拔除 4 颗第一前磨牙；②直丝弓矫治器排齐牙列，整平纵𬌗曲线，配合种植支抗牵引 13 复位；③调整中线，内收前牙，精细调整牙位及尖窝关系。④保持。

矫治过程见图 8-17～图 8-19。

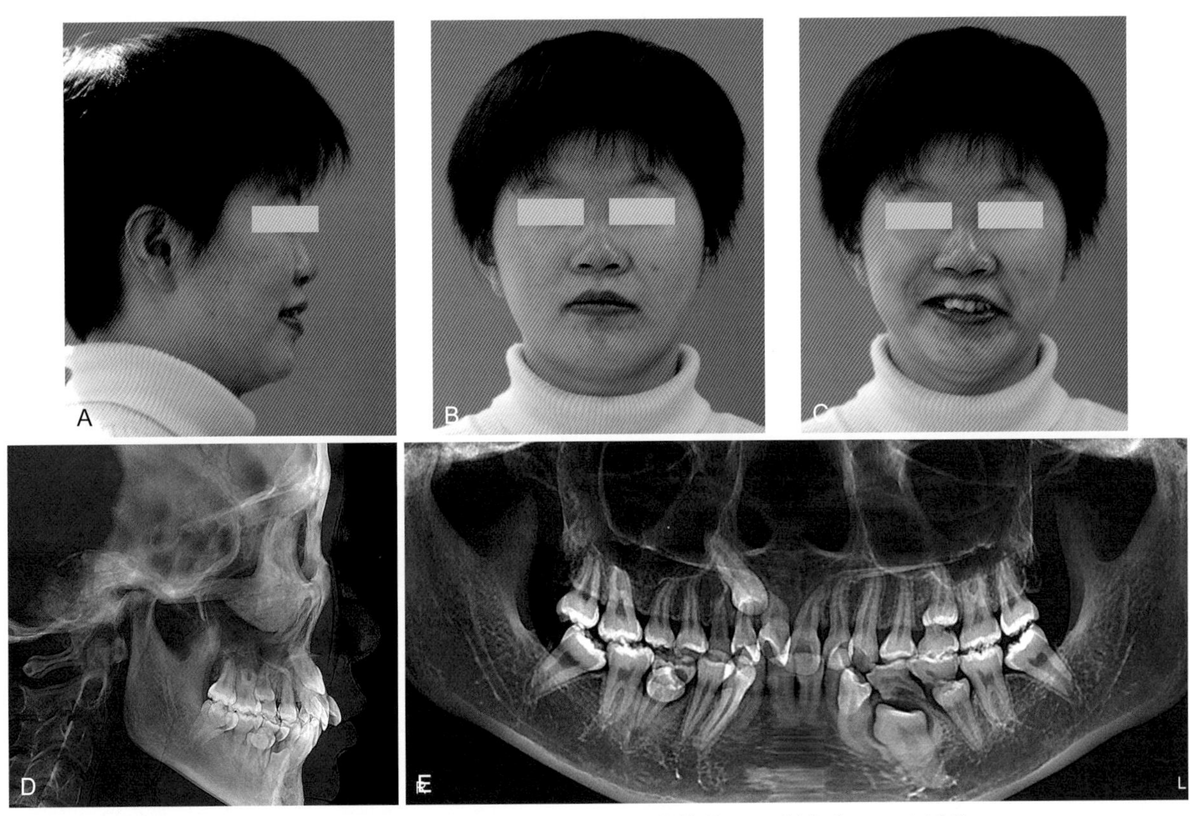

图 8-17　初始面像及 X 线片。A. 侧面像；B. 正面像；C. 正面微笑像；D. 侧位片；E. 全景片

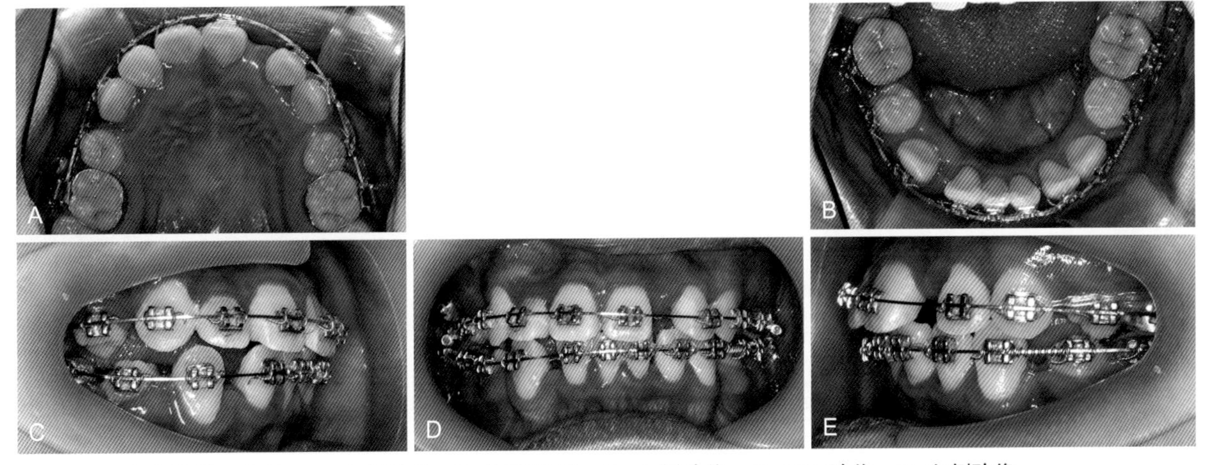

图 8-18　治疗阶段口内像。A. 上颌𬌗像；B. 下颌𬌗像；C. 右侧𬌗像；D. 正面𬌗像；E. 左侧𬌗像

病例介绍：病例一（续）

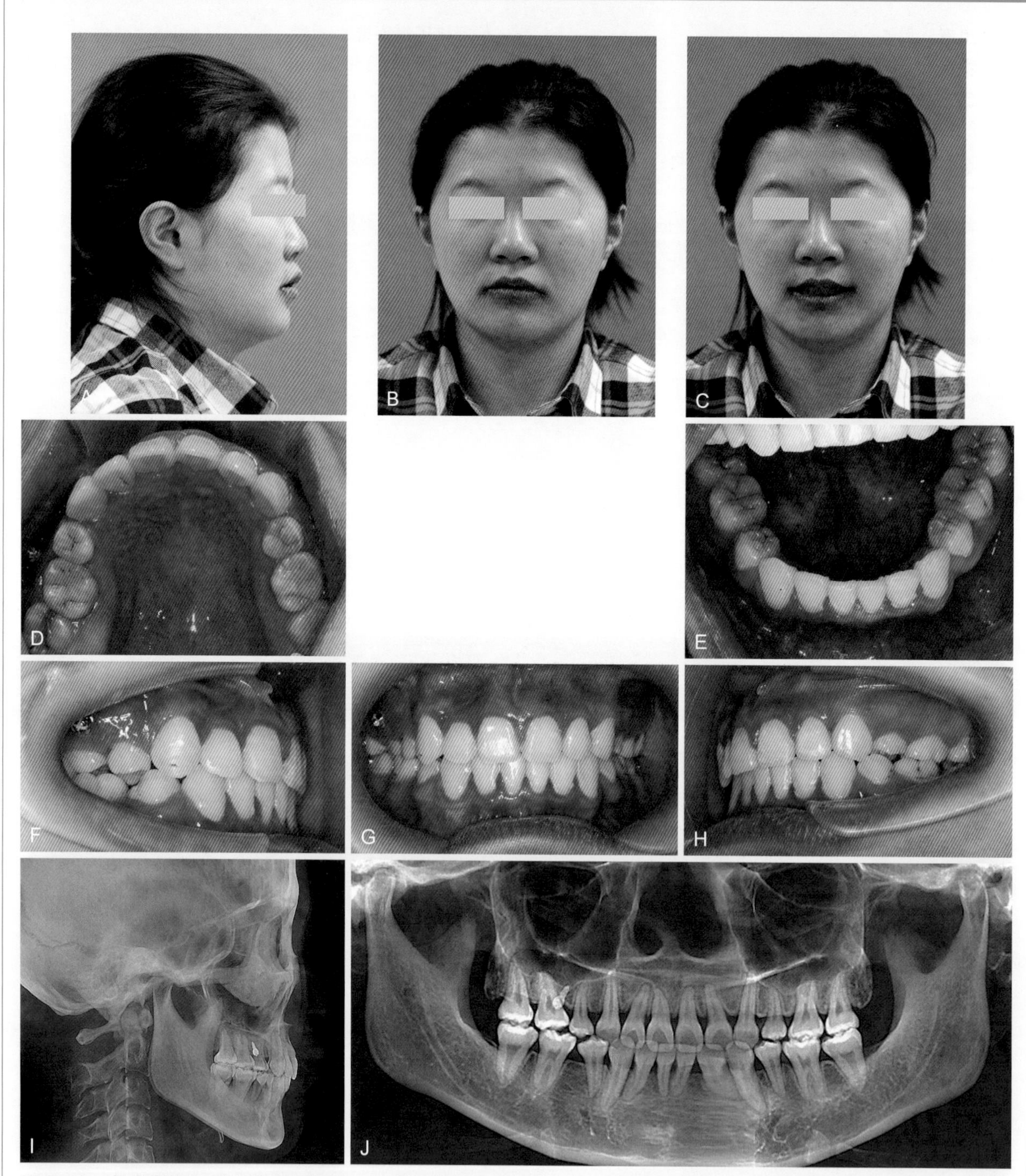

图 8-19 完成面像、口内像及 X 线片。A. 侧面像；B. 正面像；C. 正面微笑像；D. 上颌骀像；E. 下颌骀像；F. 右侧骀像；G. 正面骀像；H. 左侧骀像；I. 侧位片；J. 全景片

病例介绍：病例二

患者，男性，9 岁。

主诉　牙齿未换。

口内检查　替牙列，53、54、63、64、65、73、74、75、83、84、85 未替换，55 低位，24 近中倾斜。

诊断　①安氏Ⅰ类错验；② 24 近中阻生；③牙列拥挤。

治疗方案　①Ⅰ期 55 间隙保持，视情况拔除乳牙助萌；②Ⅱ期直丝弓矫治器排齐牙列，牵引 23、24 复位；③固定保持。

矫治过程　Ⅰ期：① 15 制作间隙保持器；②拔除乳牙。

Ⅱ期：①方丝弓矫治器排齐牙列，配合微种植体支抗辅助 23、24 牵引复位；②调整中线，内收前牙，整平纵殆曲线，精细调整牙位及尖窝关系。③保持。

矫治过程见图 8-20～图 8-24。

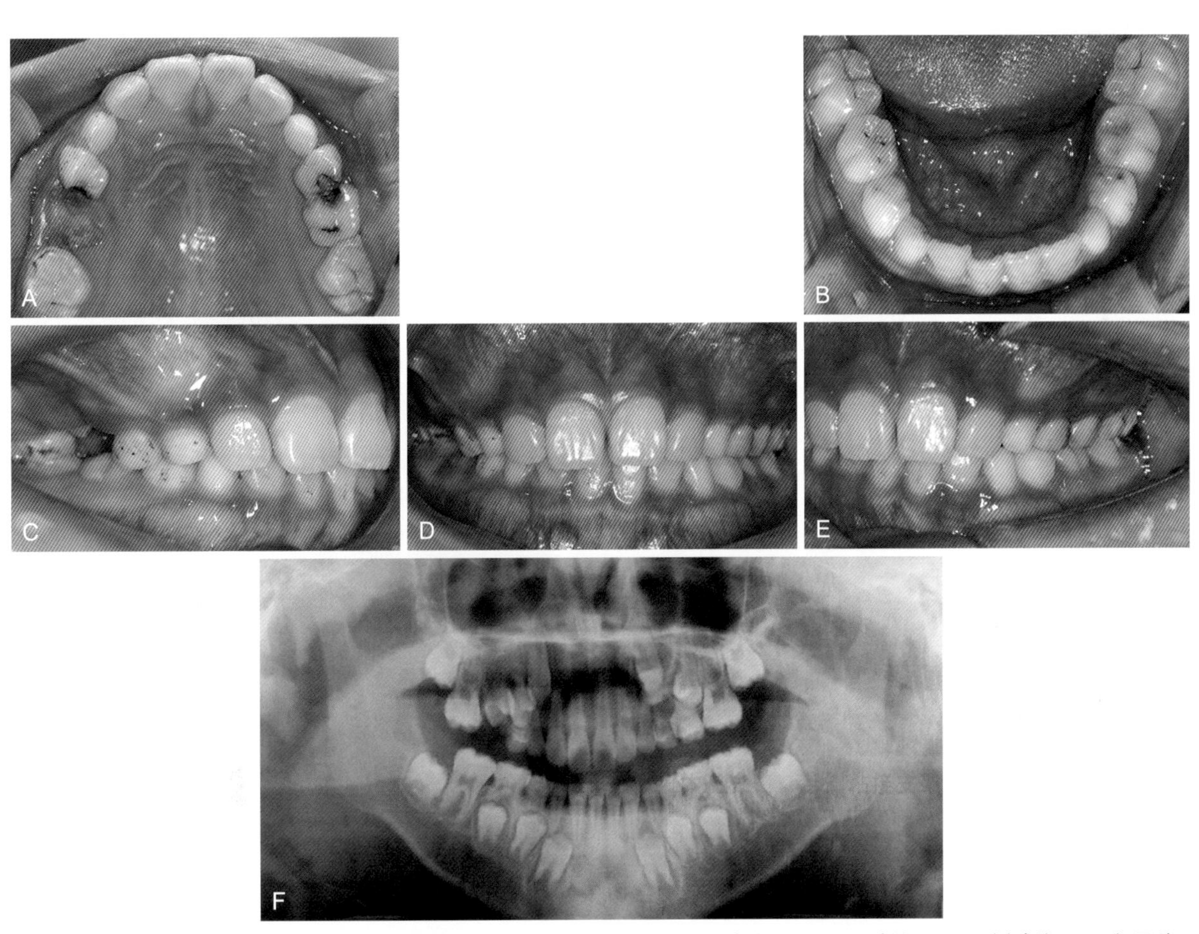

图 8-20　初始口内像与全景片。A. 上颌殆像；B. 下颌殆像；C. 右侧殆像；D. 正面殆像；E. 左侧殆像；F. 全景片

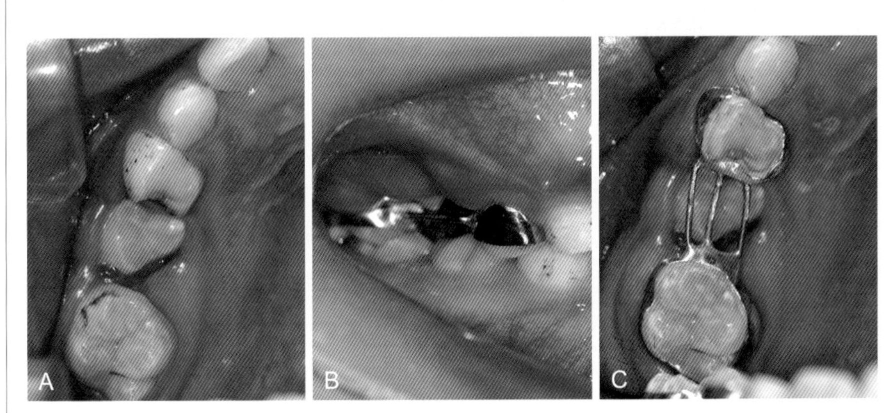

图 8-21　15 制作间隙保持器。A. 55 早失，15 早萌；B. 55 缺隙保持；C. 55 缺隙保持殆面像

病例介绍：病例二（续）

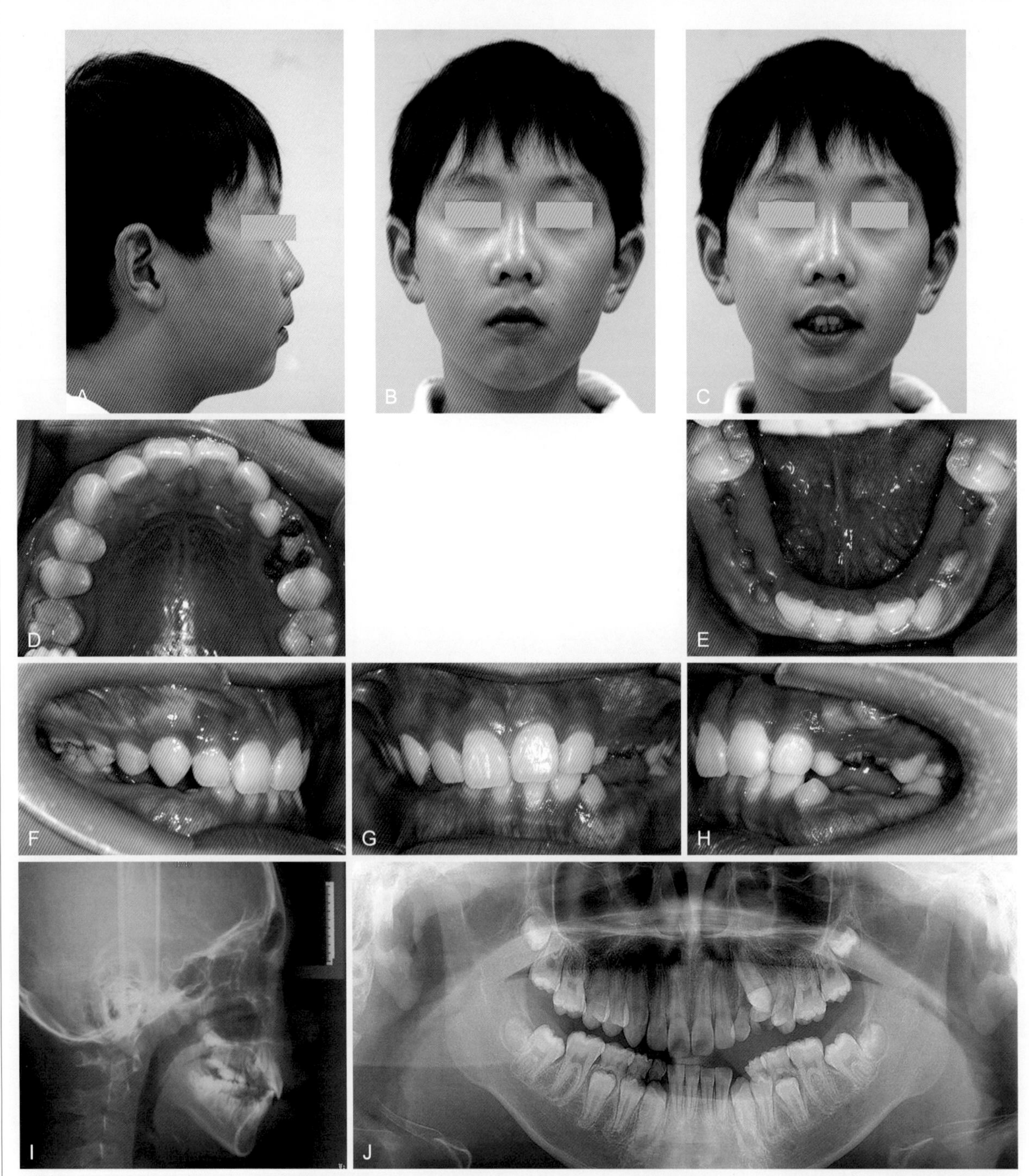

图 8-22 Ⅱ期初始面像、口内像与X线片。A. 侧面像；B. 正面像；C. 正面微笑像；D. 上颌殆像；E. 下颌殆像；F. 右侧殆像；G. 正面殆像；H. 左侧殆像；I. 侧位片；J. 全景片

病例介绍：病例二（续）

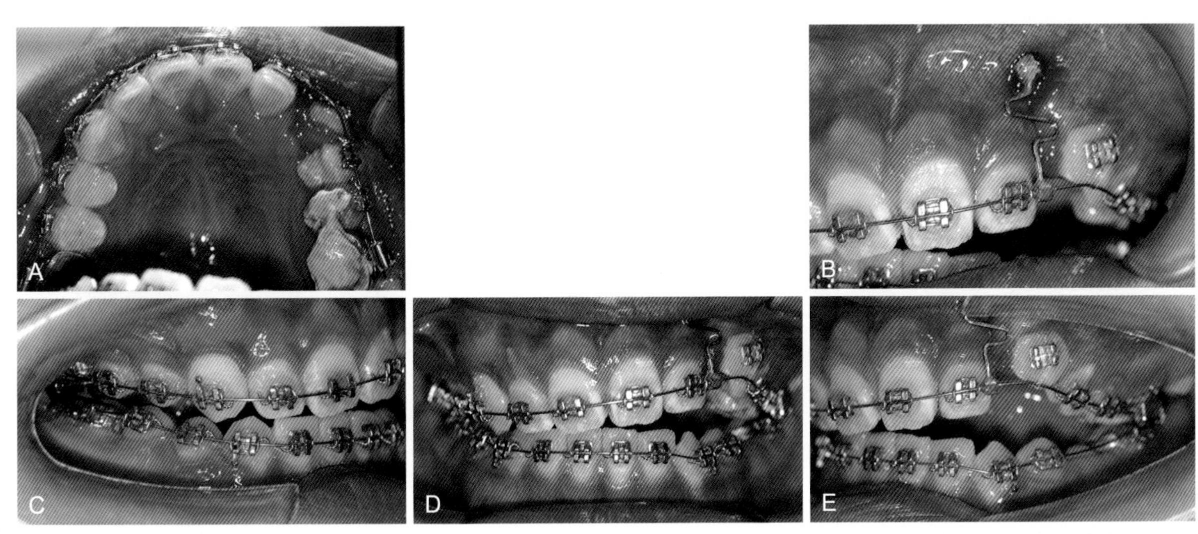

图 8-23　微种植体支抗辅助 23、24 复位。A. 上颌殆像；B. 种植钉加强支抗；C. 右侧殆像；D. 正面殆像；E. 左侧殆像

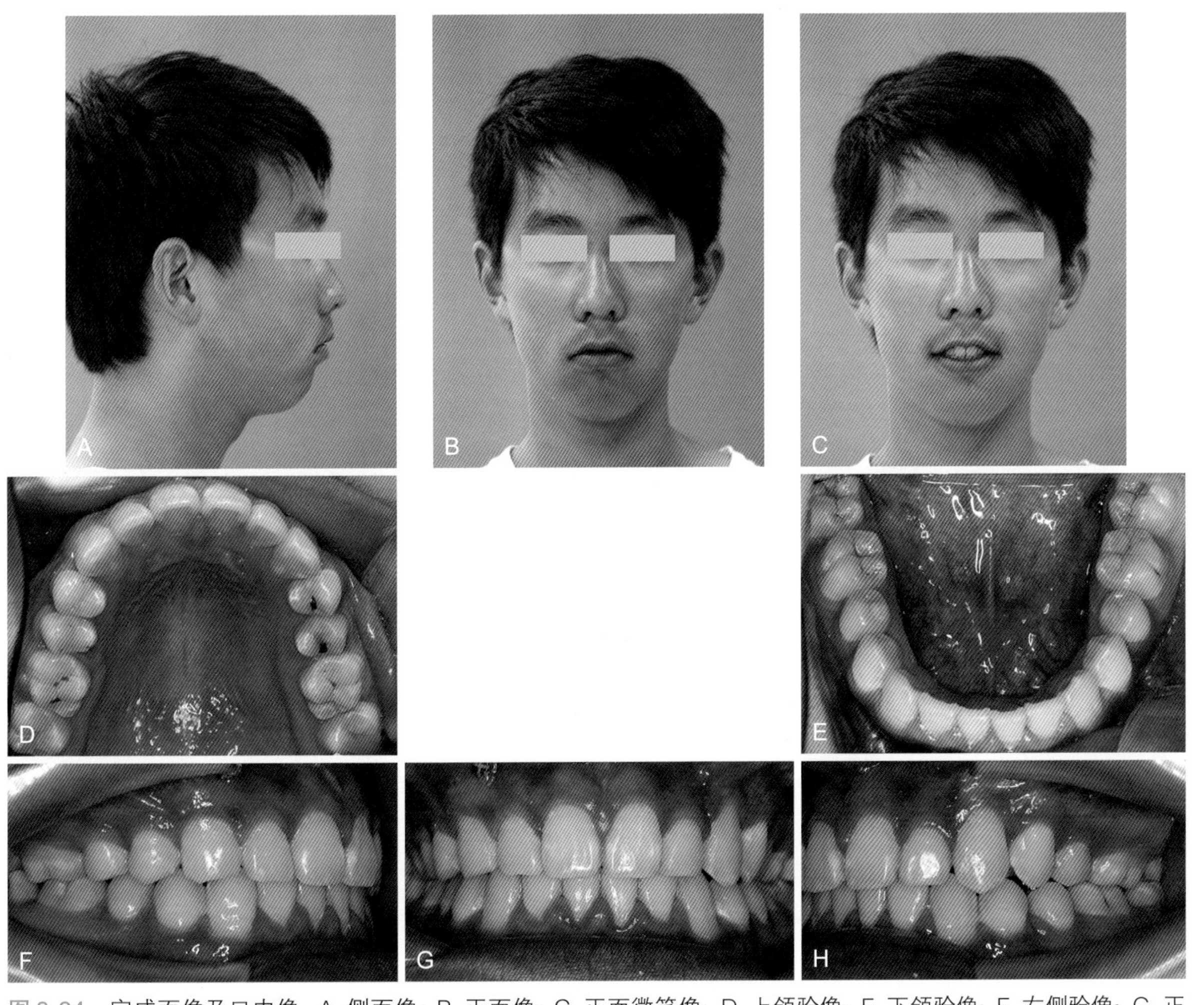

图 8-24　完成面像及口内像。A. 侧面像；B. 正面像；C. 正面微笑像；D. 上颌殆像；E. 下颌殆像；F. 右侧殆像；G. 正面殆像；H. 左侧殆像

病例介绍：病例三

患者，女性，19岁。

主诉 左下牙齿未萌。

口内检查 恒牙列，33远中倾斜、低位，34未萌。

诊断 ①安氏Ⅰ类错𬌗；②33、34阻生；③牙列轻度拥挤。

治疗方案 ①下颌直丝弓矫治器排齐牙列；②外科开窗复位33，牵引34复位；③固定保持。

矫治过程 ①下颌直丝弓矫治器排齐牙列；②外科开窗，配合舌弓牵引33、34；③精细调整牙位及尖窝关系；④保持。

矫治过程见图8-25～图8-28。

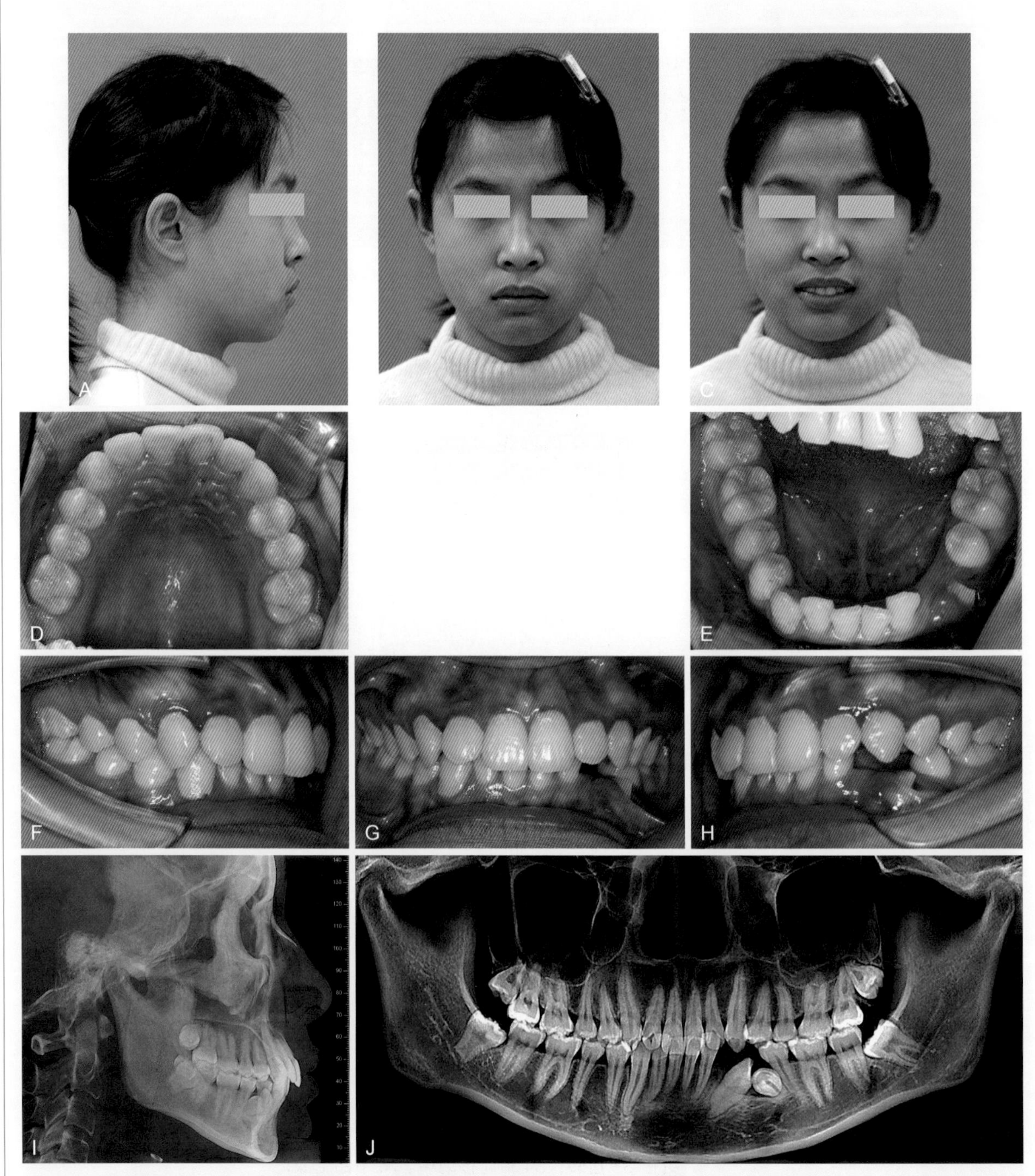

图8-25 初始面像、口内像与X线片。A. 侧面像；B. 正面像；C. 正面微笑像；D. 上颌𬌗像；E. 下颌𬌗像；F. 右侧𬌗像；G. 正面𬌗像；H. 左侧𬌗像；I. 侧位片；J. 全景片

病例介绍：病例三（续）

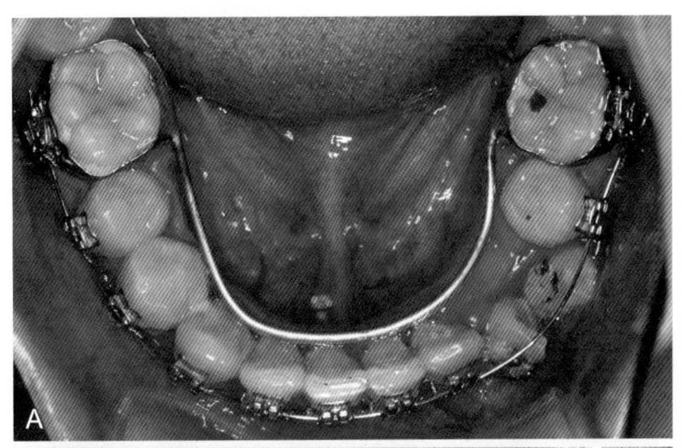

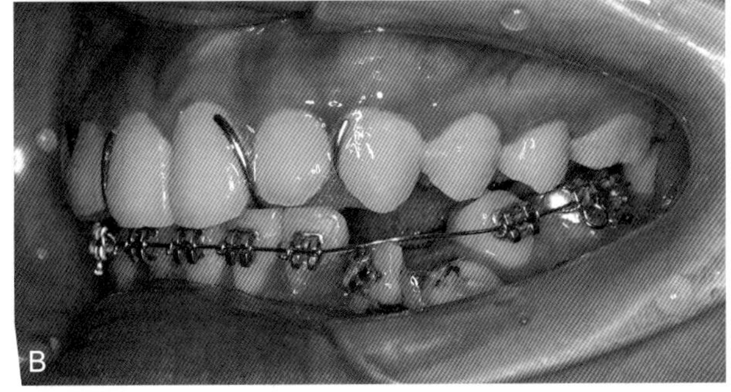

图 8-26 33、34 粘接附件，舌弓加强支抗。A. 下颌殆像；B. 左侧殆像

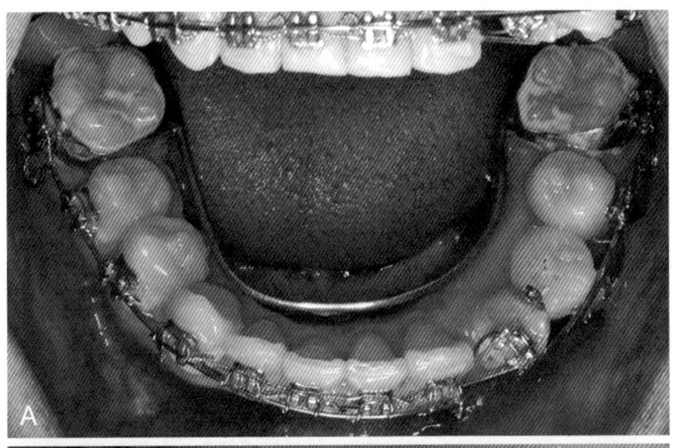

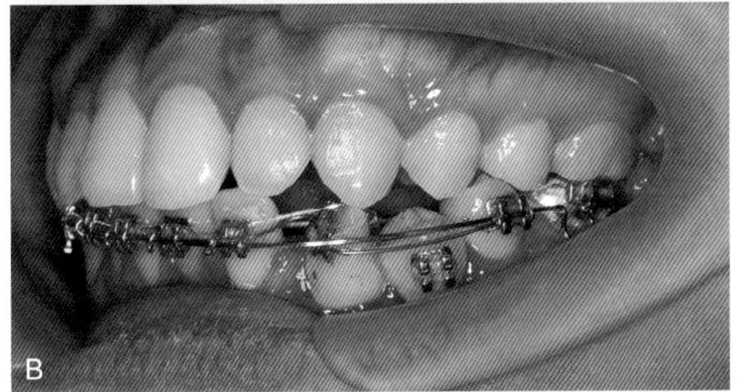

图 8-27 纠正 33 扭转，34 殆向移动中。A. 下颌殆像；B. 左侧殆像

病例介绍：病例三（续）

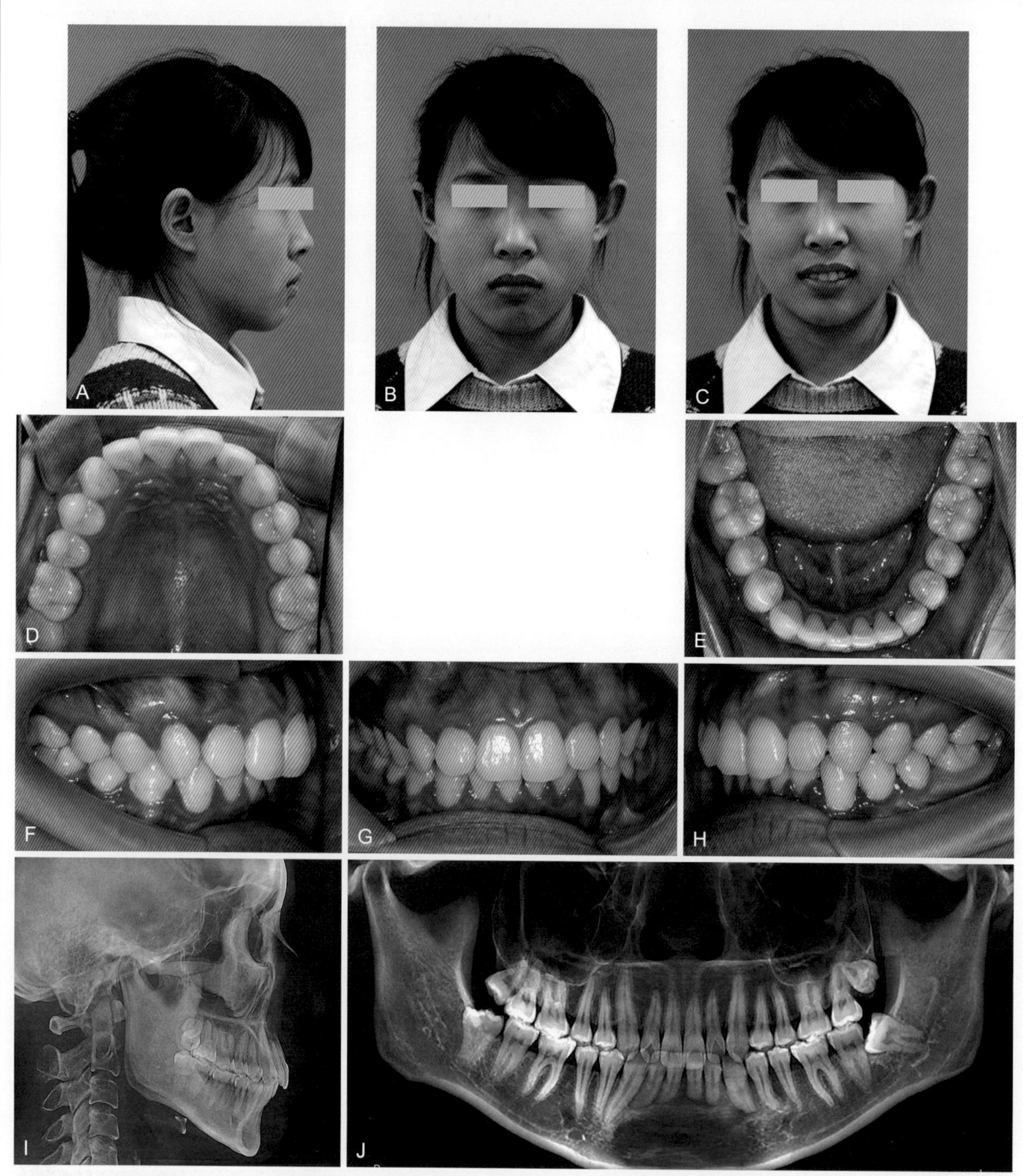

图 8-28 完成面像、口内像与 X 线片。A. 侧面像；B. 正面像；C. 正面微笑像；D. 上颌殆像；E. 下颌殆像；F. 右侧殆像；G. 正面殆像；H. 左侧殆像；I. 侧位片；J. 全景片

病例介绍：病例四

患者，男性，12 岁。

主诉 牙列不齐。

口内检查 替牙列，53 滞留，11、12、41、42 反𬌗，13、14 近中倾斜埋伏阻生、重叠，14 𬌗方见牙瘤。

诊断 ①安氏Ⅱ类 1 分类错𬌗；② 14 近中阻生，13 近中唇侧位、阻生；③ 14𬌗方牙瘤；④牙列轻度拥挤。

治疗方案 ①外科手术去除牙瘤，开窗暴露 33、34，粘接附件，引导萌出，诱导局部骨增生；②拔除 4 颗第一前磨牙；③直丝弓矫治器排齐牙列，内收前牙；④固定保持。

矫治过程 Ⅰ期：外科手术去除牙瘤，开窗暴露 33、34，粘接附件引流，引导萌出，诱导局部骨骼增生。

Ⅱ期：①拔除 4 颗第一前磨牙；②直丝弓矫治器排齐牙列，配合下颌𬌗垫纠正 12 的反𬌗；③配合种植支抗牵引 13，内收前牙；④保持。

矫治过程见图 8-29～图 8-33。

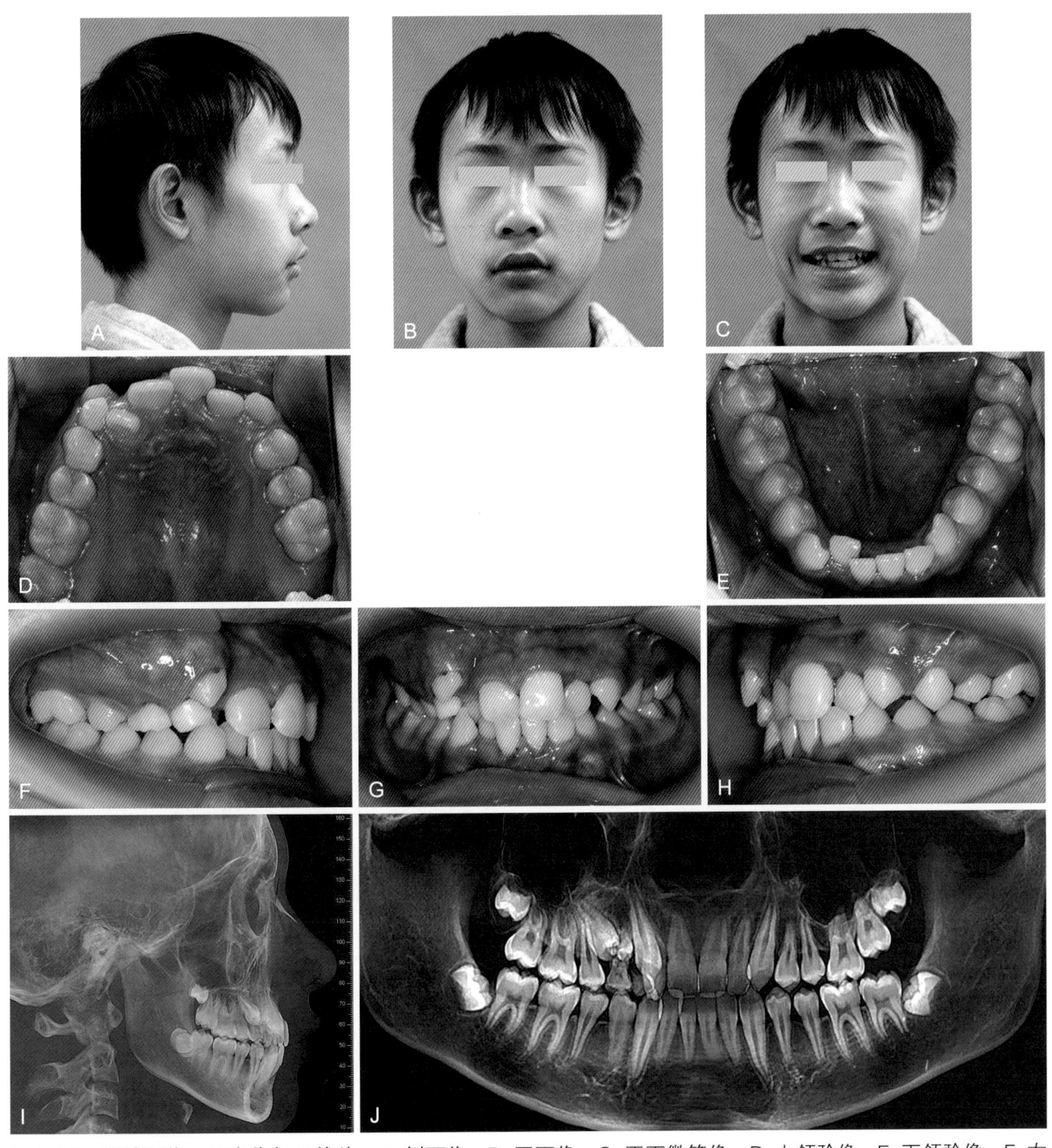

图 8-29 初始面像、口内像与 X 线片。A. 侧面像；B. 正面像；C. 正面微笑像；D. 上颌𬌗像；E. 下颌𬌗像；F. 右侧𬌗像；G. 正面𬌗像；H. 左侧𬌗像；I. 侧位片；J. 全景片

病例介绍：病例四（续）

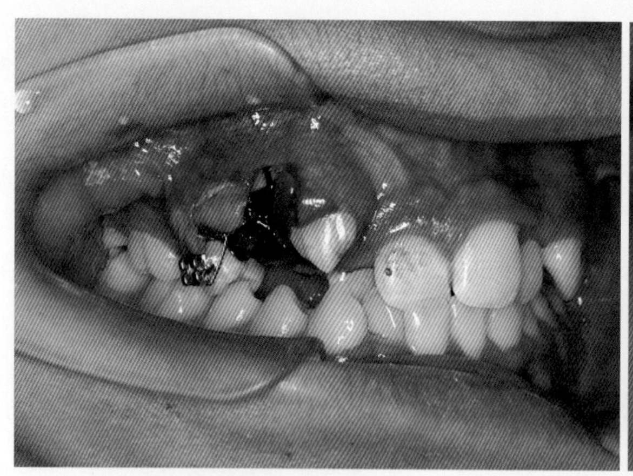
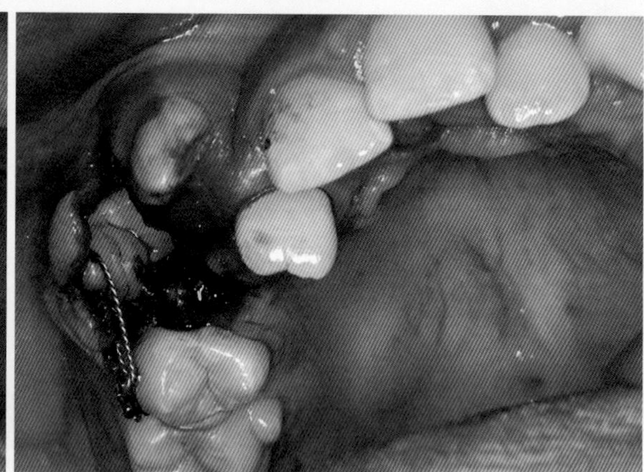

图 8-30　14 外科开窗粘接附件，引导萌出

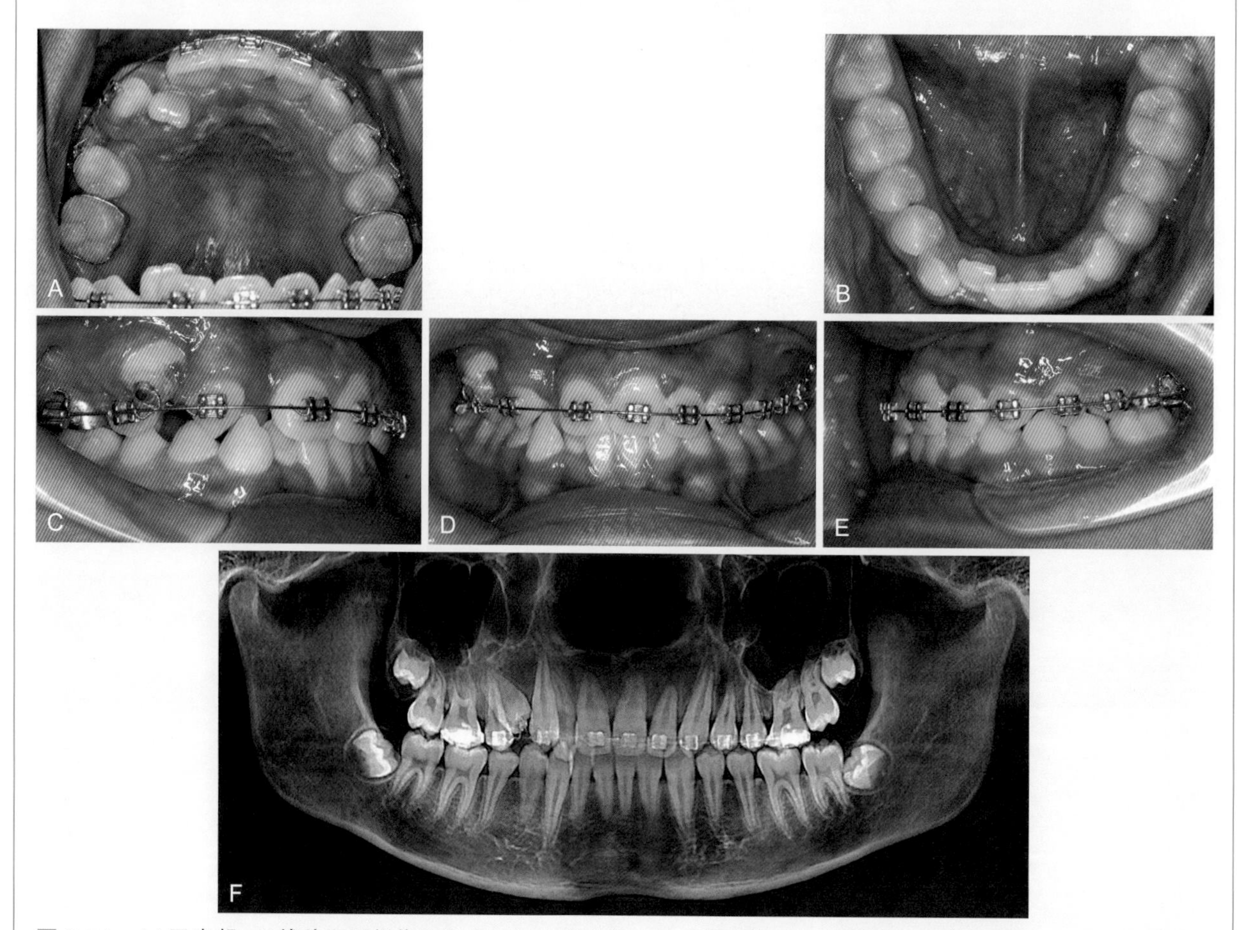

图 8-31　14 已出龈，X 线片示牙根位于远中。A. 上颌殆像；B. 下颌殆像；C. 右侧殆像；D. 正面殆像；E. 左侧殆像；F. 全景片

病例介绍：病例四（续）

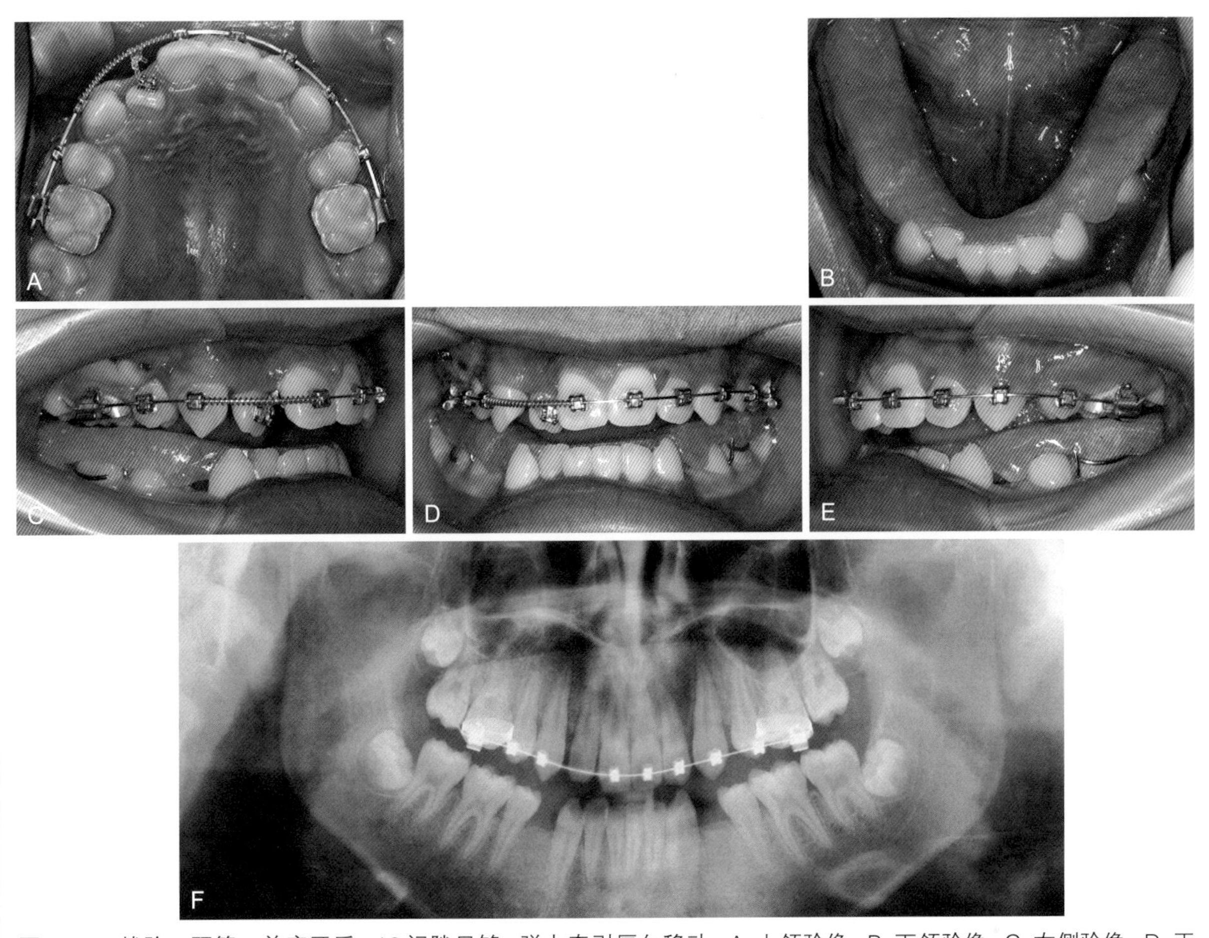

图 8-32　拔除 4 颗第一前磨牙后，12 间隙足够，弹力牵引唇向移动。A. 上颌𬌗像；B. 下颌𬌗像；C. 右侧𬌗像；D. 正面𬌗像；E. 左侧𬌗像；F. 全景片

病例介绍：病例四（续）

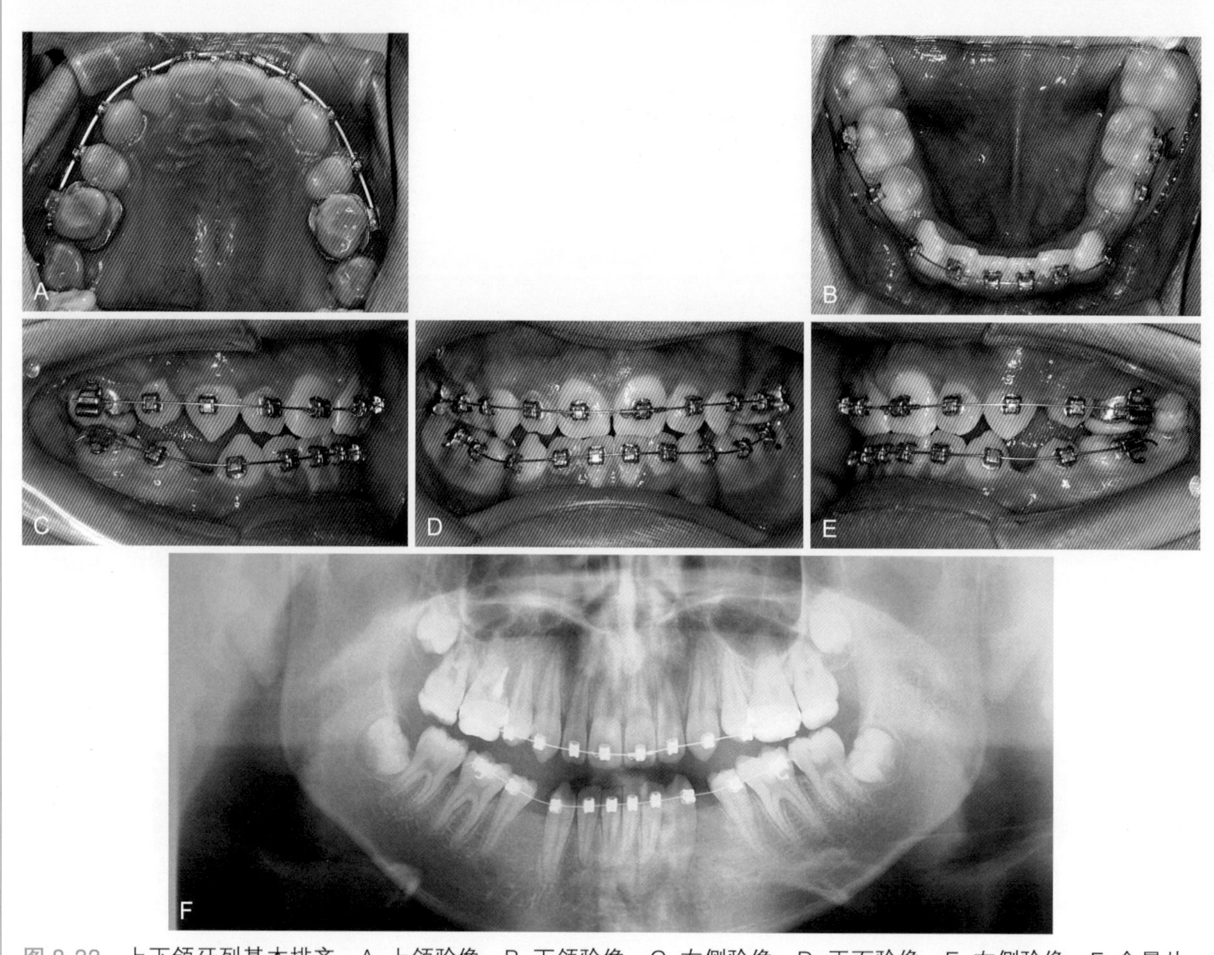

图 8-33　上下颌牙列基本排齐。A. 上颌殆像；B. 下颌殆像；C. 右侧殆像；D. 正面殆像；E. 左侧殆像；F. 全景片

（赵春洋　严　斌　顾郁嘉）

参考文献

[1] 普若费特，菲尔德，萨马．当代口腔正畸学 [M]．5 版．王林，译．北京：人民军医出版社，2014.

[2] 傅民魁．口腔正畸学 [M]．北京：人民卫生出版社，2010.

[3] 朴孝尚．微种植体支抗在修复前微小牙齿移动中的应用 [M]．王震东，译．南京：东南大学出版社，2012.

第 9 章

第二前磨牙阻生的矫治

第二前磨牙位于第一前磨牙与第一磨牙之间，常因第二乳磨牙的龋坏早失，远中的第一磨牙近中移动占据其间隙，阻生率较高，在临床发生率仅次于第三磨牙、尖牙，位列第三。由于第二前磨牙与近中的第一前磨牙外形相近，正畸治疗时也可选择将其拔除以为矫治获得间隙，解除拥挤，调整磨牙关系和𬌗关系。由于对于第二前磨牙的阻生，不如中切牙和尖牙那样为人们所重视，因此缺乏完整、可靠的流行病学和病因学的研究。尽管第二磨牙位于牙弓的后段，对外观影响甚少，且拔除后可由近中的外形相近的第一前磨牙代替其功能，对牙𬌗的影响较小，但需要视临床情况给予适当的、合理的处理，不能一概拔除。

一、概述

（一）流行病学

第二前磨牙接替的是第二乳磨牙。第二乳磨牙在口腔内时间长，加之牙齿解剖特点，因龋齿早失时，远中的第一磨牙向近中移动占据其间隙，因此第二前磨牙埋伏阻生发生率较高，仅次于第三磨牙和尖牙。由于临床正畸治疗时为了𬌗关系的调整也常选择将其拔除，不为人们所重视，因此缺乏完整、可靠的流行病学和病因的研究。据不完全统计，下颌第二前磨牙占临床埋伏牙（第三磨牙除外）的24%，接近1/4。上颌发生率为0.1%~0.3%，下颌发生率为0.2%~0.3%。

（二）病因

牙齿的萌出和替换是个复杂的生理过程。萌出异常或阻生多发生在牙齿替换的牙列的过渡阶段。在替牙期由于第二乳磨牙早失等原因，第一磨牙近中移动，造成第二前磨牙萌出道受阻，而阻生较为常见，第二前磨牙自身发育不良临床也不少见。

1．**萌出道受阻**　是指牙齿萌出方向上存在阻力，造成阻力的原因包括：①邻牙移位占据萌出位置；②多生牙、牙瘤；③接替的乳牙根吸收停止或根骨粘连等。第二乳磨牙的早失，远中第一磨牙近中移动占据牙齿位置是萌出道阻力的主要原因，多生牙、牙瘤等少见。第二乳磨牙2.5岁左右萌出建𬌗，12岁左右替换脱落，这10年的时间在人的一生中不算长，但对于牙𬌗的建立却是关键的时机。在这段时间内患儿罹患龋齿，如未得到及时、有效的治疗，导致乳牙过早缺失，远中的第一磨牙前移、占据牙齿位置。一般在第二乳磨牙缺失的前3个月磨牙前移最明显，每个月约前移1mm，加之第一磨牙远中的第二磨牙萌出的向前推力，到后期又加速了第一磨牙的近中移动（图9-1~图9-4）。

另外第一磨牙的牙胚近中倾斜，萌出过程中导致第二乳磨牙早失虽然罕见，却也是临床上第二前磨牙萌出道受阻的原因，这在上颌较为多见（图9-5，图9-6）。

2．**发育性**　牙胚生长发育过程中出现病变，方向偏移、萌出性囊肿等并不少见。发育性的因素是一个笼统的概念，有些病例既没有明显偏移，又没有囊肿，但发育仍旧迟缓，故也只能称之为发育性（图9-7~图9-9）。

3．**局部病变**　颌骨囊肿、角化囊性瘤、成釉细胞瘤等颌骨的局部病变，可影响邻近牙齿的发育，造成局部牙齿缺失、阻生等，导致第二前磨牙的埋伏阻生（图9-10）。这类病例预后很差，常规手术切除病变时，应同时将瘤内及邻近牙齿一并去除，以免复发。

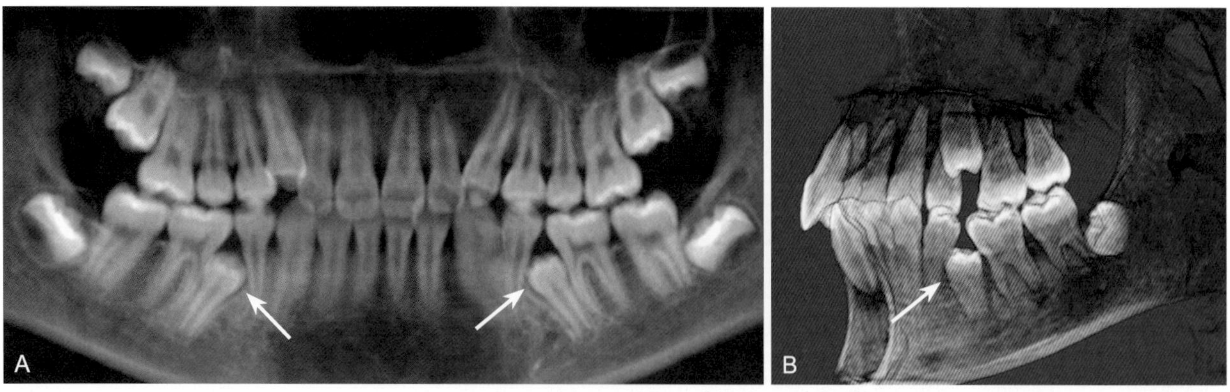

图 9-1　第二乳磨牙早失，第一恒磨牙前移，占据第二前磨牙间隙，第二前磨牙萌出道受阻。A. 下颌第二乳磨牙早失，第一恒磨牙前移，占据第二前磨牙间隙，第二前磨牙萌出道受阻；B. CT 舌侧截图，右下第二前磨牙牙弓内间隙不足，阻生，上颌第二前磨牙舌侧阻生、扭转

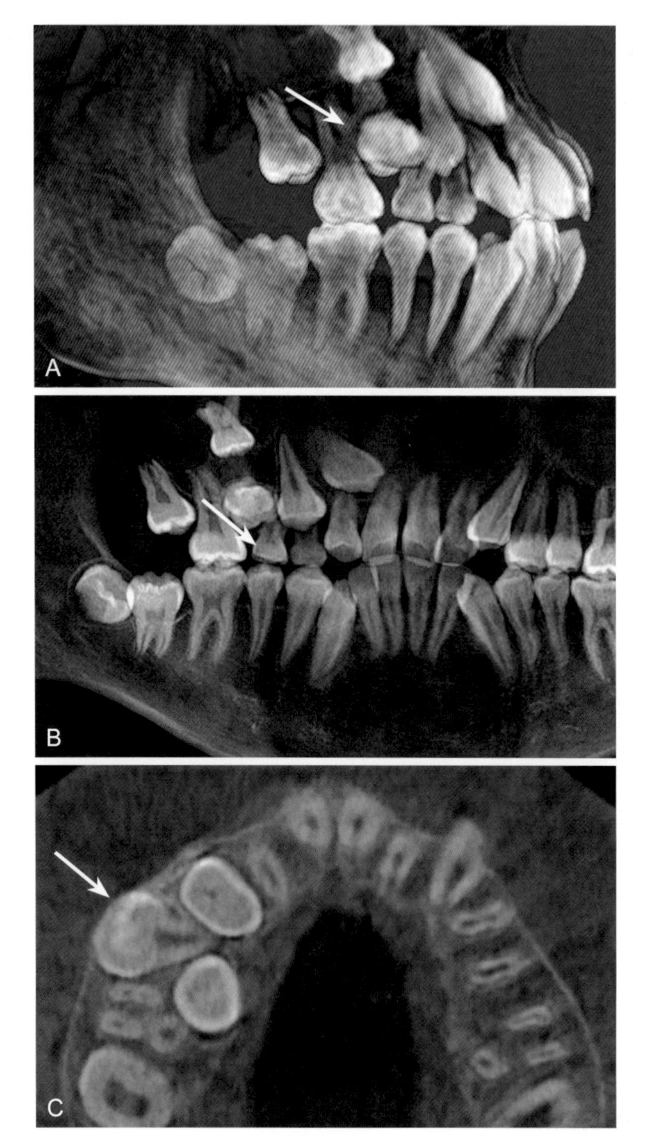

图 9-2　右上第二前磨牙颊侧𬌗方多生牙，萌出道受阻，乳磨牙滞留，第二前磨牙埋伏阻生。另外在其根方还可见一颗多生牙。A. CT 示根方多生牙；B. 第二乳磨牙滞留，C. CT 水平向截图示第二前磨牙颊侧多生牙

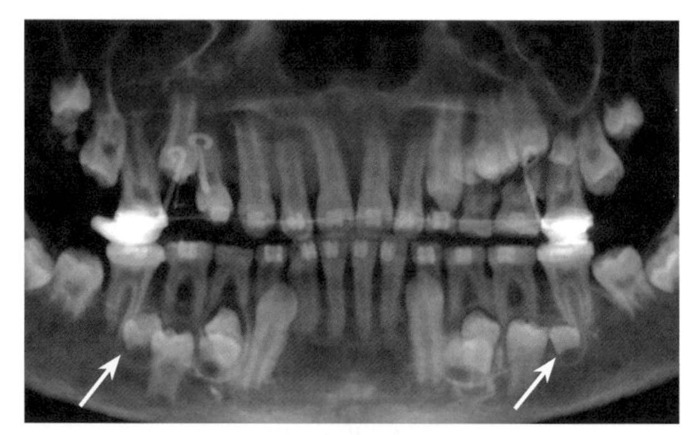

图 9-3　患者 13 岁，全口多颗多生牙，萌出道受阻，乳磨牙根未吸收、滞留，前磨牙埋伏阻生

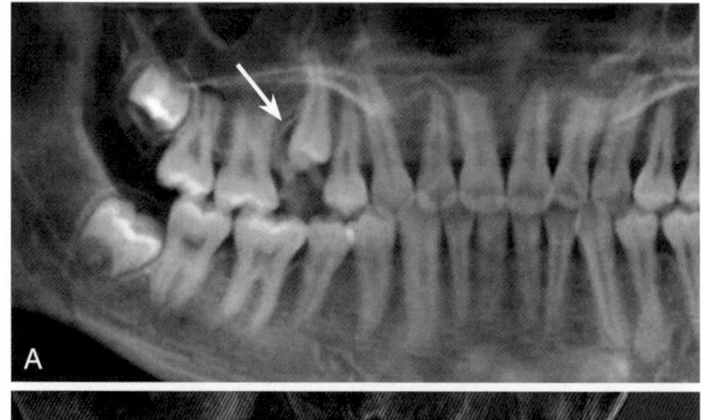

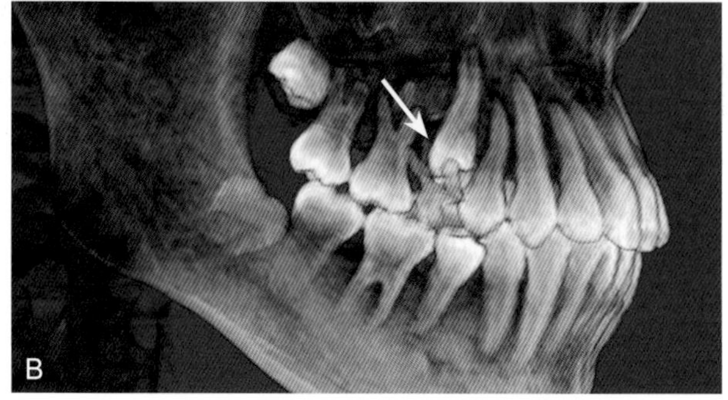

图 9-4　右上第二乳磨牙牙根吸收停止、滞留，第二前磨牙萌出道受阻，埋伏阻生。A. 右上第二乳磨牙根吸收停止、滞留，第二前磨牙埋伏阻生；B. 右上第二乳磨牙根吸收停止、滞留

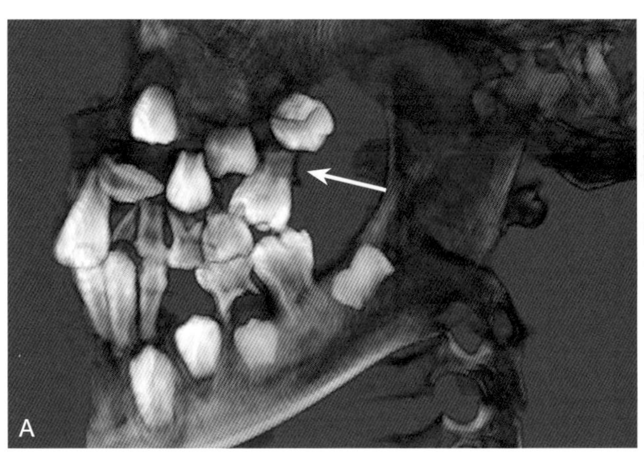

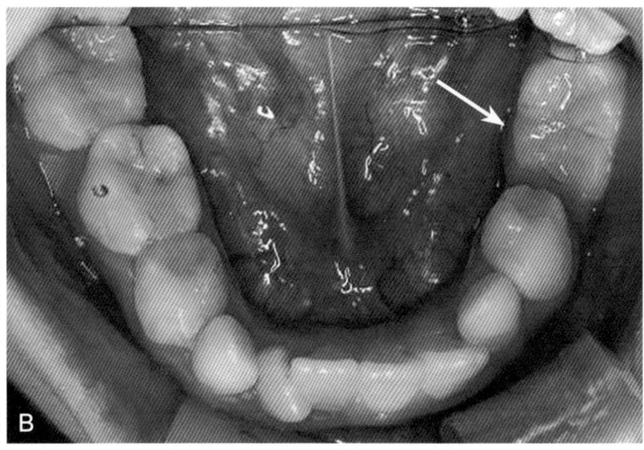

图 9-5　第一磨牙的牙胚近中倾斜，萌出过程中导致第二乳磨牙早失，第一磨牙前移占据第二前磨牙间隙，最终将会导致第二前磨牙的阻生。A. 第一磨牙的牙胚近中倾斜，第二乳磨牙根吸收，导致第二乳磨牙早失；B. 第一磨牙前移、近中倾斜，占据第二前磨牙间隙

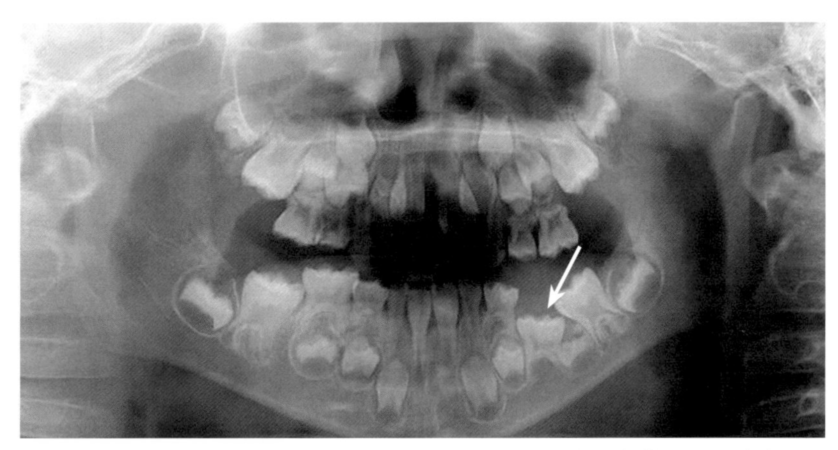

图 9-6　第二乳磨牙埋伏阻生，影响第二前磨牙的发育，接替的第二前磨牙将来必然阻生

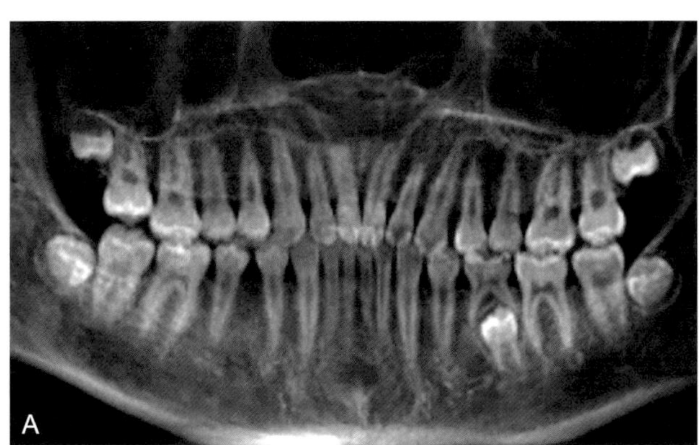

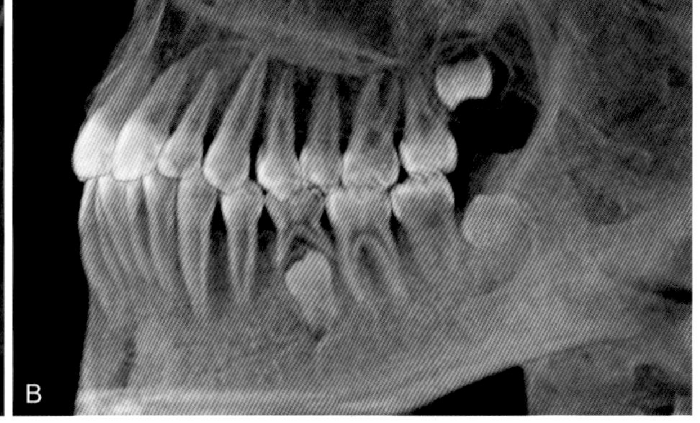

图 9-7　患者 16 岁。第二磨牙已萌出建𬌗，左下第二前磨牙阻生，扭转，垂直位，间隙足够，牙根发育仍未完成，第二乳磨牙牙根未见吸收。A. 左下第二前磨牙阻生，牙根发育仍未完成，对侧同名牙根发育完成，萌出建𬌗；B. CT 示左下第二乳磨牙牙根未见明显吸收，第二前磨牙阻生，牙根发育仍未完成

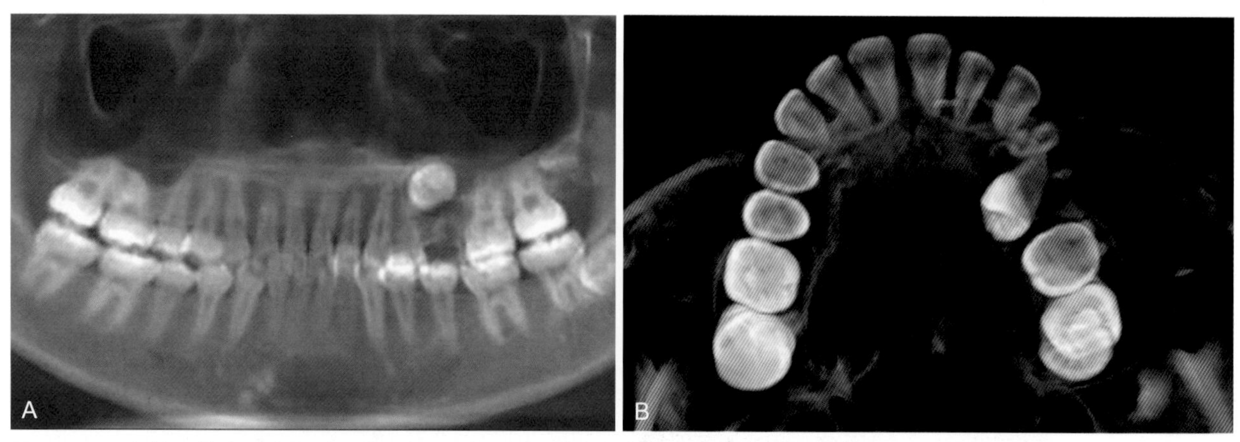

图 9-8 左上第二前磨牙舌向水平位，全景片示左上第二前磨牙间隙足够。A. 全景片示左上第二前磨牙埋伏阻生，间隙足够；B. CT 示第二前磨牙舌向水平位

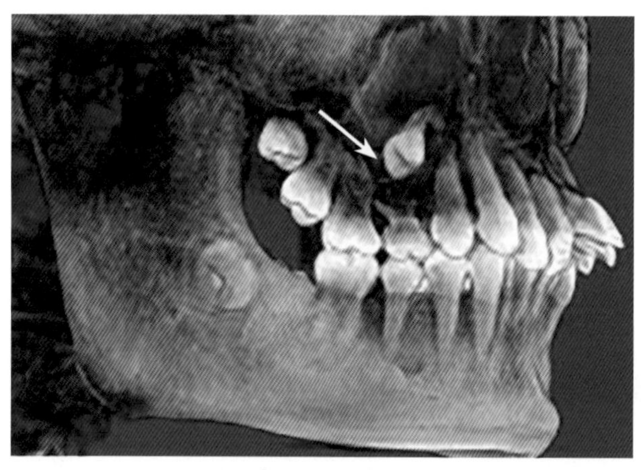

图 9-9 右上第二前磨牙颊向倾斜，第二乳磨牙滞留，牙根部分吸收，吸收停止，第二前磨牙萌出道受阻，埋伏阻生

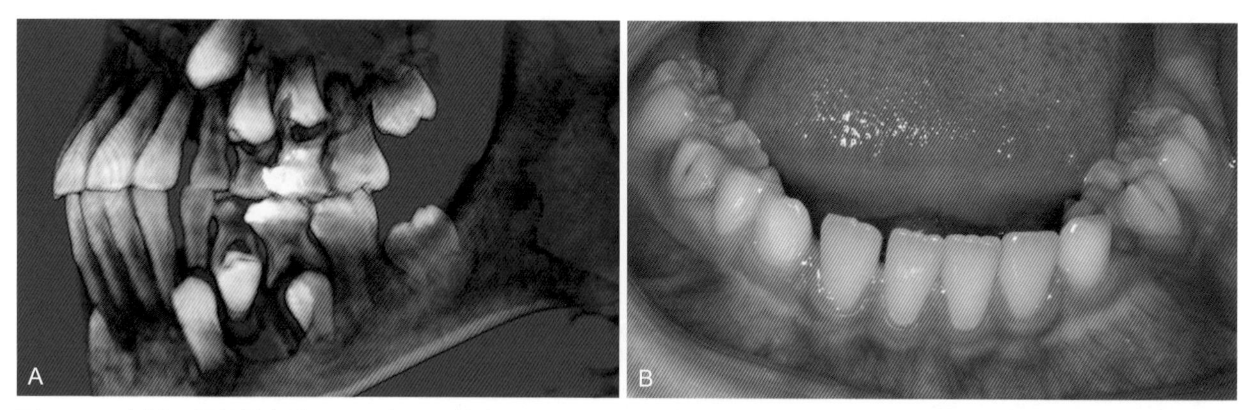

图 9-10 左侧下颌颌骨囊肿，左下尖牙、前磨牙受累，尖牙、前磨牙阻生。A. CT 示左侧下颌颌骨囊肿，左下尖牙、前磨牙阻生；B. 左下颌局部隆起

但临床上有些病例就诊时无法界定是发育性的阻生、还是萌出道阻力。如图 9-11 至图 9-13 所示，因是第二前磨牙发育异常，导致第二乳磨牙根不能发生吸收、完成正常替换、不脱落，造成了第二前磨牙阻生，还是因乳牙不能发生根吸收、滞留，导致了第二前磨牙改变方向难以界定。

4．全身性疾病　影响殆发育的全身性疾病，如颅骨锁骨发育不全综合征等。全身性疾病导致的第二前磨牙埋伏阻生不会孤立存在，通常表现为全口多个牙埋伏，且为对称性的，根的发育也迟缓，往往还伴发有颌骨畸形、多生牙及其他错殆畸形，全身表现明显（图 9-14～图 9-16）。

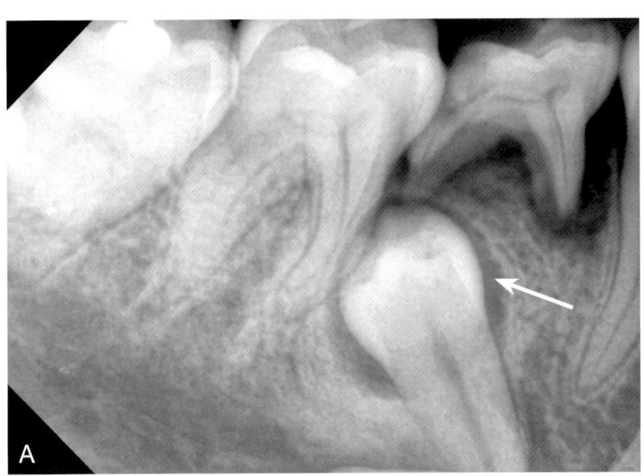

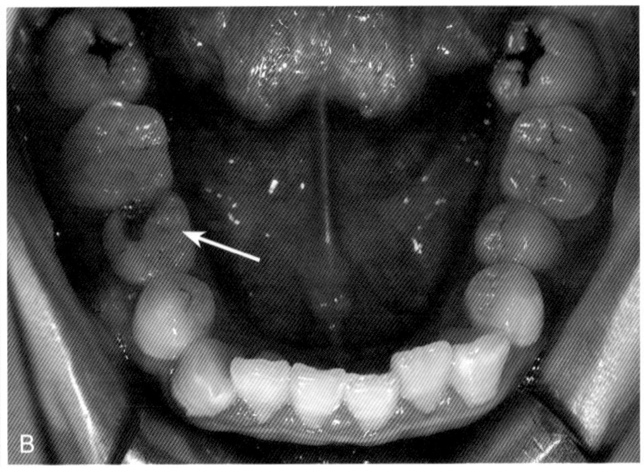

图 9-11　患者，女性，28 岁。第二前磨牙阻生、远中倾斜与第一磨牙的根中 1/3 处，第二乳磨牙未脱落。A. 第二前磨牙远中倾斜阻生；B. 口内像示右下第二乳磨牙滞留，颊侧脓肿

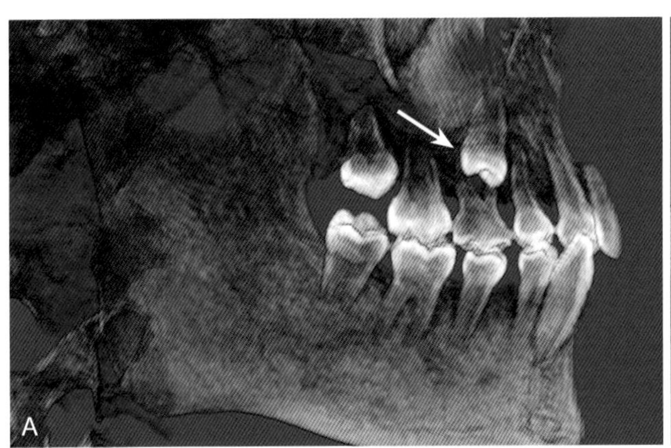

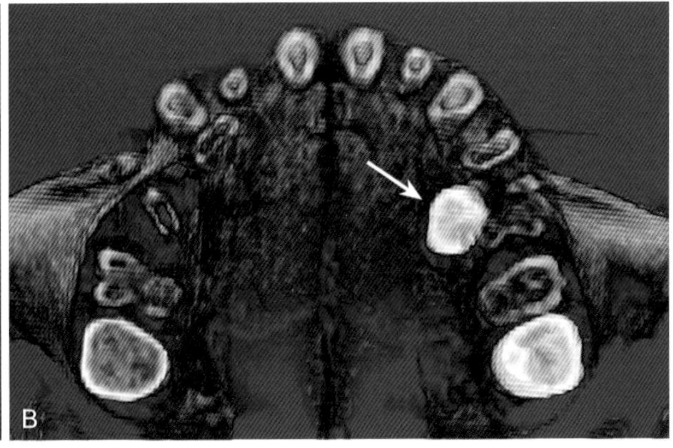

图 9-12　患者，女性，14 岁。左上第二前磨牙腭侧阻生，垂直位，第二乳磨牙根未吸收，表面上是乳牙滞留、恒牙阻生，事实应该是第二前磨牙牙胚发育异常，偏腭侧，不能引起第二乳磨牙根吸收。A. 第二前磨牙垂直位阻生；B. 左上第二前磨牙位于腭侧

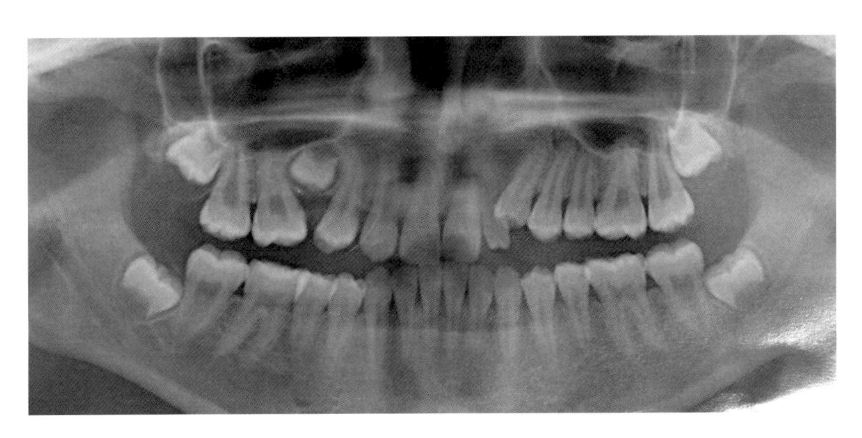

图 9-13　患者，女性，18 岁。右上第二前磨牙发育迟缓，埋伏阻生，邻牙倾斜，剩余间隙很小

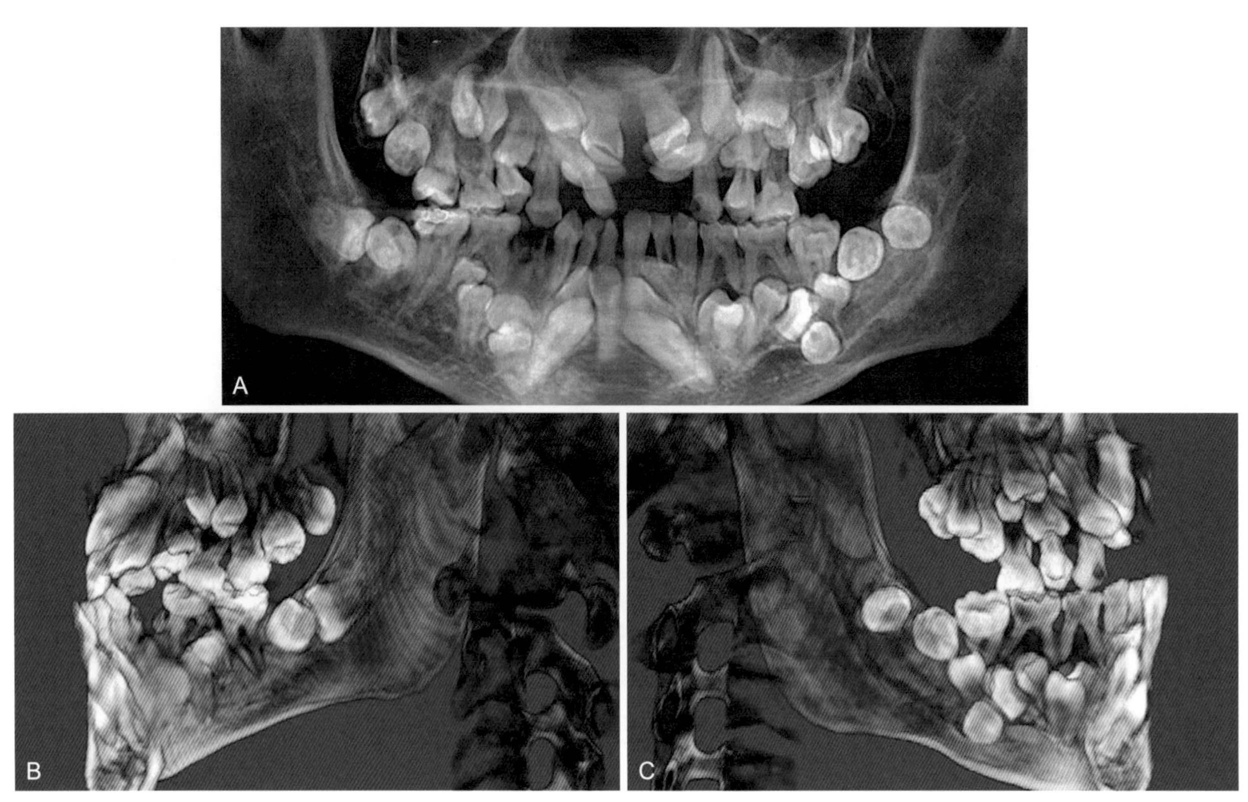

图 9-14 颅骨锁骨发育不全综合征（男性，17 岁）。全口多数牙阻生，4 颗第二前磨牙都阻生，伴发有多生牙、骨性Ⅲ类错𬌗畸形。A. 全景片；B. 右侧 CT 截图（舌侧观）；C. 左侧 CT 截图（舌侧观）

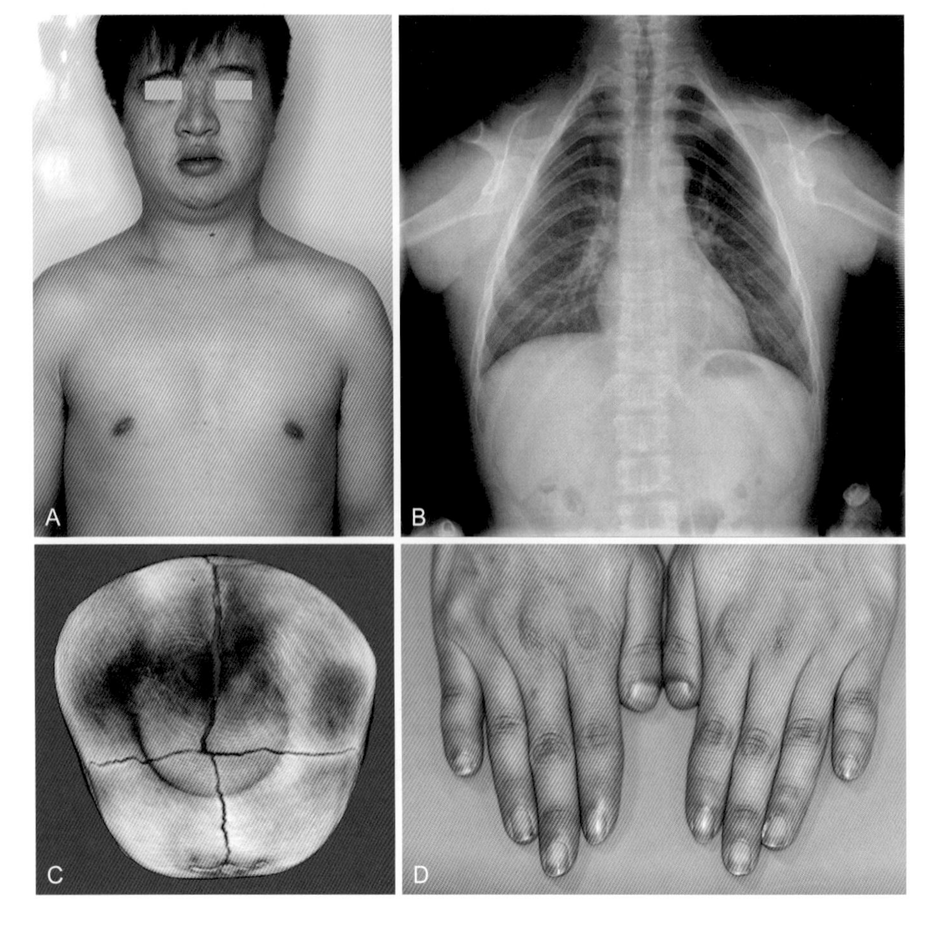

图 9-15 颅骨锁骨发育不全综合征（男性，16 岁），颅面及上半身照片及胸片显示锁骨缺如，并伴有其他全身表现。A. 上半身照片示肩下垂，看不见锁骨；B. 胸片示锁骨缺如；C. 颅顶 CT 示骨缝未闭合；D. 手指短小

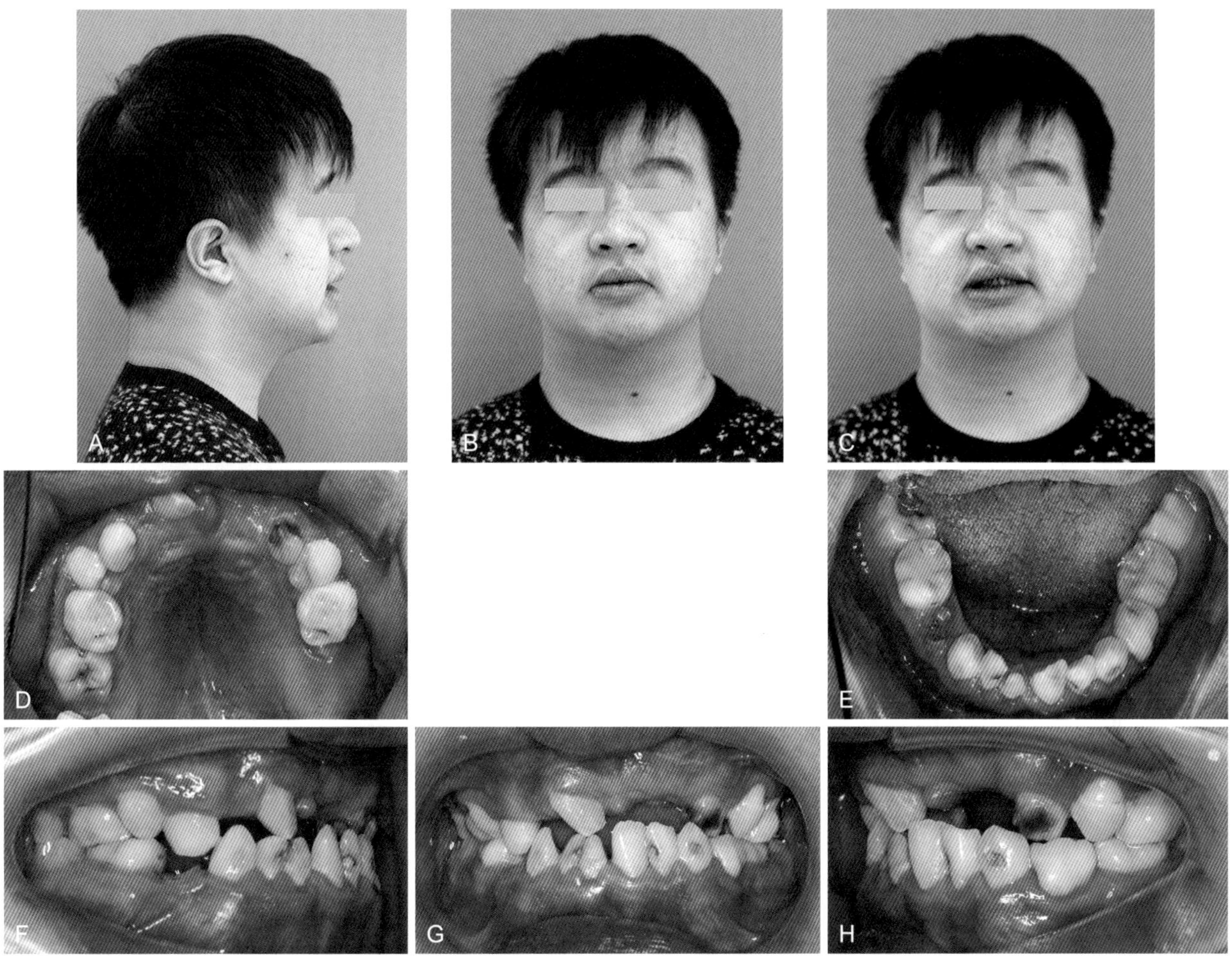

图 9-16　颅骨锁骨发育不全综合征。A. 侧面像；B. 正面像；C 正面微笑像；D. 上颌𬌗像；E. 下颌𬌗像；F. 右侧𬌗像；G. 正面𬌗像；H. 左侧𬌗像

5. **全口多数牙埋伏阻生**　临床上有些患者不明原因的全口多数牙埋伏阻生，这种疾病据报道与甲状旁腺激素有关。此类患者埋伏阻生牙是对称性的，根的发育也迟缓（图 9-17，图 9-18）。

（三）第二前磨牙埋伏阻生的分类

第二前磨牙阻生发生率较高，阻生发生的方向变化多，为便于临床诊治和交流，有必要进行归类。

1. **舌向**　从𬌗的生长发育理论上讲，前磨牙替换乳磨牙，位置偏颊侧，从而增加牙弓的宽度。而临床所见，第二前磨牙埋伏阻生绝大多数向舌侧。在上颌，可能是因为上颌第一磨牙腭侧为单根，第一前磨牙与第一磨牙腭侧牙根间间距较大，阻力相对较小的缘故，而在下颌是由于颊侧骨板致密等原因（图 9-19～图 9-22）。

2. **颊向**　第二前磨牙阻生颊向的较少，此时常会看到腭侧有乳牙滞留（图 9-23，图 9-24）。第二前磨牙颊向阻生的很少发生在下颌（图 9-25）。

3. **近中**　第二前磨牙埋伏阻生向近中并不少见，危害性不可小觑。近中舌向倾斜常挤压近中的第一前磨牙，将第一前磨牙挤向颊侧，严重者可导致牙根吸收（图 9-26，图 9-27）。

4. **远中**　第二前磨牙埋伏阻生向远中非常少见。远中倾斜常压迫远中的第一磨牙的近中根，也有压迫第一磨牙分叉处导致第一磨牙牙根的吸收（图 9-28，图 9-29）。

5. **垂直位**　第二前磨牙埋伏阻生垂直位也常见，常因乳牙根吸收停止或不吸收所致。临床上有时即便拔除了滞留乳牙，第二前磨牙也会因发育异常，根发育迟缓而埋伏阻生（图 9-30，图 9-31）。

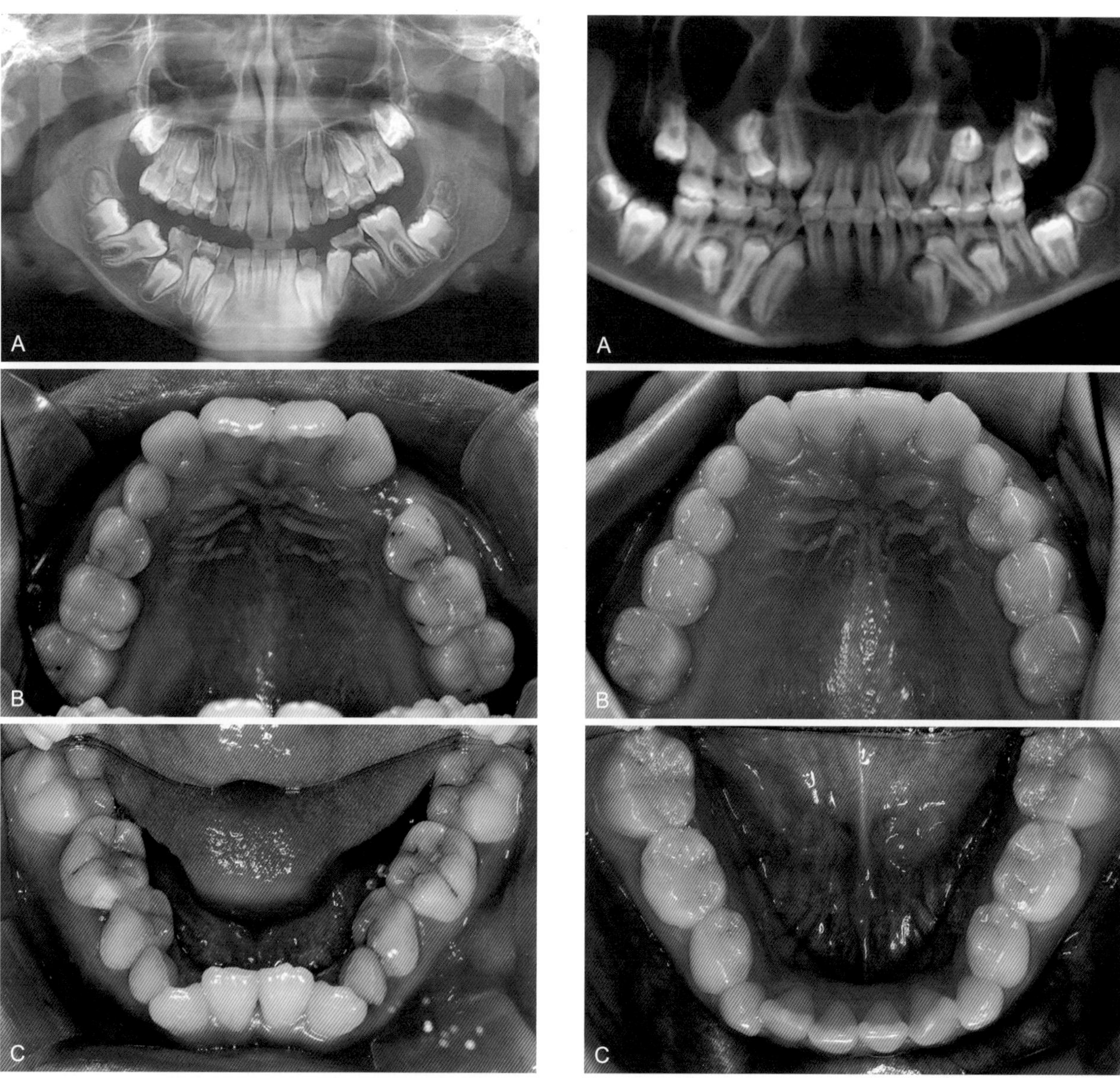

图 9-17 患者，女性，16 岁，全口多数牙埋伏阻生，根的发育迟缓。A. 全景片；B. 上颌𬌗像；C. 下颌𬌗像

图 9-18 患者，女性，15 岁，全口多数牙埋伏阻生。A. 全景片；B. 上颌𬌗像；C. 下颌𬌗像

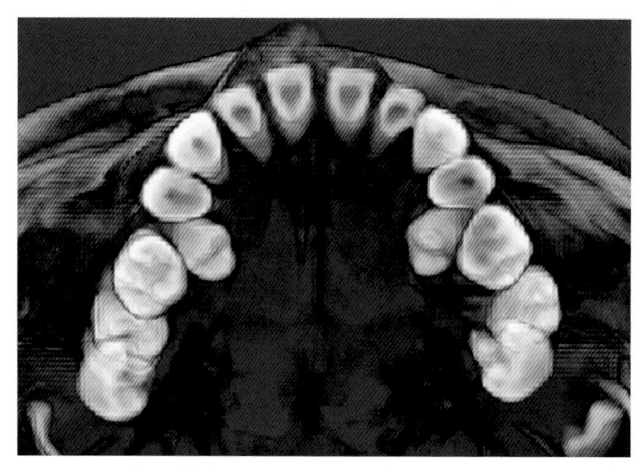

图 9-19 第二前磨牙舌向阻生（𬌗面观）

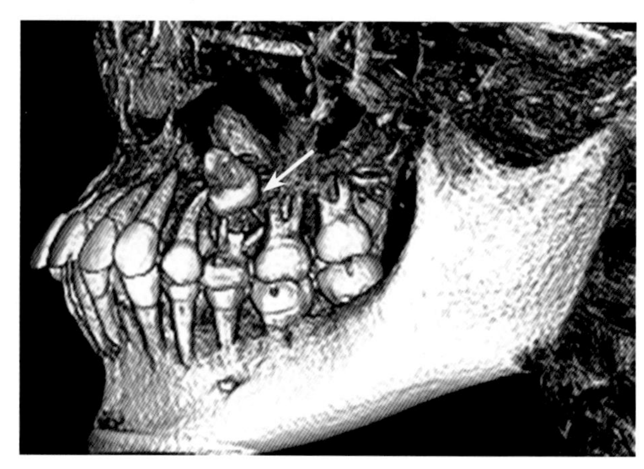

图 9-20 第二前磨牙舌向阻生（颊侧观）

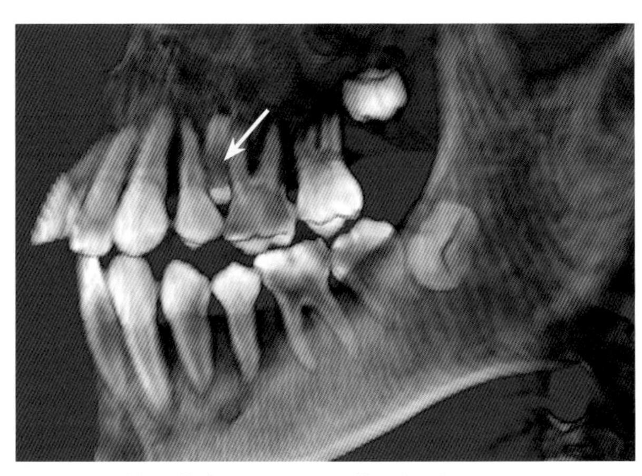

图 9-21　第二前磨牙舌向阻生萌出间隙不足

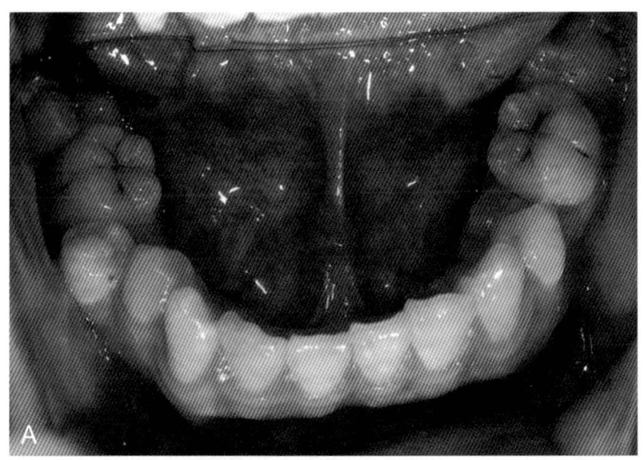

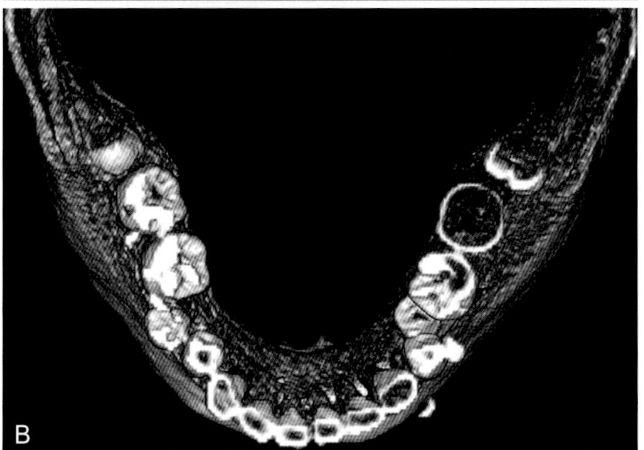

图 9-22　左下第二前磨牙舌向阻生，远中第一磨牙近中倾斜。A. 左下第二前磨牙舌向阻生；B. 左下第一磨牙近中倾斜，第二前磨牙间隙不足，舌向阻生

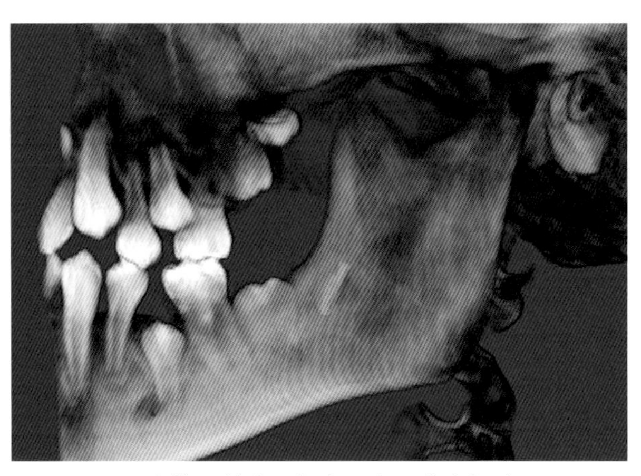

图 9-23　左上第二前磨牙颊向阻生，萌出间隙不足

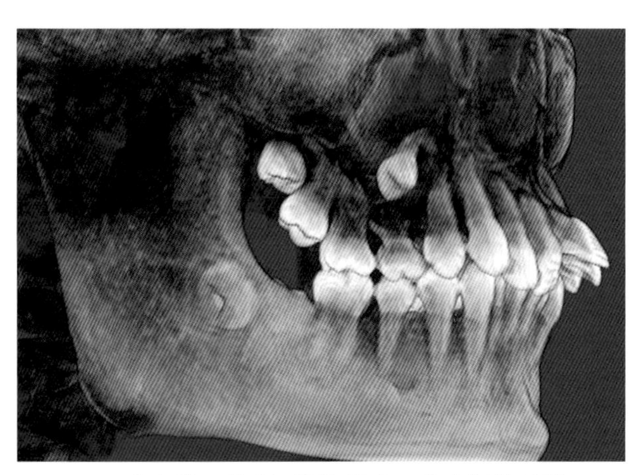

图 9-24　右上第二前磨牙颊向阻生，萌出间隙足够

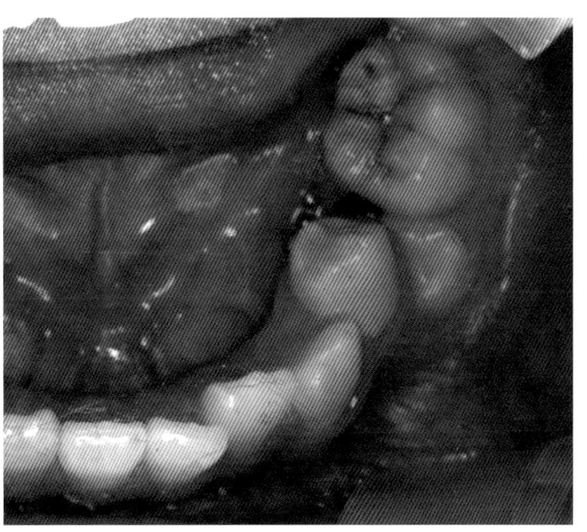

图 9-25　左下第二前磨牙颊侧阻生，舌侧乳牙残根

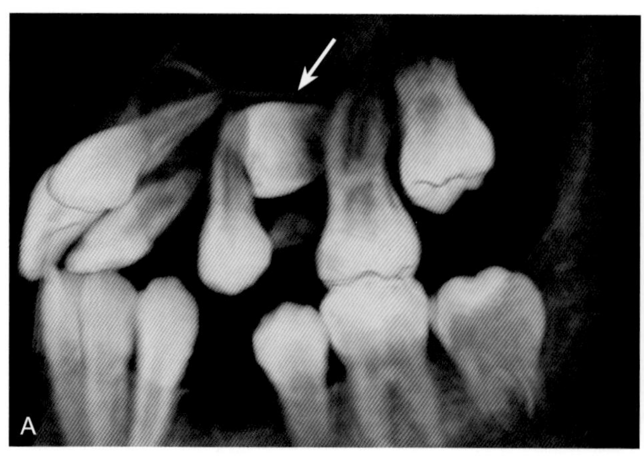

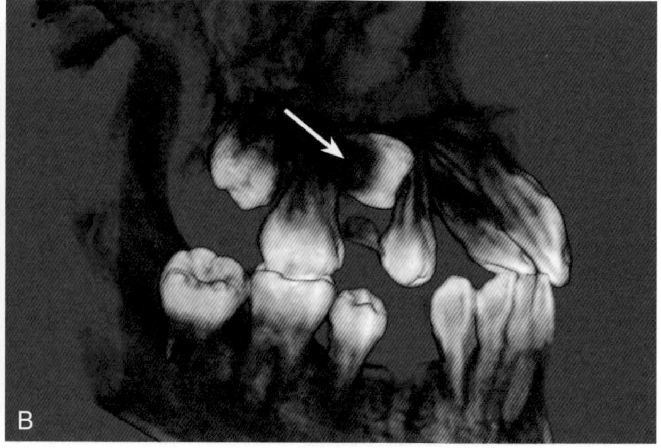

图 9-26 左上第二前磨牙近中水平阻生，压迫近中第一前磨牙。A. 颊侧 CT 截图示第二前磨牙近中水平阻生，乳牙残根滞留；B. 舌侧 CT 截图示第二前磨牙近中水平阻生

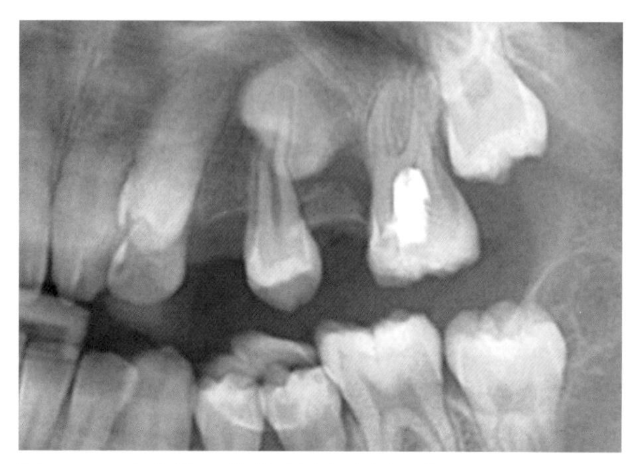

图 9-27 左上第二前磨牙近中水平阻生

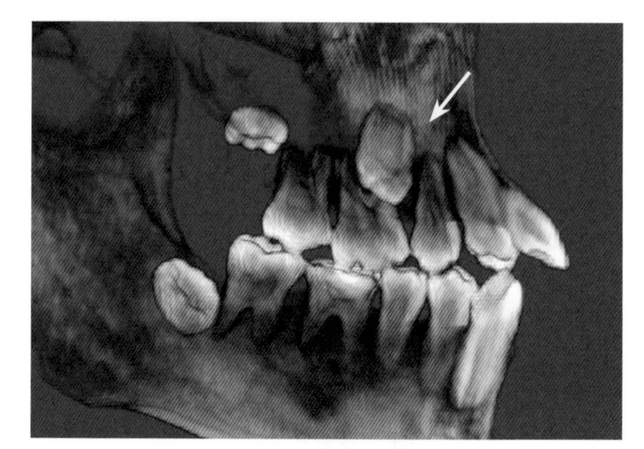

图 9-28 上颌第二前磨牙远中位阻生

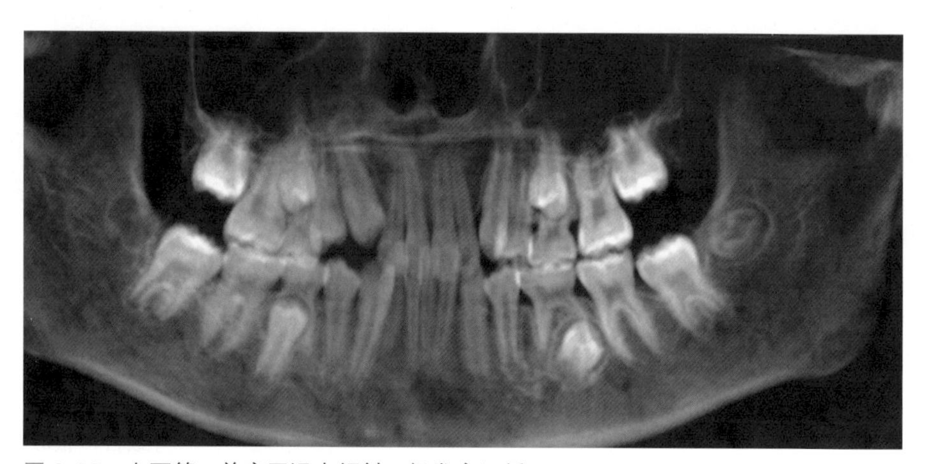

图 9-29 左下第二前磨牙远中倾斜，根发育迟缓

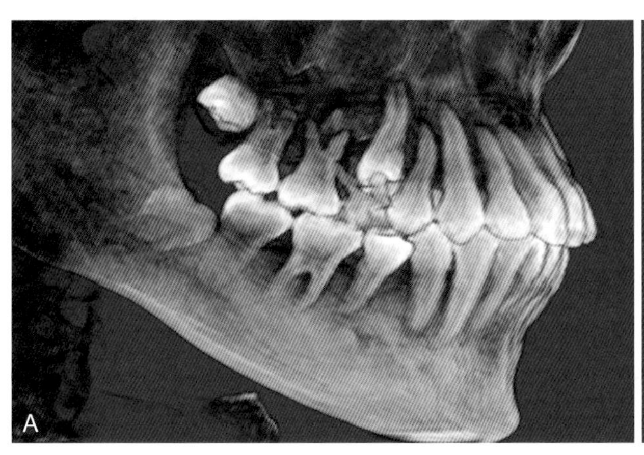

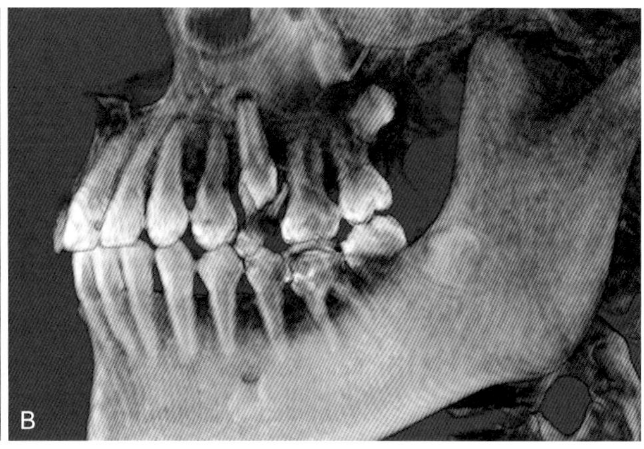

图 9-30　上颌第二前磨牙垂直位阻生。上颌第二乳磨牙滞留，导致第二前磨牙垂直位阻生，根已发育完成，牙弓内间隙足够。A. 右上第二前磨牙垂直位阻生；B. 左上第二前磨牙垂直位阻生

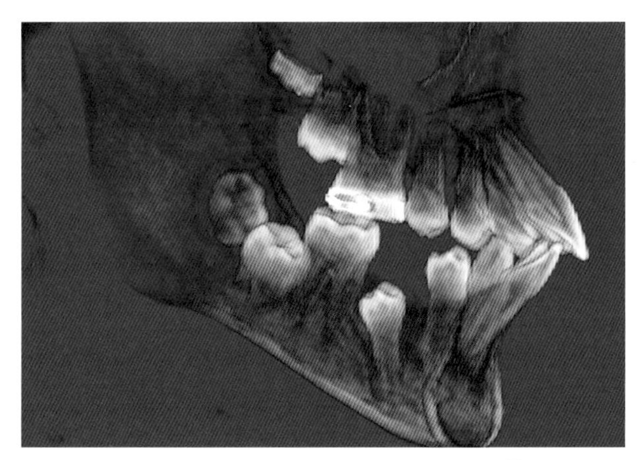

图 9-31　左下第二前磨牙垂直位阻生（舌侧截图），牙弓内间隙足够

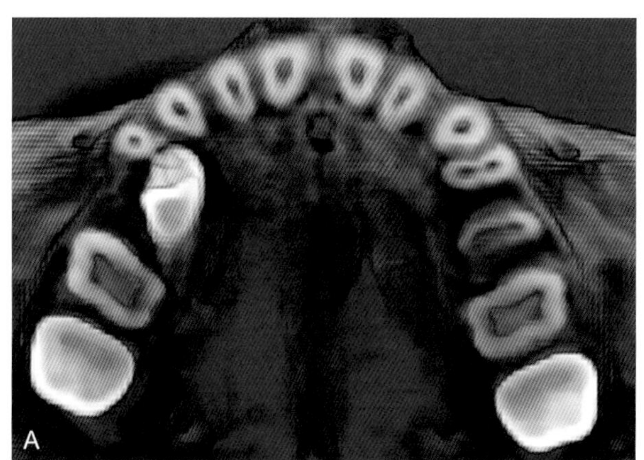

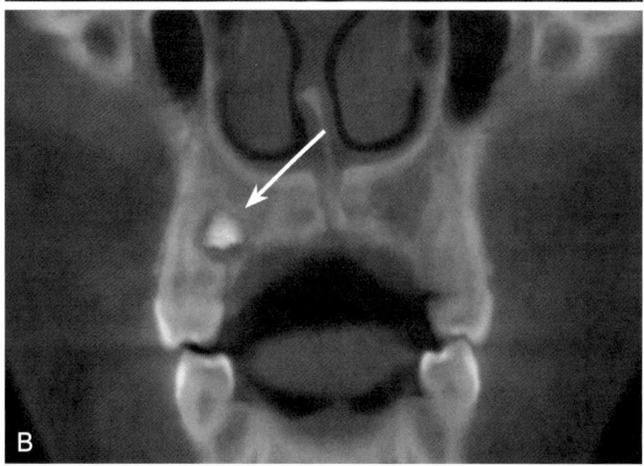

图 9-32　右上第二前磨牙近中埋伏阻生，压迫第一前磨牙舌侧根吸收。A. 右上第二前磨牙近中埋伏阻生，冠压迫第一前磨牙的舌侧根，导致舌侧根吸收；B. 冠状面截图示第二前磨牙压迫第一前磨牙舌侧根导致牙根吸收

（四）第二前磨牙阻生的危害性

第二前磨牙的阻生影响了牙列的完整性，颊舌向及垂直向埋伏阻生的危害性相对较小，对邻牙不会构成危害，但向近中或远中埋伏阻生，往往会造成邻牙的异位，甚至压迫邻牙牙根导致牙根吸收（图 9-32，图 9-33）。对于早期恒牙列，第二前磨牙与第一磨牙共同组成建𬌗的平台，因此第二前磨牙的缺失从𬌗的建立角度来影响还是很大的。部分阻生时间长久后影响口腔卫生，继发龋齿（图 9-34）。

总而言之，与第一前磨牙埋伏阻生一样，第二前磨牙的埋伏阻生危害性不大，不必过度担心。

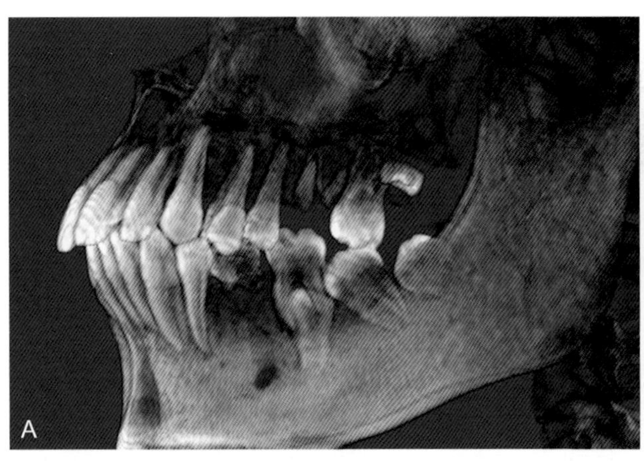

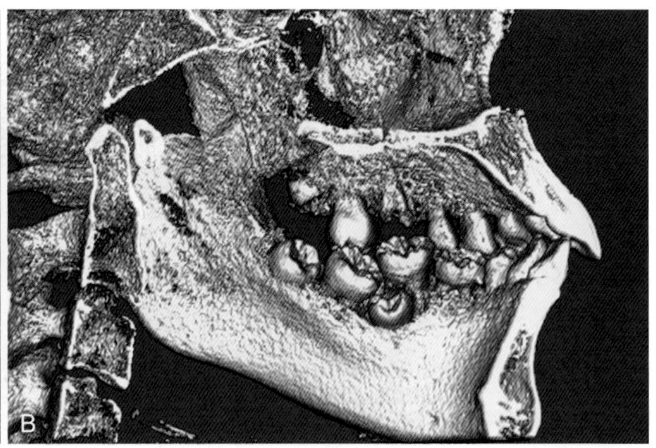

图 9-33 左下第二前磨牙远中埋伏阻生，位于远中第一磨牙的根方，压迫第一磨牙远中舌侧根。A. 左下第二前磨牙远中移位，位于远中第一磨牙的根方；B. 第二前磨牙远中埋伏阻生，压迫第一磨牙远中舌侧根

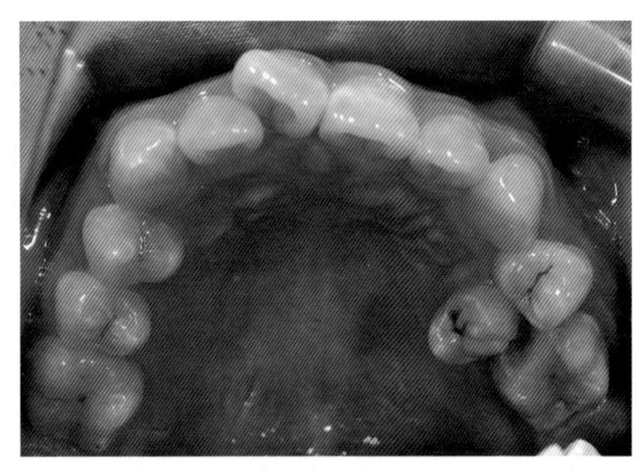

图 9-34 左上第二前磨牙阻生、舌侧萌出，影响口腔卫生，导致第一磨牙近中龋坏

二、第二前磨牙阻生的治疗

第二前磨牙与其他阻生牙的矫治一样，在青少年时期牵引至正常位置是可行的。然而与第一前磨牙阻生不同的是，第二前磨牙埋伏阻生的位置复杂多变。不当地正畸牵引牙根未发育完成的阻生牙可引起牙根的吸收、牙根畸形和牙髓炎等。第二前磨牙的治疗在诊断明确后，是选择拔除、移动邻牙关闭间隙还是正畸 - 外科牵引保留，临床医生在制订治疗计划时应全面考虑，但不需像前牙那样要考虑到美观等问题，只要从咬合关系、功能和健康角度考虑，并结合医生自身的技能来决定。经过牙颌检查分析，从正畸治疗的整体考虑是否拔除。

第二前磨牙阻生的治疗原则是：全面的牙颌检查，模型测量分析，X 线头影测量分析，制订全面的治疗方案。需要减数治疗且拔牙手术对邻牙没有太大的妨碍时，可以先行考虑选择拔除第二前磨牙。拔除阻生的第二前磨牙可能伤及过多的骨组织，远中的第一磨牙易失抗，此时可以考虑拔除第一前磨牙并牵引第二前磨牙，但这样做可能会增加治疗的难度。

（一）拔除阻生的第二前磨牙

经模型测量分析，全面的牙颌检查需要减数治疗，且拔除阻生的第二前磨牙可以简化治疗。拔牙手术对邻牙牙没有太大的妨碍时，可以优先选择拔除第二前磨牙（图 9-35）。拔除第二前磨牙的正畸治疗在这里就没有必要叙述。值得提醒的是埋伏阻生第二前磨牙的拔除要避免损伤邻牙，尽量减少牙槽骨的丧失。

（二）正畸牵引治疗

1. 适应证

（1）正畸治疗牙弓内不需要减数时。

（2）邻牙根吸收而无法保留时，将邻牙拔除，用正畸方法牵引埋伏的第二前磨牙。

（3）临床有时尽管从正畸角度出发，拔除埋伏阻生的第二前磨牙可以简化治疗，但由于拔牙手术对邻牙的伤害或骨的破坏不得不拔除第一前磨牙，牵引阻生的第二前磨牙（图 9-36，图 9-37）。

2. 第二前磨牙阻生的牵引保留需要考虑的问题

（1）关于间隙：第二前磨牙埋伏阻生时牵引方向上不可能预留足够间隙，往往邻牙移位占据部分间隙，所以埋伏牙牵引的首要条件是用正畸方法能够保证足够的间隙。

（2）关于支抗：第二前磨牙阻生牵引治疗绝大多数是恒牙列早期，近远中均有牙齿作为支抗，

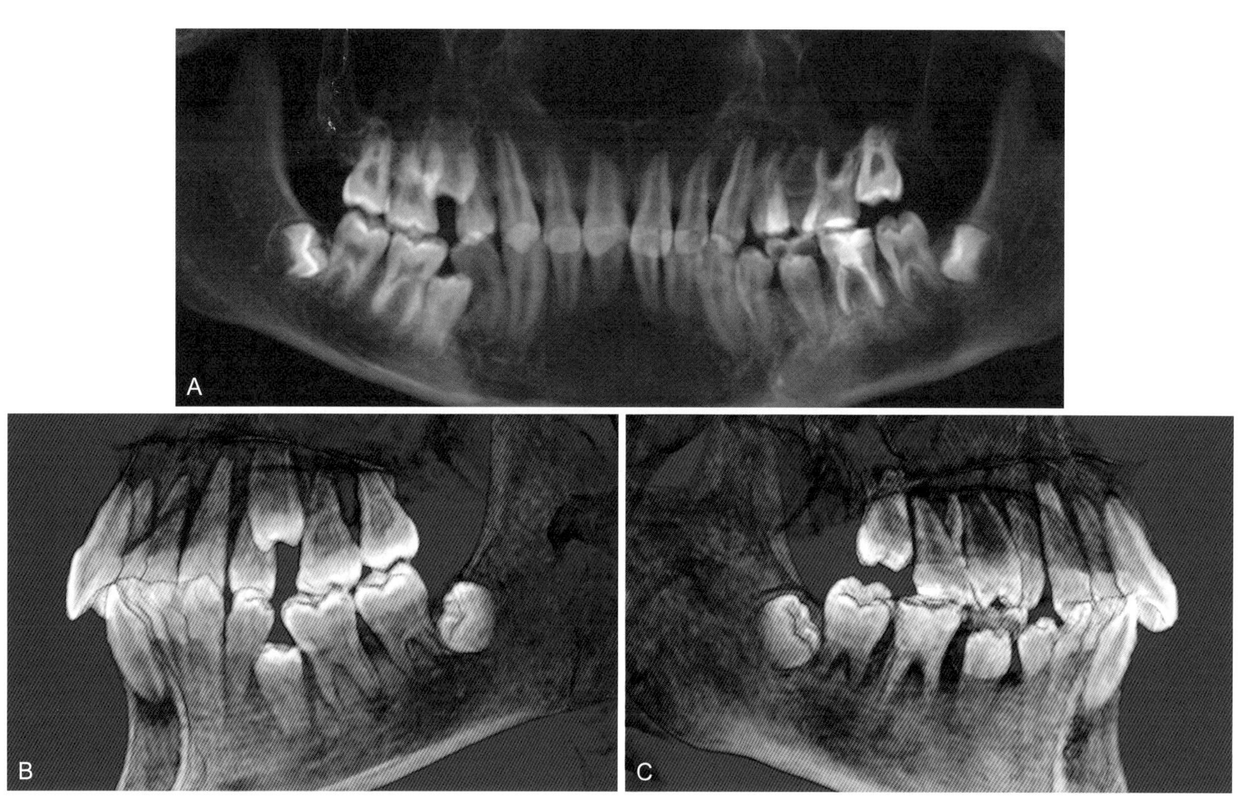

图 9-35 第二前磨牙阻生，右侧、左上剩余间隙小，右侧磨牙中性关系，左侧磨牙远中关系，正畸治疗需要减数治疗，优先考虑拔除 4 颗第二前磨牙。A. 全景片；B. 右侧 CT 截图；C. 左侧 CT 截图

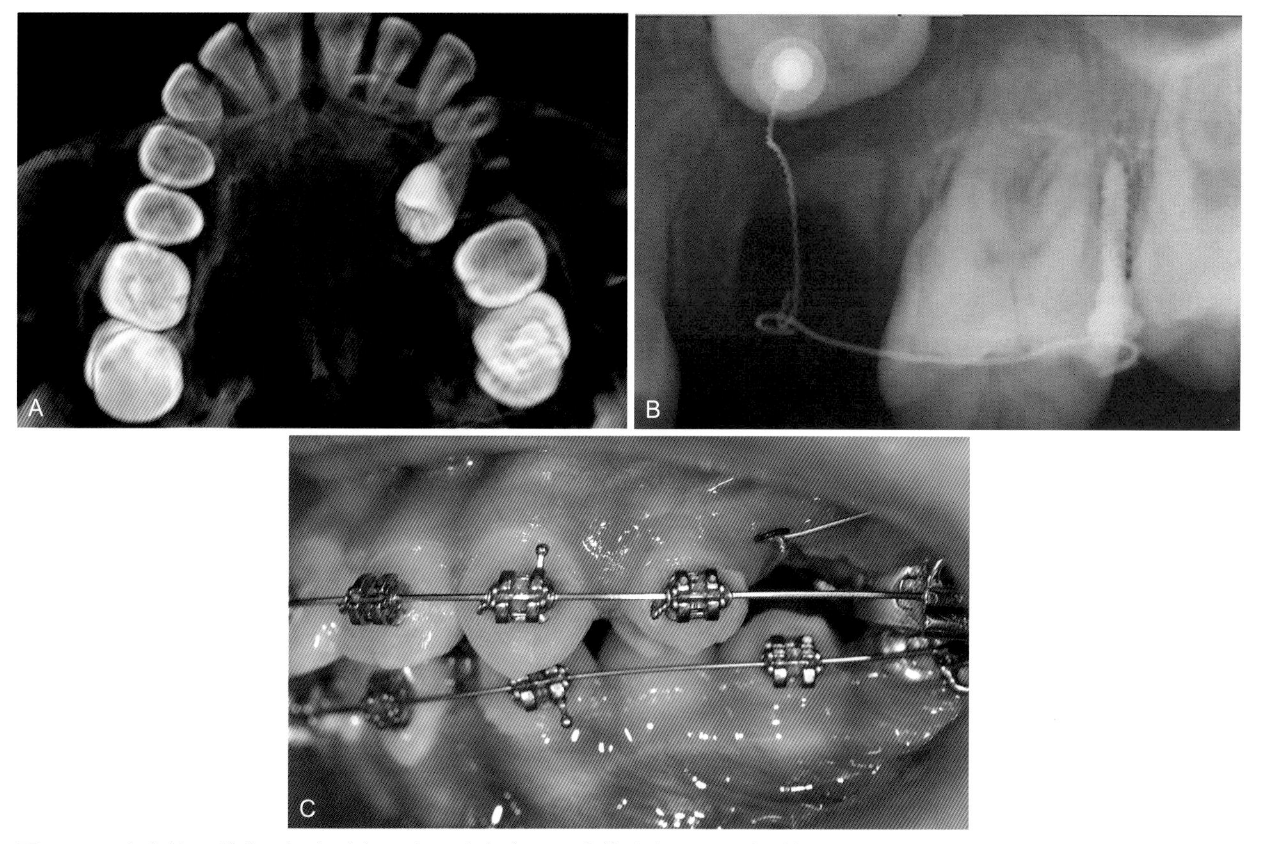

图 9-36 左上第二前磨牙远中舌向阻生。此患者无需减数治疗，必须牵引复位治疗。A. 治疗前的 CT 截图，左上第二前磨牙远中舌向阻生；B、C. 配合微种植体及辅弓牵引第二前磨牙颊向、𬌗方移动

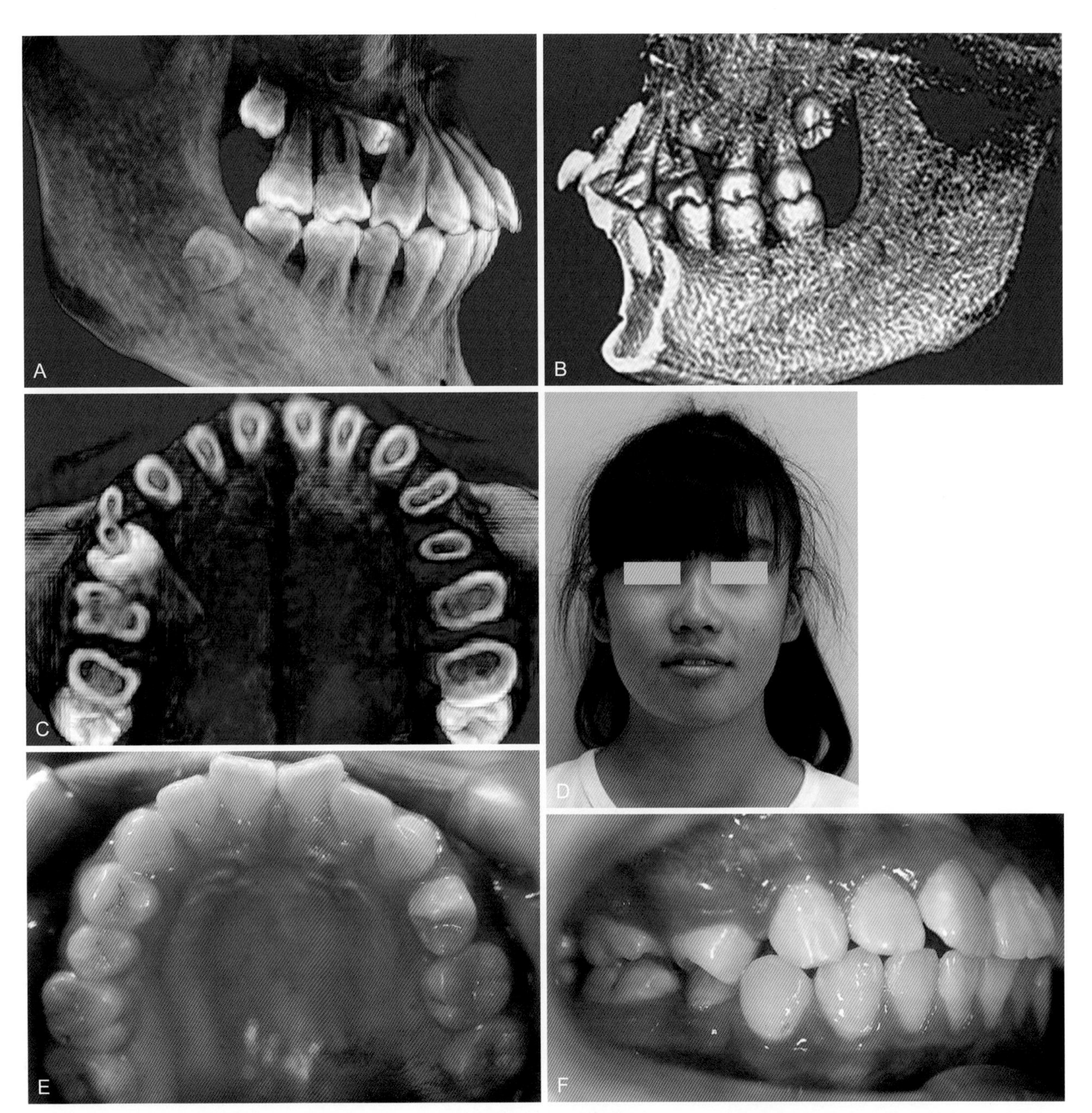

图 9-37 右上第二前磨牙近中倾斜、阻生，位置低，正畸治疗需要减数治疗，优先考虑拔除右上第二前磨牙，但由于右上第二前磨牙位于第一前磨牙的根尖处，对该牙的拔除会伤及近中的右上第一前磨牙，故选择拔除右上第一前磨牙，牵引右上第二前磨牙。A. 矢状面截图；B. 右上第二前磨牙埋伏位置低；C. 水平面截图，第二前磨牙埋伏于第一前磨牙的根分叉部位；D. 正面像；E. 上颌𬌗像；F. 右侧𬌗像

邻牙支抗一般能够满足。但由于第二前磨牙阻生位置和方向复杂，必须根据阻生情况进行生物力学分析，确定支抗位置，寻找合适的位置植入种植支抗，可以配合支架等附件增强支抗，避免支抗丧失（图 9-38，图 9-39）。

（3）开窗附着：开窗是暴露埋伏阻生牙的一部分牙冠，拔除便于附着、牵引，常常与拔除滞留的乳牙、多生牙、清除囊腔等治疗同时进行。开窗时要注意创面足够大，保证操作视野清晰，将囊腔清理干净，包括埋伏牙的囊壁。同时又要避免过量去除骨组织，尤其颊侧骨组织，以保护牙周附着，保证治疗完成后尽可能有好的牙周附着，值得一提的是没有骨附着就没有龈附着。手术过程中上述两者必须兼顾。在专科医院，手术开窗往往由口腔外科医生执行，因此，最好固定由同一名口腔外科医生配合，彼此比较默契，在手术的位置、径路上避免差错，术前两个科医生可以借助于 CT 片或 X 线片预先沟通好，千万不能暴露根部的牙骨质，这样不仅不利于正畸附着牵引，而且因为去除了部分根部骨覆盖，可能导致终止保留牵引埋伏牙的治疗，拔除埋伏牙。即便如此，患者外科治疗结束后，正畸医生也要检查暴露是否正确，视野是否足够，囊腔是否处理干净。接下来，即刻粘接正畸附着牵引附件，附件必须粘接在埋伏牙的冠部，否则易脱落，导致无法牵引，因为现行正畸用的粘接剂是牙釉质粘接剂，对牙骨质无粘接力。为保证一次性粘接成功，要保证粘接过程中牙面的清洁、干燥，因此止血很重要，条件允许可电凝止血，生理盐水冲洗后，创面干净，再进行下一步骤。使用电凝时千万不能伤及牙齿及周围骨组织。处理牙面时，要充分吹干，气枪压力不宜过大，以免渗出液飞溅，污染牙面。建议使用光固化粘接剂，它凝固快，一次性成功率高。必要时需要缝合（图 9-40）。

（4）牵引力：牵引力的大小为 60～80g，力的方向根据临床设计控制。

（三）早期发现的第二前磨牙阻生处理

不易早期发现的第二前磨牙阻生，往往均是局部因素所造成，对于第二前磨牙萌出道阻力，如多生牙、牙瘤等，可去除局部萌出道阻力，以引导其自行萌出。对第二前磨牙牙胚生长发育过程中出现的病变，如方向偏移，囊肿等，对埋伏阻生的第二前磨牙，早期发现时可开窗引导其萌出（图 9-41，图 9-42）。

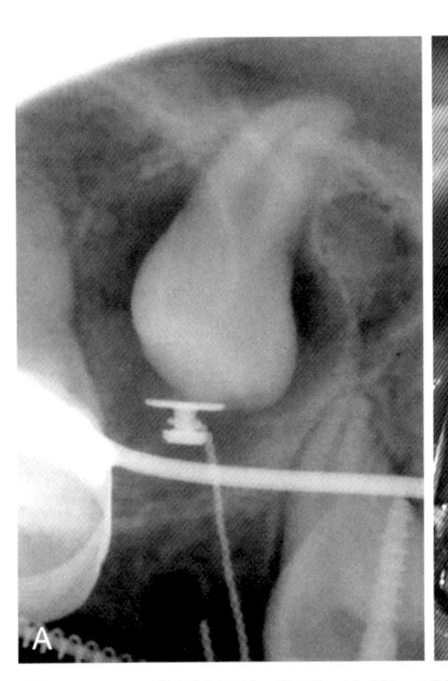

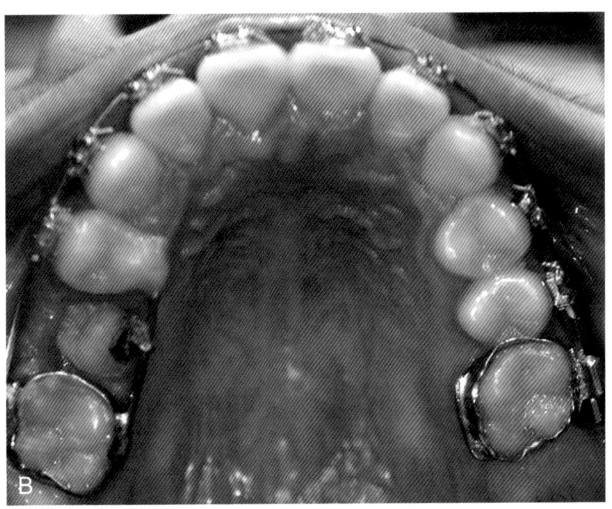

图 9-38　牵引颊向阻生的第二前磨牙，颊侧微种植体及支架，舌侧粘接支架。A. 第二前磨牙阻生牵引中；B. 舌侧粘接支架牵引第二前磨牙

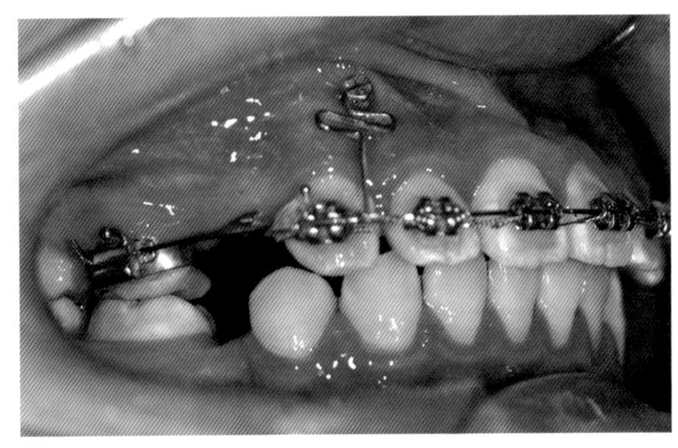

图 9-39　正畸治疗需要减数治疗，拔除第一前磨牙，配合微种植体及支架牵引阻生牙

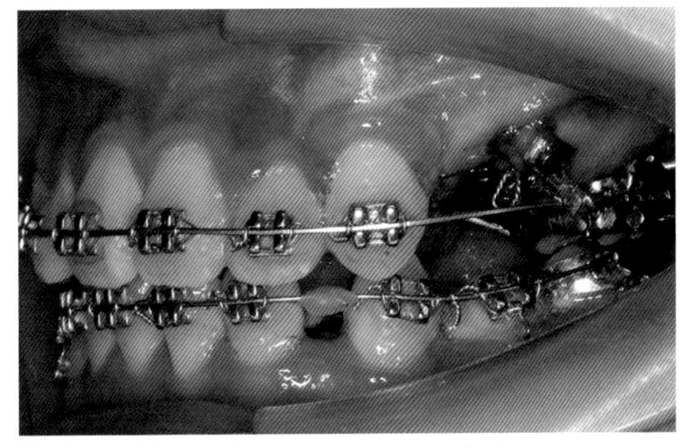

图 9-40　左上第二前磨牙开窗附着、牵引

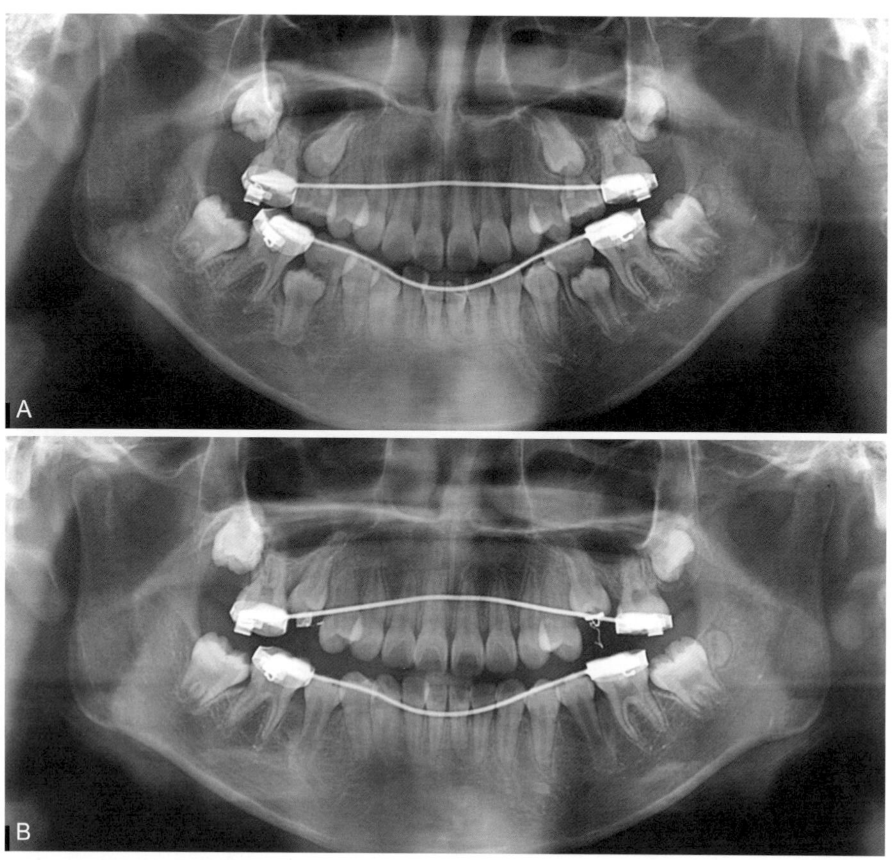

图 9-41 上下颌前磨牙阻生，根发育中，乳磨牙未脱落，早期干预，引导萌出。A. 上下颌前磨牙阻生，根发育中，第二乳磨牙未脱落；B. 拔除乳磨牙，早期干预，引导萌出

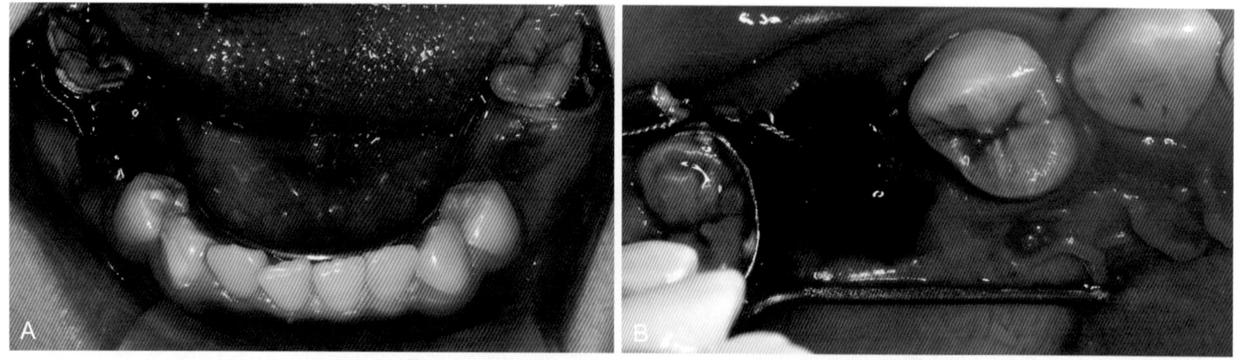

图 9-42 第二前磨牙阻生，拔除第二乳磨牙，早期干预，引导萌出。A. 拔除第二乳磨牙，引导下颌第二前磨牙萌出；B. 拔除第二乳磨牙，引导上颌第二前磨牙萌出

病例介绍：病例一

患者，女性，13岁。

主诉 上牙前突。

口内检查 恒牙期，凸面型，前牙深覆𬌗Ⅲ度、深覆盖Ⅱ度，右下中切牙先天缺失。55乳牙滞留，15水平阻生，根发育迟缓。

诊断 安氏Ⅲ类错𬌗，15埋伏阻生。

矫治过程 ①拔除55、15、24；②直丝弓矫治器排齐整平牙列，上颌Nance托增强支抗，内收上前牙；③保持。

矫治过程见图9-43～图9-47。

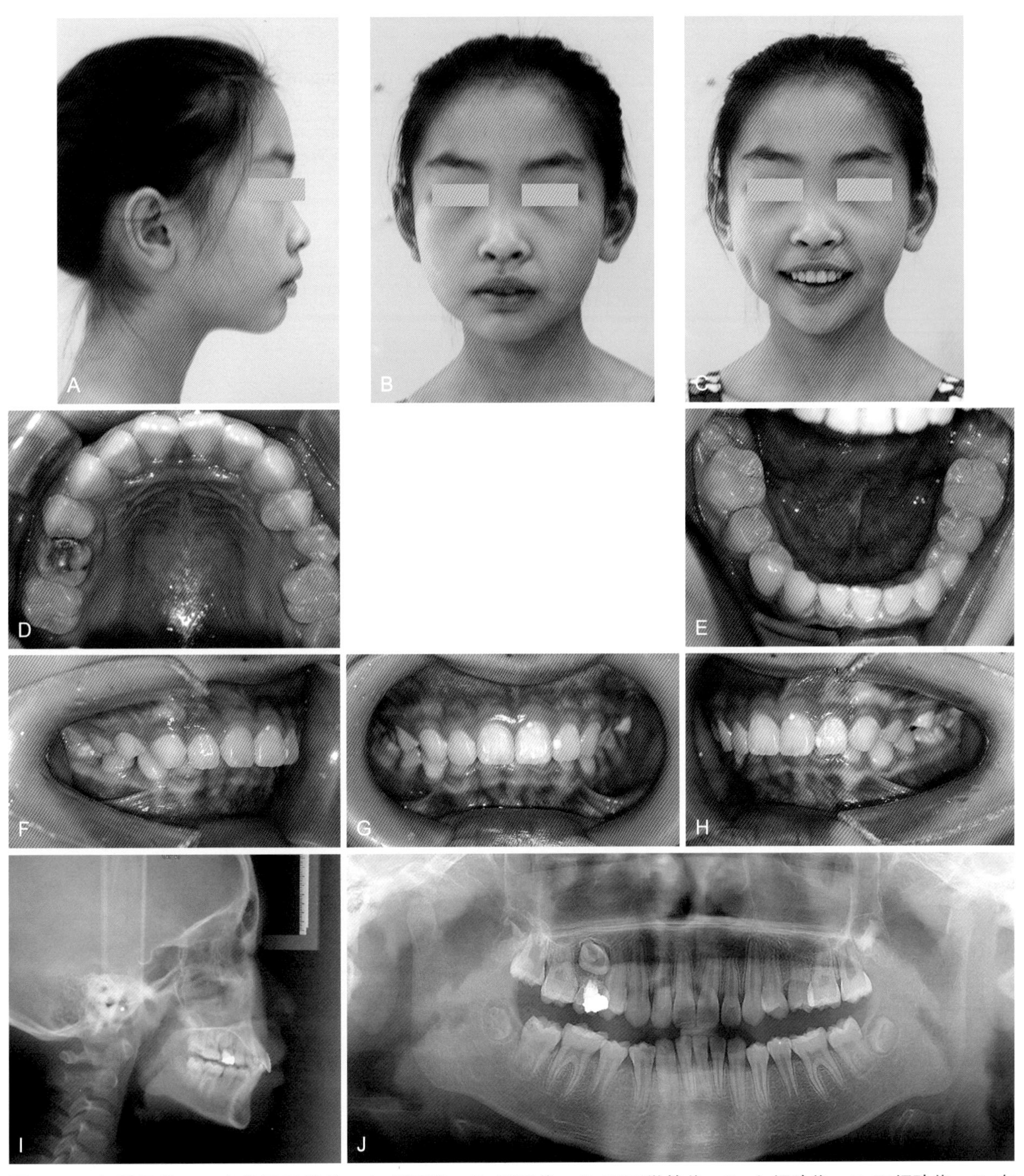

图9-43 初始面像、口内像及X线片。A. 侧面像；B. 正面像；C. 正面微笑像；D. 上颌𬌗像；E. 下颌𬌗像；F. 右侧𬌗像；G. 正面𬌗像；H. 左侧𬌗像；I. 侧位片；J. 全景片

病例介绍：病例一（续）

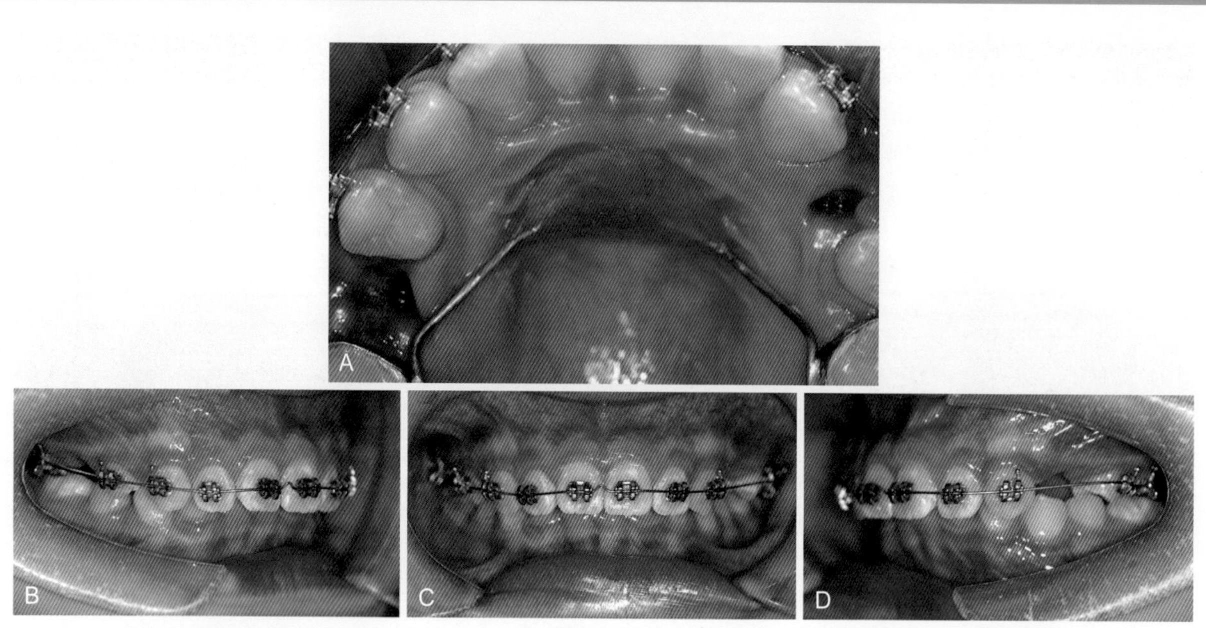

图 9-44 治疗中口内像（第一阶段，排齐）。A. 上颌殆像；B. 右侧殆像；C. 正面殆像；D. 左侧殆像

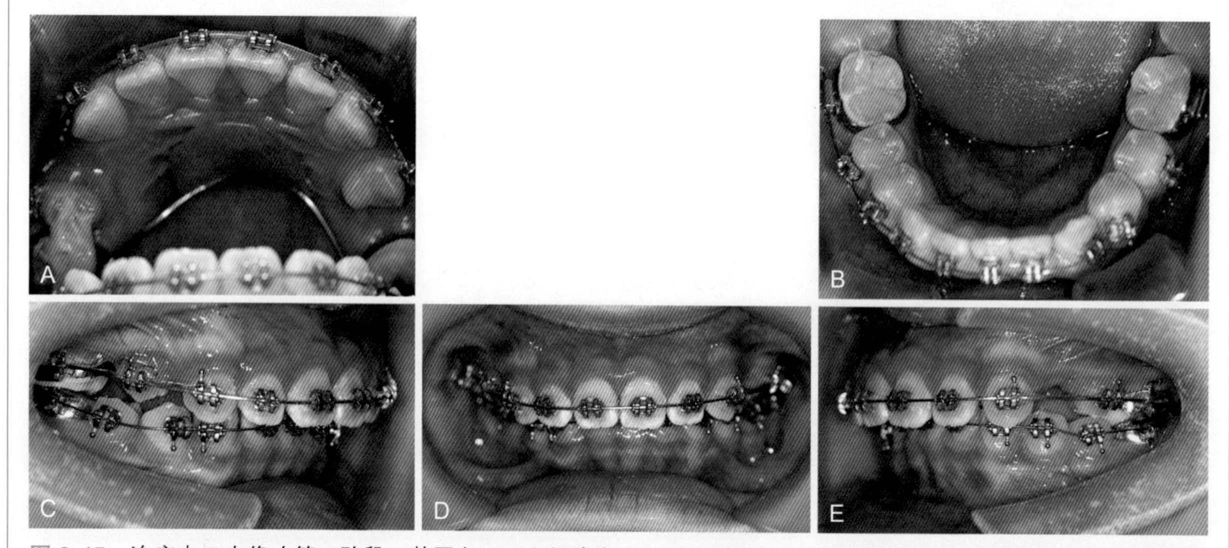

图 9-45 治疗中口内像（第一阶段，整平）。A. 上颌殆像；B. 下颌殆像；C. 右侧殆像；D. 正面殆像；E. 左侧殆像

病例介绍：病例一（续）

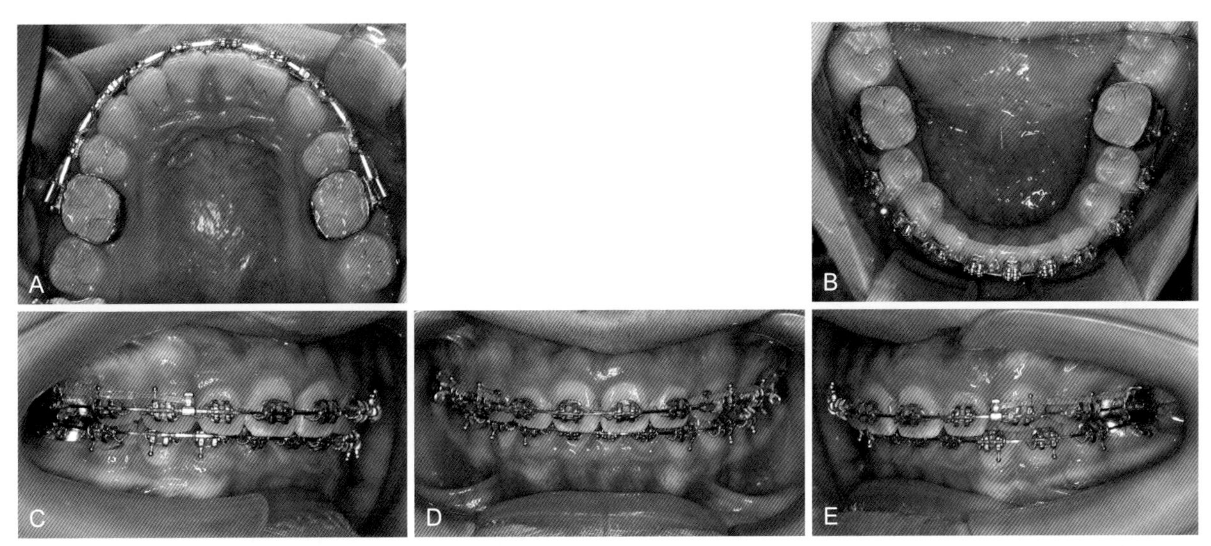

图 9-46 治疗中口内像（内收上前牙）。A. 上颌殆像；B. 下颌殆像；C. 右侧殆像；D. 正面殆像；E. 左侧殆像

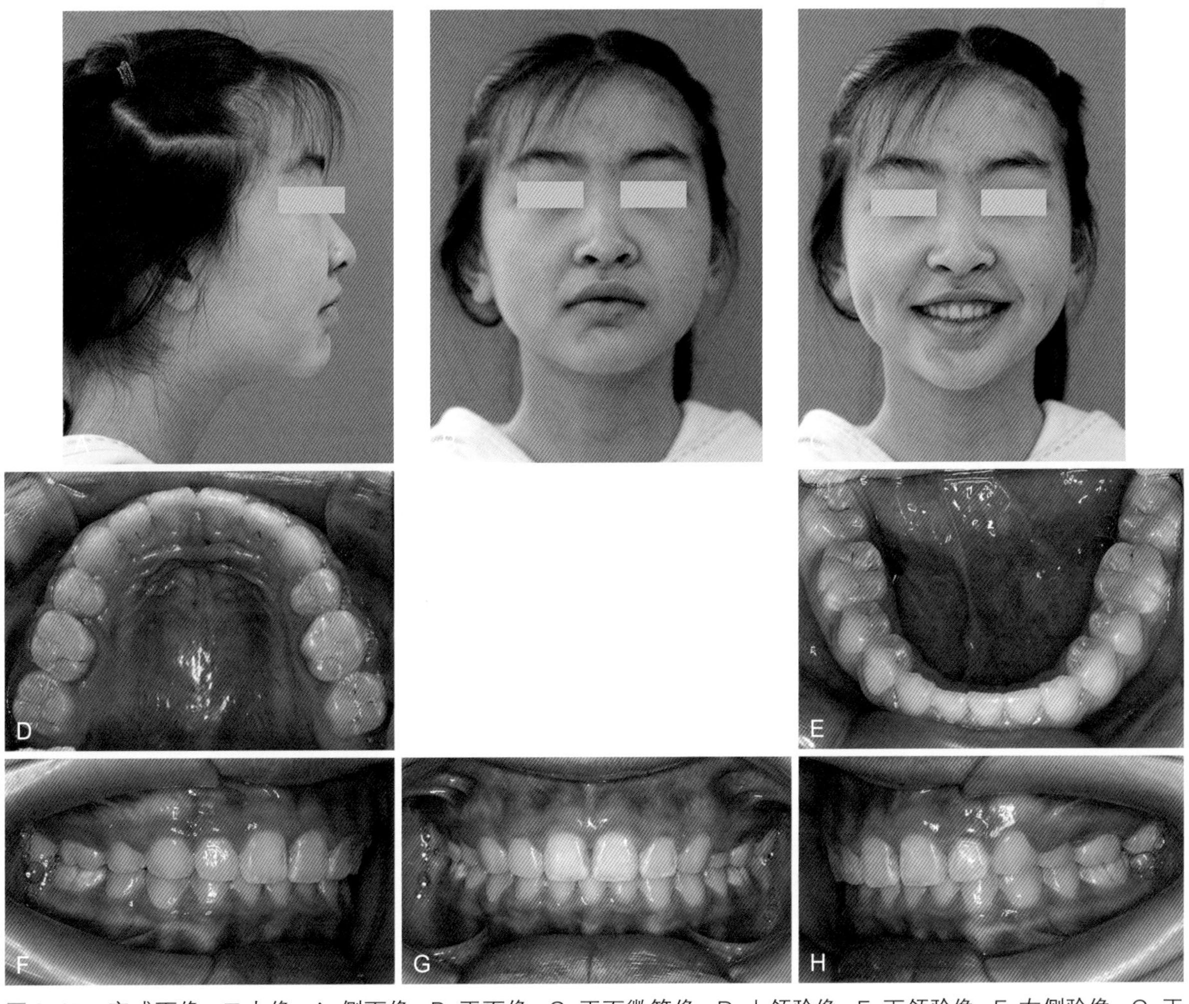

图 9-47 完成面像、口内像。A. 侧面像；B. 正面像；C. 正面微笑像；D. 上颌殆像；E. 下颌殆像；F. 右侧殆像；G. 正面殆像；H. 左侧殆像

病例介绍：病例二

患者，女性，13 岁。

主诉 上颌前突。

口内检查 恒牙期，凸面型。上下牙槽突前突，上下前牙唇倾。开唇露齿。15 近中倾斜阻生，压迫 14 近中舌侧根吸收，13、14 间隙 1mm。

诊断 安氏Ⅱ类 1 分类亚类错𬌗，15 埋伏阻生。

矫治过程 ①拔除 4 颗 4，保留 15；②直丝弓矫治器排齐整平牙列，15 开窗牵引，局部配合种植体及支架增强支抗；③内收上下前牙，调整咬合关系。④保持。

矫治过程见图 9-48～图 9-52。

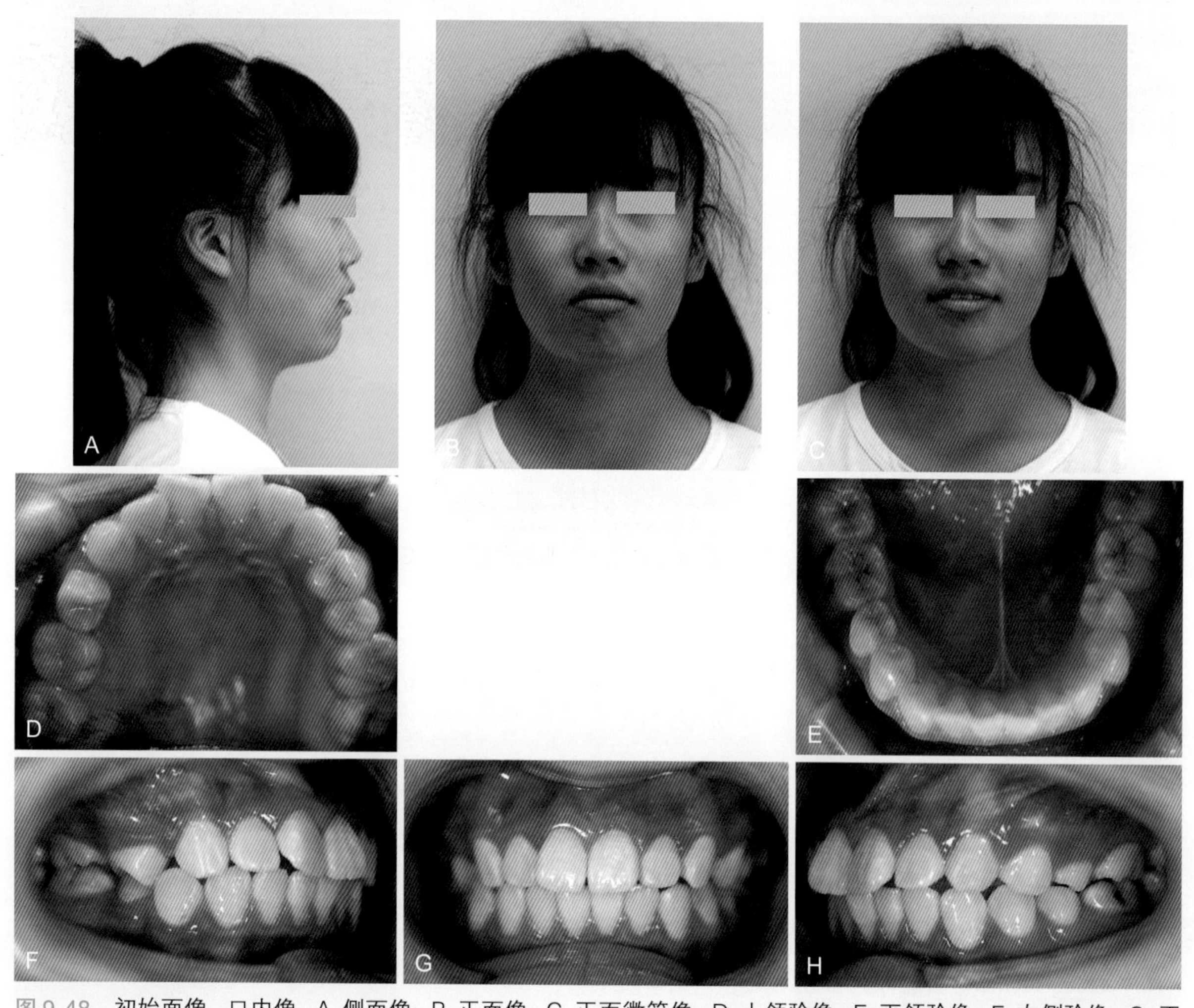

图 9-48 初始面像、口内像。A. 侧面像；B. 正面像；C. 正面微笑像；D. 上颌𬌗像；E. 下颌𬌗像；F. 右侧𬌗像；G. 正面𬌗像；H. 左侧𬌗像

病例介绍：病例二（续）

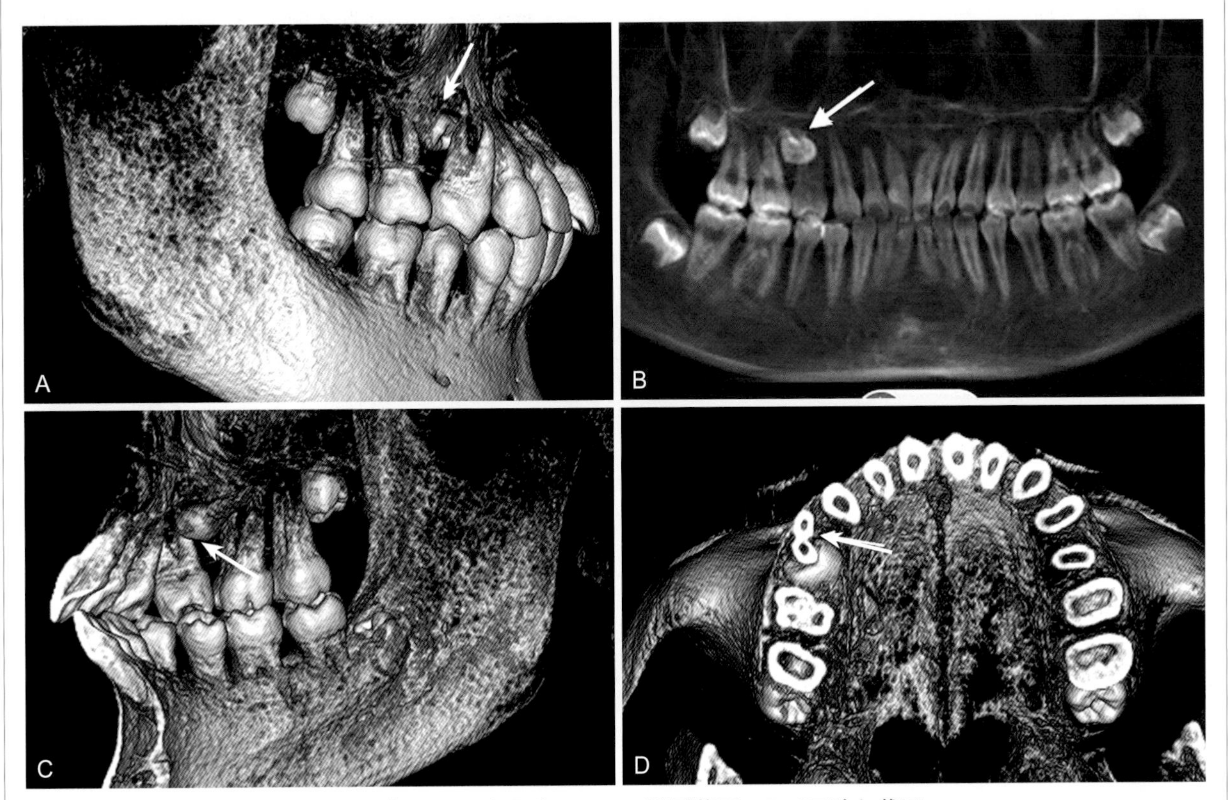

图 9-49　X 线片影像。A. CT 颊侧截图；B. 全景片；C. CT 腭侧截图；D. CT 殆向截图

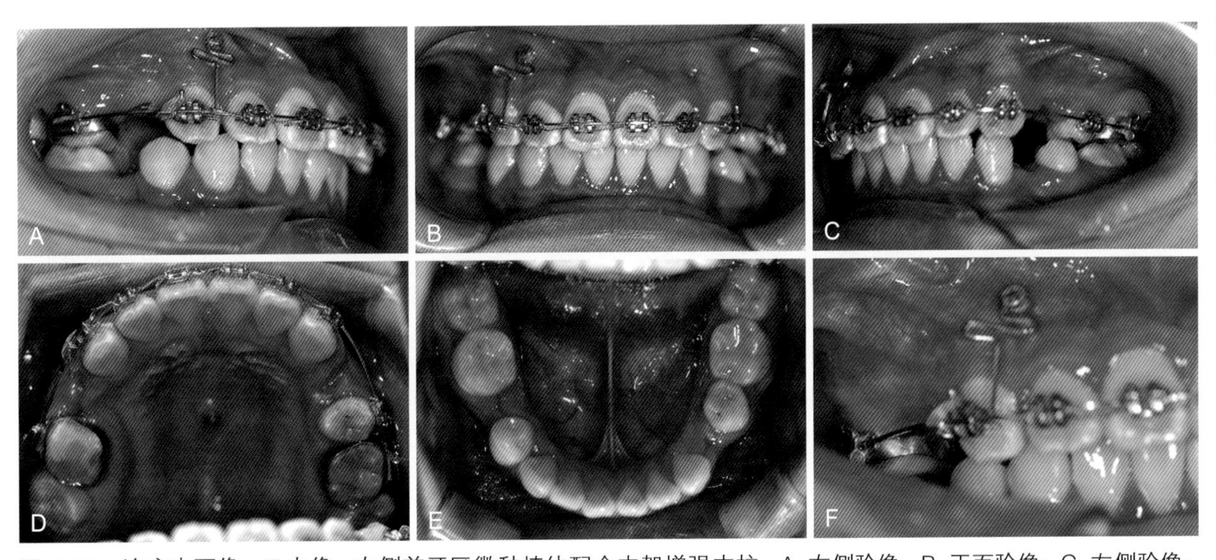

图 9-50　治疗中面像、口内像，右侧前牙区微种植体配合支架增强支抗。A. 右侧殆像；B. 正面殆像；C. 左侧殆像；D. 上颌殆像；E. 下颌殆像；F. 局部像

病例介绍：病例二（续）

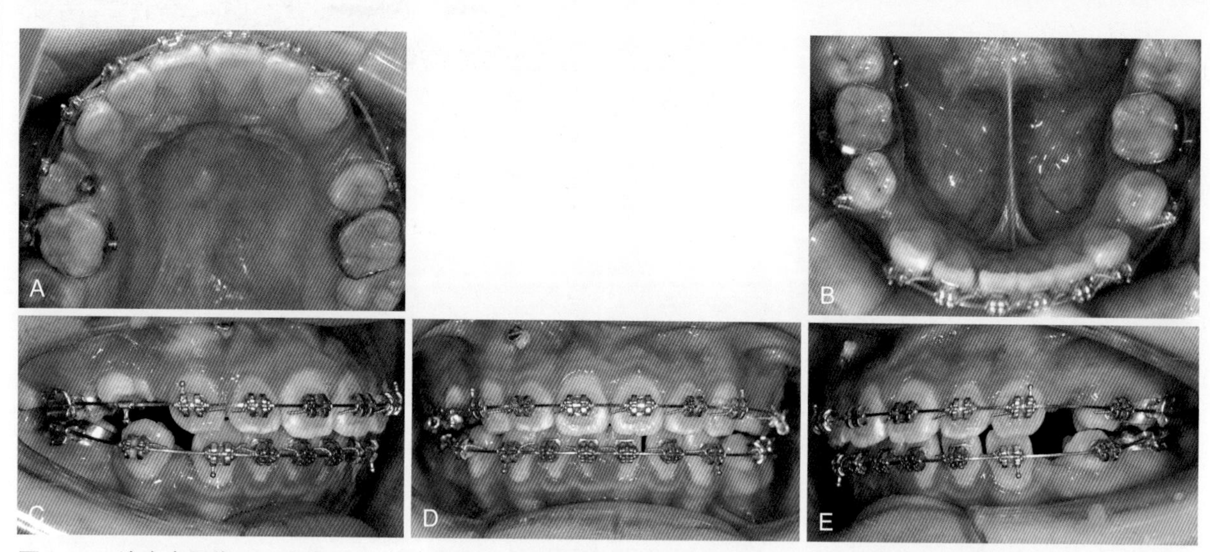

图 9-51 治疗中面像、口内像，15 牵引萌出。A. 上颌𬌗像；B. 下颌𬌗像；C. 右侧𬌗像；D. 正面𬌗像；E. 左侧𬌗像

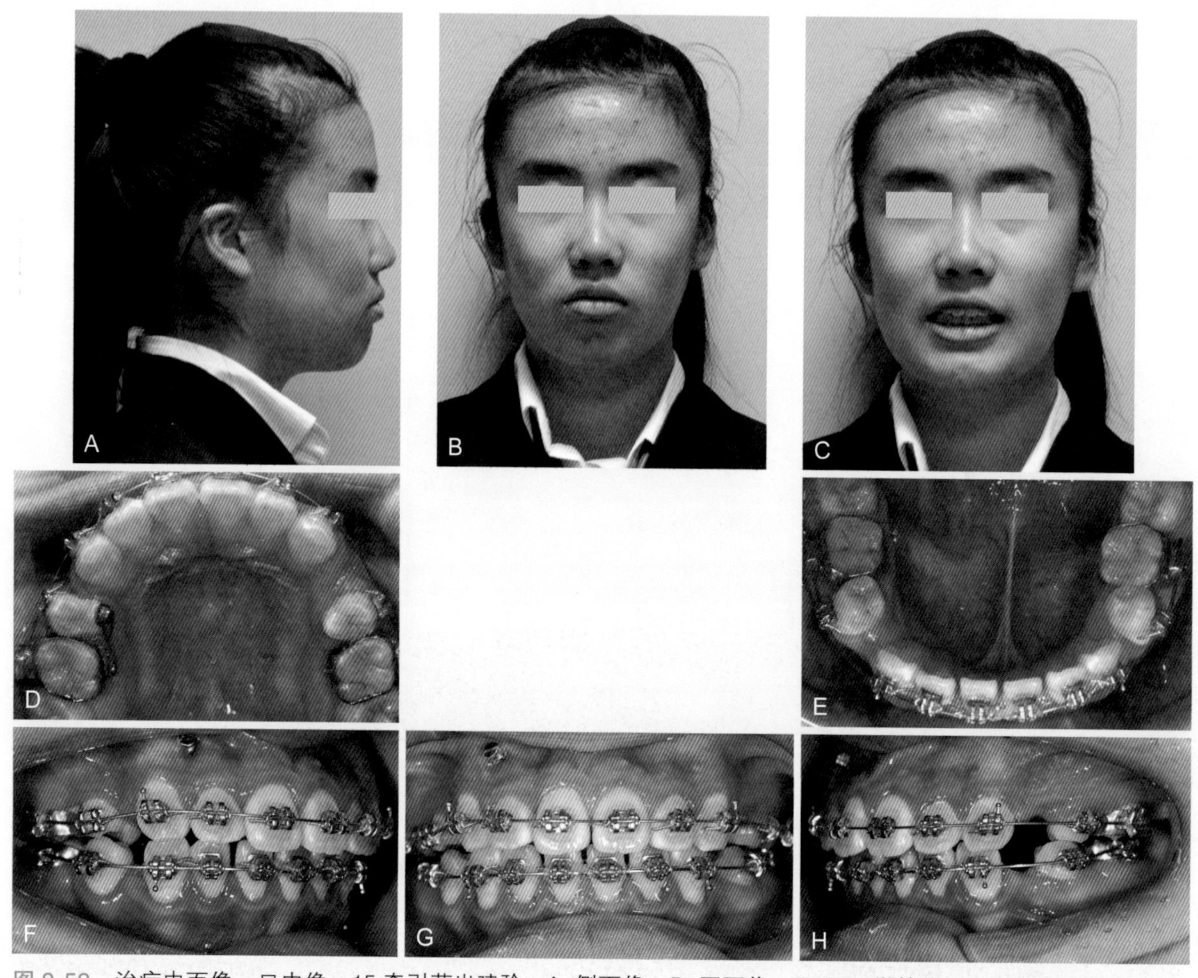

图 9-52 治疗中面像、口内像，15 牵引萌出建𬌗。A. 侧面像；B. 正面像；C. 正面微笑像；D. 上颌𬌗像；E. 下颌𬌗像；F. 右侧𬌗像；G. 正面𬌗像；H. 左侧𬌗像

病例介绍：病例三

患者，女性，12 岁。

主诉 牙列不齐。

口内检查 替牙期。上下颌前牙轻度拥挤，前牙深覆𬌗Ⅱ度、深覆盖Ⅱ度，上颌切牙唇倾。15、35、45 垂直阻生，25 近中倾斜阻生，55、65、75、85 滞留。

诊断 安氏Ⅱ类错𬌗，15、25、35、45 阻生。

矫治过程 ①拔除 75、85，观察 35、45 萌出情况；②直丝弓矫治器排齐整平牙列，上颌 Nance 托增强支抗，拔除 55、65，15、25 开窗牵引，精细调整咬合关系；③保持。

矫治过程见图 9-53～图 9-56。

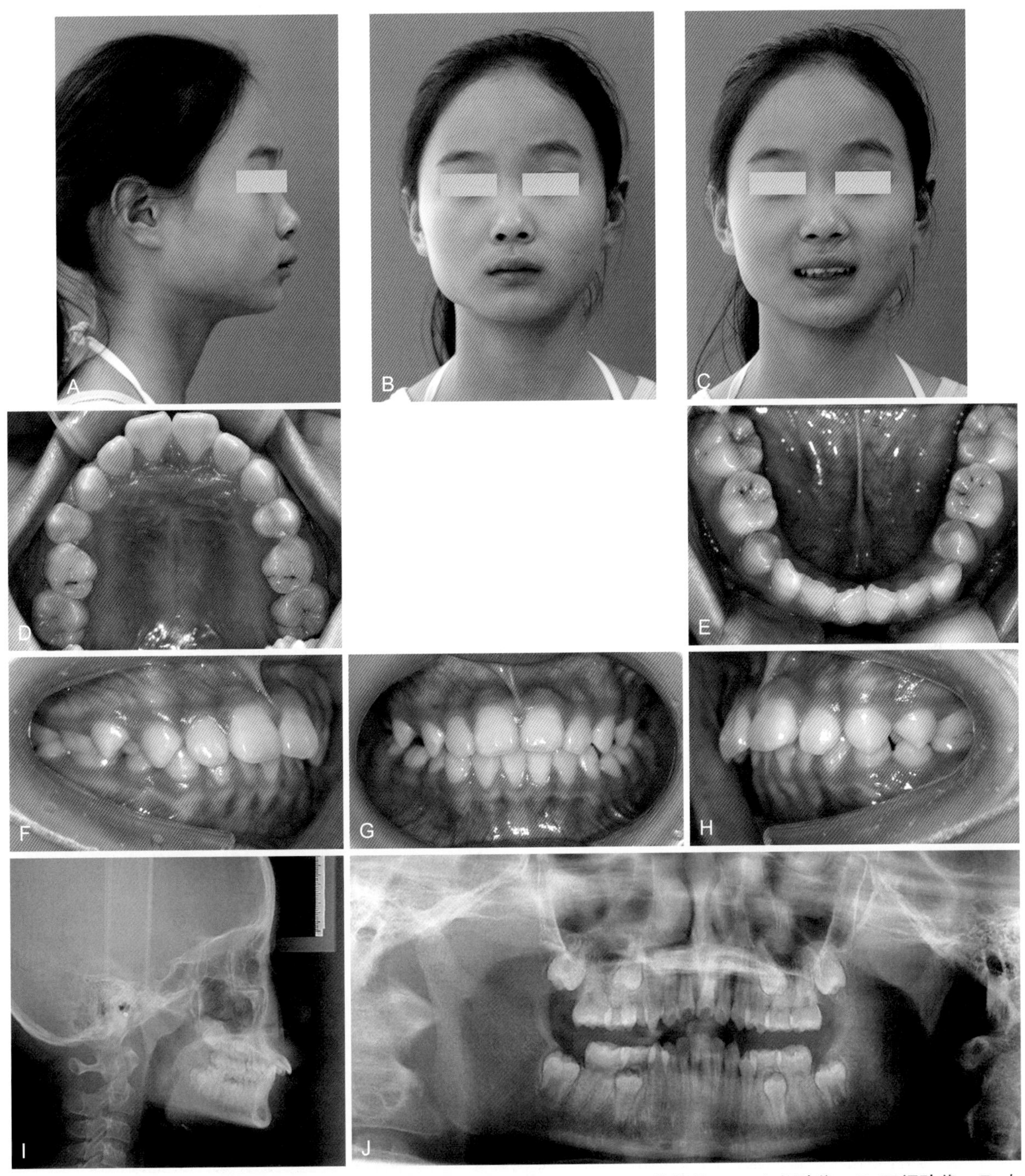

图 9-53 初始面像、口内像及 X 线片。A. 侧面像；B. 正面像；C. 正面微笑像；D. 上颌𬌗像；E. 下颌𬌗像；F. 右侧𬌗像；G. 正面𬌗像；H. 左侧𬌗像；I. 侧位片；J. 全景片

病例介绍：病例三（续）

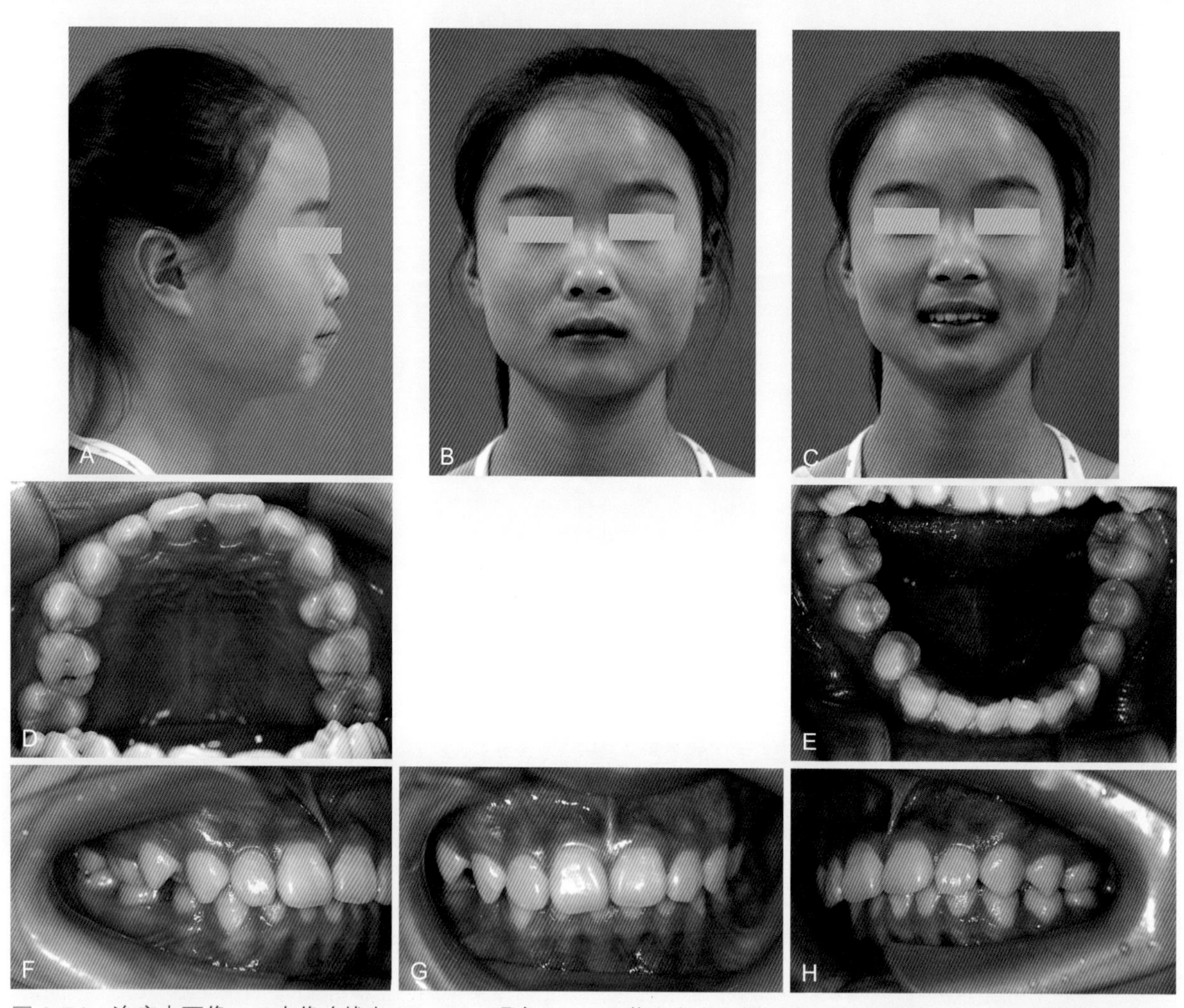

图 9-54 治疗中面像、口内像（拔出 75、85，观察 35、45 萌出）。A. 侧面像；B. 正面像；C. 正面微笑像；D. 上颌𬌗像；E. 下颌𬌗像；F. 右侧𬌗像；G. 正面𬌗像；H. 左侧𬌗像

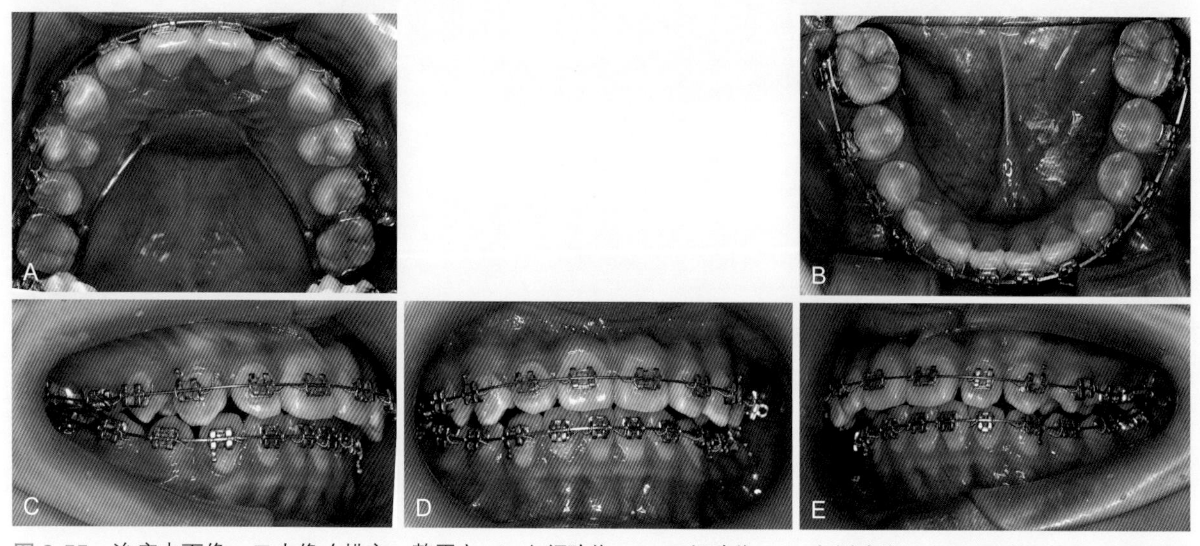

图 9-55 治疗中面像、口内像（排齐，整平）。A. 上颌𬌗像；B. 下颌𬌗像；C. 右侧𬌗像；D. 正面𬌗像；E. 左侧𬌗像

病例介绍：病例三（续）

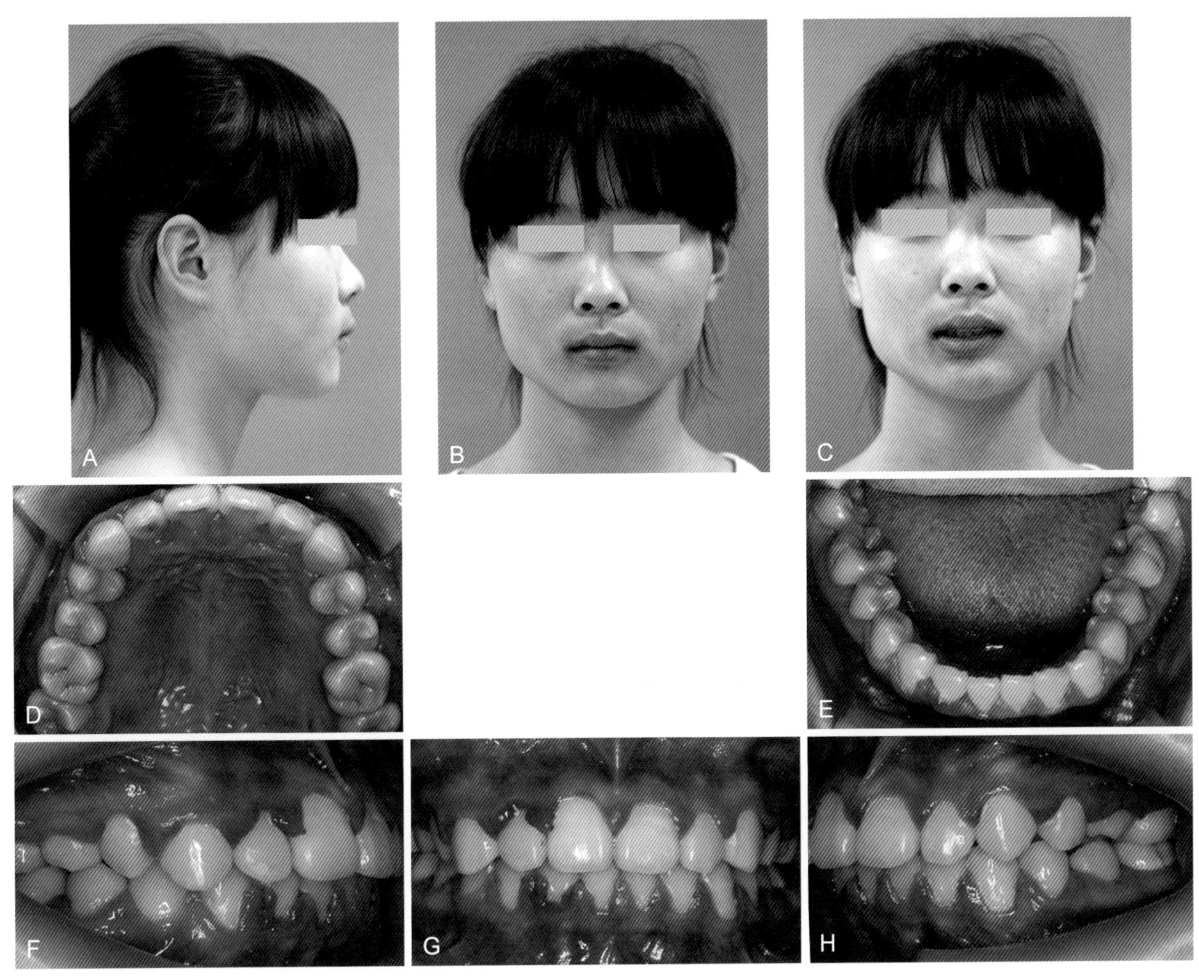

图 9-56　治疗完成面像、口内像。A. 侧面像；B. 正面像；C. 正面微笑像；D. 上颌殆像；E. 下颌殆像；F. 右侧殆像；G. 正面殆像；H. 左侧殆像

病例介绍：病例四

患者，女性，12 岁。

主诉 牙列不齐。

口内检查 替牙期。上下颌前牙轻度拥挤，前牙深覆𬌗Ⅱ度，上颌切牙内倾。15、25 垂直阻生，55、65 乳牙滞留。

诊断 安氏Ⅲ类错𬌗，15、25 阻生。

矫治过程 ①拔除 55、65；②直丝弓矫治器排齐整平牙列，上颌 Nance 托增强支抗，15、25 开窗牵引，精细调整咬合关系；③固定保持。

矫治过程见图 9-57～图 9-59。

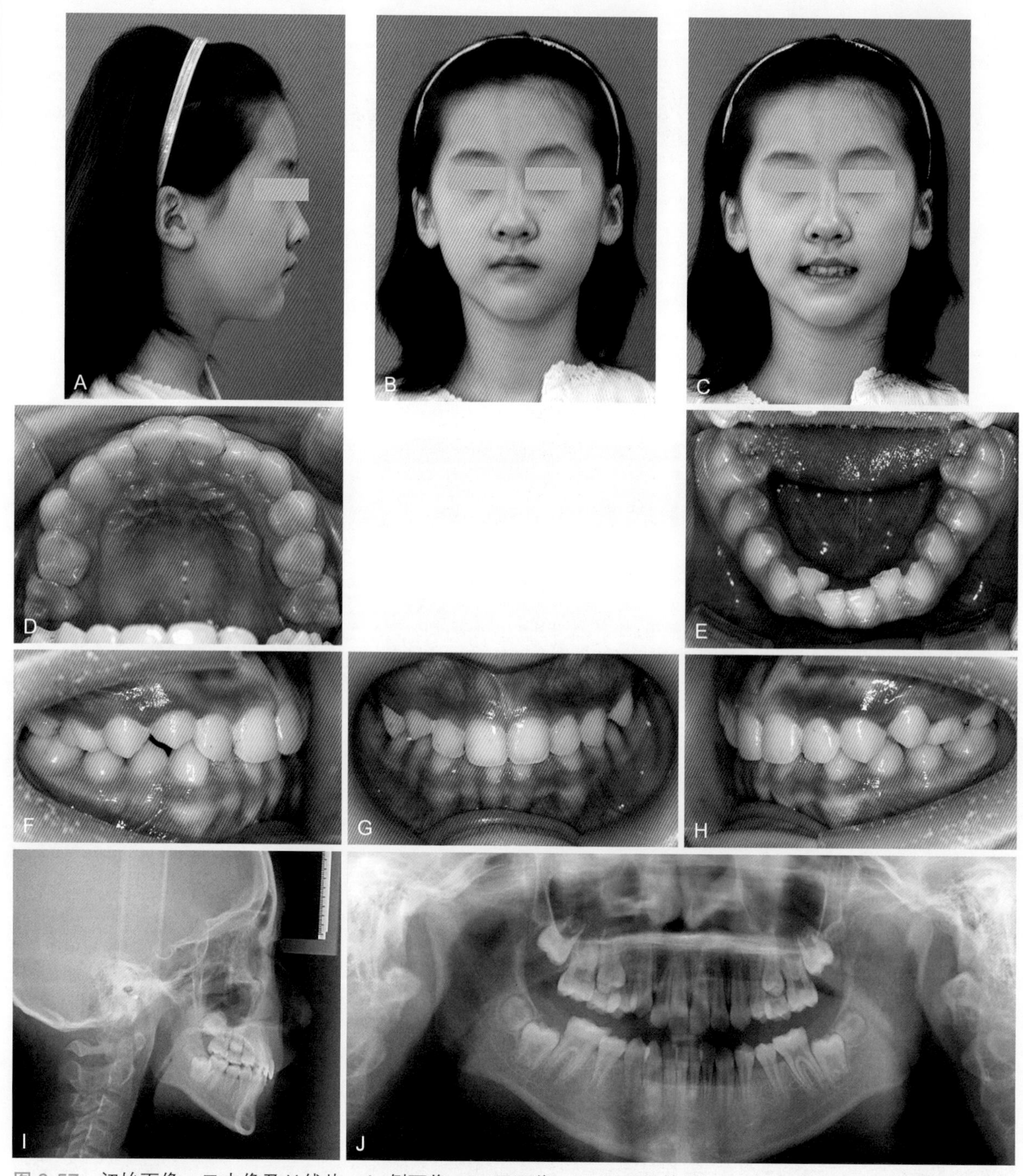

图 9-57 初始面像、口内像及 X 线片。A. 侧面像；B. 正面像；C. 正面微笑像；D. 上颌𬌗像；E. 下颌𬌗像；F. 右侧𬌗像；G. 正面𬌗像；H. 左侧𬌗像；I. 侧位片；J. 全景片

病例介绍：病例四（续）

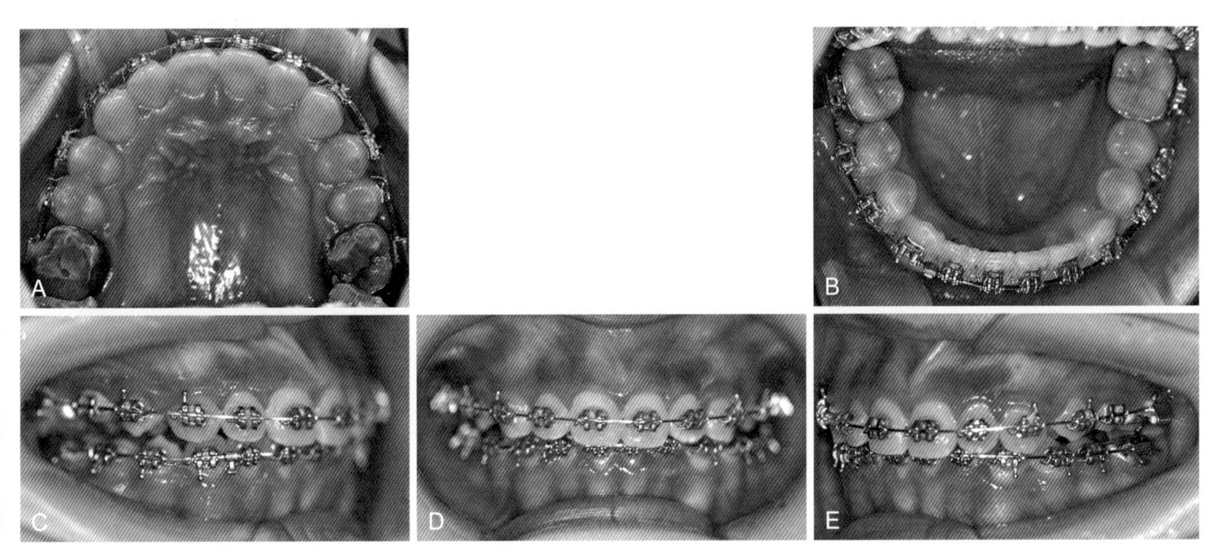

图 9-58　治疗中口内像。A. 上颌𬌗像；B. 下颌𬌗像；C. 右侧𬌗像；D. 正面𬌗像；E. 左侧𬌗像

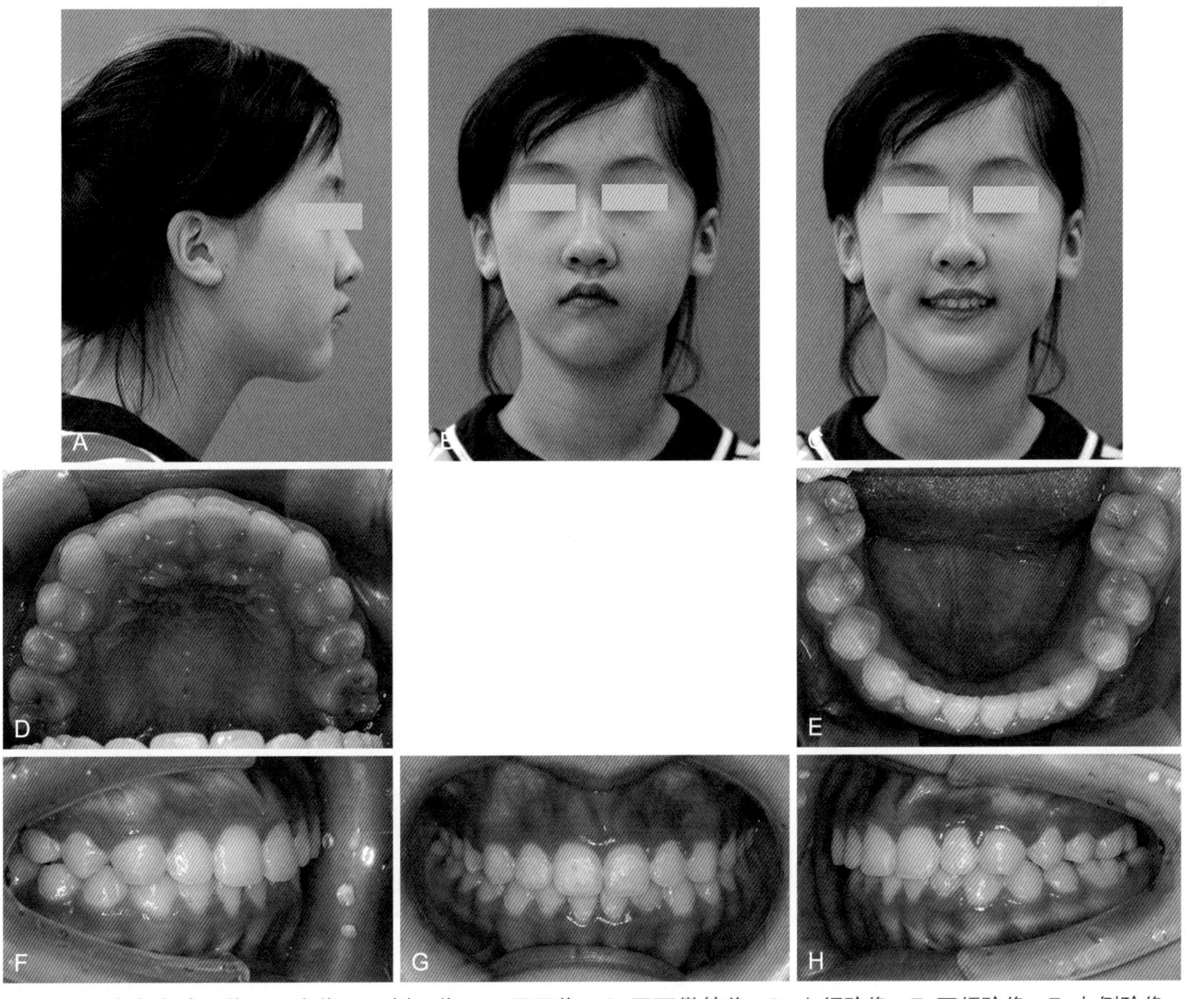

图 9-59　治疗完成面像、口内像。A. 侧面像；B. 正面像；C. 正面微笑像；D. 上颌𬌗像；E. 下颌𬌗像；F. 右侧𬌗像；G. 正面𬌗像；H. 左侧𬌗像

病例介绍：病例五

患者，男性，21 岁。

主诉 牙列不齐。

口内检查 恒牙期。上下颌前牙轻度拥挤，前牙深覆𬌗Ⅱ度，上颌切牙内倾。55 乳牙滞留，15 远中、舌向阻生。

诊断 安氏Ⅲ类亚类错𬌗，15 埋伏阻生。

矫治过程 ①拔除 55；②片段弓技术牵引 15，调整局部咬合关系。

矫治过程见图 9-60～图 9-63。

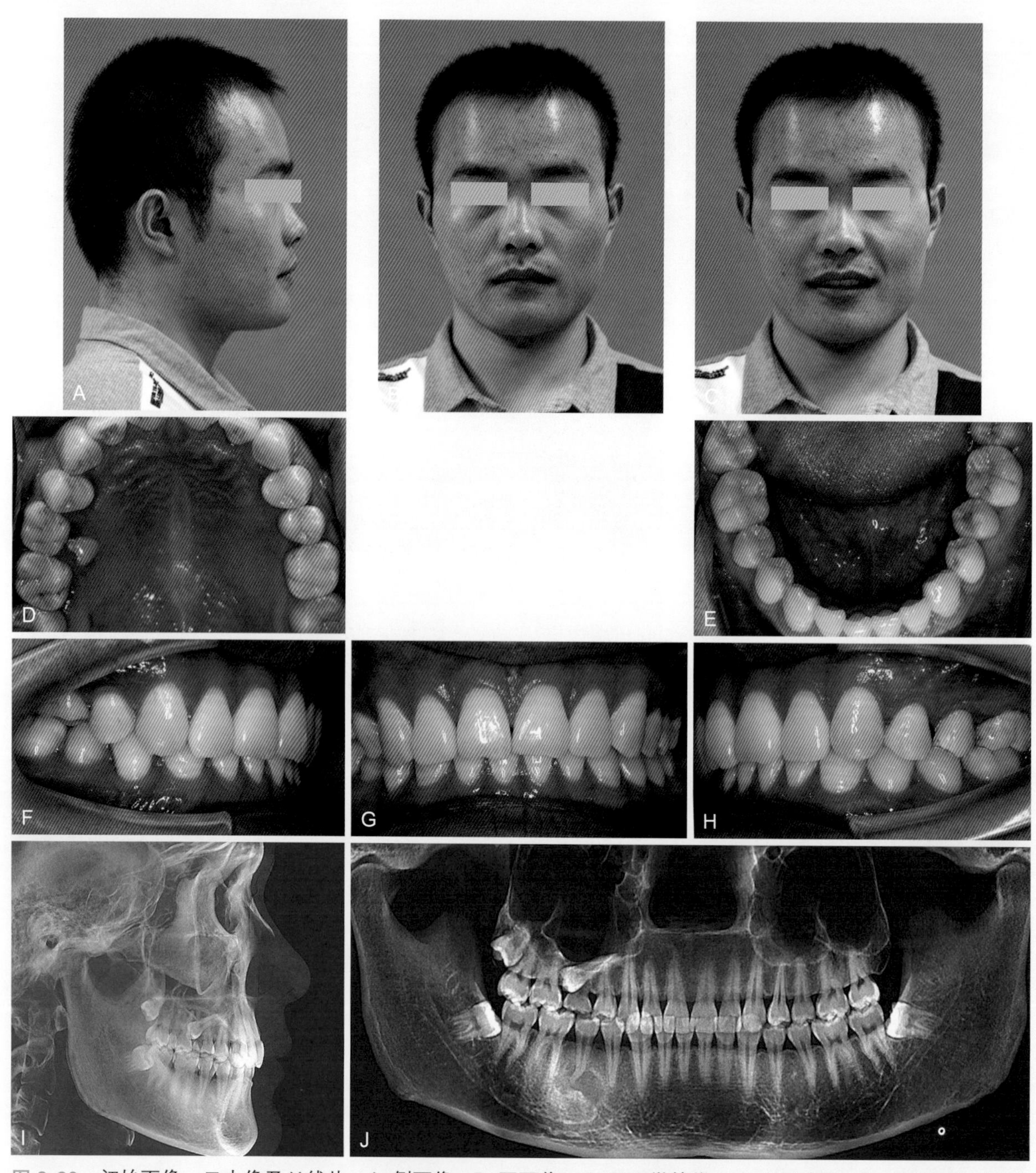

图 9-60 初始面像、口内像及 X 线片。A. 侧面像；B. 正面像；C. 正面微笑像；D. 上颌𬌗像；E. 下颌𬌗像；F. 右侧𬌗像；G. 正面𬌗像；H. 左侧𬌗像；I. 侧位片；J. 全景片

病例介绍：病例五（续）

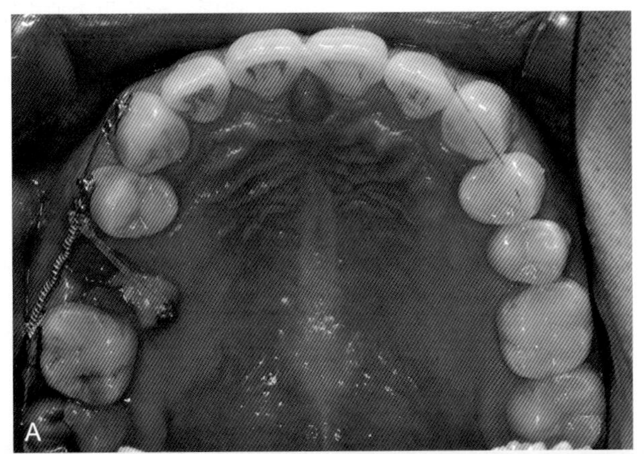

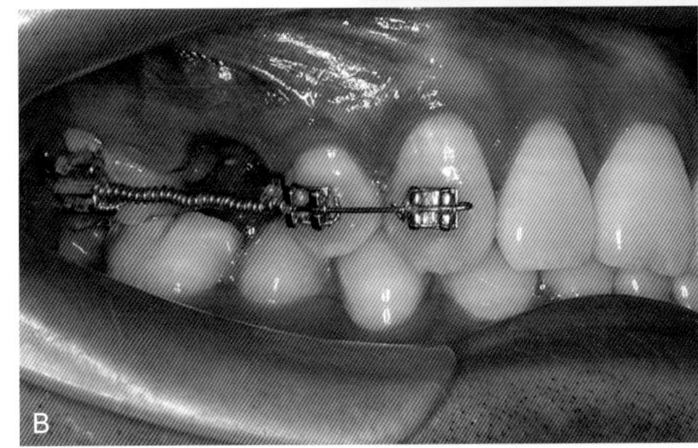

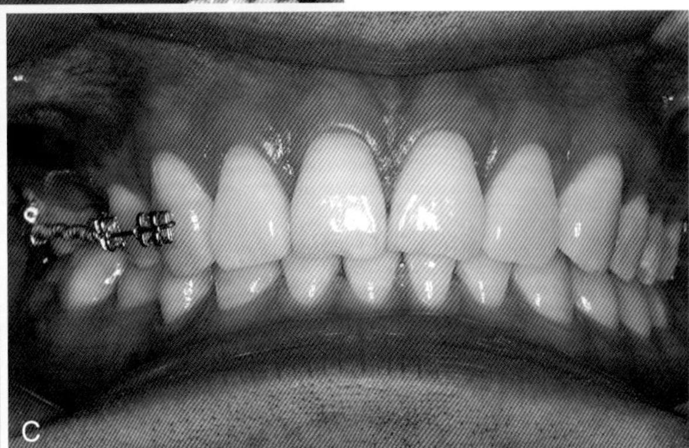

图 9-61　治疗中口内像，开窗牵引。A. 上颌殆像；B. 右侧殆像；C. 正面殆像

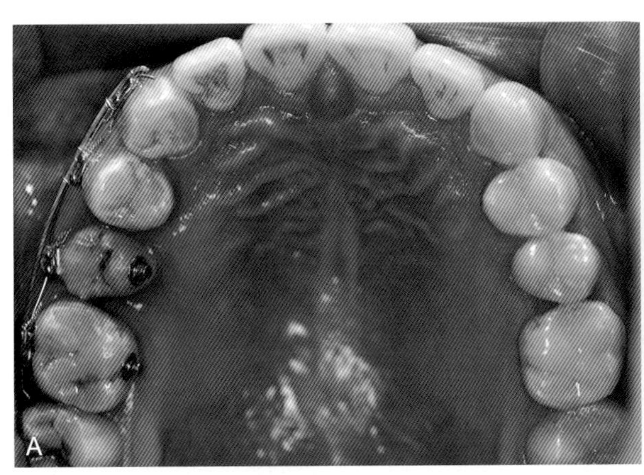

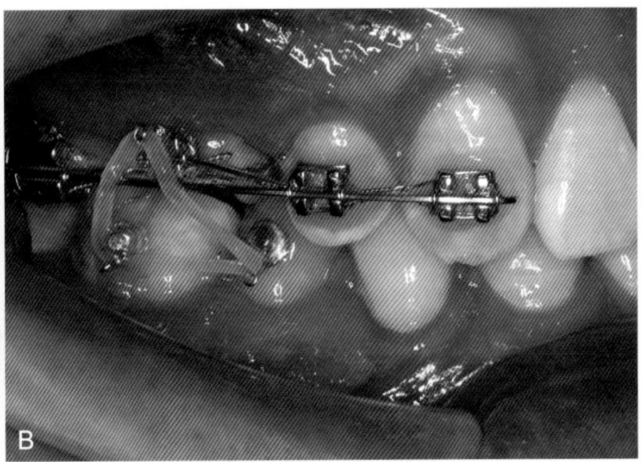

图 9-62　治疗中口内像，牵引。A. 上颌殆像；B. 右侧殆像

病例介绍：病例五（续）

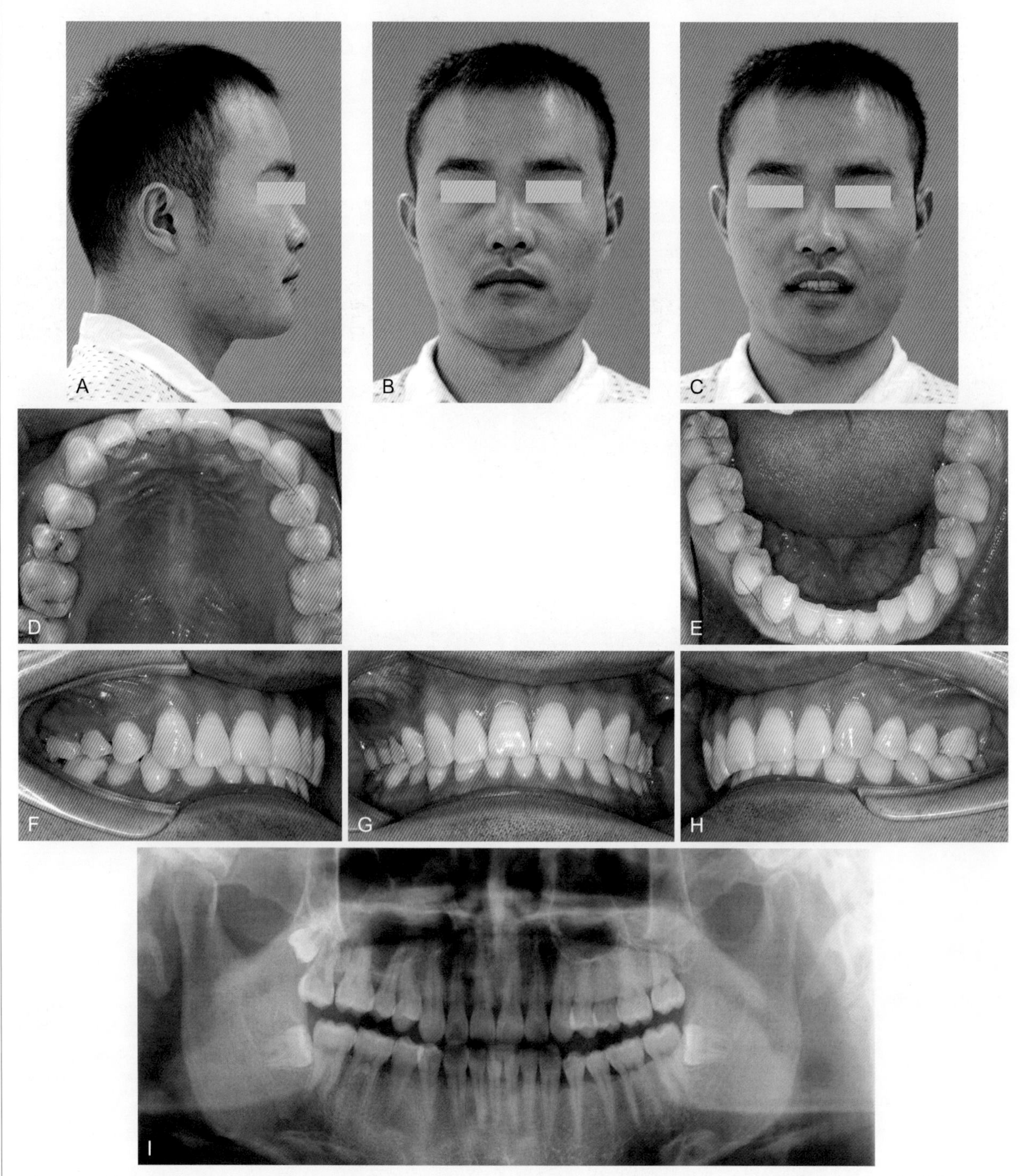

图 9-63 治疗完成面像、口内像及全景片。A. 侧面像；B. 正面像；C. 正面微笑像；D. 上颌𬌗像；E. 下颌𬌗像；F. 右侧𬌗像；G. 正面𬌗像；H. 左侧𬌗像；I. 全景片

病例介绍：病例六

患者，女性，12 岁。

主诉 牙列不齐。

口内检查 替牙期。上下颌第二前磨牙根发育接近完成、垂直位阻生，第二乳磨牙滞留。

诊断 安氏 I 类错𬌗，15、25、35、45 阻生。

矫治过程 ①上颌 Nance 托、下颌舌弓维持牙弓长度；②拔除 4 个滞留第二乳磨牙，同时第二前磨牙开窗助萌，6 个月后，第二前磨牙全部萌出建𬌗。

矫治过程见图 9-64～图 9-68。

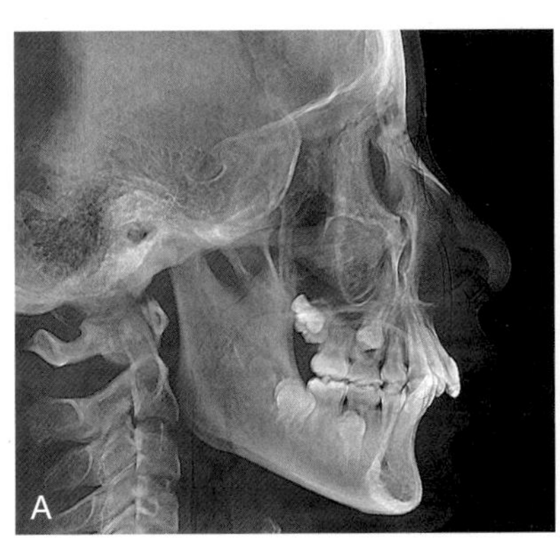

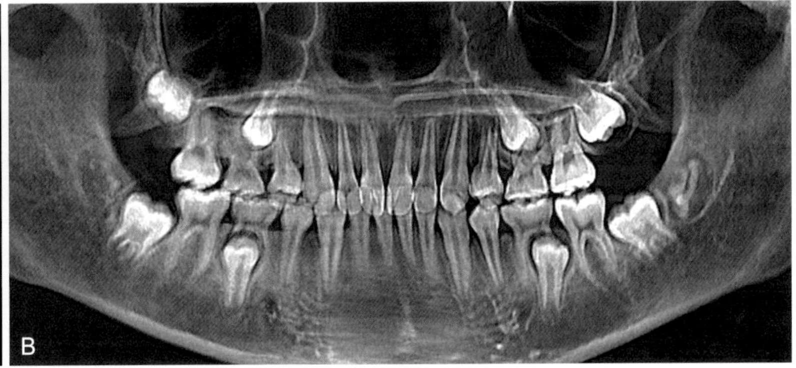

图 9-64 初始 X 线片。A. 初始侧位片；B. 初始全景片

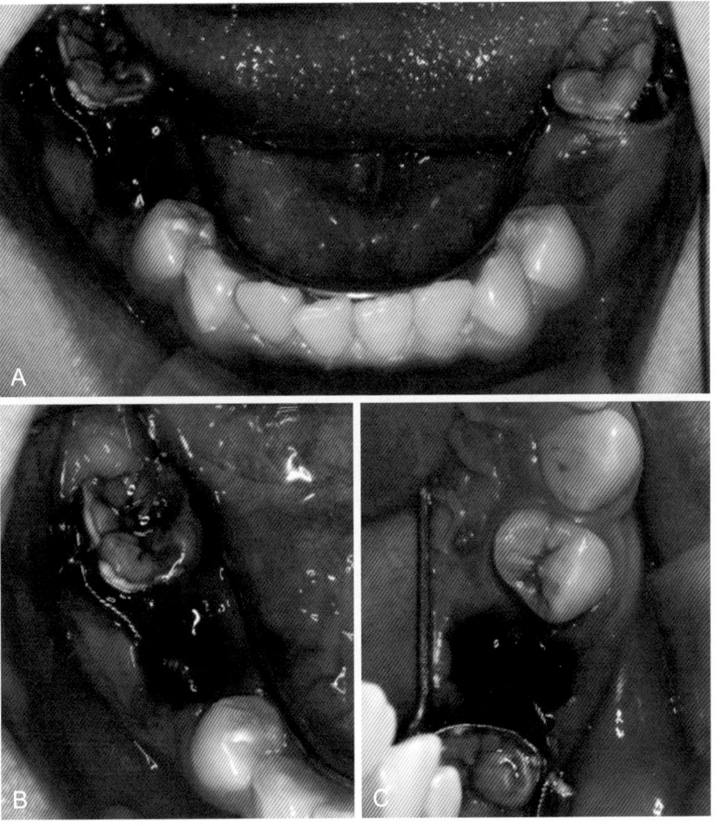

图 9-65 助萌治疗中𬌗像。A. 下颌𬌗像；B. 45 局部开窗助萌；C. 25 局部开窗助萌

病例介绍：病例六（续）

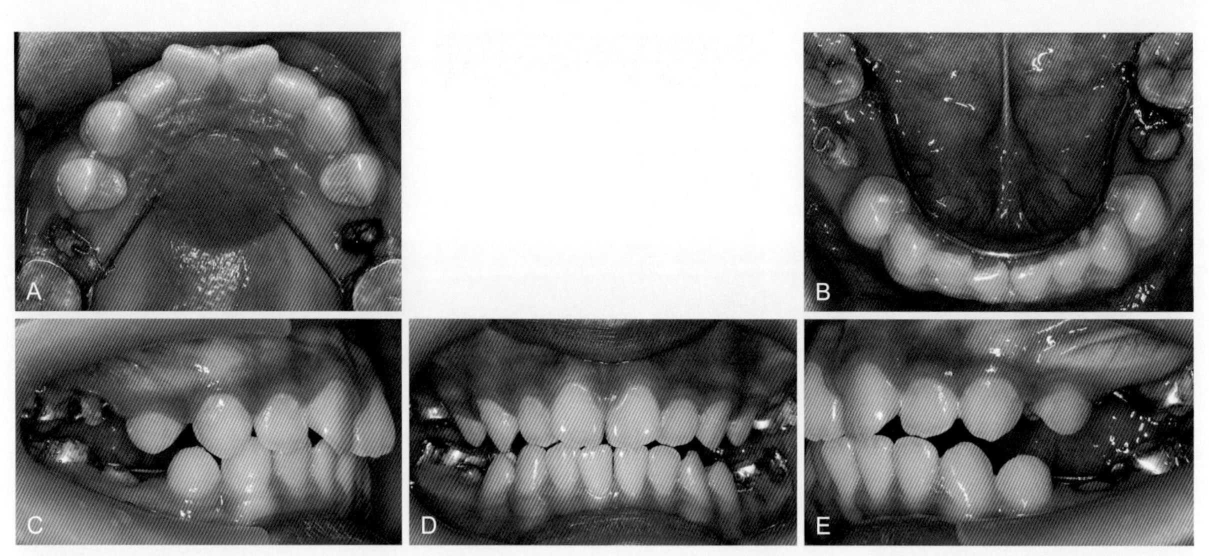

图 9-66 治疗中口内像，15、25、35、45 助萌。A. 上颌殆像；B. 下颌殆像；C. 右侧殆像；D. 正面殆像；E. 左侧殆像

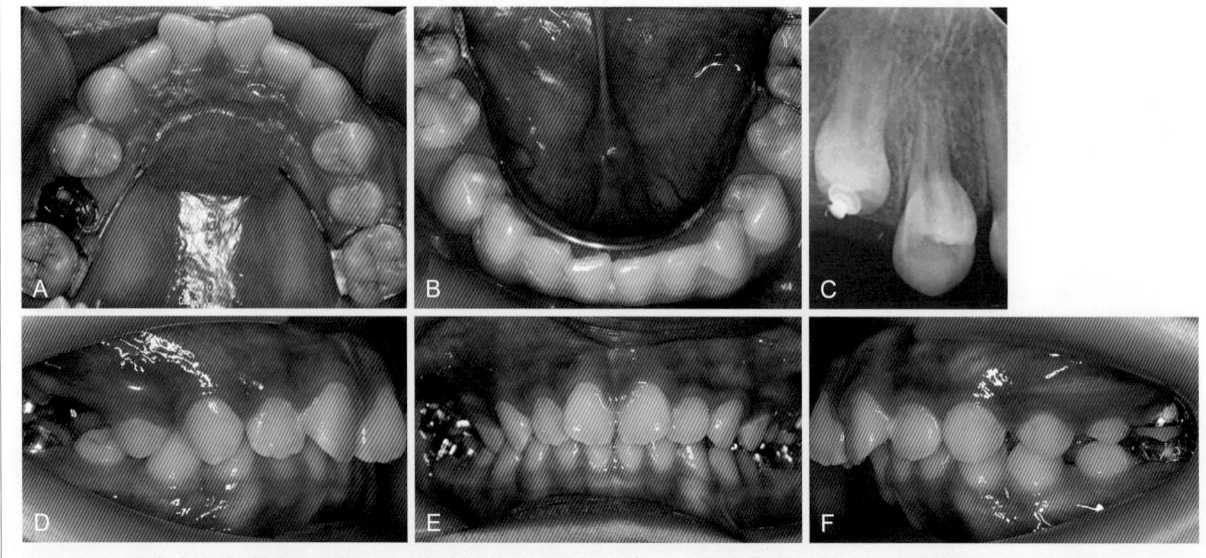

图 9-67 治疗中口内像，25、35、45 通过开窗引流萌出建殆，15 再次开窗助萌。A. 上颌殆像；B. 下颌殆像；C. 牙片；D. 右侧殆像；E. 正面殆像；F. 左侧殆像

病例介绍：病例六（续）

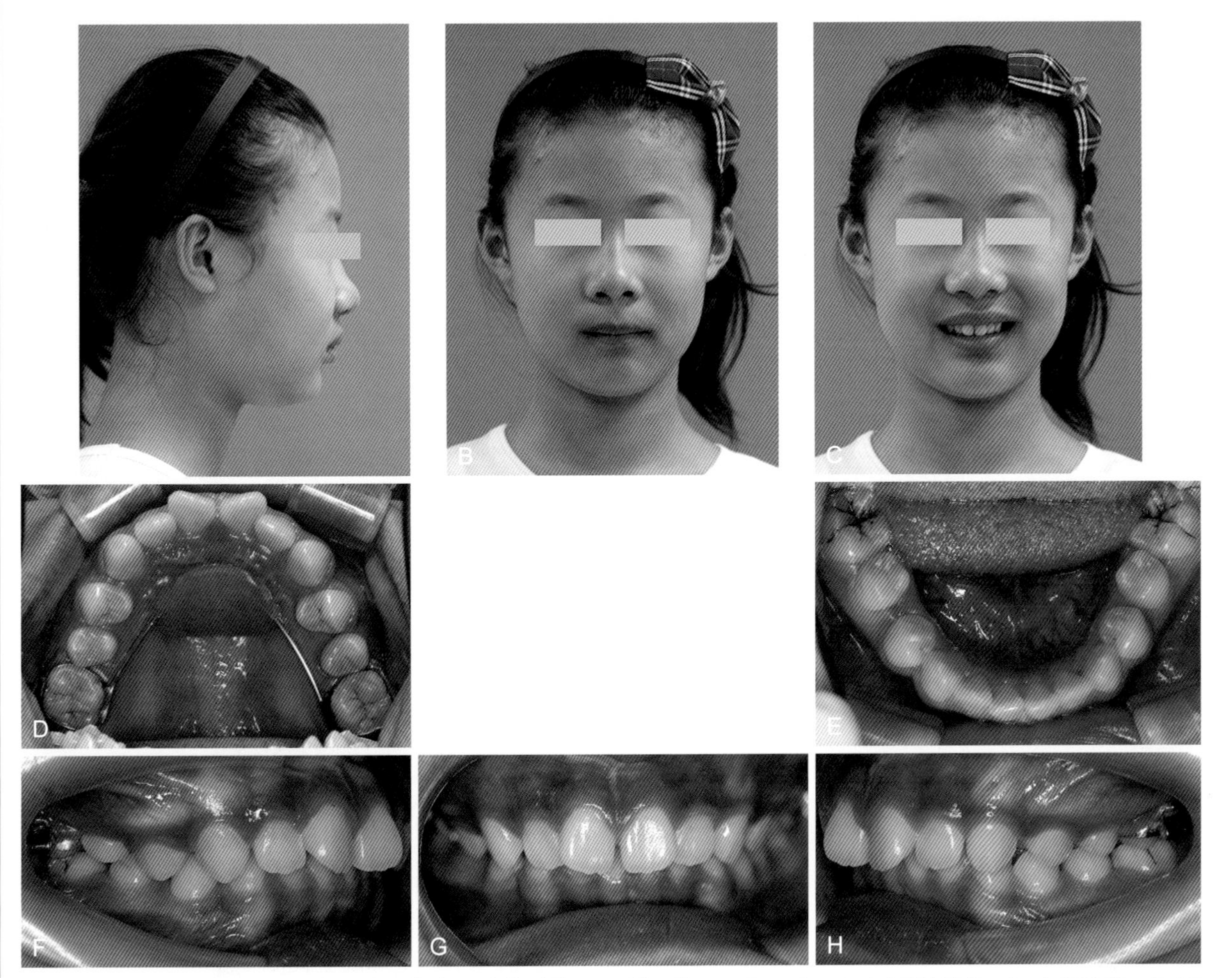

图 9-68　治疗中面像、口内像，第二前磨牙助萌到位。A. 侧面像；B. 正面像；C. 正面微笑像；D. 上颌殆像；E. 下颌殆像；F. 右侧殆像；G. 正面殆像；H. 左侧殆像

（赵春洋　张卫兵　程　磊）

参考文献

[1] 普若费特，菲尔德，萨马．当代口腔正畸学 [M]．5 版．王林，译．北京：人民军医出版社，2014.

[2] 傅民魁．口腔正畸学 [M]．北京：人民卫生出版社，2010.

[3] 朴孝尚．微种植体支抗在修复前微小牙齿移动中的应用 [M]．王震东，译．南京：东南大学出版社，2012.

[4] 顾月光，王珊，谷研，等．锥形束 CT 在上颌埋伏中切牙诊断中的应用 [J]．中国实用口腔医学，2012, 28(6): 717-720.

[5] 于剑南，王林，赵春洋，等．CBCT 在埋伏阻生上颌尖牙诊断及治疗中的应用 [J]．口腔生物医学，2013, 4(3): 154-157.

[6] MOTAMEDI M H K, TABATABAIE F A, NAVI F, et al. Assessment of radiographic factors affecting surgical exposure and orthodontic alignment of impacted canines of the palate: A 15-year retrospective study [J]. Oral Surg Oral Med Oral Pathol Oral Radiol Endod, 2009, 107(6): 772-775.

[7] BECKER A, CHAUSHU G, CHAUSHU S. Analysis of failure in the treatment of impacted maxillary canines[J]. Am J OrthodDentofacial Orthop, 2010, 137(6): 743-745.

[8] ABOUL-ELA S M, EL-BEIALY A R, EL-SAYED K M, et al. Miniscrew implant-supported maxillary canine retraction with and withoutcorticotomy-facilitated orthodontics[J]. Am J OrthodDentofacialOrthop, 2011, 139(2): 252-259.

第 10 章

第一磨牙阻生的矫治

第一磨牙俗称六龄牙，为非继承牙，它是最先萌出的恒牙，又在牙弓的后端，因此受环境因素的影响小。第一磨牙阻生在临床罕见，目前关于第一磨牙阻生的研究很少，仅限于病例报道，缺乏系统的研究。阻生的第一磨牙多数表现为替牙期第一磨牙近中倾斜压迫第二乳磨牙远中根，可通过早期阻断矫治纠正其萌出方向，引导其萌出。也有极少数病例为牙胚自身发育停止或方向发生改变，无法正常萌出，甚至根骨粘连。其他阻生形式则较复杂，矫治难度更大。第一磨牙阻生不易被发现，治疗的主要问题突出表现在支抗不足，即便是恒牙期，远中游离端垂直向支抗也很难获得。

一、概述

（一）流行病学

第一磨牙一般在 6~7 岁时萌出，是最先萌出的恒牙，它的萌出预示着儿童替牙期的开始。第一磨牙为非继承牙，从最后一颗乳磨牙远中萌出，位于牙弓的后端，受环境因素的影响小，𬌗方没有乳牙阻力，萌出间隙为上颌结节、下颌磨牙后垫向后生长提供，间隙也充裕，故阻生罕见。即便发生阻生，因为在牙弓的后端，不能为家长及时发现，常常是因其他牙病就医被发现，因而发现一般较迟，贻误了最佳的治疗时机。国内文献偶见报道，尚未对其发生率进行统计，国外有文献报道第一磨牙阻生发病率在上颌为 0.02%，在下颌为 0.01%。

（二）病因

第一磨牙既不会被动受乳牙的影响，又不会发生牙外伤，因此局部环境因素影响导致其阻生的可能性很小，往往是牙胚自身发育所致。第一磨牙阻生的原因尚无定论，有局部因素和系统性因素两类。

1. *局部因素*　为牙胚自身发育因素，包括：

（1）牙胚萌出方向异常：牙胚发育方向异常在牙槽骨内阻生，往往与邻牙接触，邻牙阻碍其正常萌出，甚至会出现牙根的弯曲（图 10-1～图 10-4）。

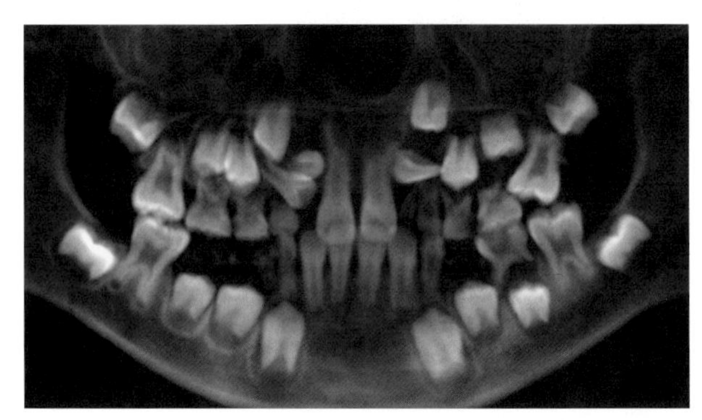

图 10-1　右上第一磨牙、下颌第一磨牙萌出建𬌗，根发育基本完成，左上第一磨牙近中倾斜、压迫近中的第二乳磨牙、阻生。如图中白色箭头标注

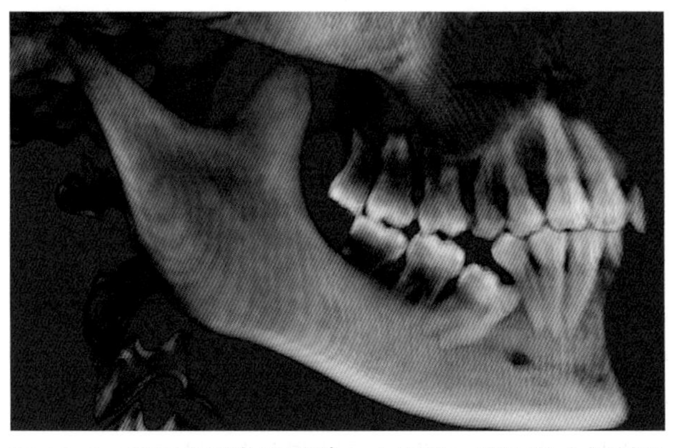

图 10-2　第三磨牙萌出建𬌗，右下第一磨牙近中倾斜阻生

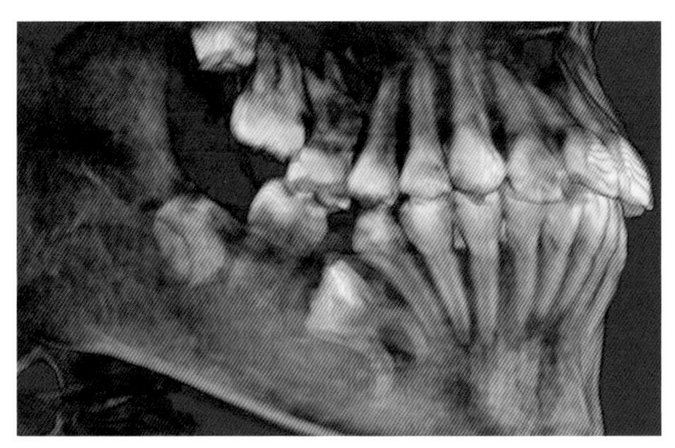

图 10-3 右下第二磨牙已萌出，右下第一磨牙远中向倾斜埋伏阻生，接近水平，牙根弯曲，根骨粘连。这种情况极为罕见

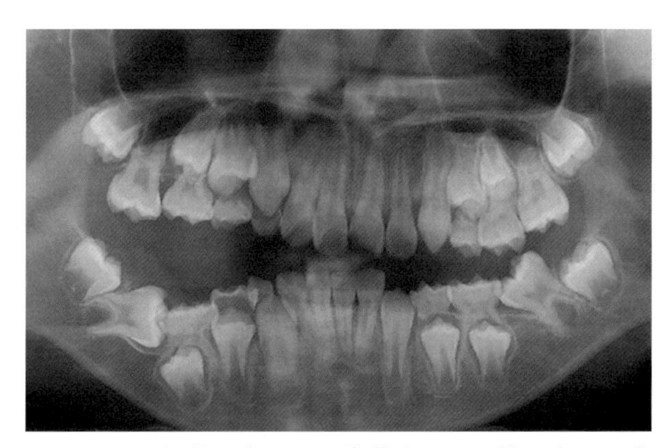

图 10-4 上颌第一磨牙已正常萌出，左下第一磨牙近中倾斜，右下第一磨牙近中水平向埋伏阻生，下颌第一磨牙与近中的乳磨牙接触。下颌第一磨牙对称性发生萌出方向异常、阻生实属罕见

(2) 牙胚发生的时间和（或）位置异常：第一磨牙牙胚发生的时间迟，牙胚位置异常，必然影响牙齿的正常萌出，不能正常萌出时往往发生阻生（图 10-5）。

(3) 根骨粘连：第一磨牙根骨粘连往往是在牙齿生长发育过程中局部发生障碍或阻生时间长，继而发生根骨粘连，导致无法牵引（图 10-6，图 10-7）。

(4) 多生牙阻碍第一磨牙萌出：第一磨牙区多生牙极为罕见（图 10-8）。

(5) 囊肿：第一磨牙发育过程中牙胚发生囊性病变，形成囊肿，导致牙齿阻生（图 10-9）。这种情况有 2 种预后，一种是恒磨牙迟萌，但是方向正常，一种是发展为牙胚萌出方向异常、根骨粘连等，最终导致阻生。对第一磨牙囊肿的早期发现并开窗助萌，一般预后都很好，能够正常萌出。

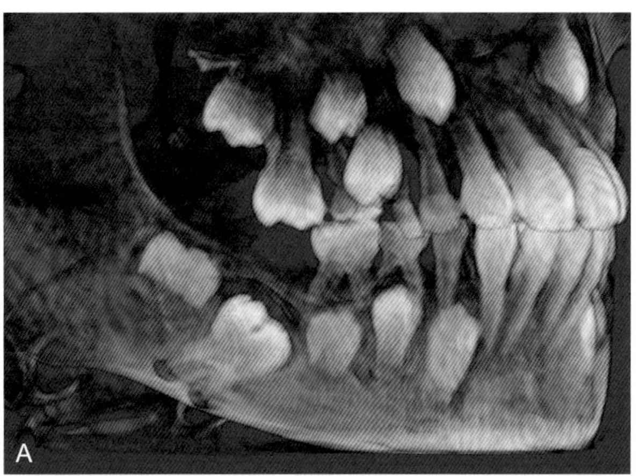

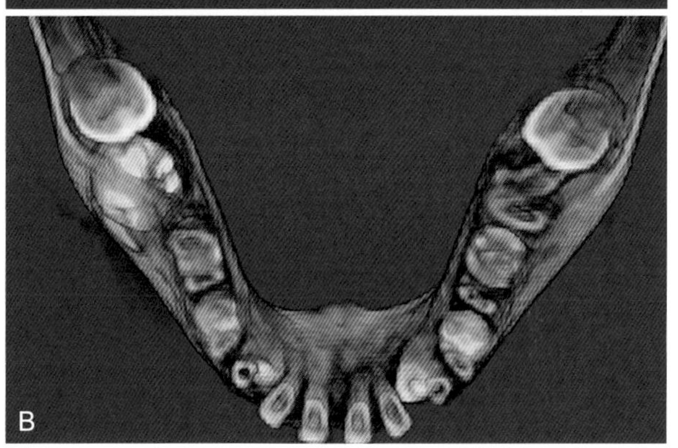

图 10-5 右下第一磨牙埋伏于下颌体内，位置低，根尖部位于下颌骨体部的下缘，根尖发育接近完成，牙胚近中倾斜，冠周囊腔，𬌗面仍有大量骨质覆盖。该患者切忌外伤，此部位为薄弱处，一旦外伤易发生下颌骨骨折。A. 右侧 CT 截图示右下第一磨牙埋伏阻生；B. CT 水平面截图示右下第一磨牙埋伏阻生

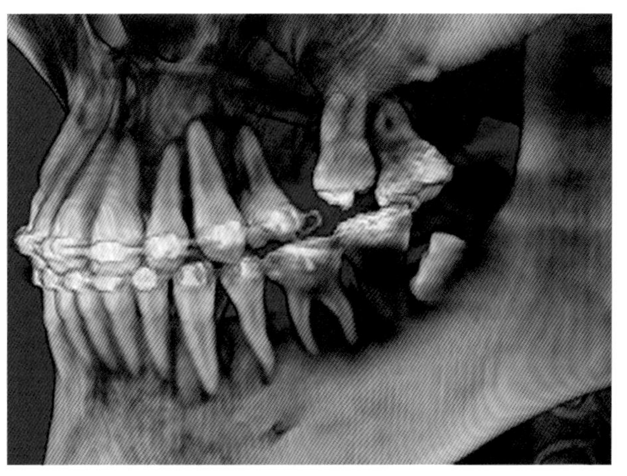

图 10-6 患者为 22 岁女性，左上第一磨牙与近中有足够间隙，正畸牵引 1 年多，不仅未能牵引至𬌗平面，而且出现了邻牙的压低等支抗丧失，X 线片显示根骨粘连

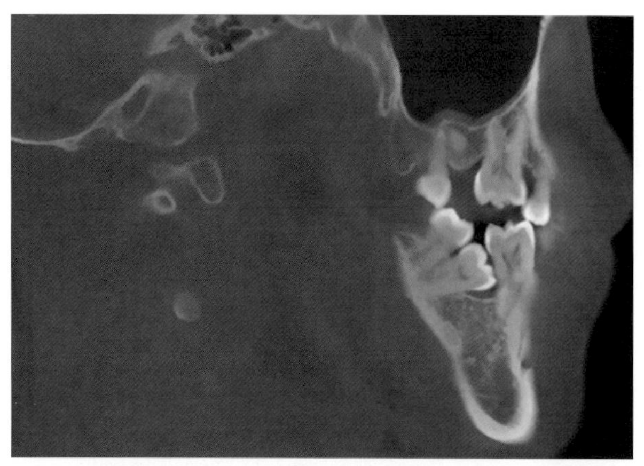

图 10-7 患者为 29 岁男性，右上第一磨牙有足够间隙，根骨粘连，阻生

另外，颌骨囊肿、角化囊性瘤、成釉细胞瘤等疾病也会造成病变部位的牙齿阻生、埋伏（图 10-10）。

2. **系统性因素** 包括：①外胚叶发育异常；②遗传因素，如甲状旁腺激素受体突变等；③颅骨锁骨发育不全综合征（图 10-11，图 10-12）。

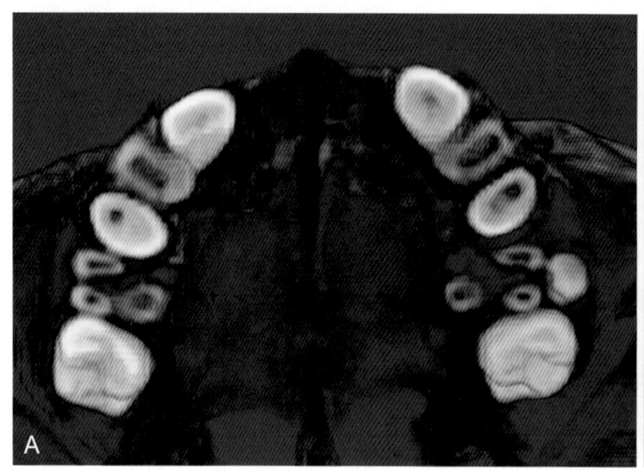

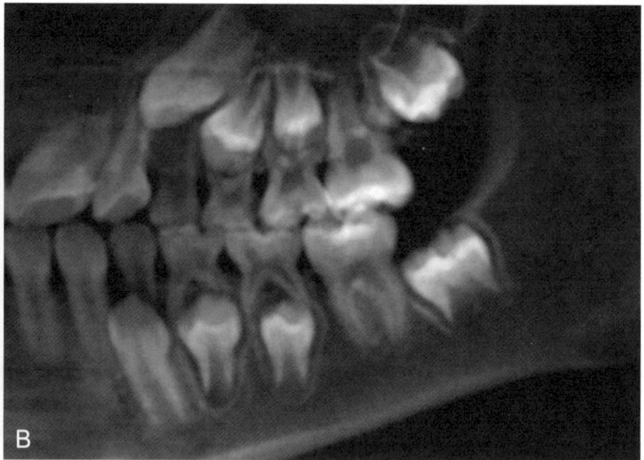

图 10-8 左上第一磨牙颊侧锥形多生牙，患者 11 岁，第一磨牙阻生、从舌侧萌出。A. 左上第一磨牙颊侧多生牙；B. 局部全景片截图

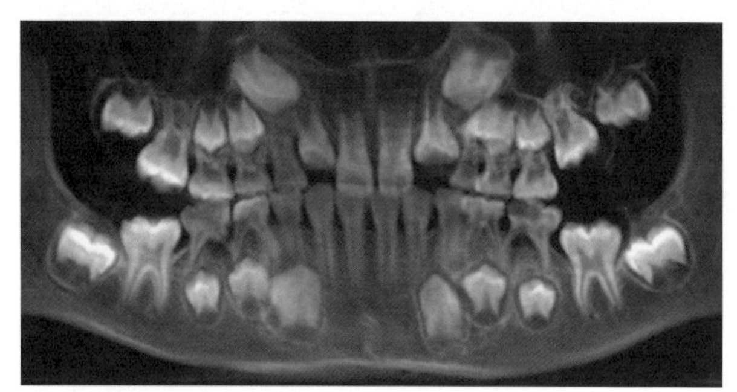

图 10-9 下颌第一磨牙及左上第一磨牙冠周囊腔，根发育基本完成

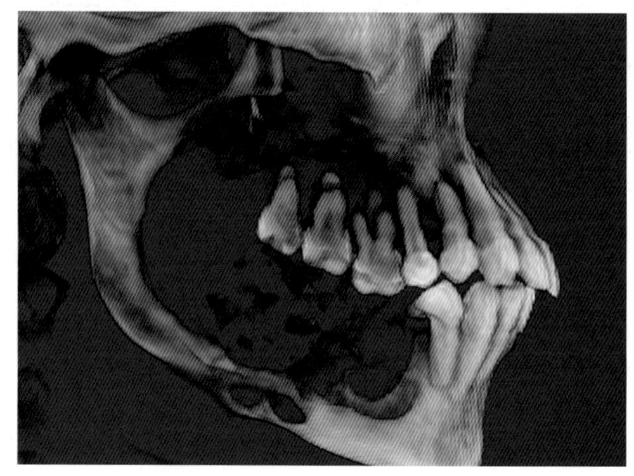

图 10-10 右侧成釉细胞瘤，右下第二前磨牙及后面的磨牙缺失，右上第一磨牙、第二磨牙、第三磨牙阻生

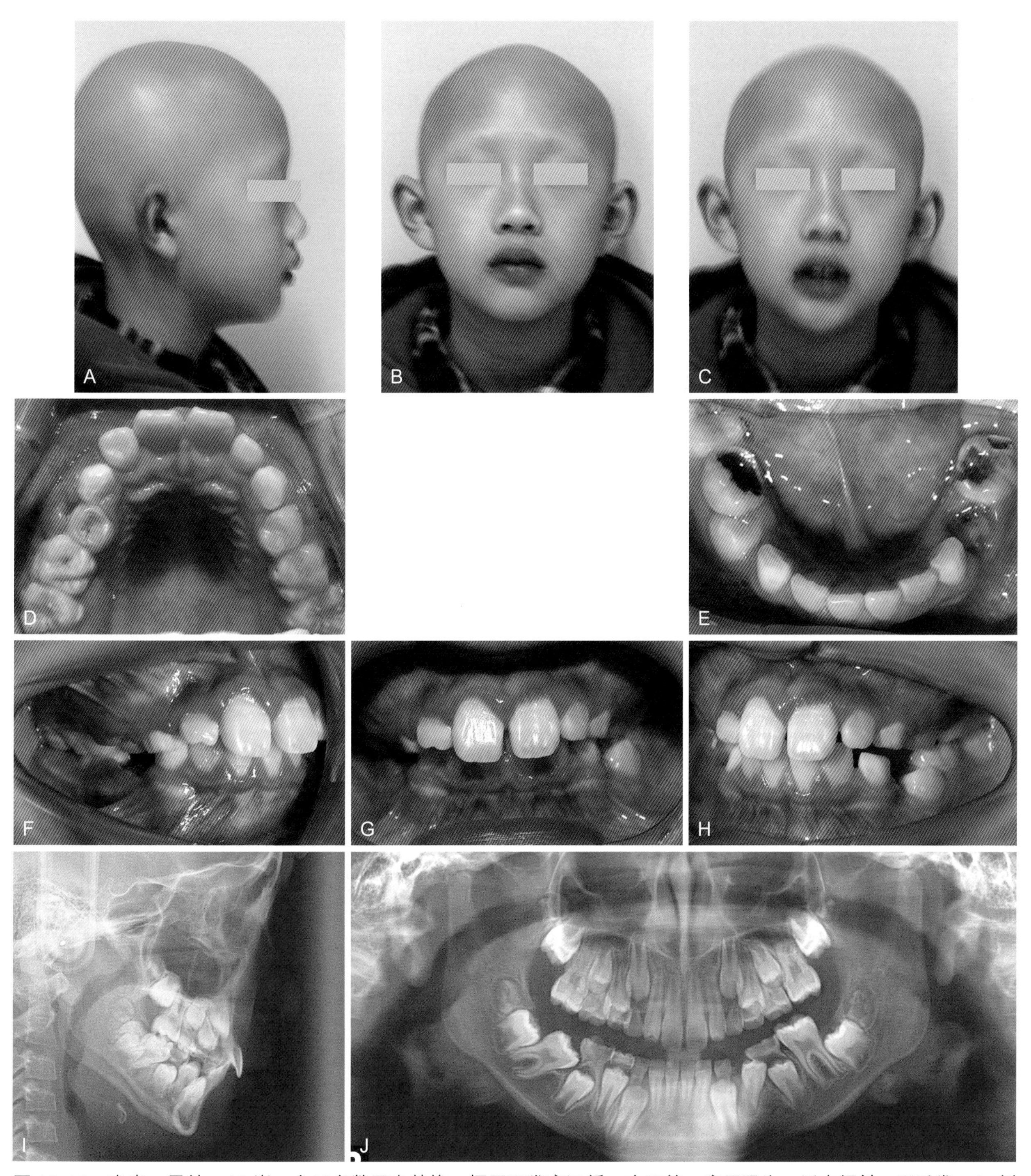

图 10-11 患者，男性，12 岁，全口多数牙未替换，恒牙胚发育迟缓，右下第一磨牙阻生，近中倾斜。无毛发。A. 侧面像；B. 正面像；C. 正面微笑像；D. 上颌𬌗像；E. 下颌𬌗像，46 未萌；F. 右侧𬌗像；G. 正面𬌗像；H. 左侧𬌗像；I. 侧位片；J. 全景片，46 未萌

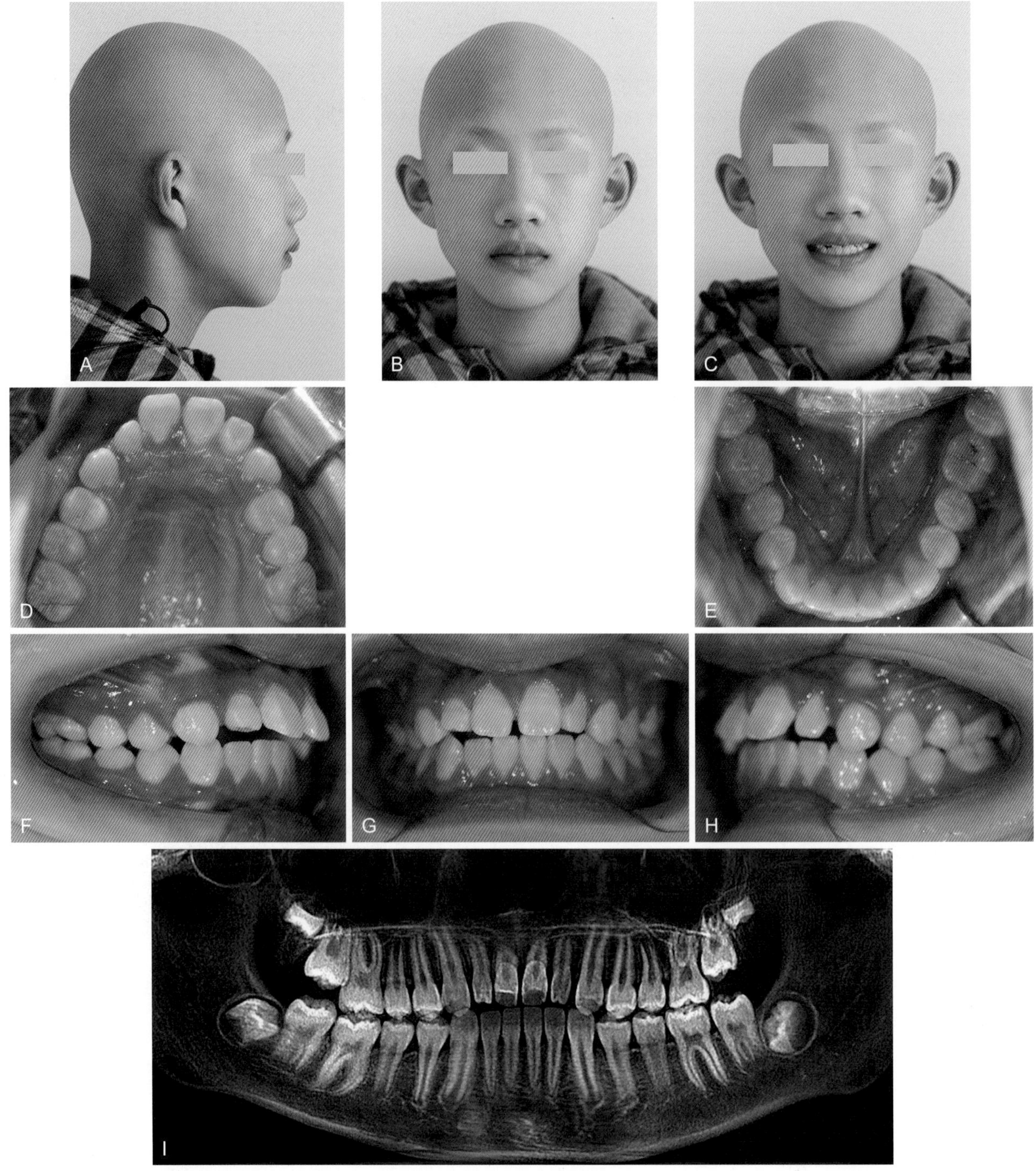

图 10-12 患者，男性，15 岁，开窗助萌、牵引，全口除上颌第二磨牙外，全部替换、萌出建殆。无毛发。A. 侧面像；B. 正面像；C. 正面微笑像；D. 上颌殆像；E. 下颌殆像，46 萌出建殆；F. 右侧殆像；G. 正面殆像；H. 左侧殆像；I. 全景片，46 萌出建殆，全口牙除 17、27 外全部萌出建殆

（三）危害性

第一磨牙萌出的生理位置位于第二乳磨牙的远中，可谓之“继承牙的后界和非继承牙的前界”，其萌出位置不仅影响乳磨牙的正常替换，而且引导第二、第三磨牙的萌出。第一磨牙的阻生对牙殆的发育影响很大。

1. 第一磨牙阻生可引起第二乳磨牙的牙根吸收、提前脱落，进而占据剩余间隙影响第二前磨牙的萌出，导致第二前磨牙的异位萌出或阻生、牙列拥挤，因此临床上第一磨牙前移并不都是第二乳磨牙龋坏、早失所致（图 10-13）。

2. 第一磨牙阻生会继发对颌第一磨牙的伸长，还可引起第二、第三磨牙萌出异常。

3. 第一磨牙在咬合关系的建立中也起着重要的引导作用，是建殆的关键，它与第二前磨牙共同形成建殆的平台。因此，第一磨牙阻生，不仅影响牙弓的完整性和稳定性，严重影响咬合关系的建立，甚至影响患者的咀嚼功能和颞下颌关节的健康（图 10-14）。

4. 由于其位置在建立咬合关系中有重要作用，其阻生的早期发现和治疗尤为重要。若治疗不及时，可出现根骨粘连，导致无法牵引到位，或者盲目牵引导致邻牙失抗，形成开殆（图 10-15）。

但对颌骨囊肿、角化囊性瘤、成釉细胞瘤等造成的第一磨牙阻生属于口腔颌面外科的病变，危害性很大，不属于本书所叙述范围。

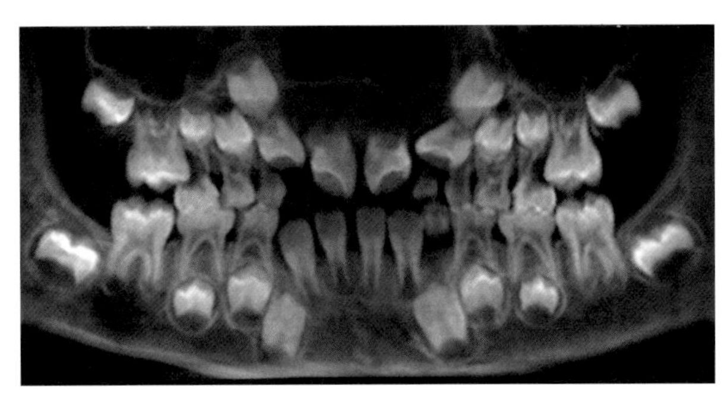

图 10-13　双侧上颌第一磨牙阻生并压迫近中的第二乳磨牙，第一磨牙阻生，第二乳磨牙远中牙根吸收

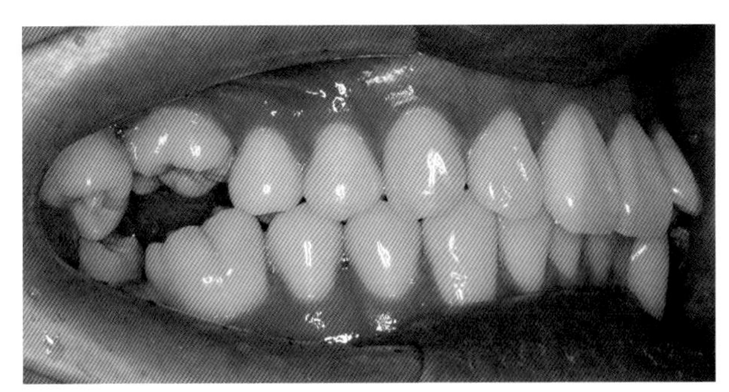

图 10-14　右上第一磨牙阻生、根骨粘连，对颌牙伸长，牙颌畸形，咬合紊乱

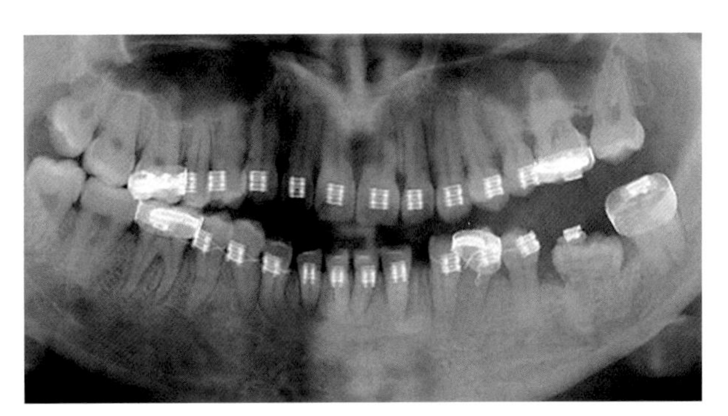

图 10-15　右下第一磨牙未及时治疗，根骨粘连，盲目牵引导致邻牙失抗，形成开殆

二、第一磨牙阻生的治疗

第一磨牙因萌出时间最早，且萌出的位置位于牙列最后，常被患儿家长忽视，不能及时发现第一磨牙的阻生。因此，其萌出异常多在患儿进行口腔检查和治疗时被医生发现，甚至部分患者在恒牙列时仍未能发现第一磨牙的阻生，影响了第二磨牙的正常萌出，增加了治疗难度。理论和临床实践告诉我们，由于第一磨牙在咬合关系建立中的重要作用，其阻生早期发现和及时治疗，比其他牙齿更重要。

第一磨牙阻生的治疗原则是：尽量保留、早发现、早治疗；治疗方法的选择与患者就诊年龄、阻生的类型、原因及严重程度等有关。其牙长轴的倾斜角度越大、与殆平面的距离越远、伴有的磨牙区问题越多，则正畸牵引治疗成功的难度越大。其具体的治疗方法也与医生水平及患者自身需求密切相关。

（一）早期开窗助萌

1. **适应证**

（1）早期发现的第一磨牙阻生。

（2）由于牙齿自身发育异常，萌出性囊肿或牙胚轻度倾斜。

2. **具体方法**　是在局部麻醉下去除第一磨牙冠周囊腔，去除萌出阻力，暴露牙冠，观察其自行萌出即可（图 10-16～图 10-18）。此类手术一般由口腔颌面外科医生完成。

3. **注意事项**　早期开窗助萌只需要将牙齿殆面的黏膜和囊性组织去除，垂面牙冠暴露≥2mm 即

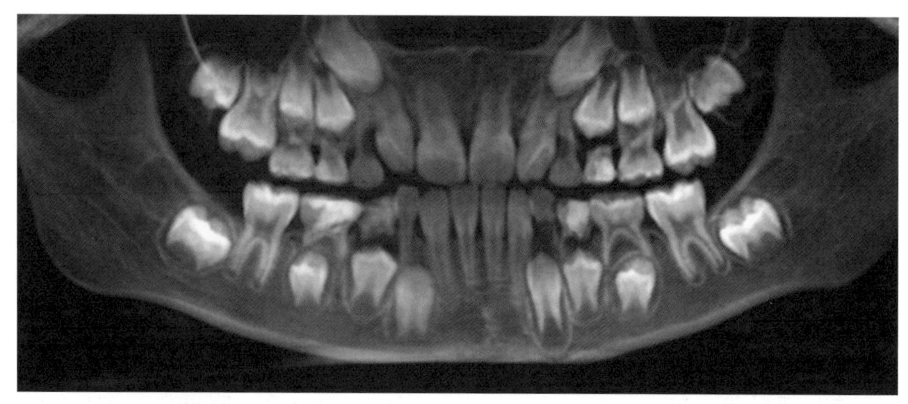

图 10-16　患者替牙期，右上第一磨牙阻生，早期发现可选择开窗助萌

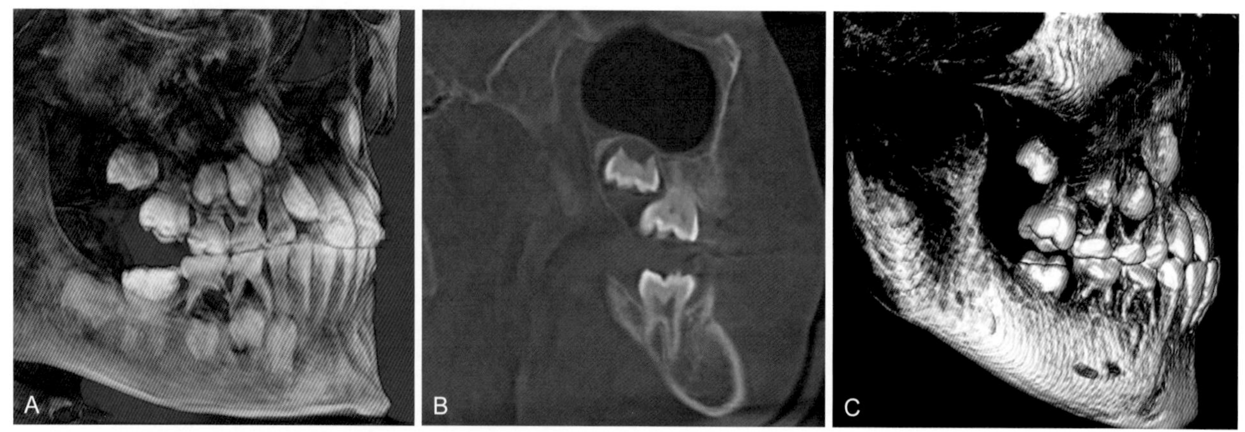

图 10-17　右下第一磨牙萌出性囊肿，阻生，右上第一磨牙萌出，右下第一磨牙手术切除囊肿，暴露牙冠，助萌，2 个月后萌出建𬌗。A. 右下第一磨牙埋伏阻生；B. 第一磨牙萌出性囊肿；C. 2 个月后第一磨牙萌出建𬌗

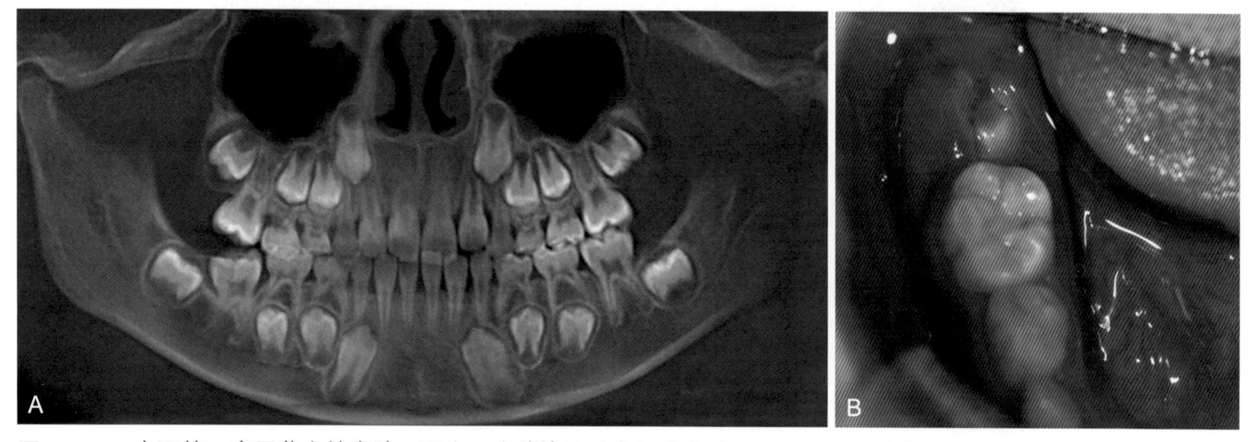

图 10-18　右下第一磨牙萌出性囊肿，阻生，此种情况手术切除囊肿，暴露牙冠，助萌。A. 全景片示右下第一磨牙萌出性囊肿；B. 右下第一磨牙阻生

可。手术面过小，达不到效果；若手术面过大，创伤大，局部肿胀，有可能影响阻生牙的萌出（图10-19）。

（二）早期竖直、牵引

第一磨牙阻生最常见为替牙期第一磨牙近中向倾斜，受到第二乳磨牙的阻碍而不能正常萌出。这种情况多在患儿进行口腔治疗时被医生发现，因此早期阻断性矫治也多在儿童口腔科进行。

1. **适应证**

（1）替牙期早期发现的第一磨牙阻生。

（2）第一磨牙近中向倾斜，受到第二乳磨牙的阻碍而不能正常萌出。

2. **具体方法**　倾斜、重叠不严重的第一磨牙可以采用分牙法解除与邻牙锁结。对第一磨牙近中倾斜严重、与第二乳磨牙间锁结较为严重的，采用口内矫治器推第一磨牙向远中，竖直倾斜的第一磨牙，解除与邻牙的锁结。首先在局部麻醉下去除第一磨牙冠周囊腔，去除萌出阻力，暴露牙冠。然后，在牙冠上粘接牵引附件，再用颌内矫治器推阻生的第一磨牙向后、直立。发生于上颌者可用可摘矫治器推第一磨牙向远中；发生于下颌者可以采用改良舌弓推第一磨牙向远中，或截除甚至拔除第二乳磨牙，诱导第一磨牙萌出，再牵引竖直，因为此时第一磨牙的正常萌出建𬌗比第二乳磨牙重要得多。

3. **注意事项**　开窗只需要将牙齿𬌗面的黏膜和囊性组织去除，牙冠暴露便于正畸附件的粘接即可，手术创面不宜过大。

替牙期可用作支抗的牙齿少，当同颌支抗不足，微种植体支抗又不能使用时，只有选用对颌牙支抗牵引（图 10-20，图 10-21）。因此时处于替牙期，无需考虑第二磨牙，只需尽可能引导第一磨牙正常萌出，建立第一磨牙的正常咬合接触，以利于𬌗的建立。

第一磨牙阻生矫治的主要困难突出表现在支抗不足，即便是恒牙期，远中游离端垂直向支抗也很难获得，微种植体支抗也只能部分地解决此问题。

（三）正畸开窗牵引

如前所述，由于第一磨牙的生理、功能的重要性，阻生的第一磨牙应尽量保留，正畸开窗牵引是常用的辅助方法。

1. **适应证**　第一磨牙阻生，年龄偏大，或位置、方向明显异常者，可考虑试行正畸牵引。

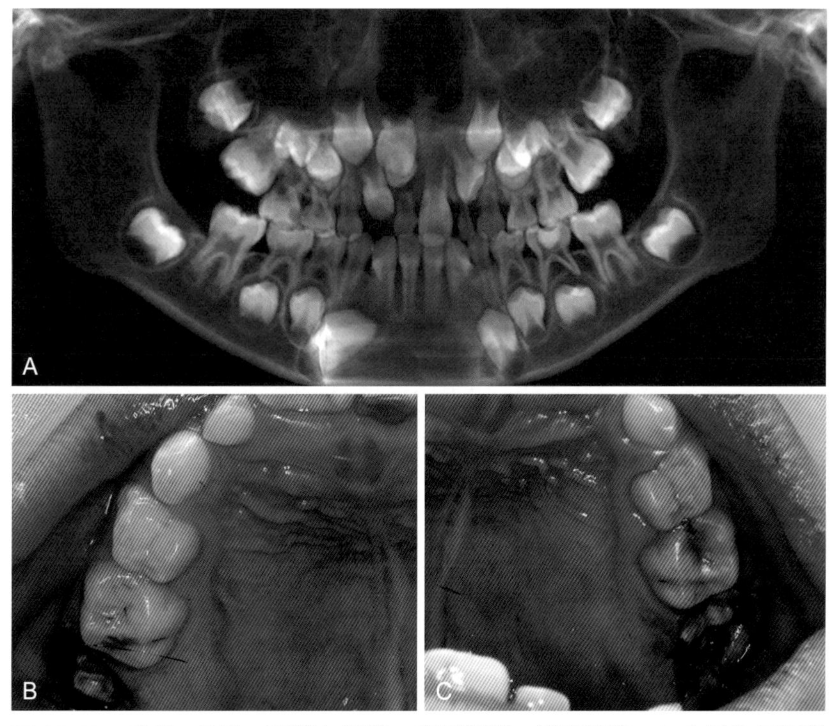

图 10-19　患者，7 岁，两侧上颌第一磨牙迟萌，开窗助萌。A. 全景片示两侧上颌第一磨牙迟萌；B. 右侧上颌第一磨牙开窗助萌；C. 左上第一磨牙开窗助萌

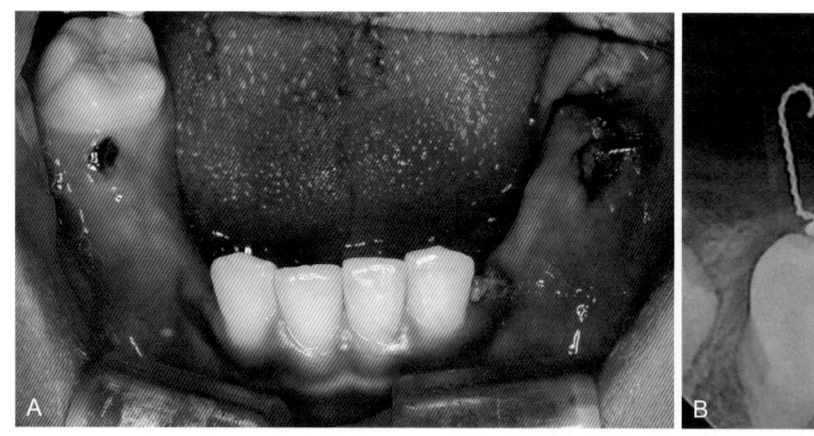

图 10-20 左下第一磨牙近中舌向倾斜、阻生，早期竖直、牵引。A. 下颌殆像；B. 牙片示牵引第一磨牙

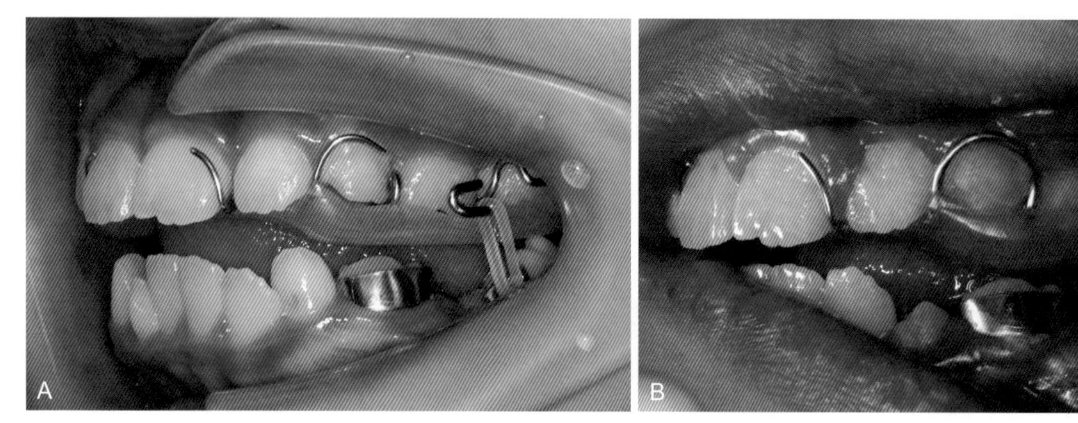

图 10-21 左下第一磨牙近中倾斜阻生，近中第二乳磨牙被压迫根吸收，拔除第二乳磨牙后，开窗暴露左下第一磨牙，引导其萌出，再用对颌牙作支抗牵引竖直左下第一磨牙。A. 颌间牵引纠正左下第一磨牙近中倾斜阻生；B. 左下第一磨牙近中倾斜阻生改善

2. **具体方法** 首先扩展间隙，然后开窗、粘接附着正畸牵引附件并牵引。若早期发现第一磨牙阻生，此时远中的第二磨牙尚未萌出和前移，即便轻度倾斜，也有足够间隙。但至恒牙期，由于远中第二磨牙的萌出和前移，往往间隙不足。

3. **注意事项** 第一磨牙阻生牵引治疗时，支抗（往往是垂直向的支抗）成为首要问题。开窗牵引时，上颌可借助活动矫治器或改良 Nance 托牵引第一磨牙萌出，下颌可利用改良舌弓。恒牙期，牙齿已萌出的可辅助微种植体支抗，其治疗方法的选择和治疗难度与第二磨牙是否萌出有密切关系，第二磨牙已萌出时，应注意邻牙是否发生倾斜或向缺隙处移动，牵引治疗时需保证足够的间隙和支抗（图 10-22）。患者年龄大，牙齿阻生时间长时，须特别要注意是否发生根骨粘连。

有报道称第一磨牙垂直向阻生多与根骨粘连有关。如果第一磨牙根骨粘连无法移动，既往常选择拔除修复。随着学科的发展，跨学科治疗解决了许多临床问题，可通过外科手术将第一磨牙周围局部骨质松解或配合局部骨皮质切开术后再行牵引治疗。建议矫治第一磨牙阻生时，尽量暂时保留第三磨牙，以防止阻生第一磨牙出现根骨粘连等特殊情况。牵引失败时，可以考虑拔除第一磨牙，用远中的第二磨牙替代第一磨牙，第三磨牙替代第二磨牙。此方法多用于上颌，微种植体支抗为这种治疗方法提供了便利。第一磨牙的正畸牵引难度较大，要和患者及其家属提前沟通，只能试行正畸牵引，可能存在牵引失败的情况及后期修复等事宜，避免医疗纠纷。

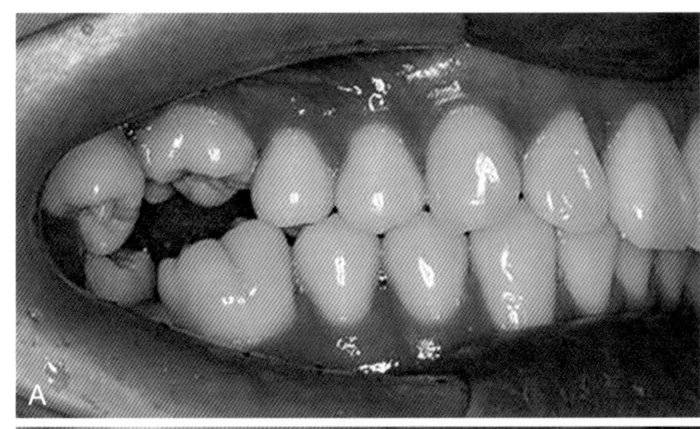

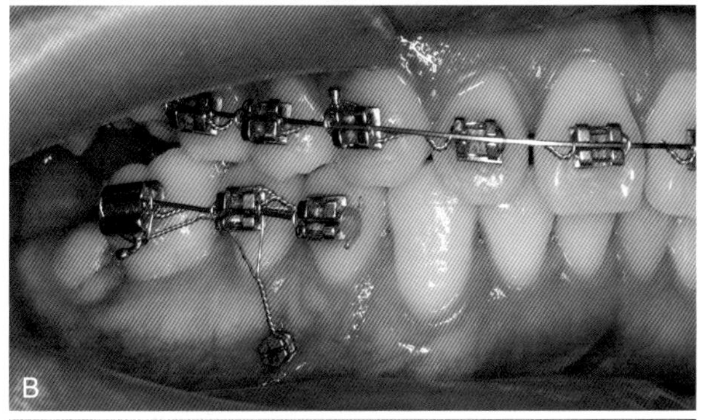

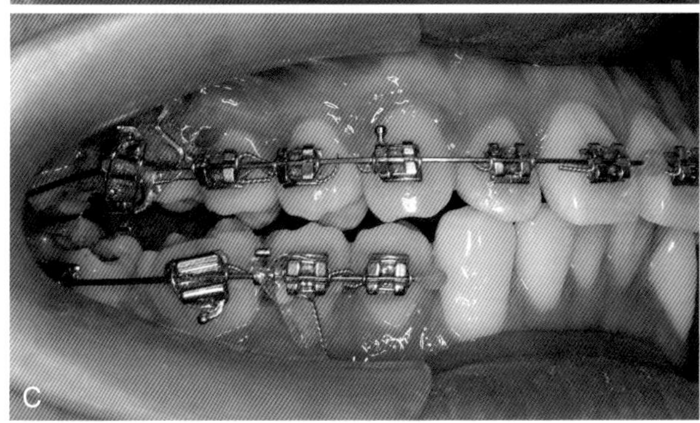

图 10-22　右上第一磨牙阻生，远中第二磨牙萌出，颊向倾斜，正锁𬌗，间隙不足，将第二磨牙拔除，用对颌牙及辅助微种植体作支抗牵引，配合右上第一磨牙局部骨皮质切开。A. 右上第二磨牙颊向倾斜，第一磨牙阻生、间隙不足；B. 右上第二磨牙拔除，用对颌牙作支抗牵引右上第一磨牙，配合右上第一磨牙局部骨皮质切开；C. 局部种植体支抗附支架增强支抗牵引第一磨牙

（四）阻生第一磨牙拔除后远中磨牙移动替代

1. 适应证

（1）第一磨牙低位阻生或水平阻生伴牙根发育不良者。

（2）成年患者，或第二磨牙已萌出建𬌗者。

（3）正畸牵引治疗失败者。

（4）根骨粘连者。

2. 注意事项　阻生第一磨牙拔除后的处理必须在制订矫治计划时就有充分的考虑。远中第二、第三磨牙形态发育良好的，对于青少年患者可选择拔除阻生的第一磨牙，引导远中的第二、第三磨牙近中移动，辅助正畸牵引、竖直，以替代第一磨牙，与对颌牙建立良好的咬合关系。对成年患者则可考虑拔除第一磨牙，前移第二、第三磨牙代替第一、第二磨牙或后期修复治疗。

但对 8~9 岁的儿童，第二磨牙牙冠形成而根未形成时，拔除第一磨牙后，第二磨牙可发生近中漂移，完全代替第一磨牙的位置。但这种治疗方法治疗过程漫长，需要患者及家长的密切配合，否则会酿成严重的不良后果，因此该方案应选择依从性好的患者（图 10-23）。

（五）修复治疗

对于第一磨牙阻生且根骨粘连的成年患者，矫治确有困难。若治疗失败，或患者拒绝牵引时可以考虑将第一磨牙根管治疗和冠修复治疗，这样可以简化治疗，也可以将阻生的第一磨牙拔除后修复治疗（图 10-24）。

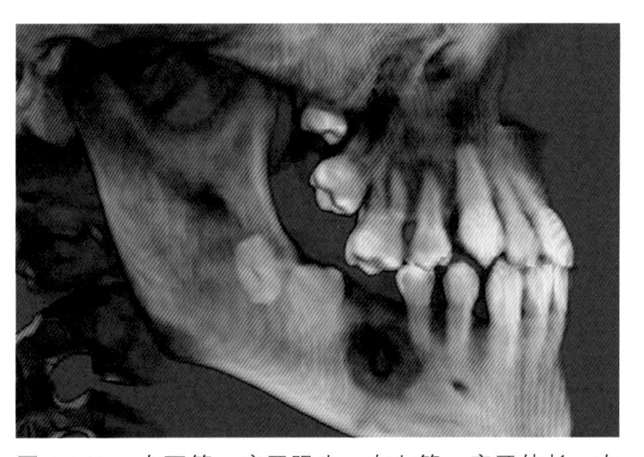

图 10-23　右下第一磨牙阻生，右上第一磨牙伸长，右下第一磨牙拔除，牵引远中的第二磨牙替代第一磨牙

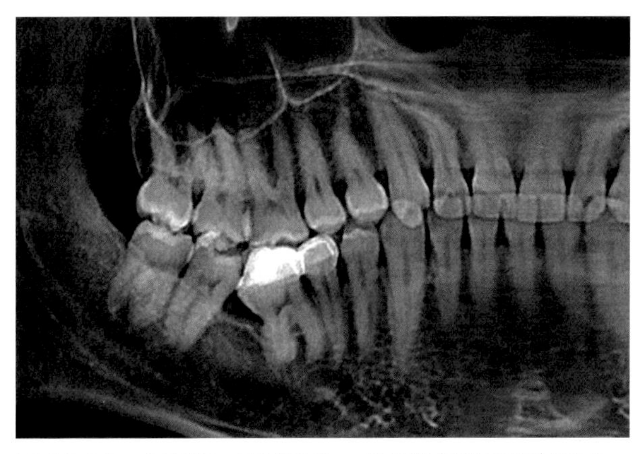

图 10-24　右下第一磨牙阻生，直接修复治疗恢复咬合

病例介绍：病例一

患者，男性，11 岁。

主诉 上前牙未萌。

口内检查 凹面型，替牙期，52、51、61 乳牙滞留，16、26 垂直位阻生，12、11、21、22 阻生，11 弯根。

诊断 11、12、21、22、16、26 阻生。

矫治过程 Ⅰ期：①拔除 52、51、61，16、26 开窗助萌；② 2×4 矫治技术，配合下颌殆垫、上颌改良 Nance 托牵引上颌第一磨牙；③ 12、11、21 开窗牵引。

Ⅱ期：①暂不拔牙矫治；②直丝弓矫治器排齐牙齿，牵引 11、21 复位、控根，调整咬合关系；③保持。

矫治过程见图 10-25～图 10-31。

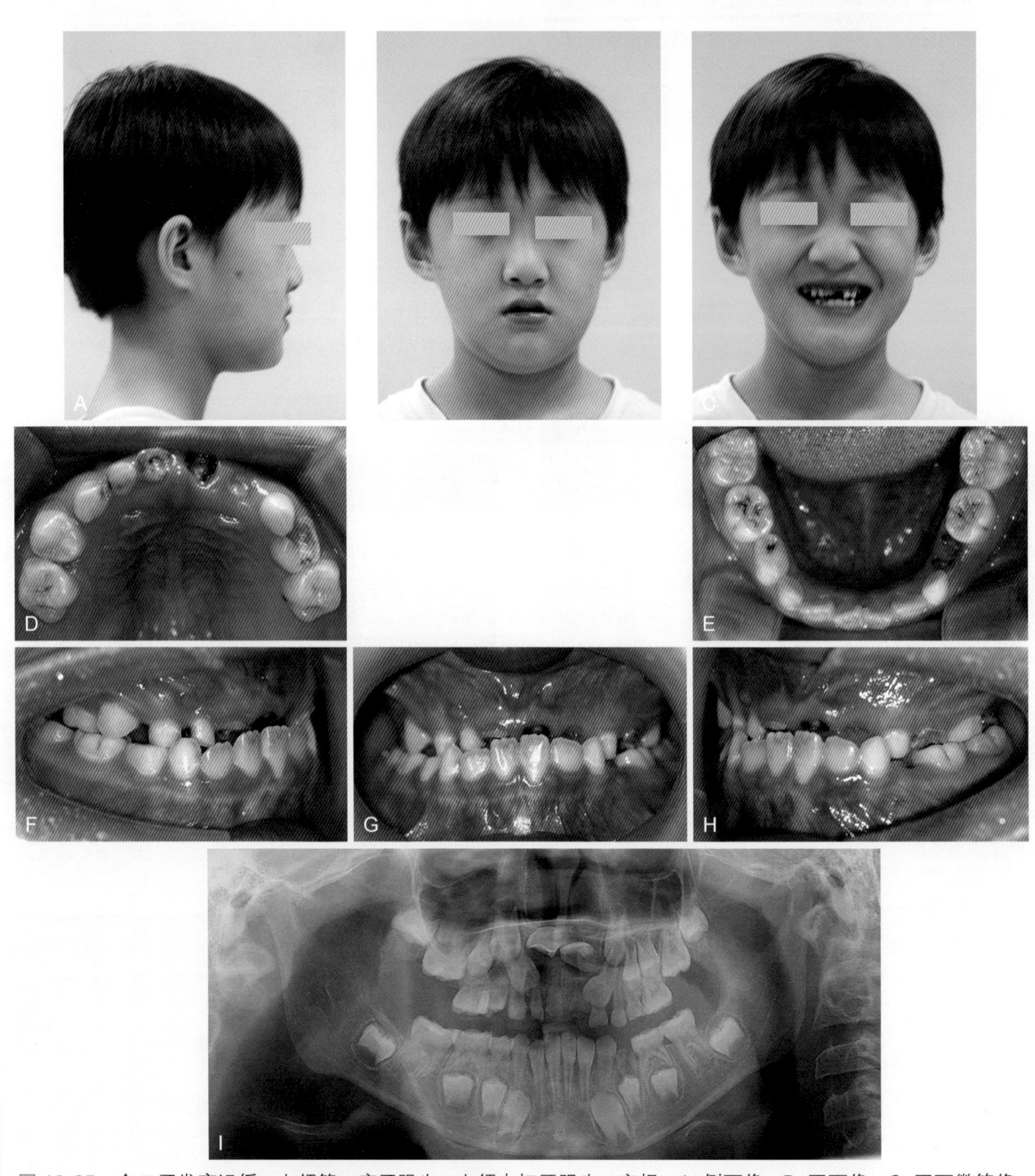

图 10-25 全口牙发育迟缓，上颌第一磨牙阻生，上颌中切牙阻生、弯根。A. 侧面像；B. 正面像；C. 正面微笑像；D. 上颌殆像；E. 下颌殆像；F. 右侧殆像；G. 正面殆像；H. 左侧殆像；I. 初始全景片

病例介绍：病例一（续）

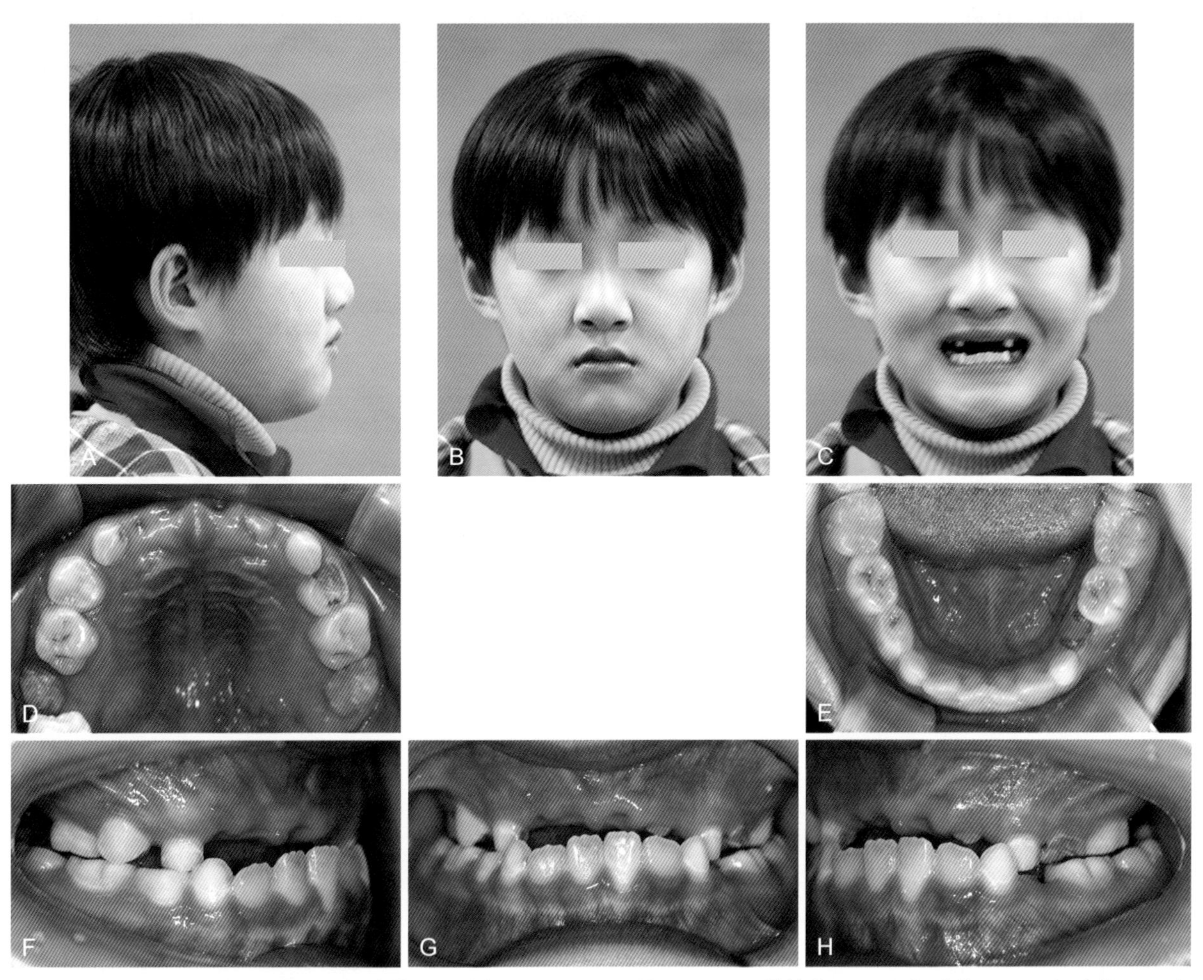

图 10-26　阻生上颌第一磨牙开窗助萌。A. 侧面像；B. 正面像；C. 正面微笑像；D. 上颌𬌗像；E. 下颌𬌗像；F. 右侧𬌗像；G. 正面𬌗像；H. 左侧𬌗像

病例介绍：病例一（续）

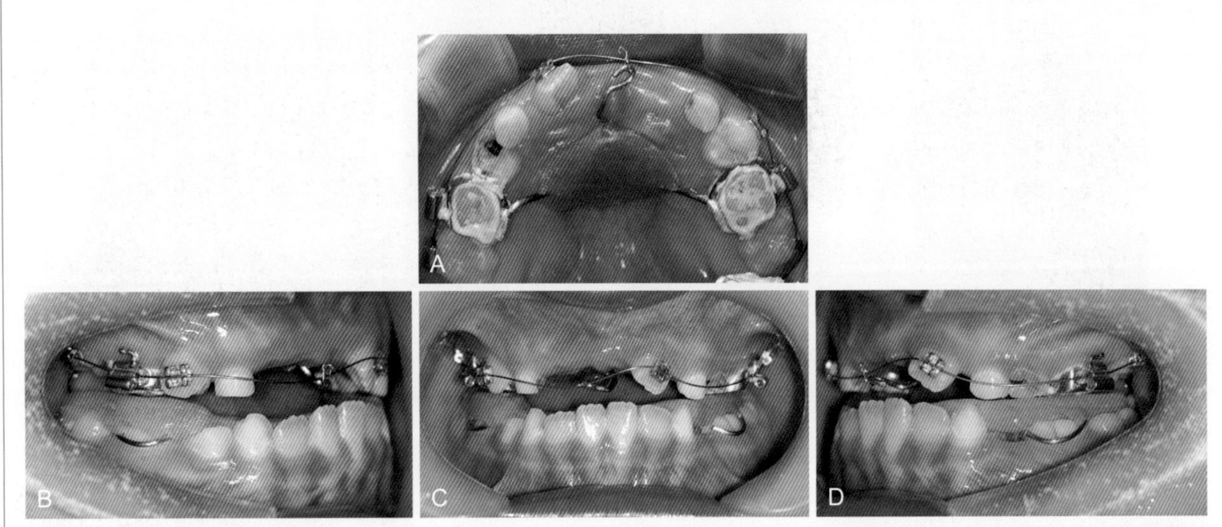

图 10-27 上颌第一磨牙阻生辅助牵引，改良 Nance 托增强支抗牵引上颌第一磨牙。A. 上颌殆像；B. 右侧殆像；C. 正面殆像；D. 左侧殆像

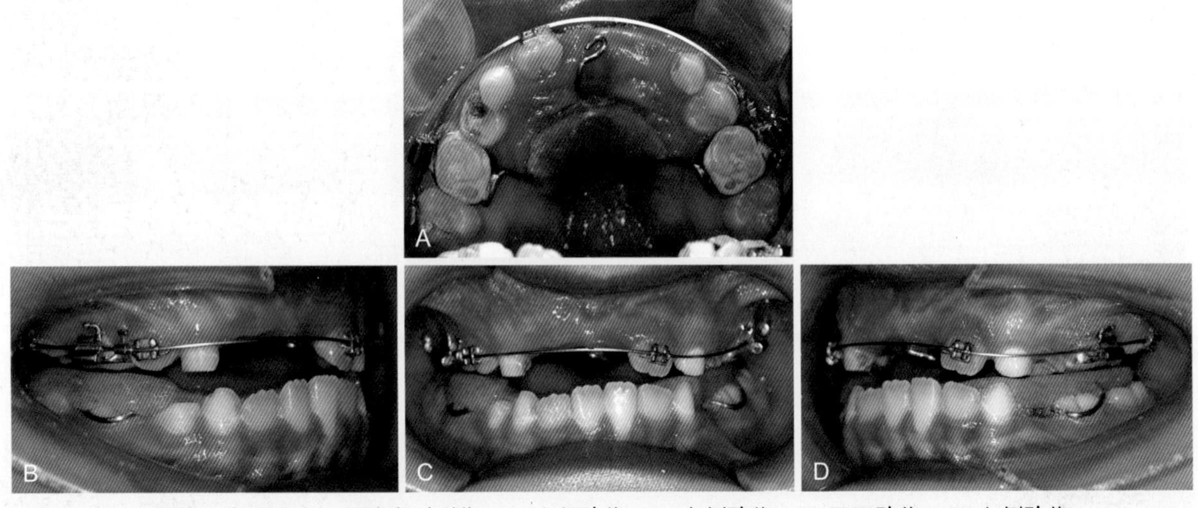

图 10-28 上颌第一磨牙阻生，正畸牵引到位。A. 上颌殆像；B. 右侧殆像；C. 正面殆像；D. 左侧殆像

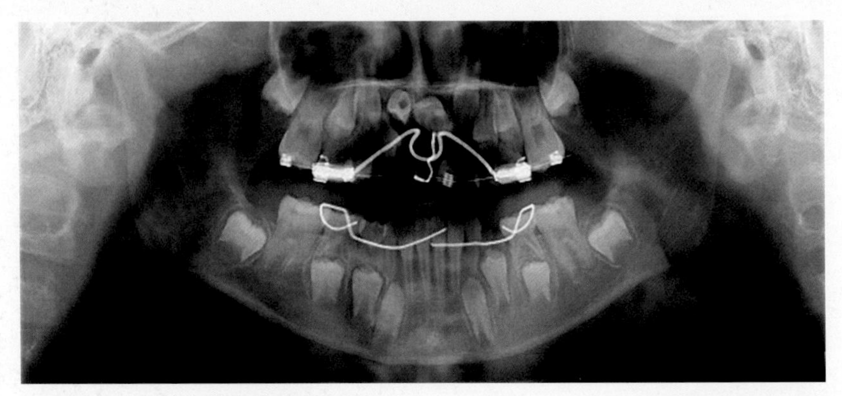

图 10-29 治疗中阶段全景片

病例介绍：病例一（续）

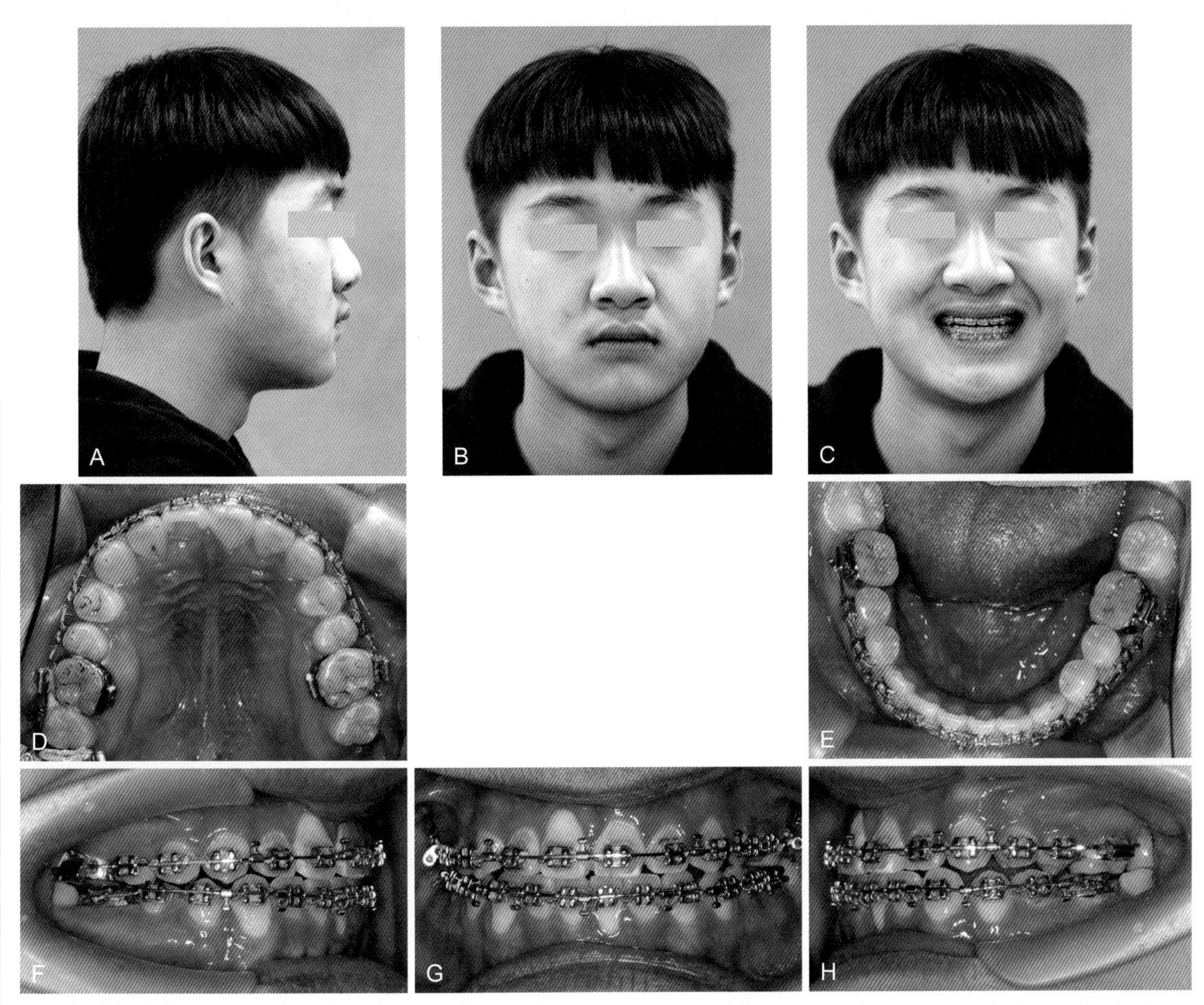

图 10-30 排齐整平。A. 侧面像；B. 正面像；C. 正面微笑像；D. 上颌殆像；E. 下颌殆像；F. 右侧殆像；G. 正面殆像；H. 左侧殆像

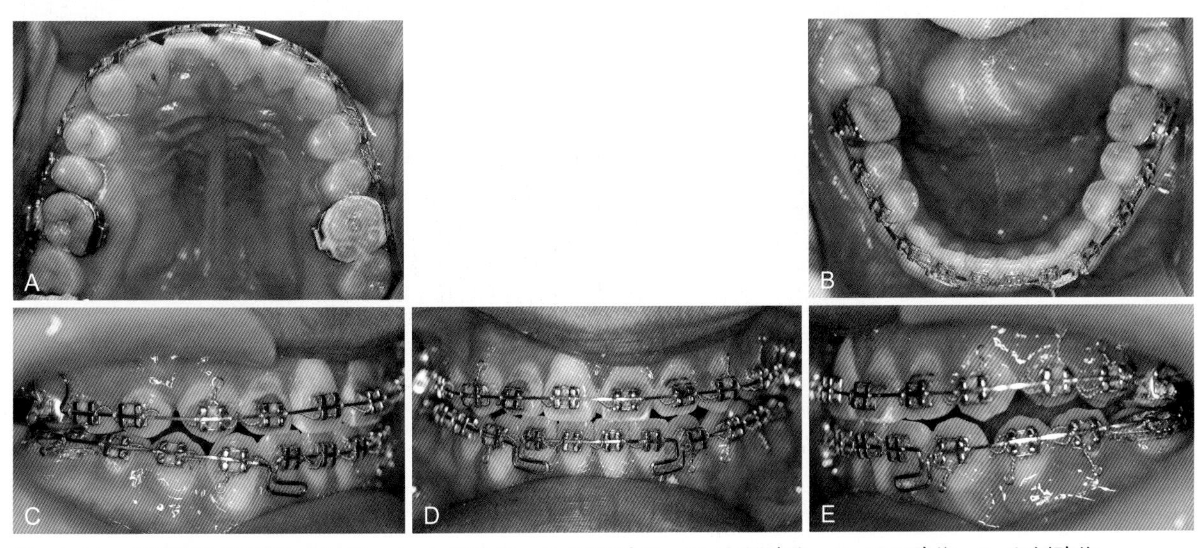

图 10-31 后期精细调整咬合关系。A. 上颌殆像；B. 下颌殆像；C. 右侧殆像；D. 正面殆像；E. 左侧殆像

病例介绍：病例二

患者，女性，8 岁。

主诉 左下后牙歪斜。

口内检查 替牙期，13、23、15、25、42、35、45 先天缺失，75 因 36 近中倾斜压迫早失。

诊断 安氏Ⅱ类 1 分类亚类错䶩，36 异位、阻生。

矫治过程 ①上颌䶩垫附牵引钩，利用对颌支抗牵引 36；②下颌粘接托槽排齐牙列，下颌改良式舌弓增强支抗，远移、竖直 36；③ 44、45 间隙保持。

矫治过程见图 10-32～图 10-36。

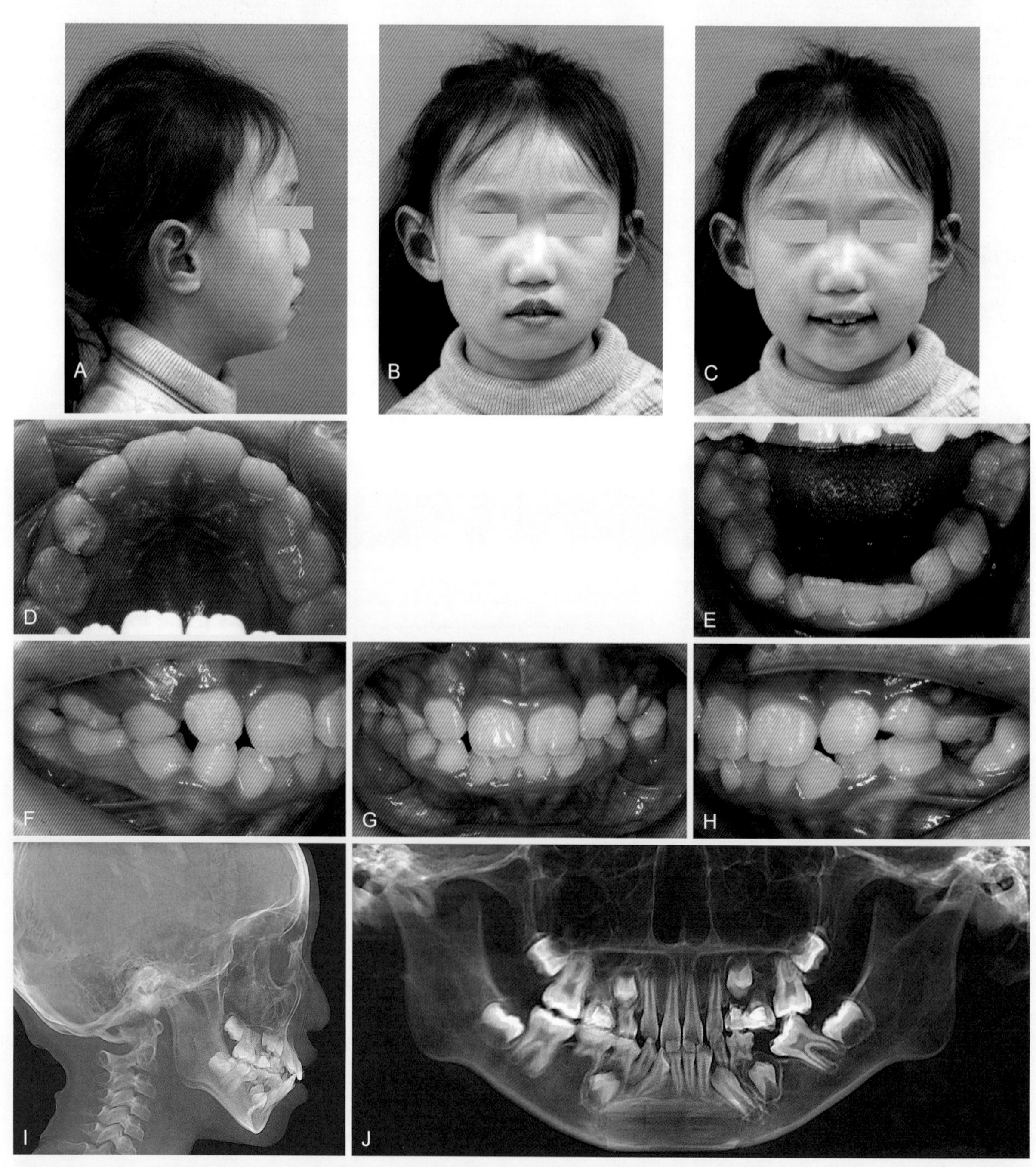

图 10-32 左下第一磨牙近中倾斜，近中第二乳磨牙早失，影响䶩的建立。A. 侧面像；B. 正面像；C. 正面微笑像；D. 上颌䶩像；E. 下颌䶩像；F. 右侧䶩像；G. 正面䶩像；H. 左侧䶩像；I. 侧位片；J. 全景片

病例介绍：病例二（续）

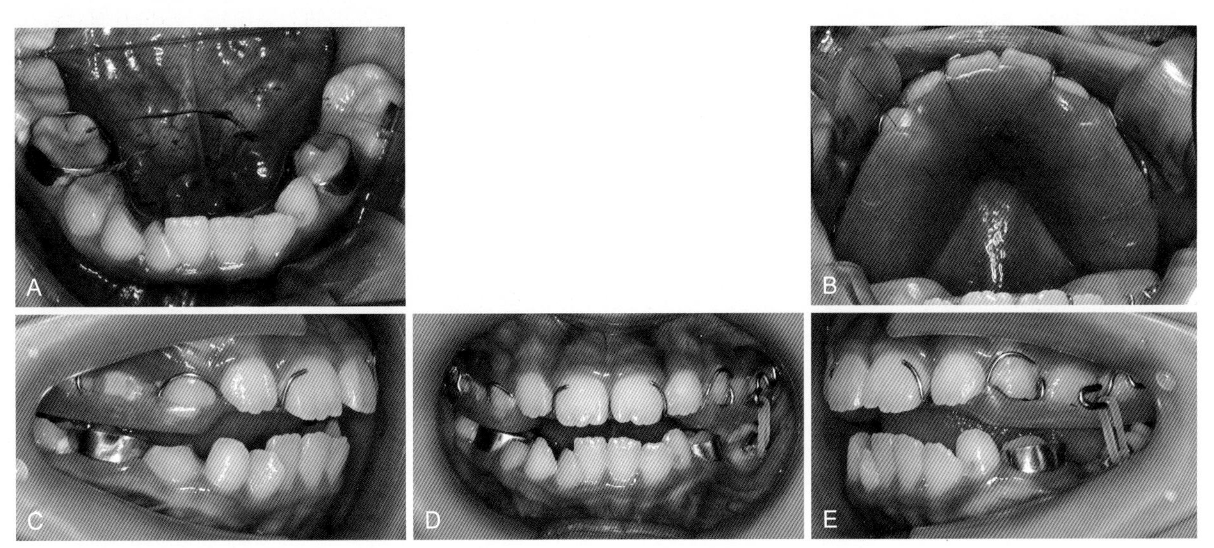

图 10-33　上颌殆垫附牵引钩，对颌作支抗，牵引、竖直左下第一磨牙。A. 下颌殆像；B. 上颌殆像；C. 右侧殆像；D. 正面殆像；E. 左侧殆像

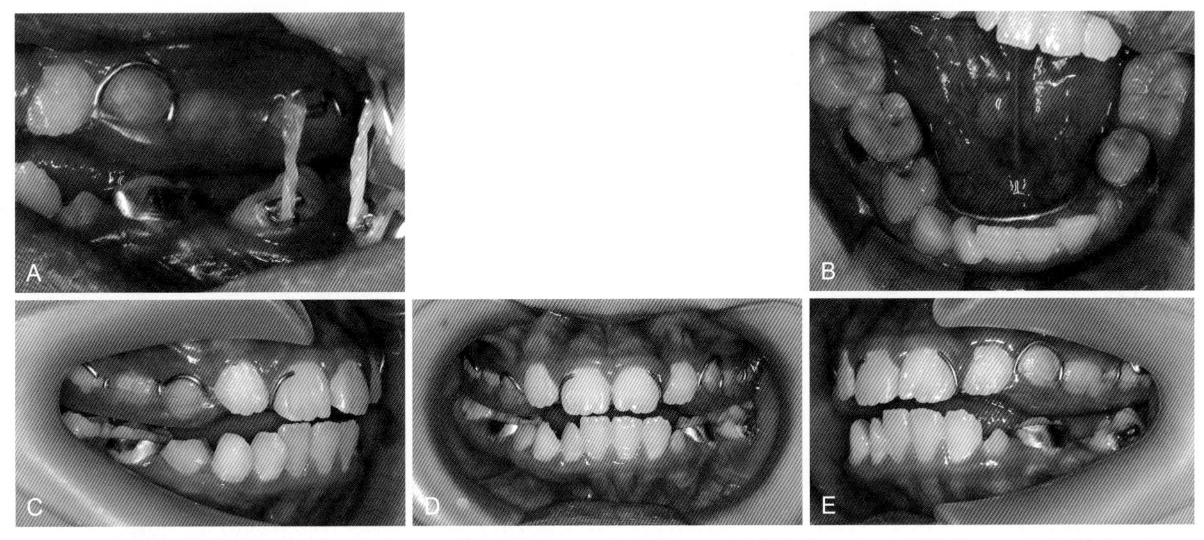

图 10-34　对颌作支抗，牵引、竖直左下第一磨牙。A. 局部照；B. 下颌殆像；C. 右侧殆像；D. 正面殆像；E. 左侧殆像

病例介绍：病例二（续）

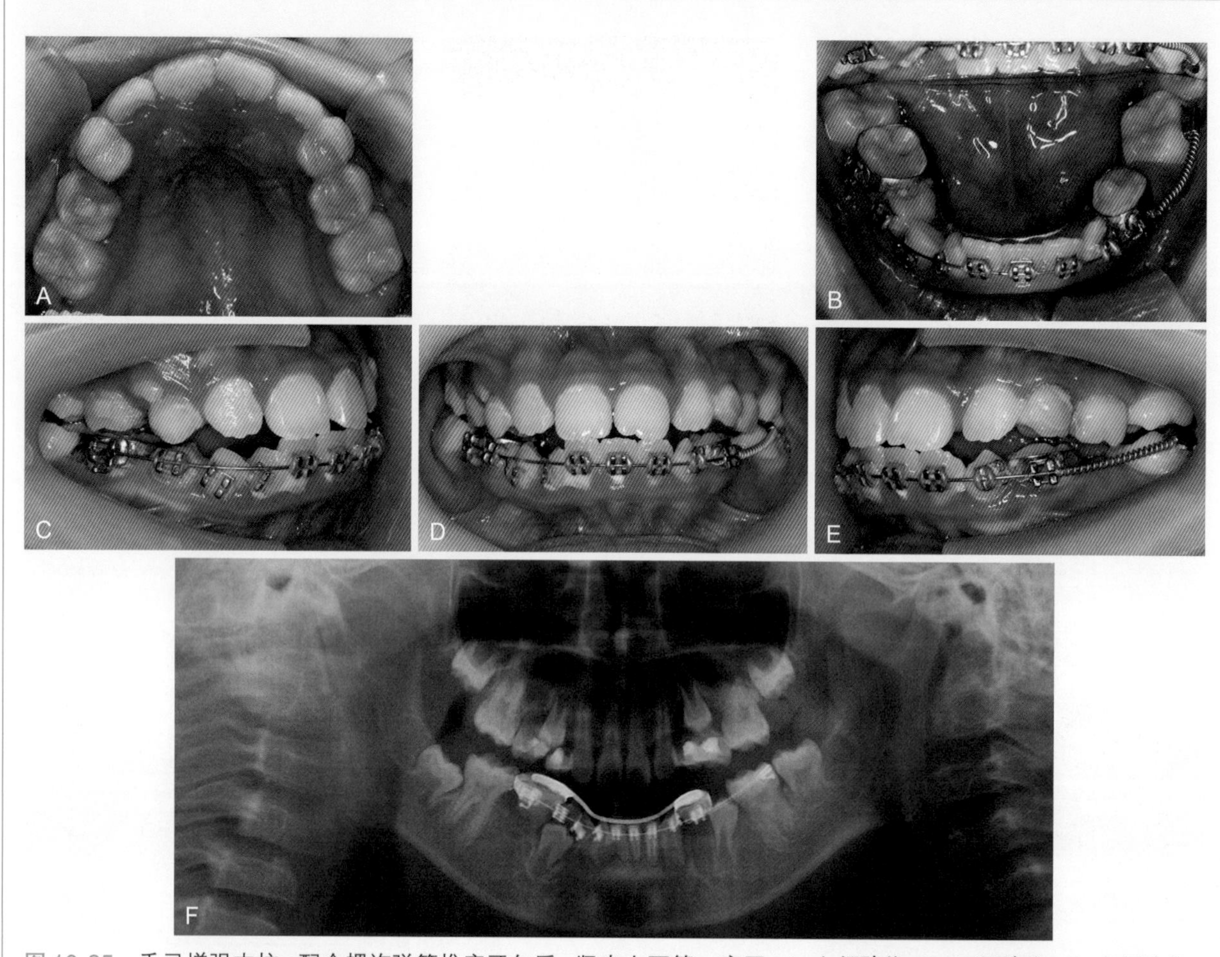

图 10-35 舌弓增强支抗，配合螺旋弹簧推磨牙向后，竖直左下第一磨牙。A. 上颌𬌗像；B. 下颌𬌗像；C. 右侧𬌗像；D. 正面𬌗像；E. 左侧𬌗像；F. 全景片

病例介绍：病例二（续）

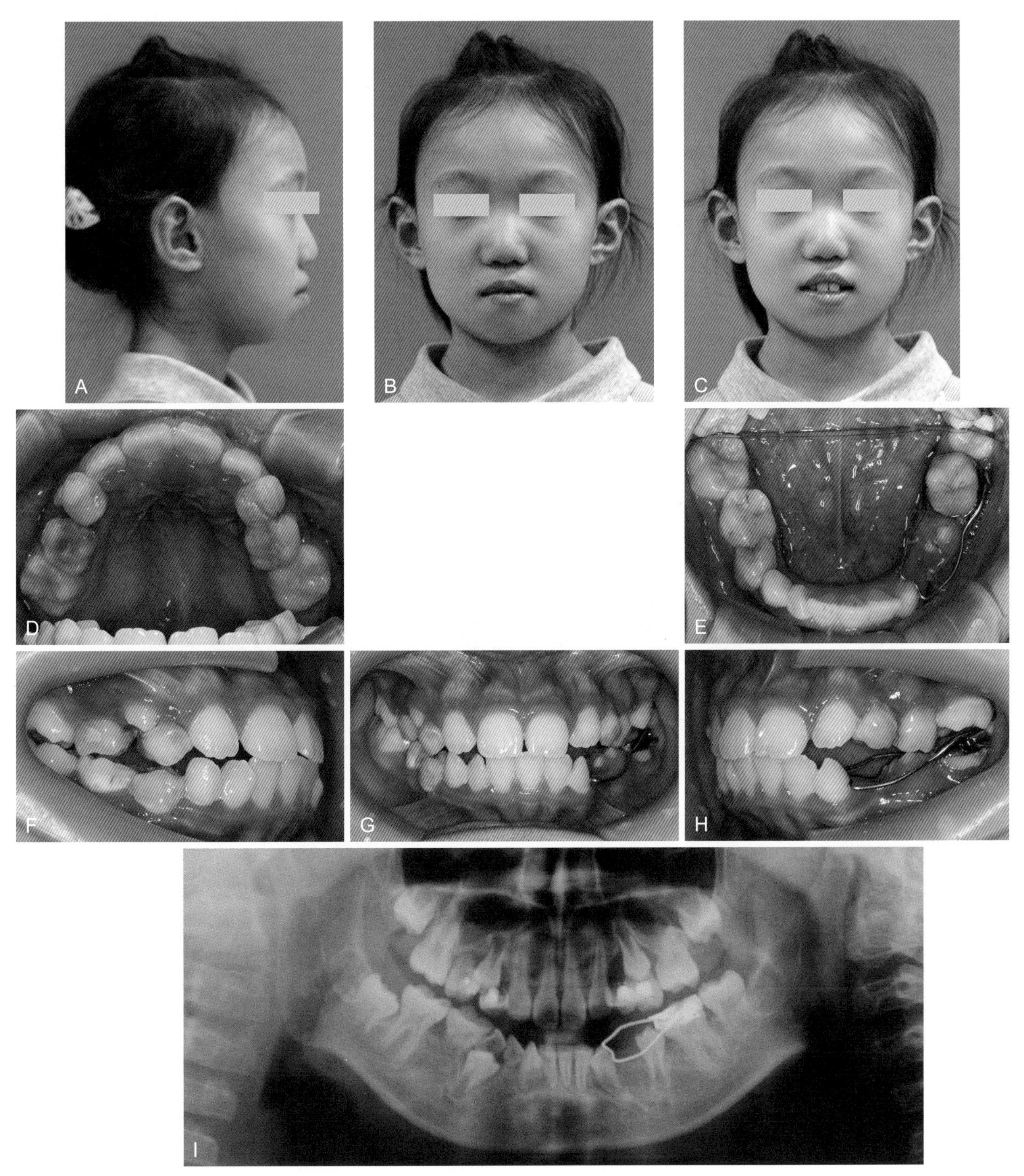

图 10-36 左下第一磨牙竖直、建𬌗，第一前磨牙即将萌出。A. 侧面像；B. 正面像；C. 正面微笑像；D. 上颌𬌗像；E. 下颌𬌗像；F. 右侧𬌗像；G. 正面𬌗像；H. 左侧𬌗像；I. 全景片

病例介绍：病例三

患者，女性，12 岁。

主诉 牙列不齐。

口内检查 恒牙期，13、23 唇侧异位萌出，36 垂直位阻生，37 近中倾斜阻挡 36，36、37 冠周囊肿。牙列拥挤Ⅲ度。

诊断 36、37 阻生，13、23 唇侧异位，牙列拥挤。

矫治过程 ①拔除 14、24、34、44；②直丝弓矫治器排齐牙列，纠正 13、23 唇侧异位；③拓展 36 萌出间隙，下颌改良式舌弓牵引 36，37 开窗纠正萌出方向；④调整中线及咬合关系；⑤保持。

矫治过程见图 10-37～图 10-42。

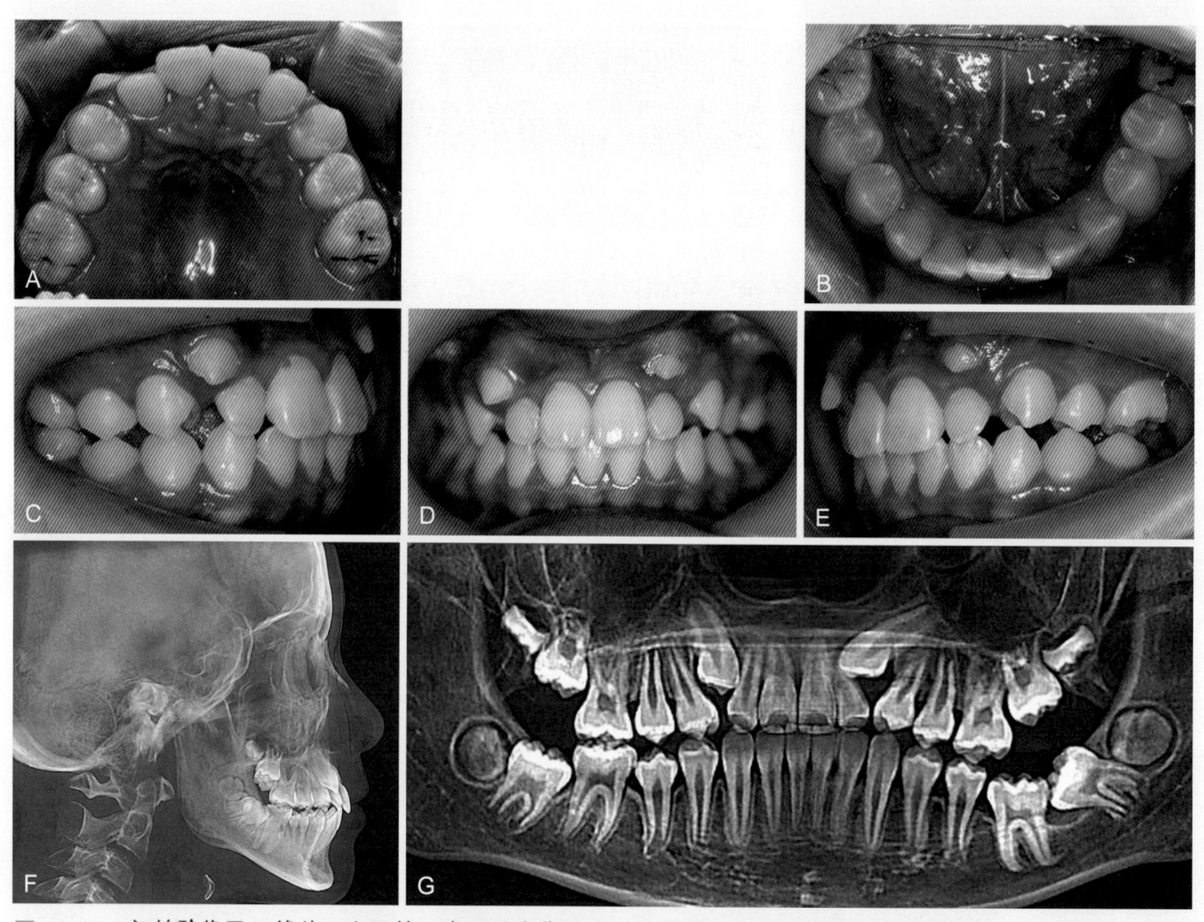

图 10-37 初始殆像及 X 线片，左下第一磨牙垂直位阻生，左下第二磨牙水平位。第二前磨牙、第一磨牙、第二磨牙冠周囊腔；13、23 近中唇侧位。A. 上颌殆像；B. 下颌殆像；C. 右侧殆像；D. 正面殆像；E. 左侧殆像；F. 侧位片；G. 全景片

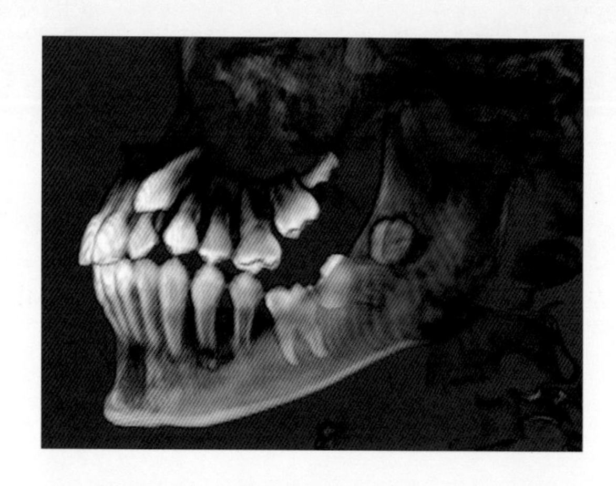

图 10-38 初始 CT 片

病例介绍：病例三（续）

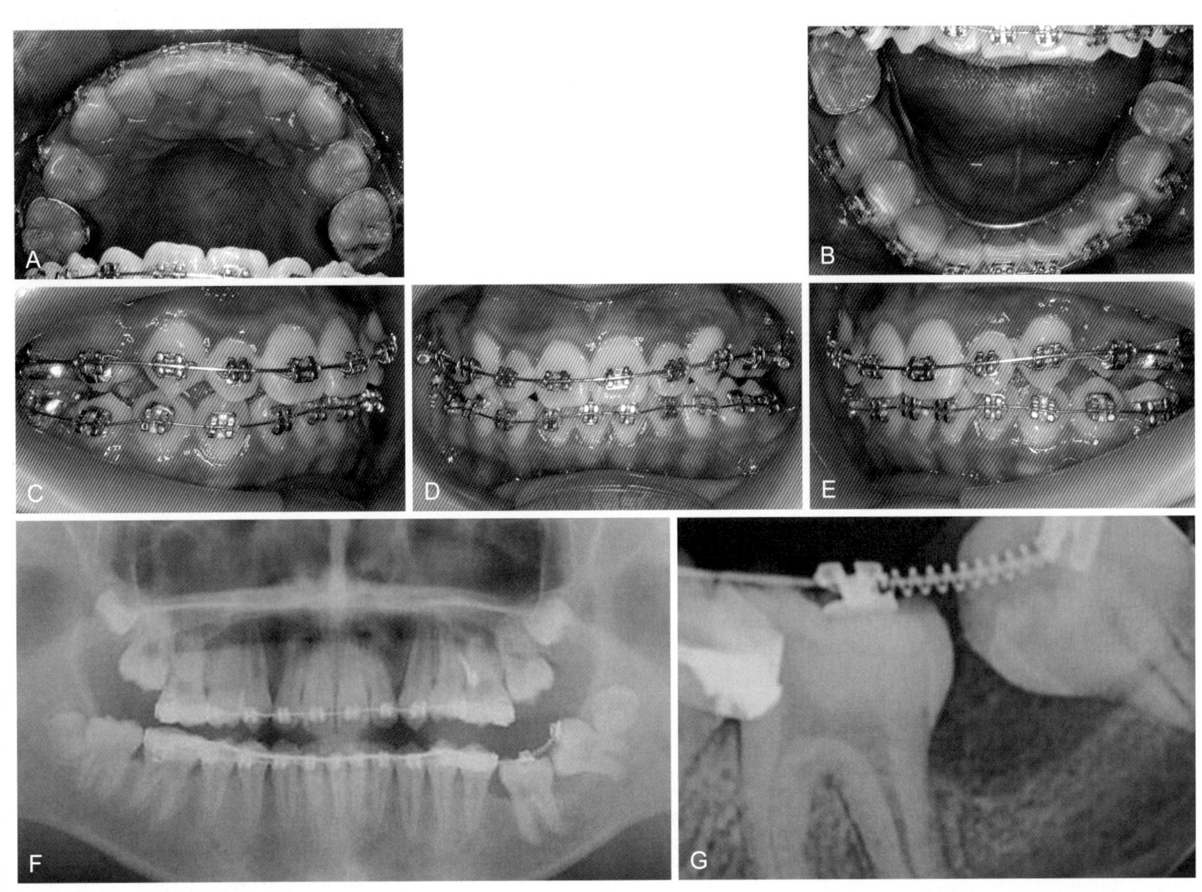

图 10-39 治疗的阶段照片及 X 线片，螺旋弹簧推第二磨牙向后，获得第一磨牙的萌出间隙，同时牵引第一磨牙辅助上颌种植支抗增强上颌支抗，对颌牙作牵引支抗。A. 上颌𬌗像；B. 下颌𬌗像；C. 右侧𬌗像；D. 正面𬌗像；E. 左侧𬌗像；F. 全景片；G. 牙片

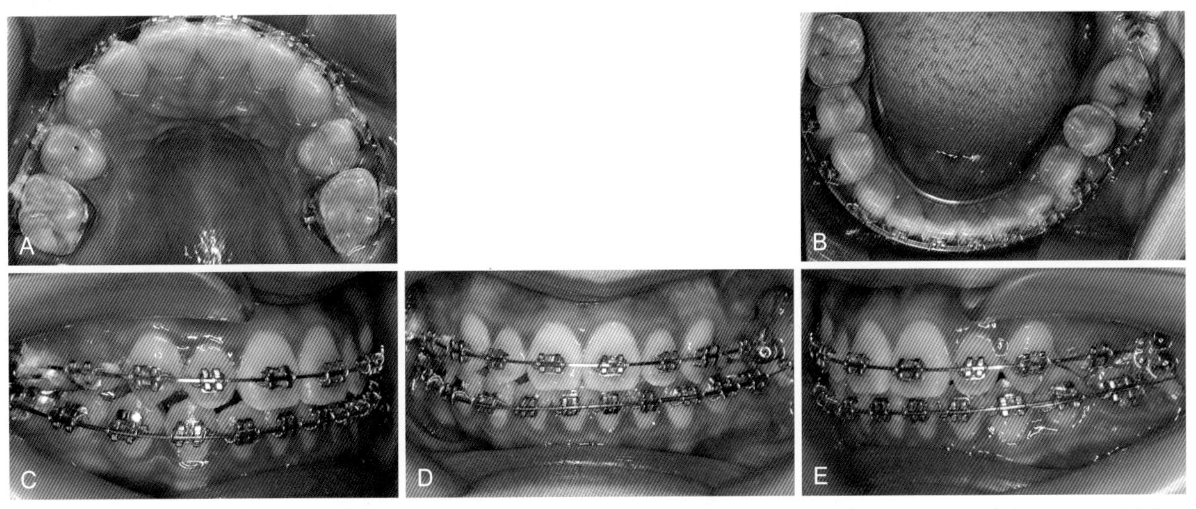

图 10-40 治疗的阶段照片。左下第一磨牙基本牵引萌出。A. 上颌𬌗像；B. 下颌𬌗像；C. 右侧𬌗像；D. 正面𬌗像；E. 左侧𬌗像

病例介绍：病例三（续）

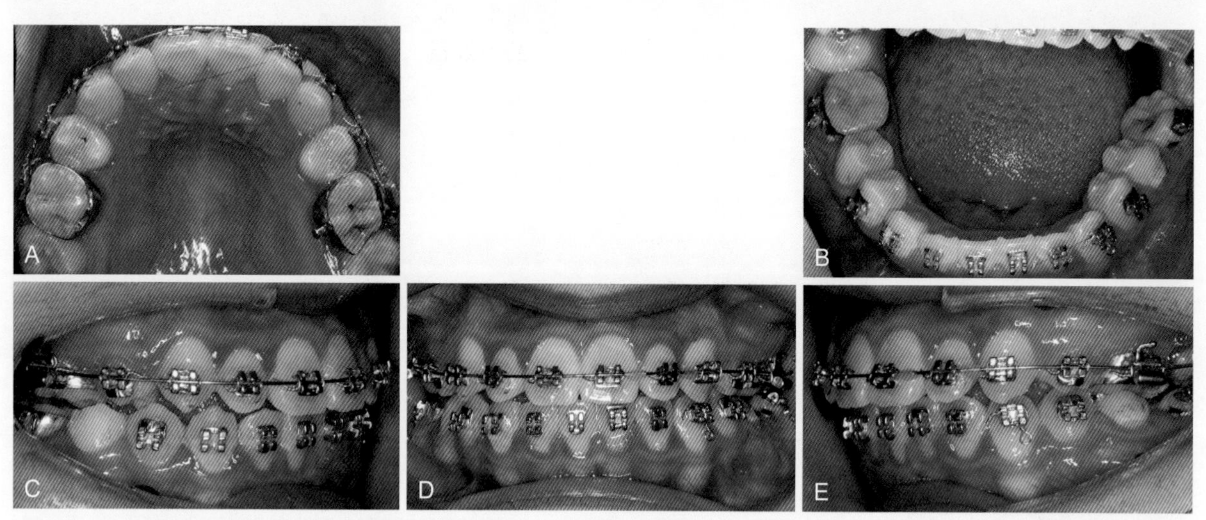

图 10-41 治疗的阶段照片，第一磨牙牵引到位。A. 上颌殆像；B. 下颌殆像；C. 右侧殆像；D. 正面殆像；E. 左侧殆像

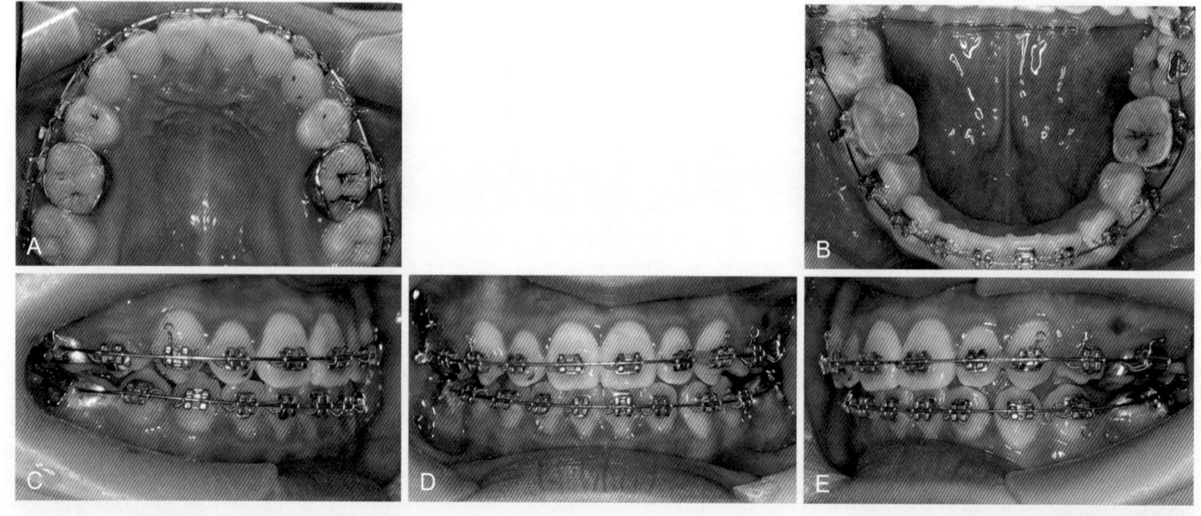

图 10-42 左下第一、第二磨牙牵引到位，进一步调整咬合。A. 上颌殆像；B. 下颌殆像；C. 右侧殆像；D. 正面殆像；E. 左侧殆像

病例介绍：病例四

患者，女性，14 岁。

主诉 上前牙前突。

口内检查 恒牙列。上颌前突，前牙深覆𬌗Ⅱ度、深覆盖Ⅱ度；上下前牙轻度拥挤。45 远中倾斜，46 远中水平阻生，弯根，第一磨牙剩余间隙 2mm。

诊断 安氏Ⅱ类错𬌗，牙列拥挤，36 埋伏阻生。

矫治过程 ①拔除 14、24、34，拔除 46；②直丝弓矫治器排齐牙列，远中移动右下前磨牙，种植体支抗近中移动 47 代替 46；③精细调整；④保持。

矫治过程见图 10-43～图 10-44。

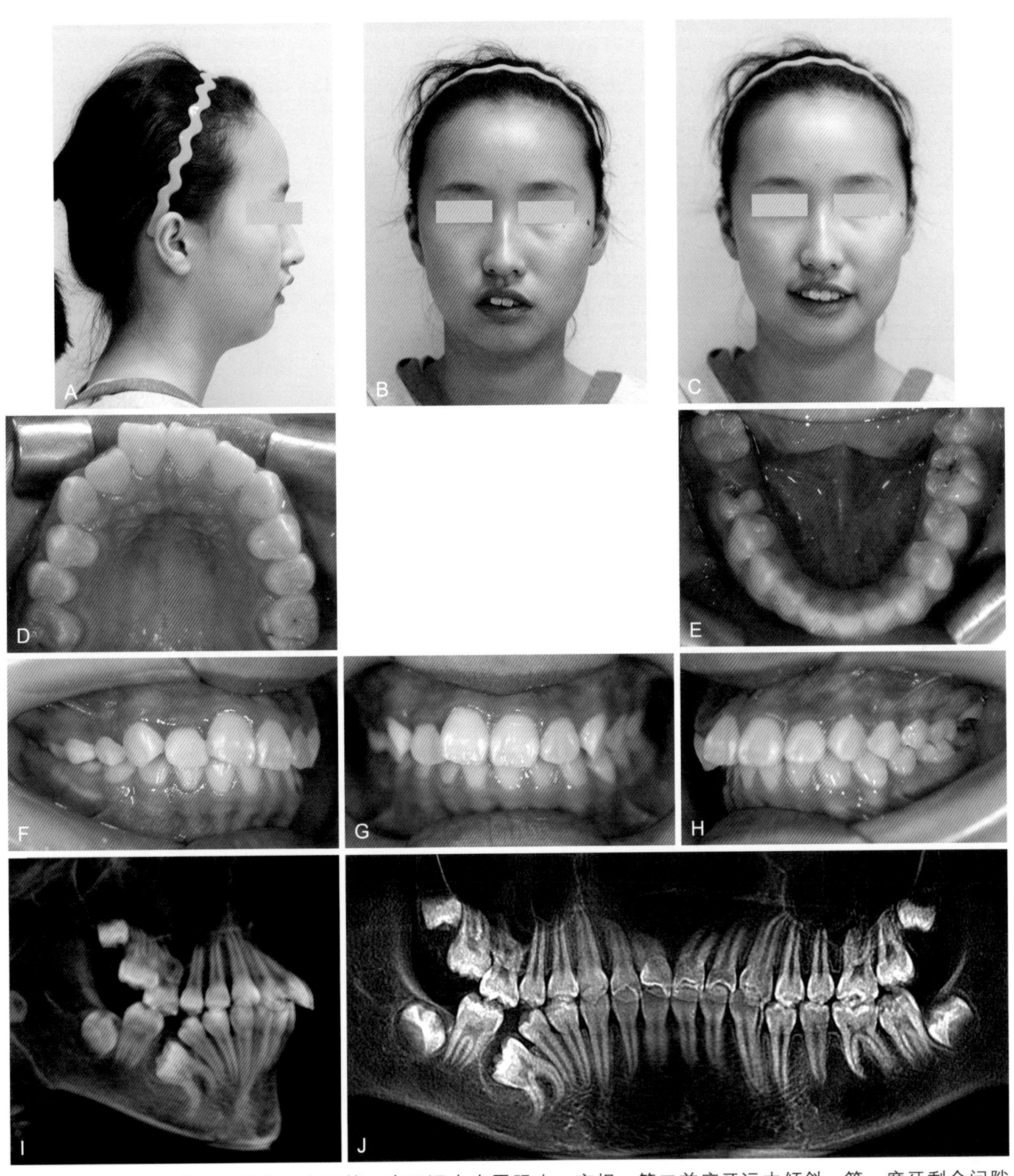

图 10-43 初始照片及 X 线片。右下第一磨牙远中水平阻生，弯根。第二前磨牙远中倾斜，第一磨牙剩余间隙 2mm。A. 侧面像；B. 正面像；C. 正面微笑像；D. 上颌𬌗像；E. 下颌𬌗像；F. 右侧𬌗像；G. 正面𬌗像；H. 左侧𬌗像；I. 局部 CT 片；J. 全景片

病例介绍：病例四（续）

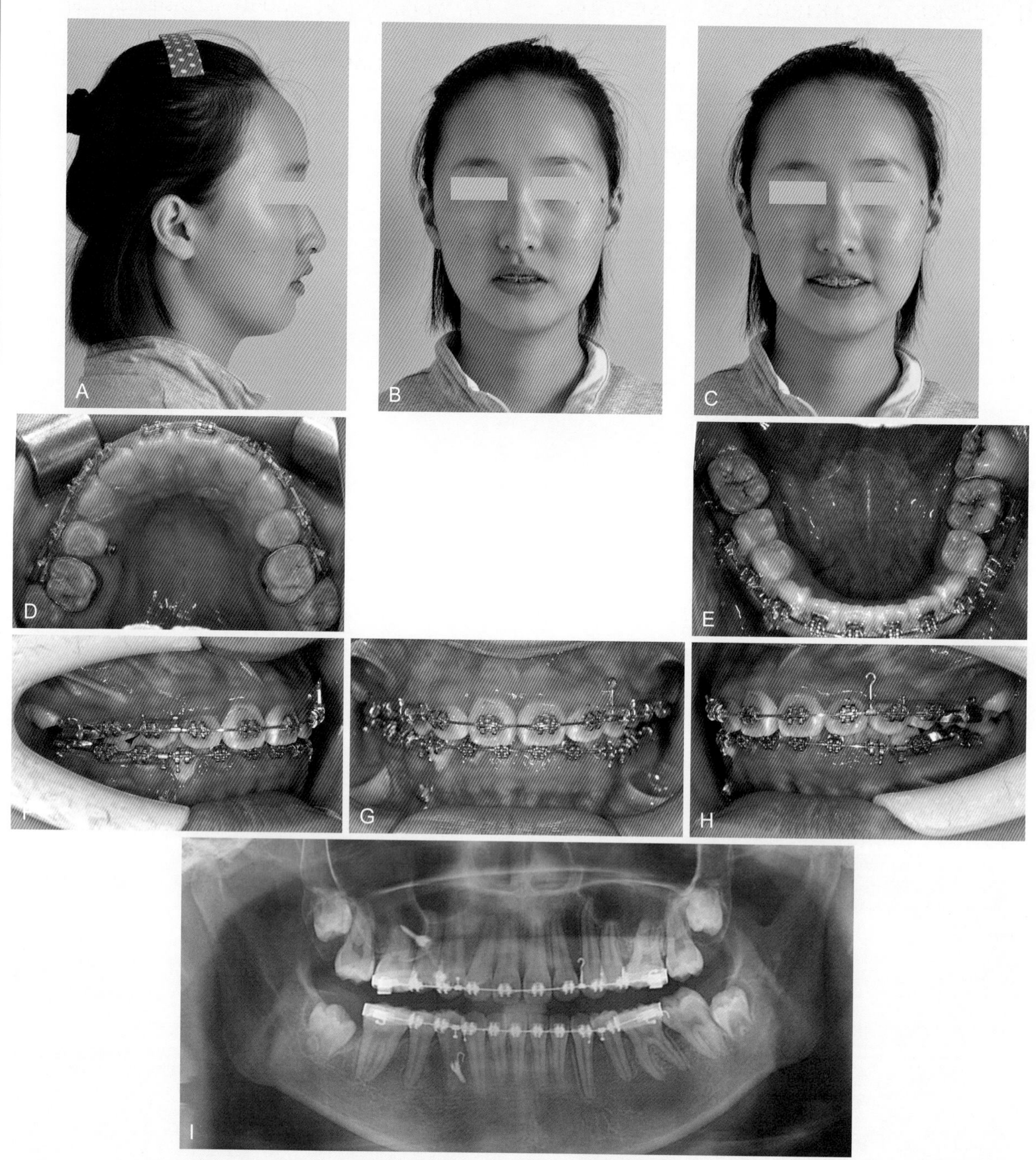

图 10-44 治疗阶段照片及 X 线片。拔除阻生的右下第一磨牙，配合微种植体近中移动右下第二磨牙，剩余间隙关闭，替代第一磨牙，择期牵引远中的第三磨牙近中移动，替代第二磨牙。A. 侧面像；B. 正面像；C. 正面微笑像；D. 上颌𬌗像；E. 下颌𬌗像；F. 右侧𬌗像；G. 正面𬌗像；H. 左侧𬌗像；I. 全景片

（程 磊 赵春洋）

参考文献

[1] BEREKET C, ÇAKIR-ÖZKAN N, ŞENERİ, et al. Retrospective analysis of impactedfirst and second permant molars in the Turkish population: A multicenter study[J]. Med Oral Patol Oral Cir Bucal, 2011, 16(7): 874-878.

[2] 朱婷，王世超，沈家平．上下颌双侧第一恒磨牙阻生 1 例 [J]．口腔医学，2011, 31(1): 64.

[3] 刘鹤．第一恒磨牙异位萌出的早期诊治 [J]．中国实用口腔科杂志，2013, 6(12): 705-708.

[4] WELLFELT B, VARPIO M. Disturbed eruption of the permanent lower second molar: treatment and results[J]. ASDC J Dent Child, 1988, 55(2): 114.

[5] 蒋建江，彭春梅．固定正畸结合开窗导萌矫正下颌第一磨牙阻生 [J]．上海口腔医学，2014, 23(2): 192-195.

第 11 章

第二磨牙阻生的矫治

第二磨牙阻生有多种情况，如与同一牙弓内的其他牙齿的异常接触，造成了第二磨牙没有完全萌出至正常䝂接触的位置；或第二磨牙在正常萌出时间内未萌出，但其牙根发育已经超过 2/3，对侧或对颌第二磨牙已经萌出。第二磨牙阻生约 65% 发生在下颌，21% 发生在上颌，以单侧阻生最为常见。有学者认为男性多于女性，下颌右侧多于下颌左侧。下颌第二磨牙阻生多表现为近中倾斜阻生。第二磨牙阻生的发生率比较低，一般认为发生率为 0.05%~2.3%。

一、概述

（一）病因

第二磨牙阻生的病因包括全身因素、局部因素、医源性因素。

1. **全身因素** 详见阻生牙的诊断。

2. **局部因素**

（1）牙弓后段拥挤：Cassetta 等认为牙列拥挤，下颌第一、第二磨牙牙长轴交角过大，下颌第一磨牙远中至下颌升支前缘距离过小等，皆与下颌第二磨牙阻生相关。Sonis 等认为第一磨牙与第二磨牙牙长轴交角超过 24° 以及 Ferro 等认为第一磨牙与第二磨牙牙长轴交角超过 30°（图 11-1），会导致下颌第二磨牙的阻生。

（2）缺乏引导：Shapira 等认为磨牙区域间隙过大也会导致下颌第二磨牙阻生，因为下颌第二磨牙的牙胚是近中倾斜的，需要通过下颌第一磨牙的远中面进行引导才能正常萌出，间隙过大导致这种引导作用缺失，继而发生下颌第二磨牙阻生。

（3）第三磨牙影响：关于下颌第三磨牙是否是下颌第二磨牙阻生的危险因素，以往研究发现阻生的下颌第二磨牙都伴随下颌第三磨牙的存在，而正常情况下，下颌第三磨牙只有 63.4%~77.5% 的出现率，但既往的研究都没有发现下颌第三磨牙存在与下颌第二磨牙阻生有统计学意义。Shapira 等在研究中发现，阻生的下颌第二磨牙与下颌第三磨牙间高度减小，且有统计学意义。

（4）根骨粘连：Varpio 等认为根骨粘连造成的下颌第二磨牙阻生以垂直阻生为主，大多发生于原发性萌出障碍症患者。

（5）局部牙瘤、囊肿等病理性改变。

3. **医源性因素**

（1）正畸方法：Sonis、Ferro 等认为阻止下颌第一磨牙近中移动的正畸治疗方法，如舌弓、推下颌磨牙远中移动的下颌唇挡、利用替牙间隙矫治轻度下颌拥挤等，都会导致下颌第二磨牙的阻生。根据他们的研究，使用这些方法的患者下颌第二磨牙阻生的发生率是未使用组的 10~20 倍。Rubin 等发现，替牙期的儿童发生下颌第二磨牙阻生，与使用了 Schwarz 矫治器和（或）舌弓装置显著相关。

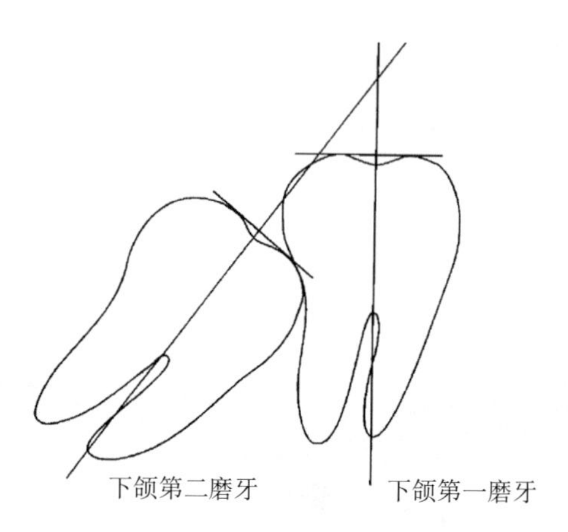

图 11-1 第一磨牙与第二磨牙牙长轴交角

(2) 拔牙矫治的减少：Keim 等发现拔牙矫治的比例从 1986 年的 35% 下降到 2008 年的 18%。同时，Behbehani、Kim 等发现拔牙矫治可以导致磨牙近中移动，从而减少了第三磨牙的阻生。因此，可以认为拔牙矫治的减少与下颌第二磨牙阻生有一定的关系。

（二）分类

第二磨牙阻生分为近中阻生（图 11-2）、远中阻生（图 11-3）、垂直阻生（图 11-4）及水平阻生，其中水平阻生又包括近远中向水平阻生（图 11-5）和颊舌向水平阻生（图 11-6）。远中阻生和垂直阻生少见，近中阻生最常见。

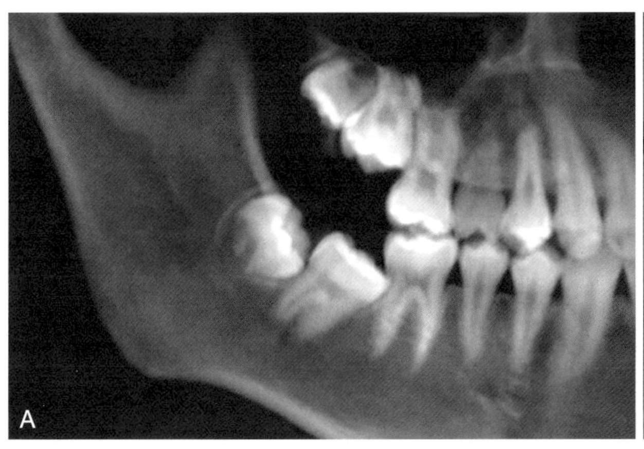

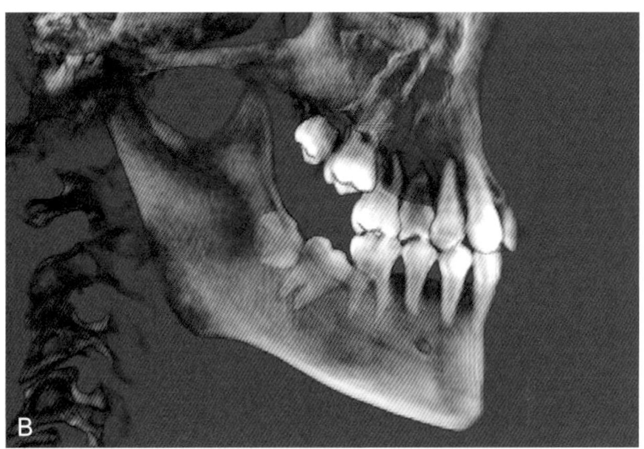

图 11-2 第二磨牙近中中位阻生。A. X 线片；B. CBCT（颊侧观）

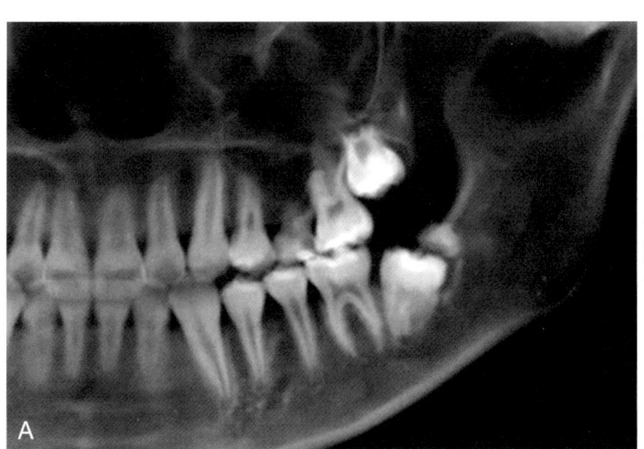

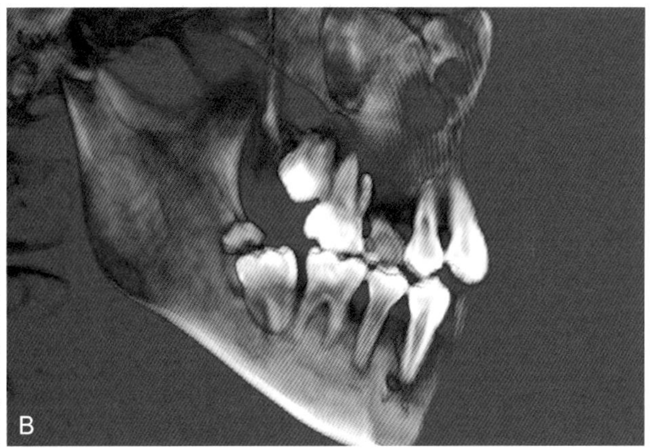

图 11-3 第二磨牙远中高位阻生。A. X 线片；B. CBCT（舌侧观）

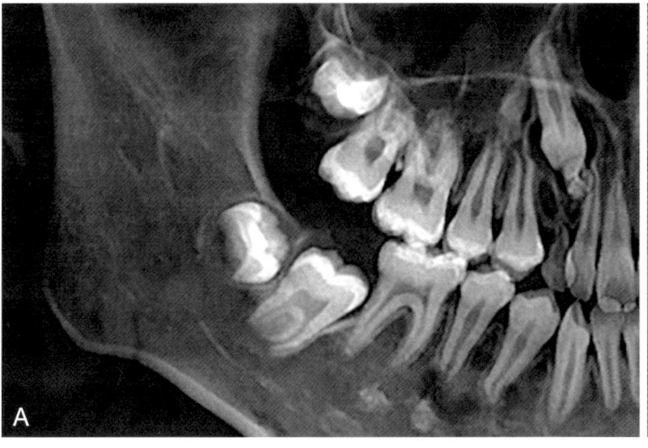

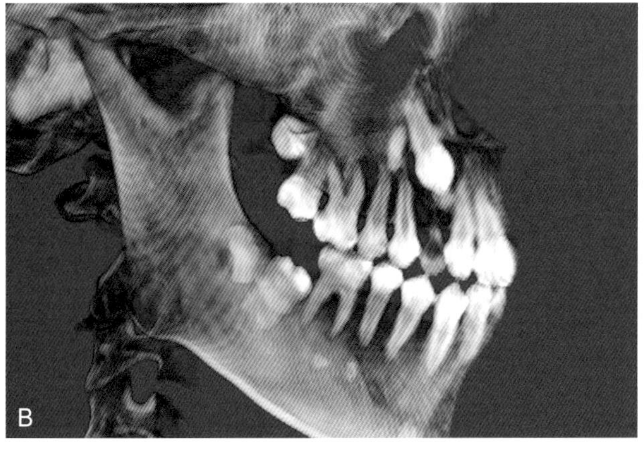

图 11-4 第二磨牙垂直低位阻生。A. X 线片；B. CBCT（颊侧观）

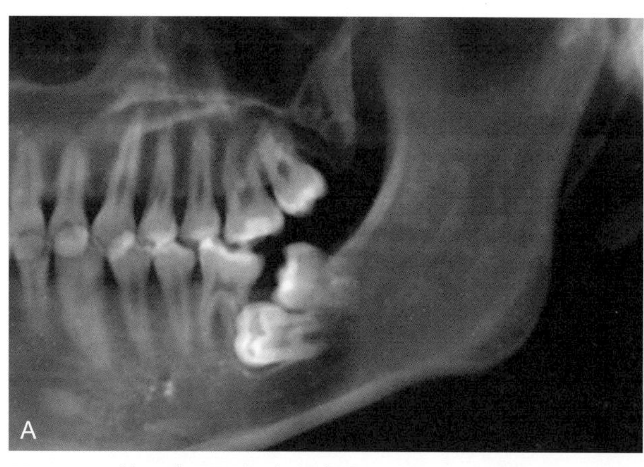

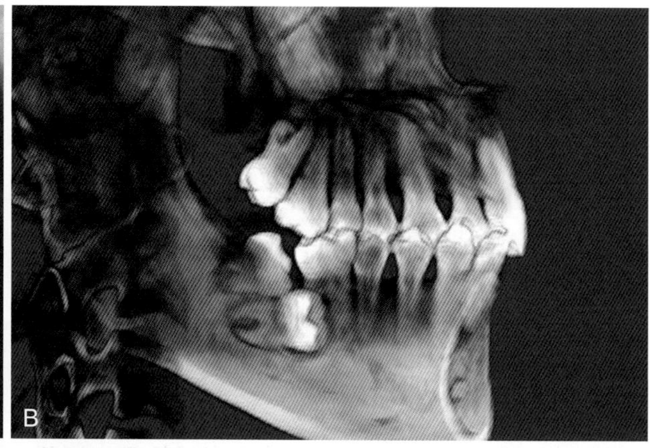

图 11-5 第二磨牙近远中向水平阻生。A. 全景片；B. CBCT（舌侧观）

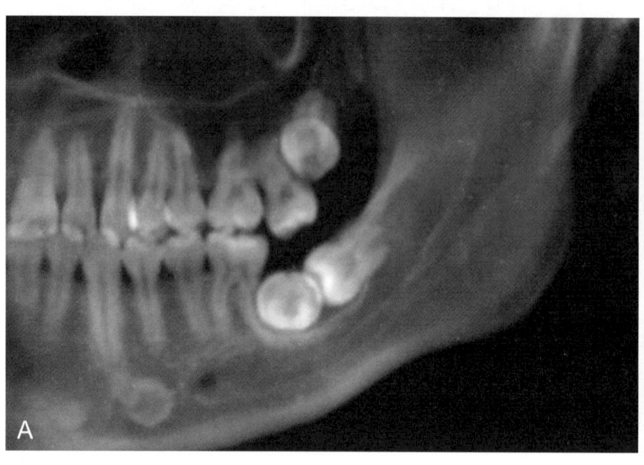

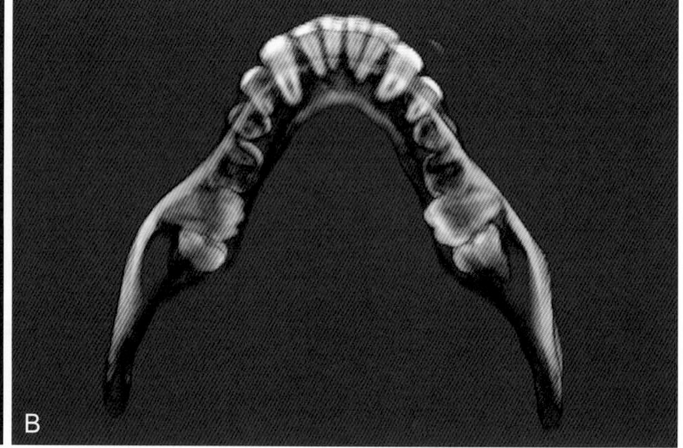

图 11-6 第二磨牙颊舌向水平阻生。A. 全景片；B. CBCT（水平观）

也可根据阻生磨牙距离𬌗平面的高度，分为高位阻生（图 11-3）、中位阻生（图 11-2）和低位阻生（图 11-4）。高位阻生是指大部分牙冠萌出至口腔内；中位阻生是指少量牙冠萌出至口腔内或部分牙冠位于黏膜下；低位阻生是指磨牙牙冠完全埋伏于牙槽骨内。

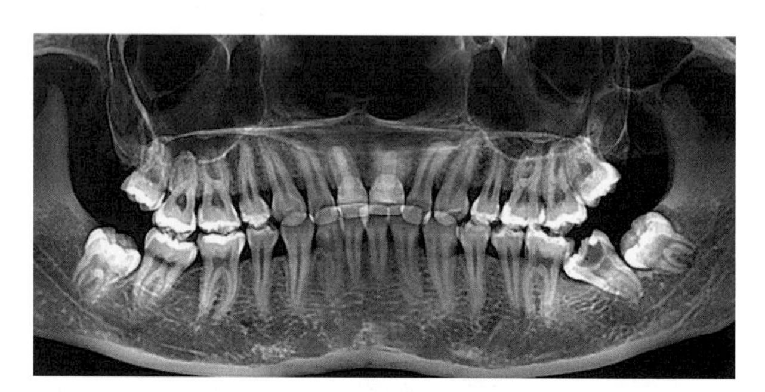

图 11-7 全景片示 37 近中阻生，𬌗面大面积龋坏

（三）危害

1. **冠周炎** 部分萌出的下颌第二磨牙，与下颌第三磨牙类似，会出现冠周炎。

2. **龋坏** 主要出现在近中阻生的下颌第二磨牙，由于下颌第二磨牙与下颌第一磨牙远中之间存在间隙，长期的食物嵌塞，会继发下颌第一磨牙远中邻面的龋坏及下颌第二磨牙𬌗面的龋坏（图 11-7）。

3. **牙周病** 下颌第二磨牙的阻生会造成第一磨牙远中的牙槽骨缺失（图 11-8）；同时，由于食物嵌塞的影响，局部炎症的刺激，也会造成第一磨牙远中牙龈炎症、菌斑聚集、牙槽骨吸收等牙周病变。

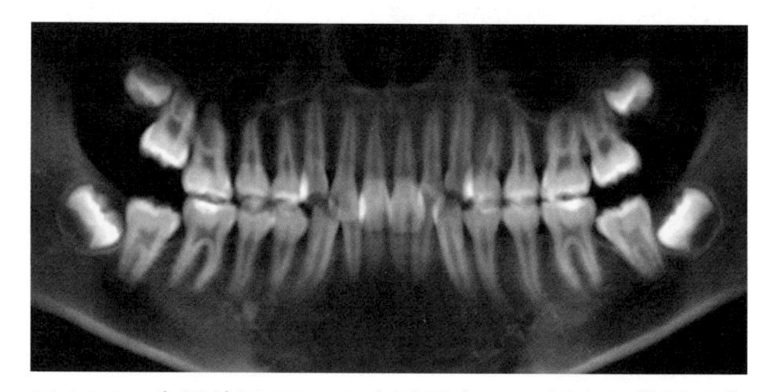

图 11-8 全景片示 37、47 水平阻生，47 近中牙槽骨吸收

4. **邻牙牙根吸收**　水平或近中阻生的下颌第二磨牙会造成第一磨牙远中根的吸收。

5. **冠周囊肿**　低位阻生的下颌第二磨牙会并发冠周囊肿，继而造成邻牙牙槽骨吸收，严重时还会导致邻牙牙根吸收。

6. **疼痛**　下颌第二磨牙阻生可能引起局部不明原因的疼痛。

7. **深覆𬌗**　下颌第二磨牙对于牙列的正常发育和面部生长的协调具有重要的意义。在牙齿的萌出机制中，后牙的萌出有助于下面高的增加和前牙深覆𬌗的解除。Sawicka 等认为竖直下颌第二磨牙可以避免过小的𬌗平面。

二、治疗

（一）治疗时机

最佳的治疗时机是 11～14 岁，这时第二磨牙的牙根发育还没有完成。下颌第二磨牙的近中倾斜阻生其治疗方法和治疗效果都不错，而垂直阻生和远中倾斜阻生的下颌第二磨牙，治疗方法少，治疗效果不佳。

（二）治疗原则

对于轻度近中倾斜的第二磨牙，在第一、第二磨牙间放置分牙圈、分牙簧或分牙铜丝，第二磨牙会自动地纠正位置萌出（图 11-9，图 11-10）。

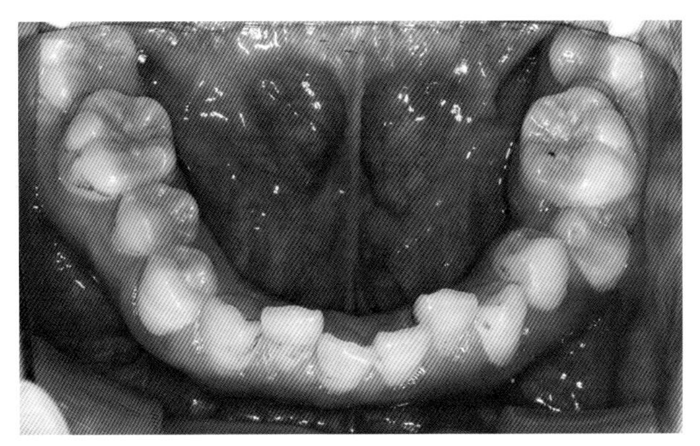

图 11-9　37、47 近中阻生，使用分牙圈竖直

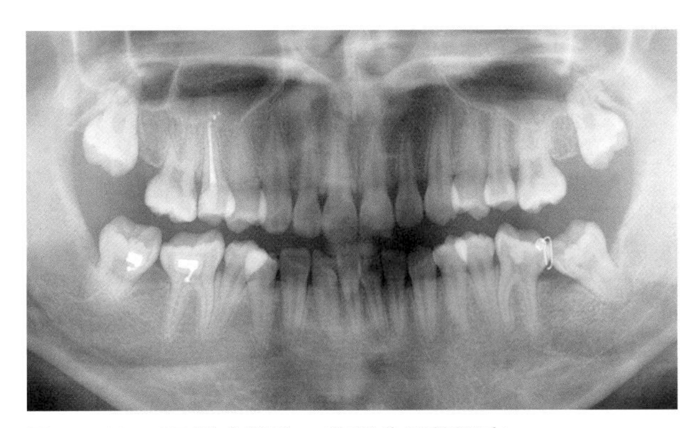

图 11-10　37 近中阻生，使用分牙簧竖直

1. **外科复位或自体牙移植**　风险包括牙根吸收、根骨粘连、牙髓坏死。Johnson 和 Quirk 认为外科复位的预后与恰当的介入时机有关。

2. **第三磨牙代替第二磨牙**　对于低位或水平阻生的第二磨牙，在确认第三磨牙牙胚存在且牙冠形态正常的情况下，也可以拔除第二磨牙，利用第三磨牙代替第二磨牙。如果在第三磨牙牙根没有发育之前拔除第二磨牙，第三磨牙在萌出过程中会近中移动到第二磨牙的位置；如果第二磨牙拔除时，第三磨牙牙根发育超过 1/2，第三磨牙往往不能自行近中移动到第二磨牙的位置，这时需要在第三磨牙完全萌出后通过正畸治疗将第三磨牙牵引到位。必须注意的是，由于上颌第二磨牙萌出早于下颌第三磨牙，需要控制上颌第二磨牙的过度伸长。

（三）治疗方法

最好的治疗选择是外科 + 正畸治疗。外科暴露牙体，拔除或保留第三磨牙，正畸辅助第二磨牙萌出，成功率约为 70%。第二磨牙竖直后，可以等待其自行萌出或正畸牵引其萌出。对于部分埋伏阻生的第二磨牙，并不需要外科暴露，只要在牙冠上粘接附件，使用活动或固定的正畸装置，如各种曲、竖直簧、NiTi 推簧及 NiTi 超弹弓丝等，就可以矫正第二磨牙的阻生。

1. **带环焊接多曲弹簧竖直第二磨牙**　主要用于中位或高位第二磨牙的近中阻生。外科暴露埋伏第二磨牙的高位牙冠，必要时切除部分牙龈组织，在牙冠上粘接舌侧扣或自制的固定弹簧的支架。弯制双曲或多曲弹簧，一般采用 0.014 或 0.016 英寸的不锈钢圆丝。将多曲弹簧的一边焊接在第一磨牙带环的远中面上，带环就位后，打开弹簧激活，再压缩将游离端固定在舌侧扣的颈部或支架中。为防止滑脱，可用光固化粘接剂固定（图 11-11）。随着第二磨牙的竖直，可以调整舌侧扣的位置，以便更有效地竖直第二磨牙。

注意支抗的控制。为防止第一磨牙的近中倾斜，可以制作舌弓以增强支抗；也可以将第一磨牙与邻近的多个牙齿通过片段弓连接增加支抗。

2. **竖直辅弓纠正阻生第二磨牙**　一般用于位置较高的第二磨牙近中阻生。在第二磨牙的远中颊尖颊面粘接颊管，或外科切除第二磨牙牙冠颊面的

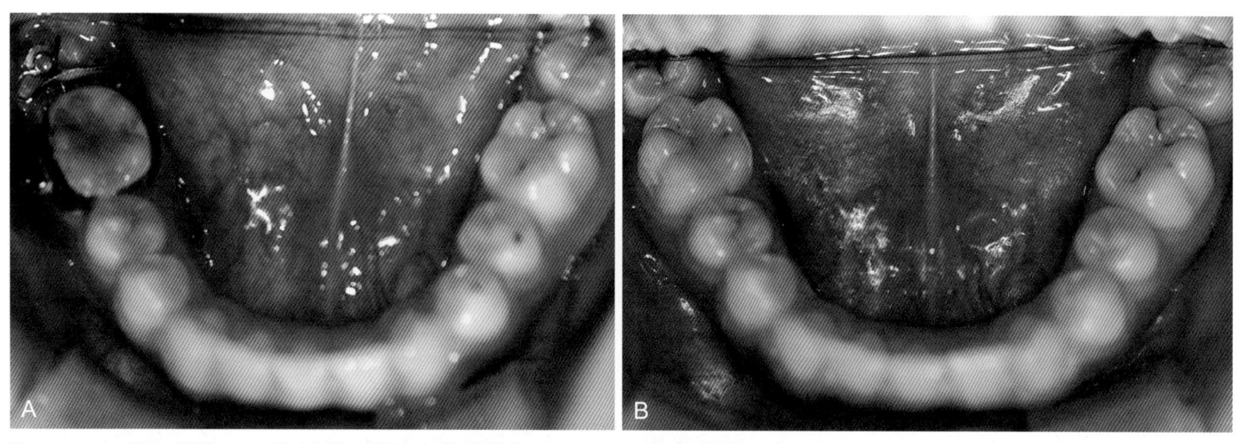

图 11-11 带环焊接。A. 使用带环焊接多曲弹簧竖直 47；B. 术后殆像

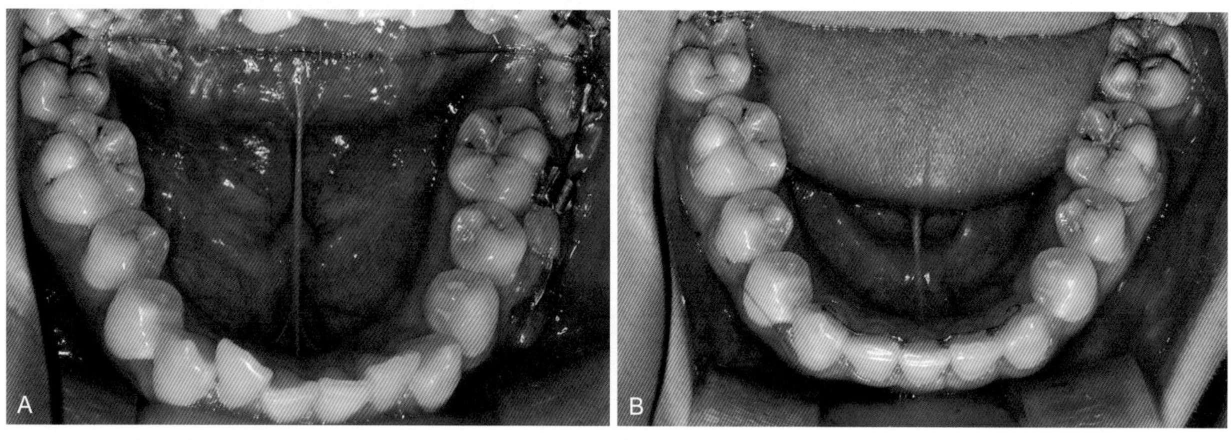

图 11-12 竖直辅弓。A. 使用片段弓竖直排齐 37；B. 术后殆像

部分牙龈，以粘接颊管。利用 0.017×0.025 英寸的不锈钢方丝或 β 钛方丝弯制辅弓（图 11-12），一端插入颊管，另一端挂在主弓丝上，通过不断加大后倾曲竖直第二磨牙。

注意支抗的控制，防止前牙被压低造成开殆；同时，调整片段弓，防止刺激牙龈或颊黏膜。颊管的位置应随着第二磨牙的竖直逐步调整，以利于第二磨牙的殆方移动。

3. 微种植体支抗或微钛板矫正第二磨牙阻生 一般用于第二磨牙的近中阻生，对于低位阻生具有优势。

（1）植入部位：一般位于磨牙后区。这里骨质丰满，骨皮质较厚，种植体不必植入过深即可形成较稳定的骨质支抗；但植入深度不宜小于 4 mm，植入过短则种植体不够稳定。磨牙后区的黏膜一般较厚，如果采用头部暴露的加力方式，需要选择较长的种植体；如果采用埋入式加力，则可以选择较短的种植体。同时还应注意，磨牙后区上下颌殆间距离较小，如果种植体头部暴露，植入后则须仔细检查种植体其头部是否与上颌牙齿存在接触，如果存在接触或距离过短，咀嚼时牙齿或食物的冲击会导致种植体的松动、移位甚至脱落。

（2）方法：①外科翻瓣。由两个切口组成，一个由第一磨牙远中根颊侧龈缘至颊侧前庭沟，另一个由第一磨牙颊侧远中牙槽嵴顶向远中，顺着下颌角区外斜线，一般止于第二磨牙远中 1～1.5mm，然后从骨膜下将整个三角瓣向外翻开。如果下颌第三磨牙存在，且影响下颌第二磨牙的竖直和萌出，则先拔除第三磨牙（牙胚），在拔牙窝的外侧或上方，植入微种植体。②阻生下颌第二磨牙竖直。暴露出的下颌第二磨牙牙冠的远中邻面或远中边缘嵴，在偏颊侧的区域粘接舌侧扣或自行弯制的牵引圈（图 11-13）。采用透明弹力丝或弹力线，连接舌侧扣和种植体进行加力。当阻生第二磨牙位置较低时，需要缝合黏膜，将种植体和加力单元埋在黏膜下。建议使用弹力线，因为弹力线的衰竭周期较长，不必每个月切开黏膜进行加力，只需要定期拍摄全景片，确认牵引装置的稳定性和牙齿的反应。如果牵引装置松脱，则需要重新切开黏膜处理。

随着磨牙的竖直，牙齿与微种植体之间的距离会不断减小，影响加力，这时可以调整舌侧扣的位置，将其粘接部位向牙齿的近中移动。如果殆面的舌侧扣对咬合产生干扰，可将舌侧扣粘接于牙齿的颊舌面。由于下颌体呈“马蹄形”，位于磨牙后区的种植体相对于需要竖直的磨牙，位置更偏颊侧。因此，磨牙在竖直的过程中，仅在牙面粘接 1 颗舌侧扣进行加力，往往会造成磨牙的倾斜或扭转。为了避免这种情况，建议在第二磨牙的颊面偏近中和舌面偏远中处各粘接一颗舌侧扣，用弹力丝或链圈连接 2 颗舌侧扣，再对弹力丝或链圈进行加力，通过调整加力点或调整颊舌侧牵引力值，就可以避免第二磨牙竖直时的颊倾和扭转（图 11-14）。

每个月加力一次，约 6 个月便可成功竖直阻生磨牙。牙齿竖直后，可以通过片段弓或全口固定矫治器在对牙齿的位置进行精细调整。

如果采用传统支抗矫正阻生的第二磨牙，其反作用力往往会使相邻的支抗牙产生倾斜或扭转等不良影响。磨牙后区的种植体支抗可以使阻生磨牙的竖直简单化，也不会造成其他牙齿的不利移动。同时，这种方法不需要患者的配合，简化了弓丝弯制，可节省医生的椅旁操作时间。

注意：牙龈炎、牙周炎、全身性或颌骨局部代谢疾病者不宜采用种植体支抗，需要先治疗牙周疾病和全身性疾病，方可考虑种植体的植入。

选择长度为 8mm 的种植体植入比较合适，基本不会伤及神经血管。采用埋入式的方法，有利于口腔卫生的维护，也避免了种植体头部对颊黏膜的刺激。另外，由于磨牙后区骨质比较厚，要特别注意种植体植入时可能发生弯曲或折断。

种植体植入后，少数患者的不适感会较重，甚至出现疼痛症状，这时需要暂停牵引，等症状消失后再继续治疗，种植体只能将第二磨牙竖直到基本正常的位置，一般都需要配合固定矫治器来进行最终的调整。

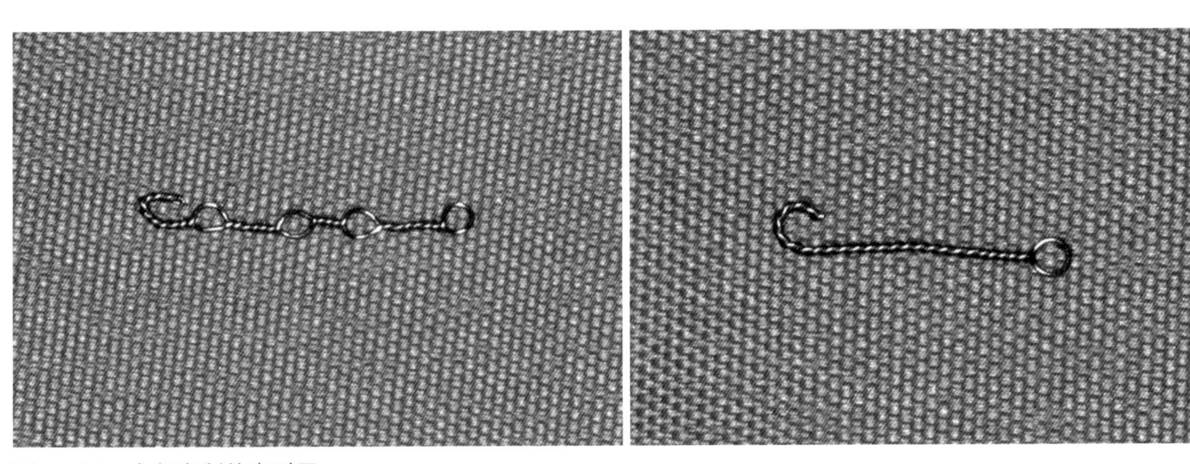

图 11-13　自行弯制的牵引圈

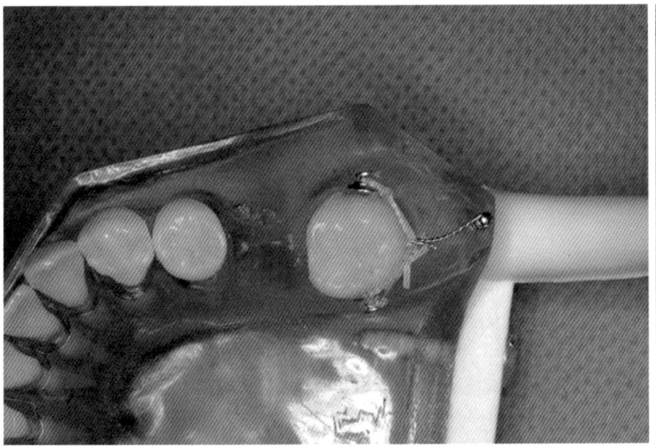

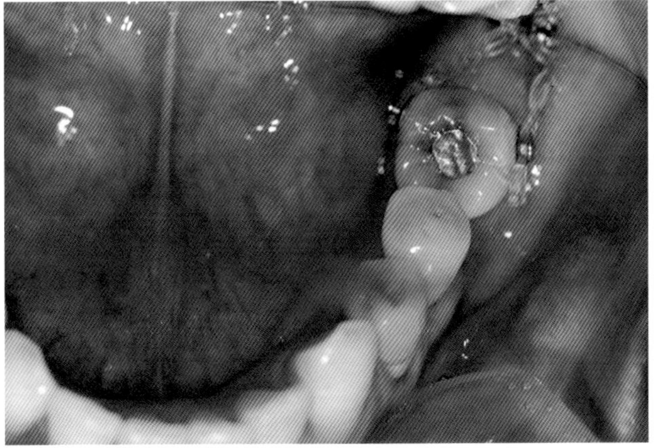

图 11-14　在第二磨牙的颊面和舌面各粘接 1 颗舌侧扣，利用用透明弹力丝或链圈连接 2 颗舌侧扣，再对弹力丝或链圈进行加力，通过调整加力点或调整颊舌侧牵引力值，就可以避免第二磨牙竖直时的颊倾和扭转

病例介绍：病例一

患者，女性，21岁。

主诉 双侧后牙咬合差。

口内检查 37、47近中阻生，17、27伸长。

诊断 安氏Ⅰ类错聆。

治疗计划 ①拔除17、27、38、48；②后牙片段弓矫治；③38、48拔除同时植入种植体，利用种植体竖直37、47；④固定矫治，18、28近中移动排齐关闭间隙，排齐下颌牙列。

矫治过程：①拔除17、27、38、48，下颌磨牙后区植入种植钉，37、47聆面粘接舌侧扣，加力竖直1个月后47竖直；②37种植钉加力竖直4个月后，36、37间置分牙簧；③5个月后，双侧下颌第二磨牙粘接颊管，使用片段弓继续排齐。

矫治过程见图11-15～图11-20。

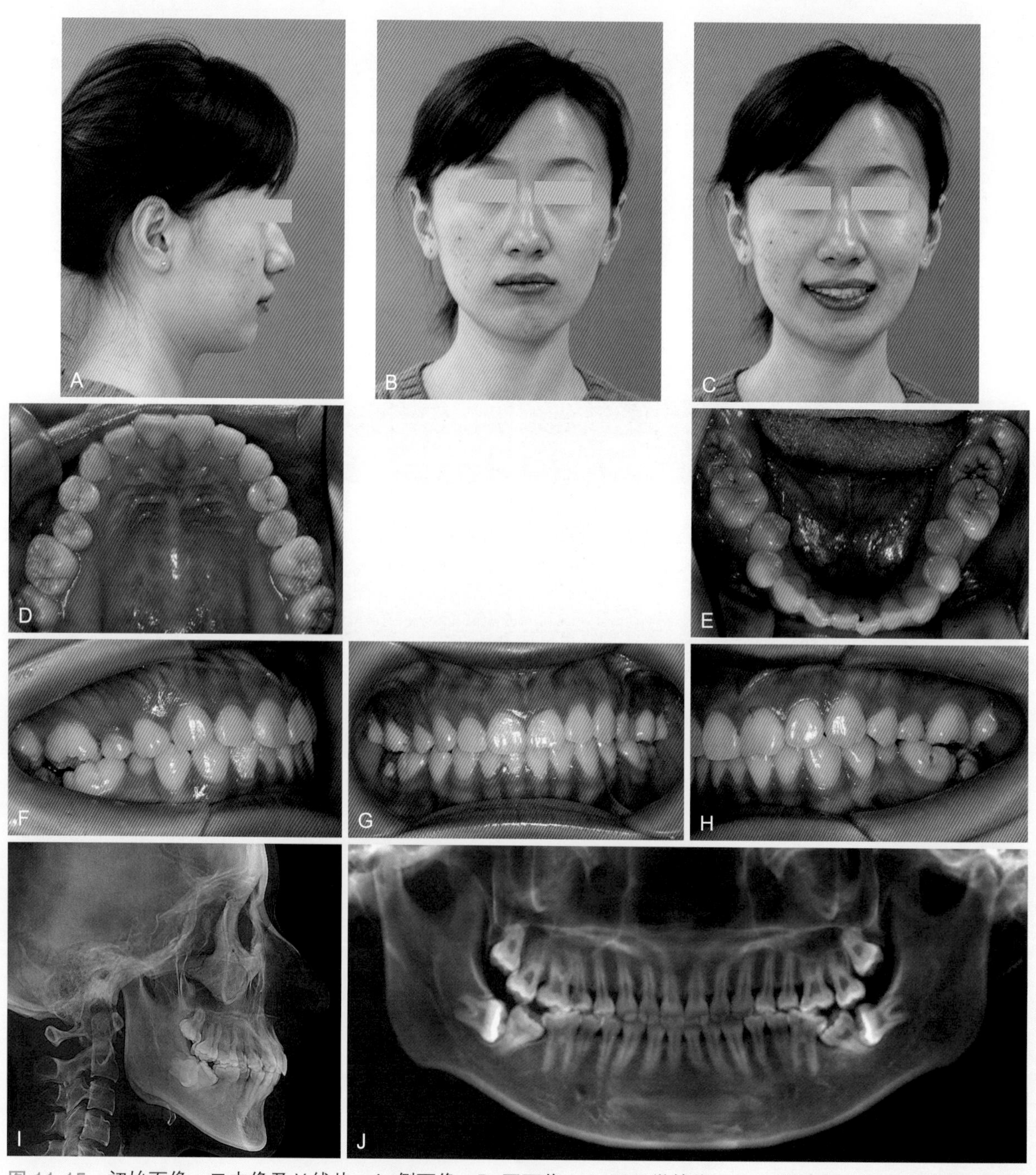

图11-15 初始面像、口内像及X线片。A. 侧面像；B. 正面像；C. 正面微笑像；D. 上颌聆像；E. 下颌聆像；F. 右侧聆像；G. 正面聆像；H. 左侧聆像；I. 侧位片；J. 全景片

病例介绍：病例一（续）

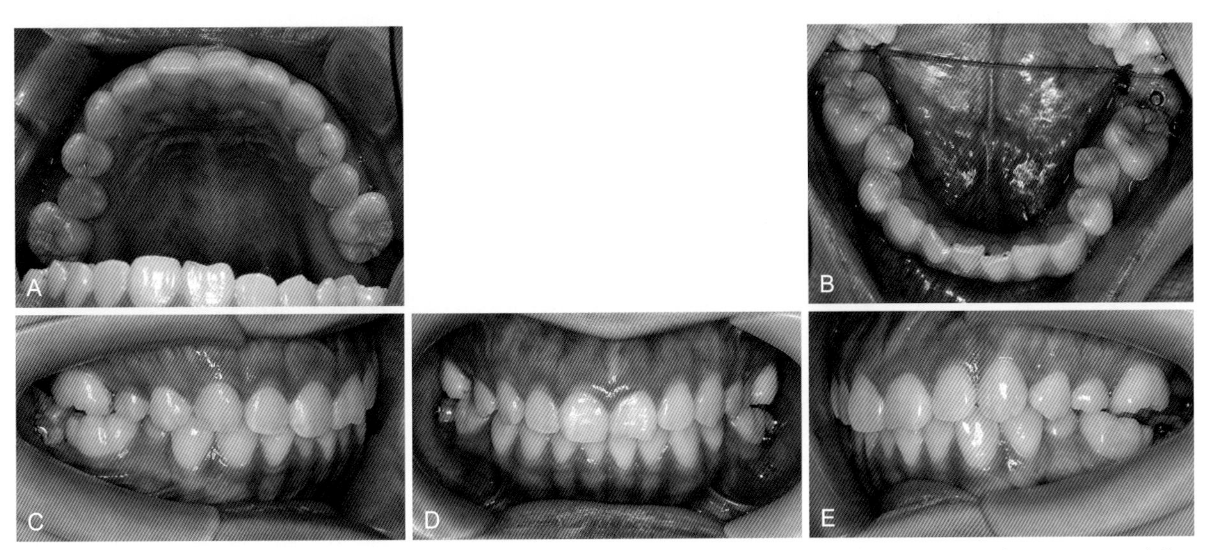

图 11-16 术中口内像，种植体与舌侧扣加力竖直 37、47。A. 上颌㓗像；B. 下颌㓗像；C. 右侧㓗像；D. 正面㓗像；E. 左侧㓗像

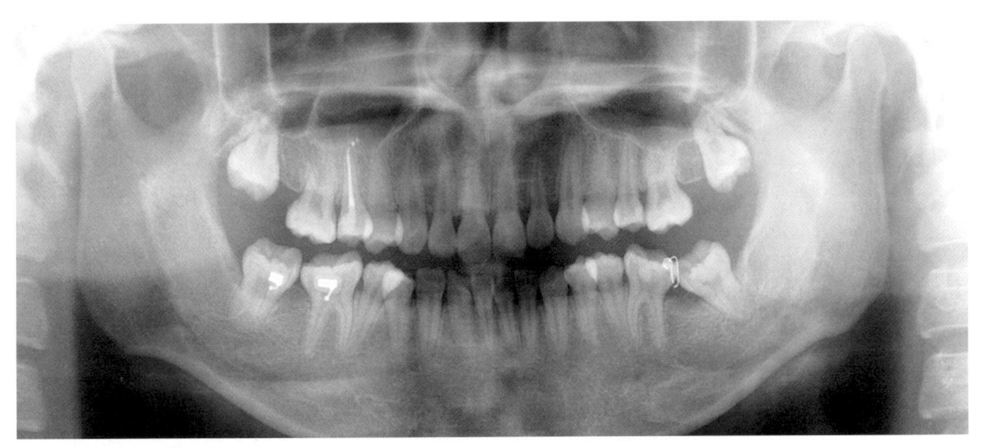

图 11-17 术中全景片：37、47 基本竖直，37 继续使用分牙簧竖直

病例介绍：病例一（续）

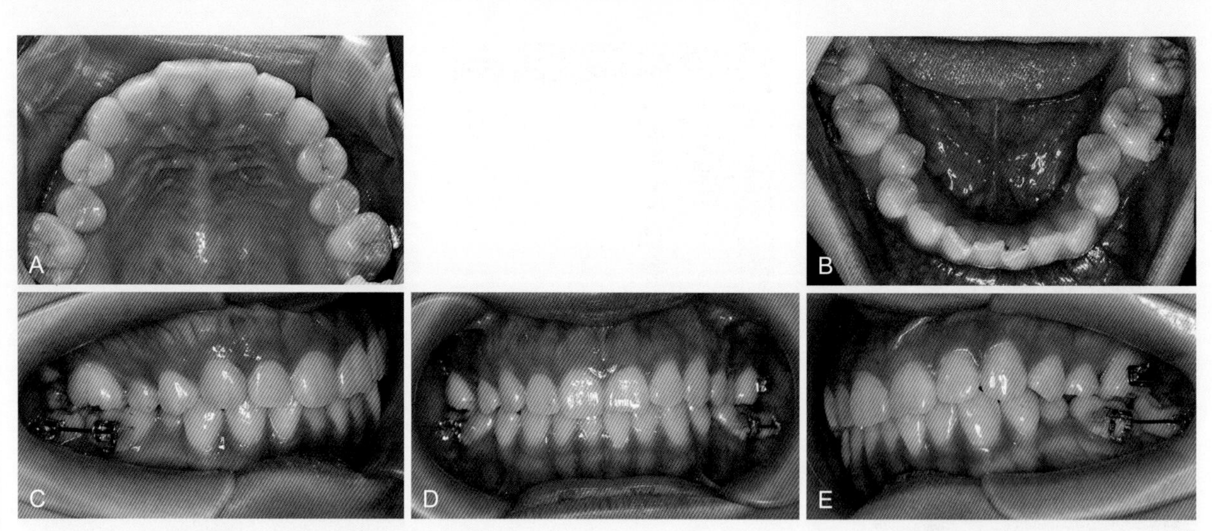

图 11-18 术中口内像：局部片段弓继续调整排齐已竖直的 37、47。A. 上颌殆像；B. 下颌殆像；C. 右侧殆像；D. 正面殆像；E. 左侧殆像

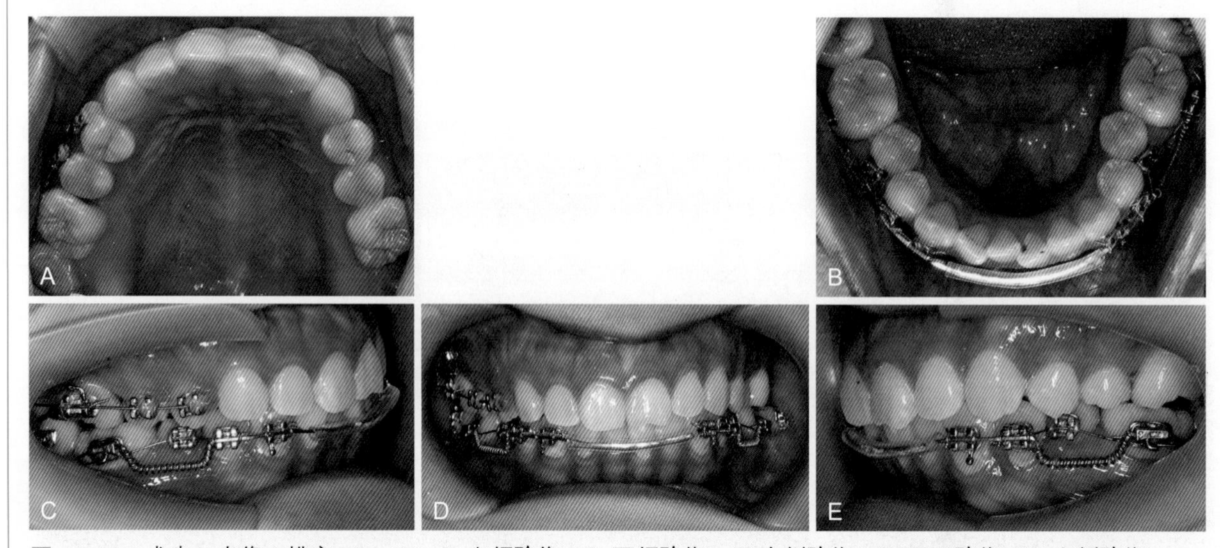

图 11-19 术中口内像：排齐 35、45。A. 上颌殆像；B. 下颌殆像；C. 右侧殆像；D. 正面殆像；E. 左侧殆像

病例介绍：病例一（续）

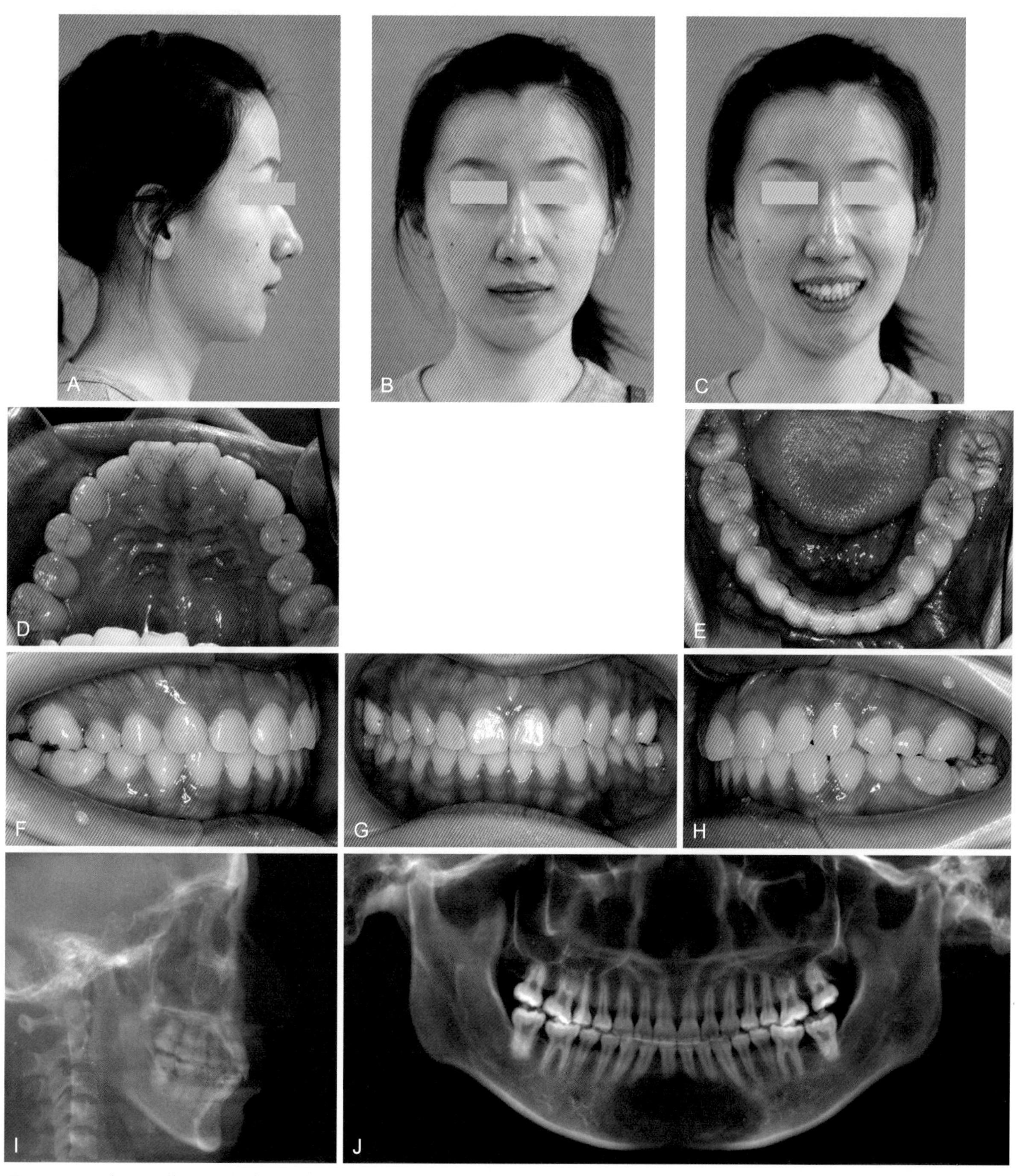

图 11-20 术后面像、口内像及 X 线片。A. 侧面像；B. 正面像；C. 正面微笑像；D. 上颌殆像；E. 下颌殆像；F. 右侧殆像；G. 正面殆像；H. 左侧殆像；I. 侧位片；J. 全口曲面体层片

病例介绍：病例二

患者，女性，14岁。

主诉 牙萌出异常。

口内检查 65滞留，14反殆；X线片示：25腭侧阻生，37、47水平阻生；18、28、38、48牙胚存。

诊断 安氏Ⅱ类2分类亚类错殆，25、37、47阻生，65滞留。

治疗计划 ①拔除65、25、35、38、48；②排齐上下牙列，调整后牙关系；③37、47远中种植体植入，竖直37、47；适当远移47；④上颌右侧扩弓，纠正反殆；⑤直丝弓矫治。

矫治过程 ①拔除35、38、48，同期翻瓣，37、47远中植入种植体，37、47粘接舌侧扣，弹力丝结扎。34、36颊侧粘接托槽，舌侧粘接舌侧扣并链圈加力关闭拔牙间隙。②约3个月后，37、47约3/4冠可见，重新粘接舌侧扣位置，继续牵引；拔除65、25。③约5个月后，37、47出龈，位置基本竖直，粘接颊面管，进入全口矫治阶段。④约1年7个月后，结束矫治，进入保持阶段。

矫治过程见图11-21～图11-24。

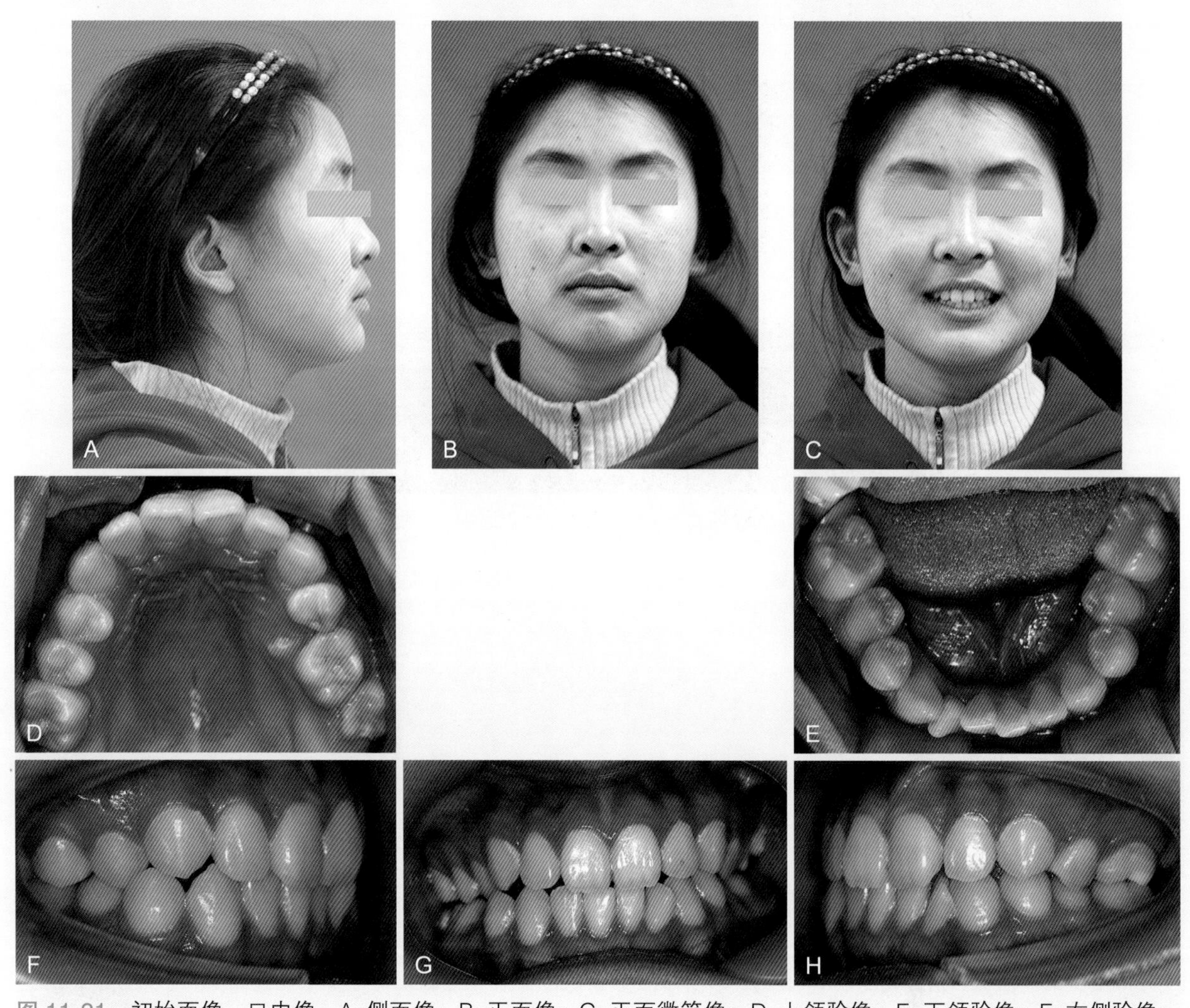

图11-21 初始面像、口内像。A. 侧面像；B. 正面像；C. 正面微笑像；D. 上颌殆像；E. 下颌殆像；F. 右侧殆像；G. 正面殆像；H. 左侧殆像

病例介绍：病例二（续）

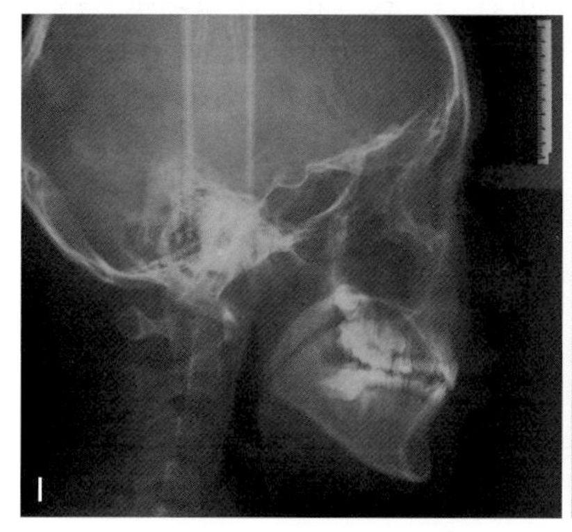
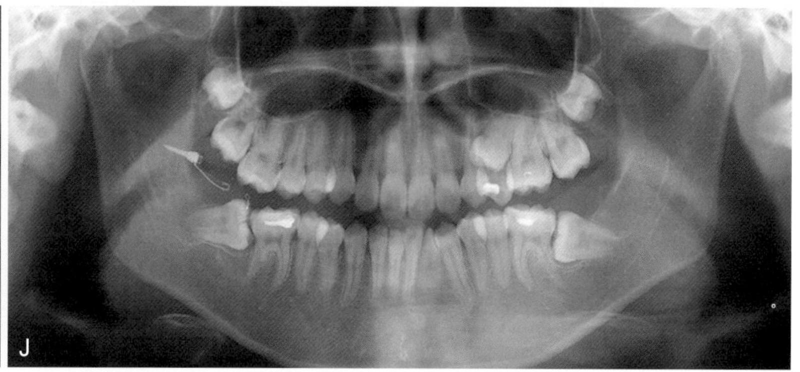

图 11-21（续）　初始 X 线片。I. 侧位片；J. 全景片

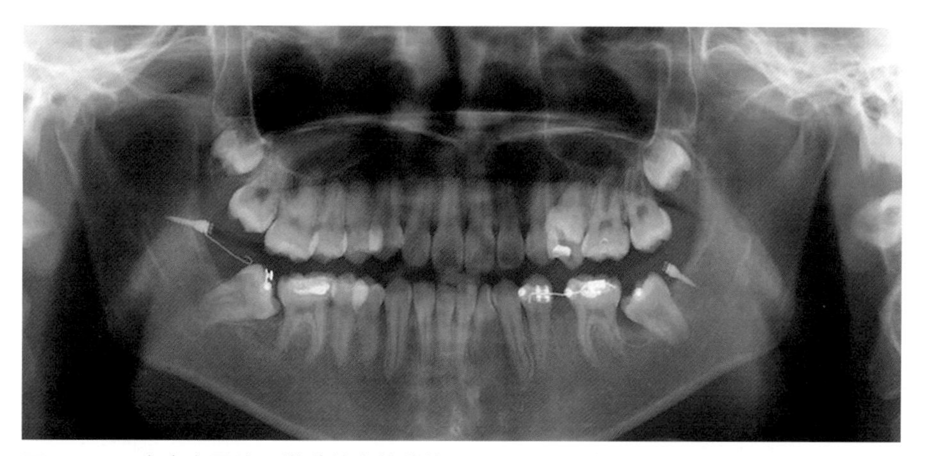

图 11-22　术中全景片，微种植支抗体位于 37、47 远中，37、47 已稍竖直

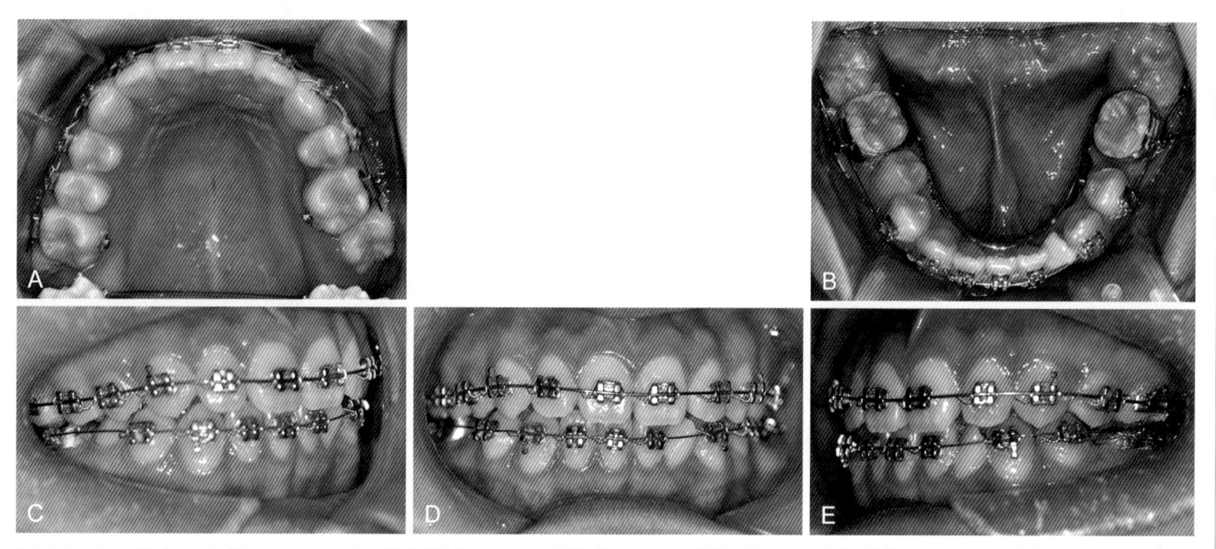

图 11-23　术中口内像，37、47 已基本竖直。A. 上颌殆像；B. 下颌殆像；C. 右侧殆像；D. 正面殆像；E. 左侧殆像

病例介绍：病例二（续）

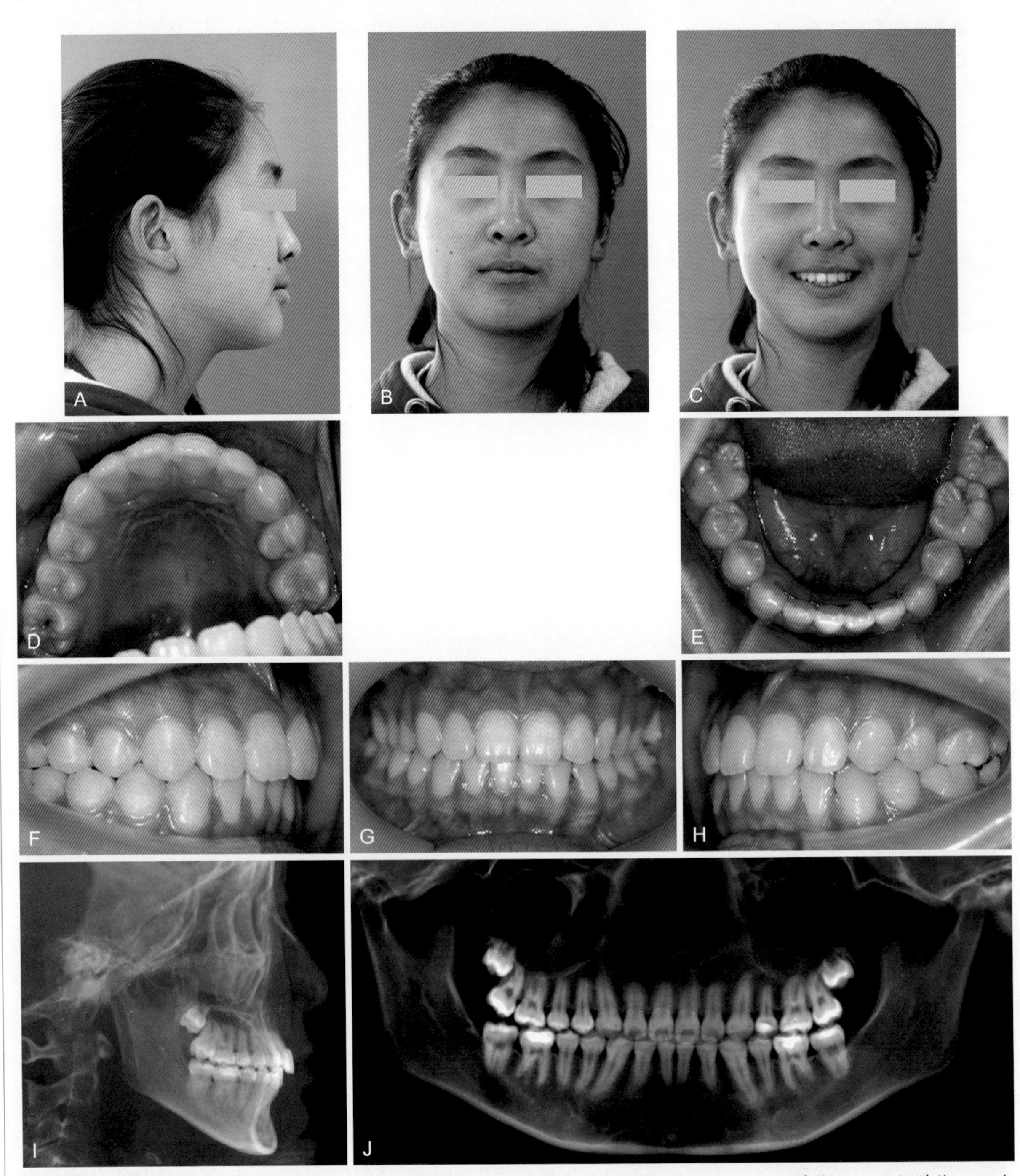

图 11-24 术后面像、口内像及 X 线片。A. 侧面像；B. 正面像；C. 正面微笑像；D. 上颌殆像；E. 下颌殆像；F. 右侧殆像；G. 正面殆像；H. 左侧殆像；I. 侧位片；J. 全景片

病例介绍：病例三

患者，男性，22 岁。

主诉　双下颌后牙未萌。

检查　17、27 颊倾伸长，X 线片示 37、47 舌向阻生；18、28 垂直阻生；38、48 水平阻生。

诊断　安氏 I 类错𬌗；37、47 舌向阻生；18、28 垂直阻生；38、48 水平阻生；前牙深覆𬌗，深覆盖。

矫治过程　①拔除 38、48；②排齐上牙列，上颌双侧种植体植入压低 17、27；③排齐下牙列，下颌双侧升支植入种植体，竖直排齐 37、47；④直丝弓矫治。

矫治过程见图 11-25～图 11-29。

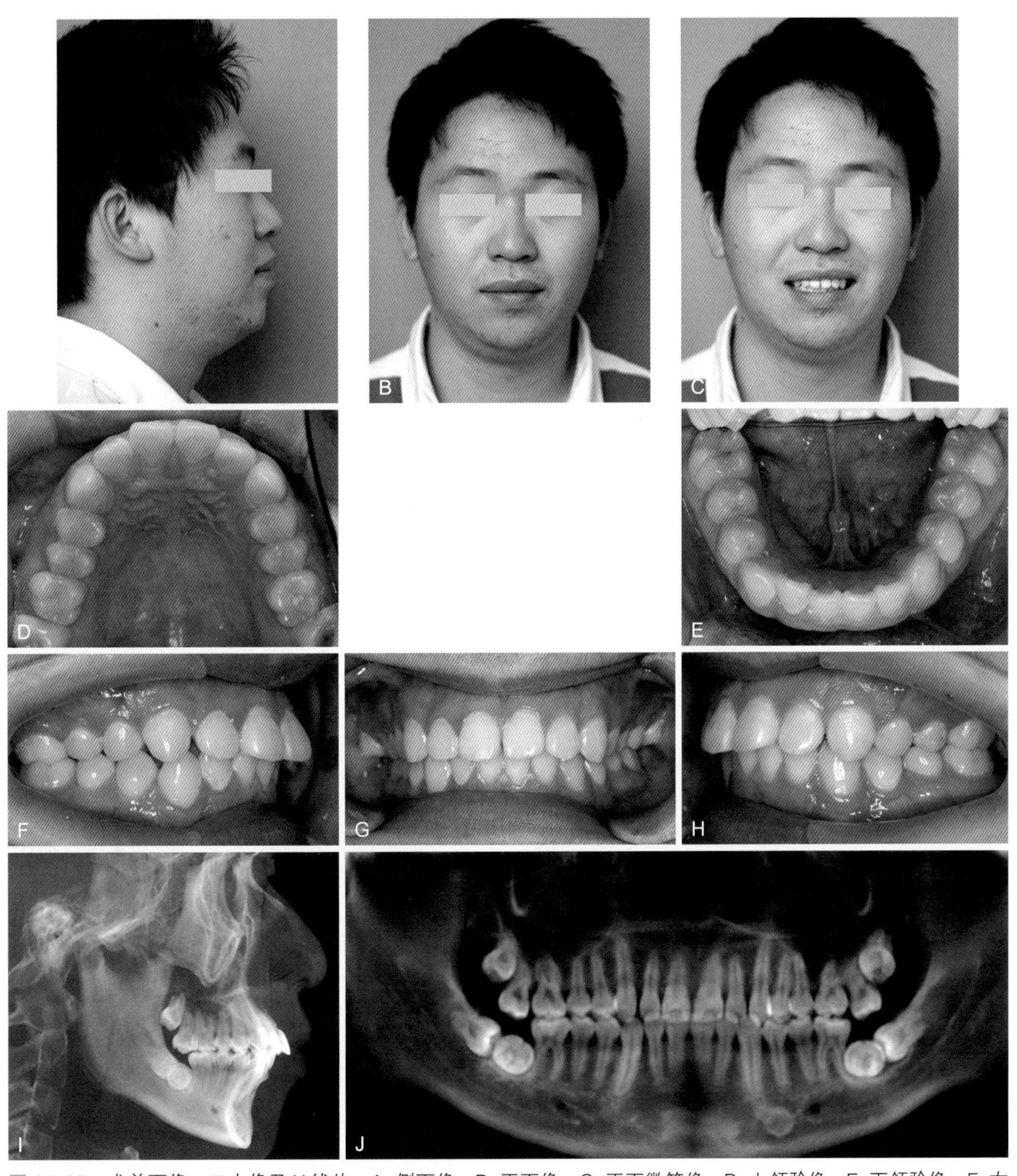

图 11-25　术前面像、口内像及 X 线片。A. 侧面像；B. 正面像；C. 正面微笑像；D. 上颌𬌗像；E. 下颌𬌗像；F. 右侧𬌗像；G. 正面𬌗像；H. 左侧𬌗像；I. 侧位片；J. 全景片

病例介绍：病例三（续）

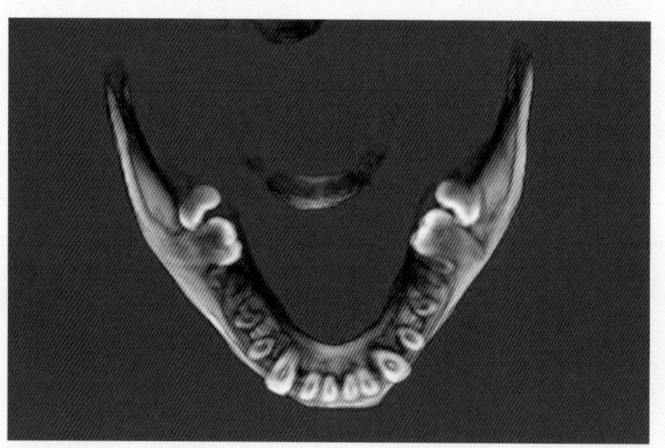

图 11-26 术前 CBCT 水平切面图，显示双侧下颌第二磨牙冠舌向水平阻生

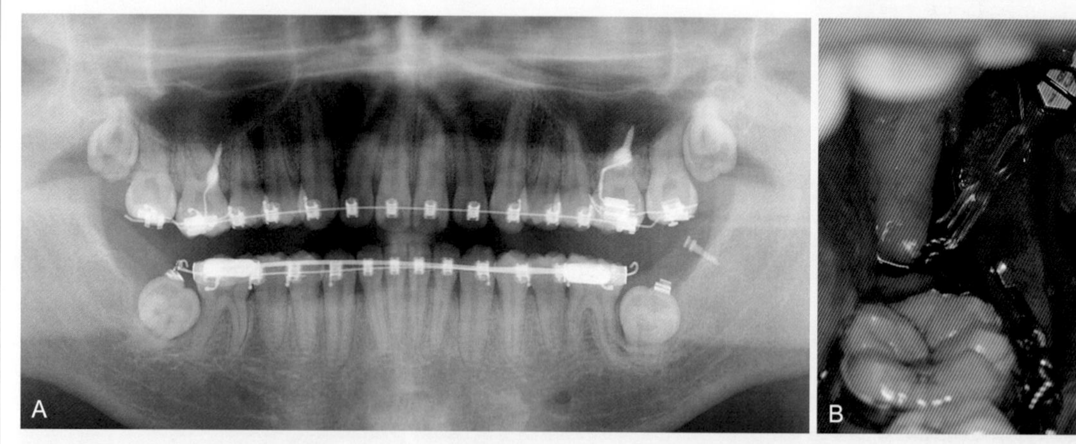

图 11-27 A. 术中，上颌骨第一磨牙近中种植体植入，左下颌骨升支种植体植入；B. 左下种植体植入过程口内像

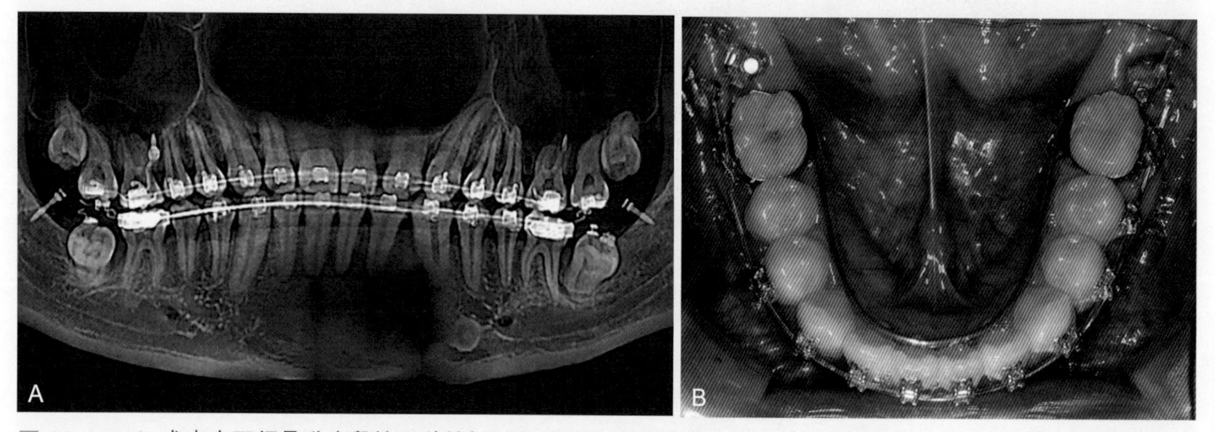

图 11-28 A. 术中右下颌骨升支段植入种植钉；B. 术中口内下船像

病例介绍：病例三（续）

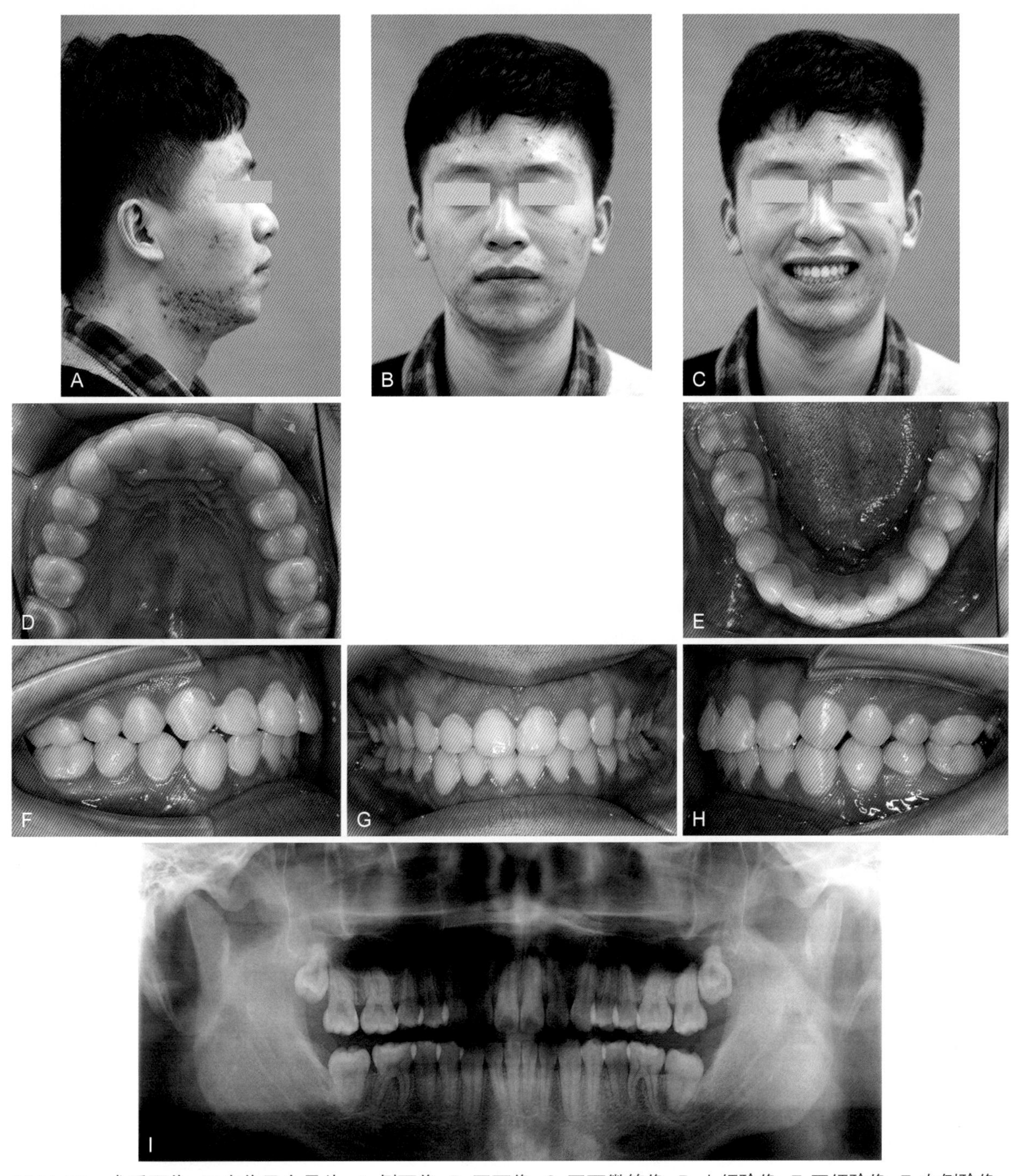

图 11-29 术后面像、口内像及全景片。A. 侧面像；B. 正面像；C. 正面微笑像；D. 上颌殆像；E. 下颌殆像；F. 右侧殆像；G. 正面殆像；H. 左侧殆像；I. 全景片

（李 琥）

参考文献

[1] MERCURI E, CASSETTA M, CAVALLINI C, et al. Skeletal features in patient affected by maxillary canine impaction[J]. Med Oral Patol Oral Cir Bucal, 2013, 18(4): 597-602.

[2] EVANS R. Incidence of lower second permanent molar impaction[J]. Br J Orthod, 1988, 15(3): 199-203.

[3] VARPIO M, WELLFELT B. Disturbed eruption of the lower second molar: clinical appearance, prevalence, and etiology[J]. ASDC J Dent Child, 1988, 55(2): 114-118.

[4] RAGHOEBAR G M, BOERING G, VISSINK A, et al. Eruption disturbances of permanent molars: a review[J]. J Oral Pathol Med, 1991, 20(4): 159-166

[5] SHAPIRA Y, FINKELSTEIN T, SHPACK N, et al. Mandibular second molar impaction. Part I: Genetic traits and characteristics[J]. Am J Orthod Dentofacial Orthop, 2011, 140(1): 3-37.

[6] WELLFELT B, VAPRIO M. Disturbed eruption of the permanent lower second molar: treatment and results[J]. J Dent Child, 1988, 55(3): 183-189.

[7] BONDEMARK L, TSIOPA J. Prevalence of ectopic eruption, impaction, retention and agenesis of the permanent second molar[J]. Angle Orthod, 2007, 77(5): 773-778.

[8] BACCETTI T. Tooth anomalies associated with failure of eruption of first and second permanent molars[J]. Am J Orthod Dentofacial Orthop, 2000, 118(6): 608-610.

[9] MAGNUSSON C, KJELLBERG H. Impaction and retention of second molars: diagnosis, treatment and outcome. A retrospective follow-up study[J]. Angle Orthod, 2009, 79(3): 422-427.

[11] SURI L, GAGARI E, VASTARDIS H. Delayed tooth eruption: pathogenesis, diagnosis, and treatment. A literature review[J]. Am J Orthod Dentofacial Orthop, 2004, 126(4): 432-445.

[12] FRAZIER-BOWERS S A, HENDRICKS H M, WRIGHT J T, et al. Novel mutations in PTH1R associated with primary failure of eruption and osteoarthritis[J]. J Dent Res, 2014, 93(2): 134-139.

[13] FRAZIER-BOWERS S A, KIEHLER K E, ACKERMAN J L, et al. Primary failure of eruption: further characterization of a rare eruption disorder[J]. Am J Orthod Dentofacial Orthop, 2007, 131(5): 578.

[14] FRAZIER-BOWERS S A, PURANIK C P, MAHANEY M C. The etiology of eruption disorders - further evidence of a "genetic paradigm"[J]. Semin Orthod, 2010, 16(3): 180-185.

[15] FRAZIER-BOWERS S A, SIMMONS D, KOENIER K, et al. Genetic analysis of familial non-syndromic primary failure of eruption[J]. Orthod Craniofac Res, 2010, 12(2): 74-81.

[16] FRAZIER-BOWERS S A, SIMMONS D, WRIGHT J T, et al. Primary failure of eruption and PTH1R: the importance of a genetic diagnosis for orthodontic treatment planning[J]. Am J Orthod Dentofacial Orthop, 2010, 137(2): p. 160.e1-7; discussion 160-161.

[17] SHAPIRA Y, FINKELSTEIN T, SHPACK N, et al. Mandibular second molar impaction. Part I: Genetic traits and characteristics[J]. Am J Orthod Dentofacial Orthop, 2011, 140(1): 32-37.

[18] CASSETTA M, ALTIERI F, DIMAMBRO A, et al. Impaction of permanent mandibular second molar: a retrospective study[J]. Med Oral Patol Oral Cir Bucal, 2013, 18(4): 564-568.

[19] SONIS A, ACKERMAN M. E-space preservation[J]. Angle Orthod, 2011, 81(6): 1045-1049.

[20] FERRO F, FUNICIELLO G, PERILLO L, et al. Mandibular lip bumper treatment and second molar eruption disturbances[J]. Am J Orthod Dentofacial Orthop, 2011, 139(5): 622-627.

[21] VEDTOFTE H, ANDREASEN J O, KJAER I. Arrested eruption of the permanent lower second molar[J]. Eur J Orthod, 1999, 21(1): 31-40.

[22] RUBIN R L, BACCETTI T, MCNAMARA J A. Mandibular second molar eruption difficulties related to the maintenance of arch perimeter in the mixed dentition[J]. Am J Orthod Dentofacial Orthop, 2012, 141(2): 146-152.

[23] KEIM R G, GOTTLIB E L, NELSON A H, et al. 2008 JCO study of orthodontic diagnosis and treatment procedures, part 1: results and trends[J]. J Clin Orthod, 2008, 42(11): 625-640.

[24] BEHBEHANI F, ARTUN J, THALIB L. Prediction of mandibular third-molar impaction in adolescent orthodontic patients[J]. Am J Orthod Dentofacial Orthop, 2006, 130(1): 47-55.

[25] KIM T W, ARTUN J, BEHBEHAHI F, et al. Prevalence of third molar impaction in orthodontic patients treated nonextraction and with extraction of 4 premolars[J]. Am J Orthod Dentofacial Orthop, 2003, 123(2): 138-145.

[26] 寻春雷，曾祥龙，王兴．自攻型微钛钉种植体增强磨牙支抗的临床应用研究 [J]．中华口腔医学杂志，2004, 39(6): 505-508.

第 12 章

第三磨牙阻生的矫治

第三磨牙是发育与萌出最晚的牙齿，临床上以第三磨牙的阻生最为常见，尤其是下颌第三磨牙。下颌第三磨牙的阻生容易引发冠周炎、龋齿、间隙感染和骨髓炎等病症，通常需要外科拔除或进行正畸矫治。第三磨牙的阻生率为 21%～72%。

一、概述

（一）病因

研究表明，人类牙齿在整个人类演化过程中呈现出退化现象，关于第三磨牙的退化机制，传统的观点认为，在人类演化的过程中，工具的使用和食物结构的改变减弱了咀嚼器官原有的功能意义，进而使得咀嚼肌、颌骨和牙齿逐渐缩小、退化。在这一过程中，作为咀嚼器官的各个部分退化速度不一致，软组织最快，骨骼次之，牙齿最慢，所以下颌骨退化较牙齿明显。因此，造成下颌第三磨牙阻生的根本原因是咀嚼器官的退化与牙和下颌骨（特别是牙槽骨）不均衡退化。这种不均衡退化的结果使得第三磨牙萌出位置不足，造成了第三磨牙阻生、缩小或先天缺失。但也有学者指出第三磨牙先天缺失常伴有足以容纳第三磨牙萌出的第二磨牙后间隙，颌骨位置不足还能构成第三磨牙退化的主要原因。

（二）分类

根据阻生第三磨牙的长轴与第二磨牙长轴的关系，分为垂直阻生（图 12-1A）、水平阻生（图 12-1B）、近中阻生（图 12-1C）、远中阻生（图 12-1D）、颊向阻生（图 12-1E）、舌向阻生（图 12-1F）、倒置阻生。

（三）危害

近中阻生的第三磨牙容易造成局部食物残渣、细菌和牙菌斑的大量堆积，从而引起冠周炎和第二磨牙远中邻面龋，这是拔除下颌阻生第三磨牙的主要原因之一。

关于第三磨牙的存在是否会影响下牙弓的稳定，到目前为止尚存在争议。Lindguist 对单侧拔除第三磨牙的病例进行研究后发现，70% 的病例拔牙侧的牙列拥挤程度低于对侧。Richandson 通过对第三磨牙和下切牙拥挤之间的关系进行研究后亦发现，第三磨牙的存在使前牙拥挤增加。另一方面，Kaplan 通过对 75 名正畸患者 10 年跟踪研究后发现，第三磨牙阻生的患者其前牙拥挤的复发和第三磨牙正常的患者无明显差异。

二、治疗

（一）拔除

1. 适应证

（1）下颌阻生牙反复引起冠周炎。

（2）第三磨牙本身有龋坏或引起第二磨牙龋坏。

（3）引起第二磨牙与第三磨牙之间食物嵌塞。

（4）无对颌牙。

（5）因压迫导致第二磨牙牙根吸收或远中骨吸收。

（6）已发生牙源性囊肿或肿瘤的第三磨牙。

（7）保证正畸治疗的效果。

（8）可能是颞下颌关节病诱因的阻生第三磨牙。

（9）被怀疑为某些不明原因神经痛的病因或作为病灶牙的阻生第三磨牙。

2. 处理方法　具体拔牙方法参照口腔颌面外科第三磨牙拔除术；正畸牵引后拔除。

对于低位阻生的下颌第三磨牙，而且牙根与下

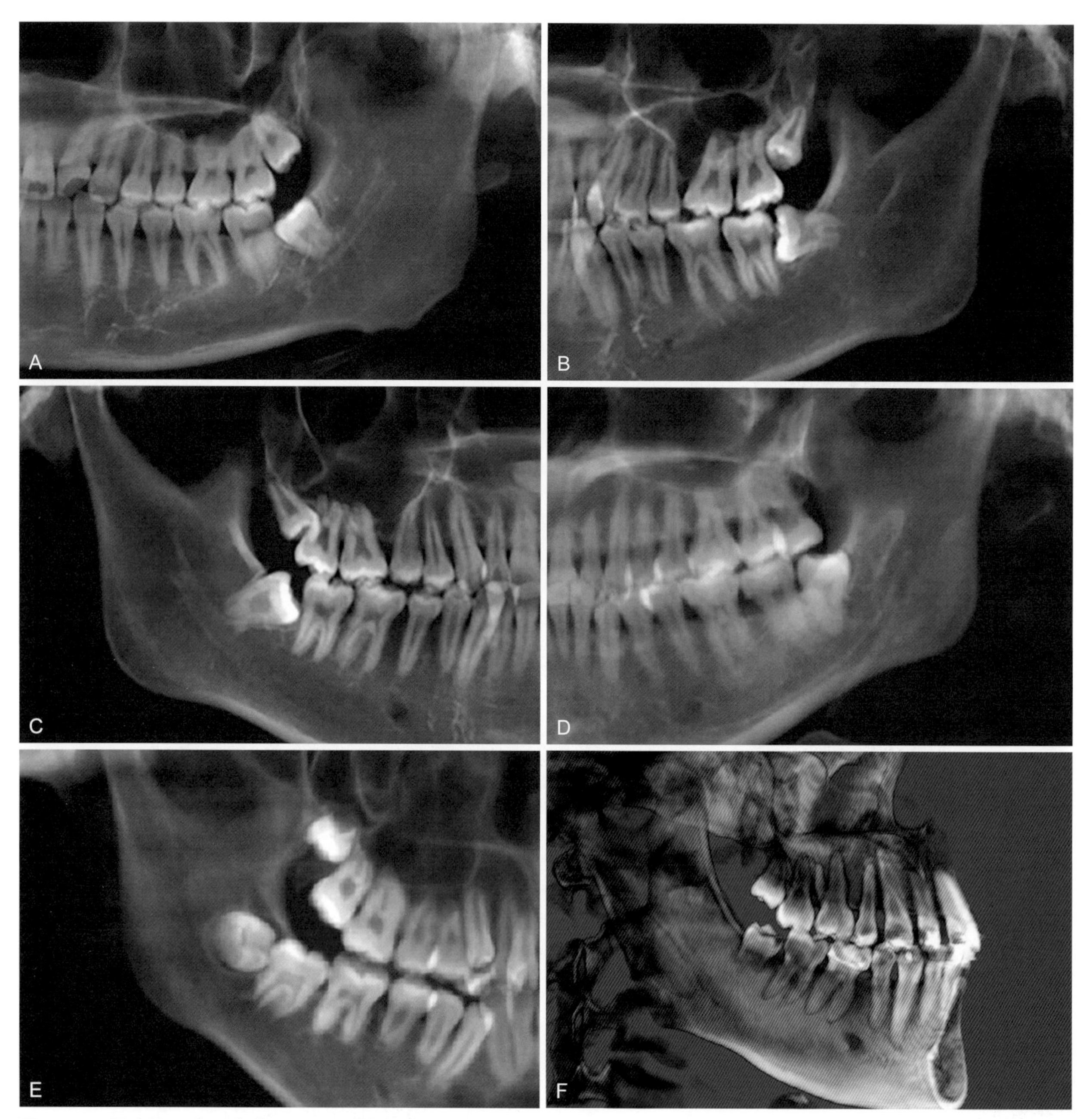

图 12-1 阻生第三磨牙分类。A. 38 垂直阻生；B. 38 水平阻生；C. 48 近中阻生；D. 38 远中阻生；E. 48 颊向阻生；F. CBCT 示 38 舌向阻生（舌侧观）

颌神经管相交的病例，可采用正畸牵引后拔除的方法，先将阻生牙𬌗方移动，待牙根脱离下颌神经管后再拔除。其优点是创伤较小，避免了手术伤及下牙槽神经和发生下颌角骨折的危险。

但缺点是整个治疗周期较长，先需要外科手术开窗暴露阻生牙牙冠，需在局部或全口牙面粘接牵引装置进行矫治（图 12-2）。

临床主要针对垂直阻生和远中阻生，一般牵引阻生牙牙根脱离下颌神经管的时间为 3~6 个月（图 12-3）。

（二）移植

1956 年，Hale 首次报道自体牙移植技术。同年，Miller 发表了磨牙移植技术。其他作者相继报道了他们磨牙移植的经验，成功率差别较大。Reich 等对 34 例（11~25 岁）患者进行 44 颗自体磨牙移植，将尚未完全发育的磨牙移植到缺牙区的骨袋内。要求牙根发育要在 1/3 以上，理想的牙根长度是发育至 2/3。随访 19 个月，除 2 例局部感染失败外，42 例成功，成功率 95.5%。他提出了 5 个最基本的要求：①无创拔牙，避免损伤根鞘和根蕾；②上颌

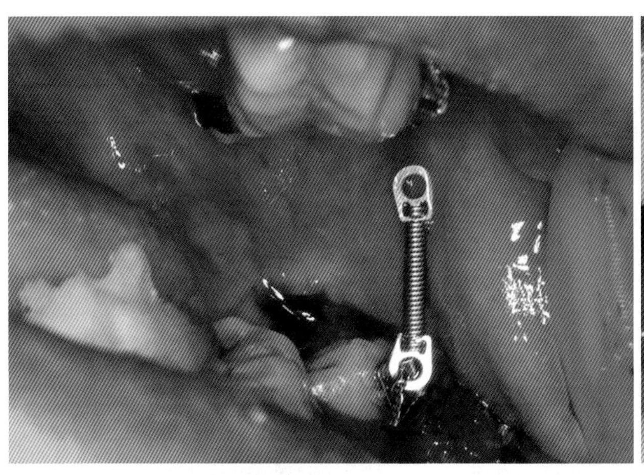
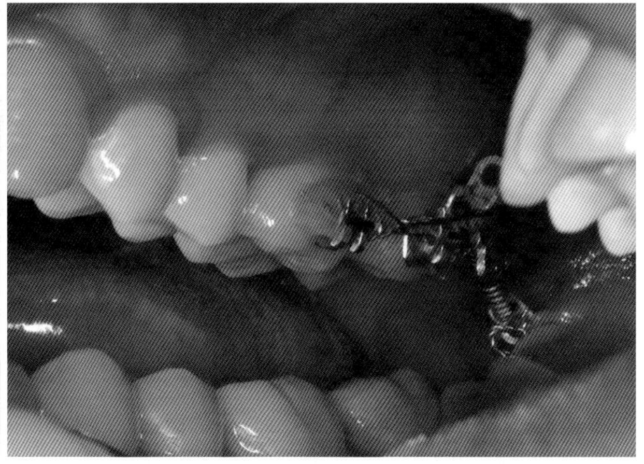

图 12-2 正畸牵引距下牙槽神经管近的第三磨牙后拔除（口内像），外科暴露下颌第三磨牙，牙冠颊侧粘接 Begg 槽，利用 NiTi 拉簧，利用对颌牙作为支抗，𬌗方移动第三磨牙

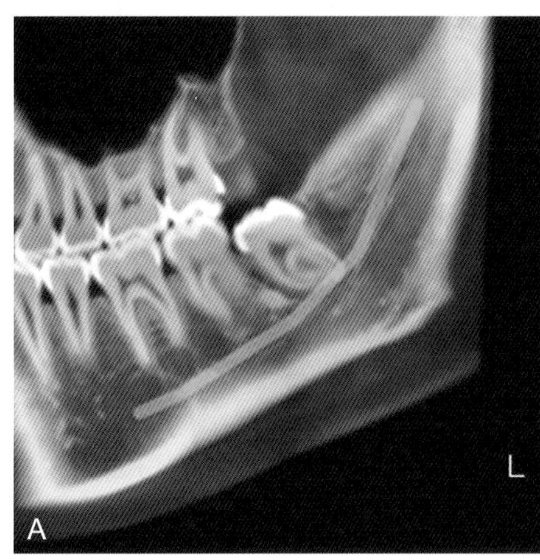

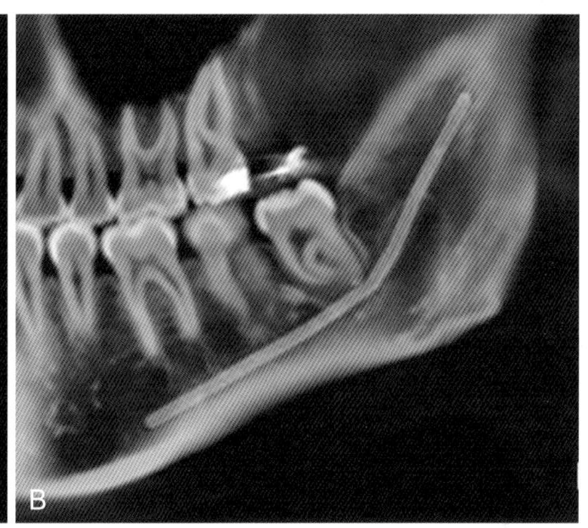

图 12-3 阻生牙牙根脱离神经管。A. 牵引术前 CT 显示 38 牙根影像与下牙槽神经管重叠；B. 术后 CT 示 38 牙根与神经管脱离接触。绿线示下牙槽神经管

磨牙移植区有时需上颌窦提升术；③移植区必须是四壁骨袋；④避免过早咬合接触；⑤用网式缝合稳定移植牙。

（三）保留

1. **适应证**

（1）第一磨牙或第二磨牙缺失或病变严重无法保留，在确定第三磨牙无缺失和畸形的情况下，主动拔除第一磨牙或第二磨牙。

（2）正畸治疗拔除前磨牙后，第二磨牙远中有足够空间容纳第三磨牙。

（3）上颌第三磨牙正常萌出且可与下颌磨牙建立咬合，可选择保留第三磨牙。

2. **保留方法** 结合正畸治疗的保留方法。这类方法与下颌第二磨牙阻生的矫治方法类似，如 Sawicka 等以下颌前牙为支抗，利用竖直簧竖直近中阻生的下颌第三磨牙，然后再排齐下颌牙列。李加志等以下颌牙列为支抗，先以口内辅弓法推第三磨牙向后，再使用竖直簧直立第三磨牙。

（王震东）

参考文献

[1] 耿温绮．下颌智齿阻生 [M]．北京：人民卫生出版社，1992.

[2] CHU F, LI T, LUI V, et al. Prevalence of impacted teeth and associated pathologies-a radiographic study of the Hong Kong Chinese population[J]. Hong Kong Med J, 2003, 9(3): 158-163.

[3] 聂红兵，周海静，马力扬，等．3612 名大学生第三磨牙萌出的调查分析 [J]．牙体牙髓牙周病学杂志，2007, 17(4): 230-231.

[4] 傅民魁．口腔正畸学 [M]．6 版．北京：人民卫生出版社，2012.

[5] 毛燮均．演化途中的人类口腔 [J]．中华口腔科杂志，1956, 4(2): 75-84.

[6] LINDQUIST B, THILAUDER B. Exaction of third molars in cases of auticipate crowding in the lower jaw[J]. Am J orthod, 1982, 81(2): 130-139.

[7] KAPLAN R G. Mandibular third molars and postretentimt crowding[J]. Am J Orthad, 1974, 66(4): 411-441.

[8] ALESSANDRI BONETTI G, BENDANDI M, LAINO L, et al. Orthodontic extraction: Riskless extraction of impacted lower third molars close to the mandibular canal[J]. J Oral Maxillofac Surg, 2007, 65(12): 2580-2586.

[9] AKIYAMA Y, FUKUDA H, HASHIMOTO K. A clinical and radiographic study of 25 autotransplanted third molars[J]. J Oral Rehabi1, 1998, 25(8): 640-644.

[10] KRISTERSON L, JOHANSSON L A, KISCH J, et al. Autotransplantation of third molars as treatment in advanced periodontal disease[J]. J Clin Periodonto1, 1991, 18(7): 521-528.

[11] REICH P P. Autogenous transplantation of maxillary and mandibular molars[J]. J Oral Maxillofac Surg, 2008, 66(10): 2314-2317.

[12] 李加志．前倾阻生的下颌第三磨牙在下颌第一恒磨牙缺失时的矫正 [J]．口腔正畸学，2000, 7(2): 78-80.